图书在版编目（CIP）数据

儿科临床常见病治疗精要 / 李鹏等主编. -- 哈尔滨：
黑龙江科学技术出版社，2024.2
ISBN 978-7-5719-2279-5

Ⅰ. ①儿… Ⅱ. ①李… Ⅲ. ①小儿疾病－常见病－治
疗 Ⅳ. ①R720.5

中国国家版本馆CIP数据核字（2024）第045660号

儿科临床常见病治疗精要
ERKE LINCHUANG CHANGJIANBING ZHILIAO JINGYAO

主　　编	李　鹏　李　勇　李　阳　魏玉萍　孙利芬　夏　晓　孙　莹
责任编辑	包金丹
封面设计	宗　宁
出　　版	黑龙江科学技术出版社
	地址：哈尔滨市南岗区公安街70-2号　邮编：150007
	电话：（0451）53642106　传真：（0451）53642143
	网址：www.lkcbs.cn
发　　行	全国新华书店
印　　刷	山东麦德森文化传媒有限公司
开　　本	787 mm×1092 mm　1/16
印　　张	23.25
字　　数	586千字
版　　次	2024年2月第1版
印　　次	2024年2月第1次印刷
书　　号	ISBN 978-7-5719-2279-5
定　　价	198.00元

儿科临床常见病治疗精要

主编 李 鹏 李 勇 李 阳 魏玉萍
孙利芬 夏 晓 孙 莹

黑龙江科学技术出版社
HEILONGJIANG SCIENCE AND TECHNOLOGY PRESS

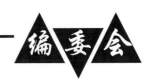

编委会

◎ **主　编**

李　鹏　李　勇　李　阳　魏玉萍

孙利芬　夏　晓　孙　莹

◎ **副主编**

孙奉朝　鲍士伟　吴春美　田念念

孙琦玮　李　东

◎ **编　委**（按姓氏笔画排序）

龙丰云（乐山市犍为县妇幼保健院）

田念念（湖北医药学院附属襄阳市第一人民医院）

孙　莹（青岛市妇女儿童医院）

孙利芬（泰安市第一人民医院）

孙奉朝（郓城县人民医院）

孙琦玮（淄博市中心医院）

李　东（曹县人民医院）

李　阳（德州市庆云县人民医院）

李　勇（烟台市牟平区中医医院）

李　鹏（兖矿新里程总医院）

吴春美（鄄城县人民医院）

夏　晓（郯城县第一人民医院）

徐苹丽（河南平顶山市第一人民医院）

教晓贝（北京天使儿童医院）

鲍士伟（湖北医药学院附属襄阳市第一人民医院）

魏玉萍（潍坊滨海经济技术开发区人民医院）

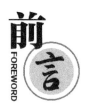

前言
FOREWORD

　　儿科学是一门研究儿童生长发育、保健及疾病防治的综合性医学学科,其研究对象包括胎儿到青春期的儿童。随着DNA双螺旋结构的发现、聚合链酶反应计数的应用、分子影像学的发展、干细胞移植技术的突破等高科技成果的相继出现,儿科疾病的相关理论和诊疗技术也取得了巨大的进步。然而,由于儿科疾病的临床表现存在较大的个体差异,临床医师在诊治过程中常常面临许多问题,因此需要一本既能全面、详细、深入介绍最新成就,又能整合国内外儿科临床诊治领域先进经验的儿科疾病诊疗参考书。在此背景下《儿科临床常见病治疗精要》一书应运而生。

　　本书以儿科工作特点和医患沟通为引,结合国内外先进的研究成果,详细介绍了儿科常见病的诊疗要点,涵盖新生儿疾病、儿童呼吸系统疾病、儿童循环系统疾病、儿童消化系统疾病、儿童内分泌系统疾病等内容。本书侧重实用价值,切实贴合临床需求,围绕疾病的病因、发病机制、临床表现、诊断与鉴别诊断、治疗等内容进行编写,强调疾病诊疗过程中需特别注意的事项。本书涉及的有关新理论、新技术、新进展的内容,有助于提高临床医师疾病诊断准确率及制订有效治疗方案的能力,可供儿科医师、医学院在校学生参考使用。

　　编者在深入临床实践之余,怀揣着对儿科事业的满腔热忱,希望能将自身在临床工作中的点滴感悟呈献给儿科同行。但由于编写时间仓促,编写水平及经验有限,且儿科学知识也在不断更新,书中难免出现不足之处,敬请读者批评指正。

《儿科临床常见病治疗精要》编委会
2023 年 12 月

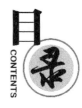

第一章　　总　　论

第一节　儿科工作特点

儿科工作特点与儿科学的特点是分不开的。同其他临床学科相比,儿科学有其不同的特点,这些特点产生的根本原因在于儿科学研究的对象是儿童。儿童时期是机体处于不断生长发育的阶段,因此表现出的基本特点有三方面:①个体差异、性别差异和年龄差异都非常大。无论对健康状态的评价,还是对疾病的临床诊断都不宜用单一标准衡量。②对疾病造成损伤的恢复能力较强,常常在生长发育的过程中对比较严重损伤的转归可以为自然改善或完全修复。因此,只要度过危重期,常可满意恢复,适宜的康复治疗常有事半功倍的效果。③自身防护能力较弱,易受各种不良因素影响导致疾病发生和性格行为的偏离,如不能及时干预和康复治疗,往往影响一生,因此应该特别注重预防保健工作。下面从基础和临床两个方面具体说明儿科学的主要特点。

一、基础医学方面

(一)解剖

随着体格生长发育的进展,身体各部位逐渐长大,头、躯干和四肢的比例发生改变,内脏的位置也随年龄增长而不同,如肝脏右下缘位置在 3 岁前可在右肋缘下 2 cm 内,3 岁后逐渐抬高,6～7 岁后在正常情况下不应触及。在体格检查时必须熟悉各年龄儿童的体格生长发育规律,才能正确判断和处理临床问题。

(二)功能

各系统器官的功能也随年龄增长逐渐发育成熟,因此不同年龄儿童的生理、生化正常值各自不同,如心率、呼吸频率、血压、血清和其他体液的生化检验值等。此外,某年龄阶段的功能不成熟常是疾病发生的内在因素,如婴幼儿的代谢旺盛,营养的需求量较高,但是此时期胃肠的消化吸收功能尚不完善,易发生消化不良。因此,熟悉掌握各年龄儿童的功能变化特点是儿科临床工作的基本要求。

(三)病理

对同一致病因素,儿童与成人的病理反应和疾病过程会有相当大的差异,即或是不同年龄的儿童之间也会出现这种差异,如由肺炎球菌所致的肺炎,婴儿常表现为支气管肺炎,而成人和年长儿则引起大叶性肺炎病变。

1

(四)免疫

小年龄儿童的非特异性免疫、体液免疫和细胞免疫功能都不成熟,因此抗感染的能力比成人和年长儿低下,如婴幼儿时期 slgA 和 IsG 水平均较低,容易发生呼吸道和消化道感染。因此适当的预防措施对小年龄儿童特别重要。

(五)心 理

儿童时期是心理、行为形成的基础阶段,可塑性非常强。及时发现小儿的天赋气质特点,通过训练因势利导促进发育;根据不同年龄儿童的心理特点,提供合适的环境和条件,给予耐心的引导和正确的教养,可以培养儿童良好的个性和行为习惯。

二、临床方面

(一)疾病种类

儿童疾病发生的种类与成人有非常大的差别,如心血管疾病,儿童主要以先天性心脏病为主,而成人则以冠心病为多;儿童白血病中以急性淋巴细胞性白血病占多数,而成人则以粒细胞性白血病居多。此外,不同年龄儿童的疾病种类也有很大差异,如新生儿疾病常与先天遗传和围生期因素有关,婴幼儿疾病中感染性疾病占多数等。

(二)临床表现

儿科患者在临床表现方面的特殊性主要集中在小年龄儿童,年幼体弱儿对疾病的反应差,往往表现为体温不升、不哭、纳呆、表情淡漠,且无明显定位症状和体征。婴幼儿易患急性感染性疾病,由于免疫功能不完善,感染容易扩散甚至发展成败血症,病情发展快,来势凶险。因此儿科医护人员必须密切观察病情,随时注意细微变化,不轻易放过任何可疑表现。

(三)诊 断

儿童对病情的表述常有困难且不准确,但仍应认真听取和分析,同时必须详细倾听家长陈述病史。全面准确的体格检查对于儿科的临床诊断非常重要,有时甚至是关键性的。发病的年龄和季节,以及流行病学史往往非常有助于某些疾病的诊断。不同年龄儿童的检验正常值常不相同,应该特别注意。

(四)儿科的治疗

应该强调综合治疗,不仅要重视对主要疾病的治疗,也不可忽视对各类并发症的治疗,有时并发症可能是致死的原因;不仅要进行临床的药物治疗,还要重视护理和支持疗法,尤应注意对患儿及其家长进行心理支持。小儿的药物剂量必须按体重和体表面积仔细计算,并且要重视适当的输液出入量和液体疗法。

(五)预 后

儿童疾病往往来势凶猛,但是如能及时处理,度过危重期后,恢复也较快,且较少转成慢性或留下后遗症。因此,临床的早期诊断和治疗显得特别重要,适时正确的处理不仅有助于患儿的转危为安,也有益于病情的转归预后。

(六)预 防

已有不少严重威胁人类健康的急性传染病可以通过预防接种得以避免,此项工作基本上是在儿童时期进行,是儿科工作的重要方面。目前许多成人疾病或老年性疾病的儿童期预防已经受到重视,如动脉粥样硬化引起的冠心病、高血压和糖尿病等都与儿童时期的饮食有关;成人后的心理问题也与儿童时期的环境条件和心理卫生有关。

(徐苹丽)

第二节 儿科医患沟通

最佳疗效是医患共同追求的目标,医学决策则是关系能否获得最佳疗效的重要前提条件,同时是否建立良好的医患关系一定程度上影响着医学决策执行质量,因此最佳疗效的实现,坚实的医疗技术是基础,完善的沟通技巧是保障。医生治疗环节的沟通不仅仅是告知患方相关医学信息的问题,更重要的是医生协助患方进行诊治方案选择问题;也不仅仅是医生专业知识的应用,还要依据相关法律法规及医德标准进行治疗方案的分析和患方意见征询,特别是关于实施手术和特殊诊疗的知情同意选择。如先天性室间隔缺损的治疗既可以采用外科手术方式也可以实施心导管手术方法进行治疗,医生如果只介绍其中一种治疗手段就可能引发以"损害知情同意权"或"丧失选择机会"相关的法律诉讼。因此,医生必须全面掌握治疗环节的沟通技巧,详细说明治疗方案的同时、使患方明确自己的病情、医疗风险、替代医疗方案,并取得患方的书面同意及积极治疗。但由于医患之间存在医疗信息的不对称,导致患儿在治疗过程中处于弱势地位,因此医生理所应当需要承担更加重要的责任,医生只有不断加强自身的职业技能和人文修养,才有能力主导整个诊疗过程,从而取得最佳的治疗结果。

一、沟通的主要目的

应包括让患儿及家属了解该患儿医学问题的核心和关键;该医学问题严重程度;是急性病还是慢性病;是否危重;达到什么样的治疗效果;需要家属配合的注意事项;家属的期望值及配合程度等。

二、沟通的主要内容

(一)非手术患儿的治疗沟通内容

1.治疗方案及知情同意选择

首先,医生应告知患儿家属拟采用的治疗方案是依据国家制定的疾病诊治指南、原则、建议或国家权威教科书推荐的诊疗方案。其次,医生还应介绍目前临床应用的主要治疗方法、疗程及治疗效果,包括暂不采取治疗措施(继续观察)的原因。最后,医生应尽可能提供备选方案(如仅有唯一治疗方案时应进行解释说明),全面分析各种方案的利弊,主动帮助家属了解及选择。同时任何检查或治疗均应经患儿家属同意,必要时书面完善各种知情同意书,严格执行谈话签字制度,充分尊重患方的权利。

2.治疗效果及预后情况

在临床实践中,疾病治疗效果及预后是患方最关心的问题:重不重,什么时候能治好,对以后的生活、学习有没有影响等。同时治疗效果及预后沟通质量的好坏直接影响患方治疗疾病的预期和信心,当患儿的不良治疗效果及预后与家属的心理预期出现较大落差时,很可能引发医疗投诉与法律诉讼。因此,"客观、科学、真实"是治疗效果及预后沟通的基本原则。同时应依据循证医学证据进行治疗效果的判断,告知患方治疗成功的可能性,以及治疗失败后的应对策略。另外,在诊治过程中应依据病情变化对治疗效果及预后进行不断地判定和沟通,包括医生下一步拟定进行什么检查,拟采取什么治疗措施,尽可能使疾病向好的方向发展等。最后通过告知治疗效果及预后引起患儿家属的足够重视,使其积极配合医生的治疗。

进行治疗效果及预后的沟通时应注意不做主观预测或简单回答关于"要不要紧?重不重?"等类似问题,应尽可能对病情及可能出现的病情变化做客观陈述性描述。

医生在告知疾病的治疗效果及预后时还应告知医生对治疗效果及预后拟采取的态度和诊治措施,最好提示患方出现并发症的可能性的大小及药物的不良反应,以及医生拟采取的预防措施。同时,告知患方治疗与治疗效果及预后的关系及患方应配合诊治的注意事项。

最后,医生还应考虑患儿和家属的意愿与心理承受能力,了解患方的感受并运用同理心。如病情危重或疑难的患儿,除沟通病危通知外,仍需明确表达医生的积极态度,鼓励患方以积极的心态和医生一起共同面对并与病魔抗争。但也需依据患方的感受、期望、家庭背景以及社会因素等具体情况,明示或暗示"主观努力与客观结果之间可能完全无关的事实",防止出现不切实际的过高的期望值。

3.患方需要配合治疗的注意事项

医生在告知患方配合治疗中的注意事项时应清晰明确、并确认对方充分理解,必要时要求其对重要内容进行复述。此外,医生需反复强调是否重视注意事项对于治疗的重大意义。

4.临床风险沟通及危重症患儿沟通

风险沟通不仅是一个简单的陈述问题或解释数据的过程,实际上让患儿家属正确认知医疗风险,需要一定的交流技巧。有关风险认知的研究发现,有些风险更有可能给患儿家属带来担忧与恐惧,即使其发生概论非常小,但当人们评估风险发生在自身的概率时,他们往往会根据自己的价值观、经验与理解做出判断,而不是依据科学的数据。必须注意的是,风险沟通不是一次性完成的,而是贯穿于诊疗过程的始终,医生必须在与患儿及家属接触期间,及时将疾病治疗进程和结果与其进行随时的风险沟通。

(二)手术患儿的治疗沟通内容

1.治疗方案及知情同意选择

除常规告知治疗方案及备选方案、必要时书面完善各种知情同意书、严格执行谈话签字制度外,手术病例应重点沟通手术必要性、手术具体方案、手术可能出现的并发症及其防范措施、手术可以达到的预期效果等。以上内容的沟通应具体、详细、充分、且包括原因、利弊分析,尤其手术方案选择及是否手术治疗等内容医生应在充分说明后协助患者家属进行选择。如先天性心脏病心导管介入技术,告知家属手术的危险性和基本知识,如麻醉意外、大出血等。在手术中可能会遇到封堵不成功需要急诊手术治疗,对治疗措施的选择等患儿家属都应该清楚地了解并表示是否同意,在此基础上获得他们的信任,避免由此引发的医患纠纷。

2.治疗效果及预后

患方需要配合治疗的注意事项、临床风险沟通及危重症患儿沟通同非手术患儿。

三、如何让患方正确认识病情

患儿家属是否清楚地了解病情,很大程度上决定了患方能否很好地配合医生进行治疗,也影响治疗效果的好坏。医生向患方交代病情、保证沟通效果需要具备几项基本素质,包括语言表达素质,专业知识素质和心理学的素质。

(一)医生语言的表达方式决定着患方是否能够准确清楚地了解病情

语言是沟通的主要媒介,其表达方式是传输特定内容所使用的特定的方法和手段。首先,患方的学历、文化背景、理解能力都不尽相同,所以医生针对不同患儿应运用不同的表达方式。如患儿或家属本身是医生,对医学知识本身很了解,那么医生在交代病情时,就可以使用相对专业的语言,包括可以介绍疾病的原因,国际上最新的研究成果、治疗方式、治疗效果及预后等;而如果面对的患儿或家属文化程度相对不高,而且从来没有接触过医学知识,那么医生在介绍病情时,应使用最通俗的语言告诉患方应该怎么做、药品怎么吃、吃多少、注意事项等,应尽量避免使用专业术语,否则将影响到患方对病情的了解及依从性。对患有严重疾病或者治疗效果及预后较差的患儿或家属交代病情时,医生更应注意自己的表达方式,比如正式交代病情前,可以适当做些铺垫,让患方的心理提前得到一些缓冲,避免因突然听到不好的病情,给其造成突然的冲击导致心理应激障碍。其次,在措辞方面,应尽可能使用比较缓和的语言,避免用"这个病好不了""谁也治不好你的病"等生硬的语句,因为这样的方式是很难让患方接受的。希波格拉底曾经说:"医生有三大法宝——语言、药物、手术刀。"可见医生的语言表达是多么重要。

(二)医生还应建立循证医学的思维模式

在临床实践中,医生应不断提升专业知识和临床技能,全面指导自身的专业决策。不断总结临床经验,将最正确的诊断、最安全有效的治疗方法、最精确的治疗效果及预后评估服务于每一位患儿。

(三)医生应秉承严谨、专业、负责的态度向患儿或家属介绍病情

如何做到客观准确地介绍病情?既不能随意夸大病情,也不能隐瞒病情。医生对于已经明确诊断的疾病,可以将诊断结果直接告诉患儿及家属;对于有些不宜直接对患儿本人交代的病情,可以先向家属交代,再共同寻找合适的方式方法;而当医生不能够明确诊断时,应告诉家属其原因、倾向性的诊断、下一步应如何做方可明确诊断等。

四、如何使患方积极配合治疗

(一)建立信任感

使患方积极配合医生的治疗,前提是患方对医生有足够的信任感,如果没有信任感,所谓的配合即是空话。微笑面对患方、一对一交流、温馨的环境、给患方充分的时间陈述而不随意打断、抓住适当的机会引导患方陈述等,都是构建融洽医患关系的简单有效办法。建立信任感更要求医生自身保持专业、严谨、负责的形象,同时对患儿富有爱心,以仁者之心面对患儿,具备高尚的职业道德,真正为患儿解决不适。因此,只有在信任的基础上,患方才会按照医生的要求积极配合治疗。

(二)全面告知治疗方案

医生在决定最终采取何种治疗方式时,一定要尊重患儿家属的意愿。为使患儿家属做出正确的选择,医生要将患儿的病情和下一步的治疗方案如实告知,同时要让患方听懂医生所表达的含义。特别是有两种或两种以上可选择的治疗方式时,最终的选择决定权在患方,而不应由医生代替患方做出选择。此时,医生所应做的是将几种可能的治疗方式的利与弊、存在的风险全面告知患方,并在一定程度上给出医学建议。

(三)感同身受

同情和理解是获得患方好感和信任的有效方法,在患方陈述病情时,医生应仔细倾听,认同患儿所表述的痛苦、恐惧和关切,接受患方的感受和价值观念,使患方感受到医生的表现不仅出于职业需要和习惯,而是已经在分担他的痛苦。同时医生应从生物-心理-社会的医学模式出发,充分理解患儿的疾病行为和情绪反应,以人文关怀的态度给患儿切实的医疗帮助,这种关怀不仅可以增强患儿及家属对医生的信任感,提升患方的依从性,有时还能在患儿躯体表现上产生特殊的作用。因为很多情况下,疾病是无法治愈的,医生所能给予患儿的主要是发自内心的负责、温暖的关怀。医生要充分理解患儿,仔细观察他们各种情绪反应,并给予恰当的回应。

五、沟通中告知环节容易出现的问题

(一)告知内容过于简单

如有些医疗机构只在协议书中注明"注意风险",而无具体的风险内容;还有一些医疗机构在风险的项目后用"对勾"做标记,不仅形式太简单,无法证明选项后的"对勾"是否为事后添加。因此,告知书的制作应细化,把可能出现的风险进行全面告知,不要因为麻烦而在告知环节省略重要内容。

(二)告知内容拘泥于固定格式,未体现出不同患儿之间风险内容的不同

有些医疗机构,告知书的形式都是格式化的,所有患儿都签署相同的协议书,所有可能的风险都被一一列出,但是这种告知书的缺陷就是每一位患儿的病情都不尽相同,存在的风险也不尽相同,告知书缺少针对性,无法体现特殊的医疗风险,难免出现告知不全的现象。对一些特殊的检查或治疗,或者病情特殊的患儿,可单独制作不同的风险告知书,有针对性地进行风险告知,避免因为笼统告知而造成的医疗风险。

(三)当患者拒绝治疗时,医生应让患者确认签字

《中华人民共和国侵权责任法》第六十条规定:患儿有损害,但是患儿或者其近亲属不配合医疗机构进行符合诊疗规范的诊疗的,医疗机构不承担赔偿责任。但是,很多医疗机构这种情况下的习惯做法:在病历中记载"患儿××拒绝接受××检查及治疗,已告知其风险,后果患儿自负。"其实,如果患方对此进行否认的话,医生是无法证明曾向患方交代过拒绝治疗的具体风险的。

六、特殊情况下的沟通方法

(1)治疗中遇到需要家属抉择的问题时,如有创抢救签字、大型检查或花费较高等,家属说"我们听医生的"。此时的沟通方法如下:再次告知患方利弊,针对患儿进行个性化利弊分析,交流中使用"如果这是我的孩子,我会……",可以举出自身的例子作为佐证,有利于取得有导向性的结果。避免使用"就这么决定""您就听我的"等具有指示性的语言。

(2)家属不能理解疾病的危险性及检查和治疗的必要性时,如腹痛患儿需要行腹部 CT 检查、肾病综合征进行激素治疗等。此时的沟通方法如下:尽量用通俗易懂的语言,利用比喻的方法协助家属理解病情。如"患儿目前情况非常不好,生命体征不稳定。但是目前他的病因还没有明确,所以治疗上我们也只能摸着石头过河。现在为了明确病因,我们需要您合作一起带着患儿去做一个××检查,转运的过程中我们会全程陪护,但是患儿病情重,转运和检查的过程中还是有可能出现病情的变化,甚至危及生命。利弊各半,所以要先跟您商量好,因为检查对患儿是必要而且有益处的,但是风险也是非常大的,不检查难以明确病因,无法达到及时治疗获得最佳的治疗效果,请您跟您的家人商量好,尽快给我们一个决定。"

（3）家属过度纠结于检查及治疗的不良反应，而忽视其必要性和积极作用时，如哮喘急性发作拒绝使用静脉激素治疗。此时的沟通方法如下：向家属交代病情，告知其必要性，谈话中应表明利大于弊，介绍不良反应的发生率，有无预防、检测及治疗措施，消除家属的顾虑。

（4）家属很多，但互相推诿，无人做主或都要做主，意见不一时，此时的沟通方法如下：尽量了解家庭人员组成及成员之间的关系、矛盾。找到能够做主的家属，尽量向其交代病情。如果家属间意见分歧较大，尽量避免逐一交代病情，应该尽早将全部有决定权的家属聚在一起交代，避免反复交代。可以根据患儿情况个性化有导向性的交代，在交代病情时应全面了解患儿病情，取得家属的信任。最后告诉家属，目前情况紧急，需要家属配合尽快给出决定，否则会耽误患儿的治疗效果，危及生命。

（5）家属提出有悖于治疗或不利于患儿的治疗要求时，如家属拒绝为呼吸衰竭、肺性脑病患儿进行辅助通气，但同时又要求为其使用镇静药时，此时的沟通方法如下：再次向家属告知病情，并明确告知家属所要求的治疗方案存在的风险。如果家属坚持应用这样的药物，那么就必须先行同意插管，将矛盾问题交给家属，让其作出选择。在其两难之际提出有导向性的建议，这样家属更容易接受。

（6）家属由于过度紧张焦虑，反复询问、要求检查时，如短时间内不停地提出同一主诉，或反复要求做心电图、测血压，家属反复询问病情及治疗效果及预后等，此时的沟通方法如下：适当增加巡视患儿的次数，争取在家属找医生之前先到病室。同理，在家属找之前先找家属交代，掌握主动权。指导性地告知家属重要信息，如增加患儿反复起床活动的次数，不利于症状控制，甚至可能加重病情，反复量血压可能造成局部皮下出血等。对于家属短时间内反复提出同一主诉，一定要给予关注，解释症状不会在短时间内好转，已经给予了治疗，症状会逐步缓解，过度紧张可能造成症状持续或加重等。

（教晓贝）

第二章　儿科疾病常用治疗方法

第一节　退 热 疗 法

一、发热

(一)发热的原因

发热的原因可分四种。

(1)发热物质作用于体温中枢引起,如感染、恶性肿瘤、变态反应等。

(2)不适当的保育环境,如室温过高、衣着过多等影响热的散发。

(3)热散发障碍,如无汗症、热射病等。

(4)体温中枢异常,如中枢神经系统疾病等。

在这些发热原因中,婴幼儿以感染、恶性肿瘤、不适当的保育环境为主。

(二)热型

在儿科,大多数发热为短期内容易治愈的感染性疾病所致(以上呼吸道感染为甚),少数患儿发热可持续较长时间,发热持续达 2 周称为长期发热。对原因不明的发热应明确热型,必要时可暂时停止某些治疗以观察热型。一天中体温差在 1 ℃以上,最低体温在 37 ℃以上的发热叫弛张热,多见于败血症、心内膜炎、尿道感染等;一天中体温差在 1 ℃以下的持续性高热叫稽留热,多见于川崎病、恶性肿瘤等;体温下降后热度又升高称双峰热,多见于麻疹、脊髓灰质炎、病毒性脑膜炎等。

(三)发热的病理生理

发热通常作为机体对感染微生物、免疫复合物或其他炎症因子反应的结果,急性呼吸道感染(ARI)患儿发热常见于病毒或细菌感染时。机体对入侵的病毒或细菌的反应,是通过微循环血液中的单核细胞、淋巴细胞和组织中的巨噬细胞释放的化学物质细胞因子来完成的,这些细胞因子具有"内源性致热原"的作用,包括白细胞介素-1(IL-1)、白细胞介素-6(IL-6)、肿瘤坏死因子(TNF-α)及干扰素。在这些致热原刺激下,丘脑前区产生前列腺素 E_2,通过各种生理机制,使体温调控点升高。

(四)发热对机体的影响

发热是机体的适应性反应,是机体的抗感染机制之一。许多研究显示,发热时机体各种特异和非特异的免疫成分均增加,活性增强,如中性粒细胞的移行增加并产生抗菌物质,干扰素的抗病毒及抗肿瘤活性增加,T 细胞繁殖旺盛。

发热也存在有害的一面,如发热可产生头痛、肌肉疼痛、厌食及全身不适等;在一些难以控制的炎症反应中(如内毒素休克),发热还可加剧炎症反应;身体衰弱或有重症肺炎或心力衰竭的患儿,发热可增加氧耗量和心排血量,并可加重病情;5 岁以下小儿有引起高热惊厥的危险,体温高于 42 ℃能导致神经系统永久损害。

二、退热疗法应用

(一)退热治疗的指征

退热治疗的主要功用是改善患儿身体舒适度,原则上对于极度不适的患儿使用退热治疗会对病情改善大有帮助。是否给予退热治疗,需要在权衡其可能的利、弊而决定。一般在 38.5～39 ℃可给予中成药退热,39 ℃以上患儿应用解热抗炎药,有多次高热惊厥史者,应控制体温并应用镇静剂。同一种解热剂反复应用时,原则上应间隔 4～6 小时,在 4～6 小时需再度使用解热剂时应改用其他的解热剂;解热剂起效时间为 20～40 分钟。

(二)物理降温

物理降温是指采用物理方法如冷敷、温水浴或乙醇浴等方法使体表温度降低的一种手段。世界卫生组织曾专门对 ARI 伴发热的患儿进行了专门研究,证明这些传统的物理降温方法不仅无效,反而可导致全身发抖,且乙醇还可经儿童皮肤吸收产生中毒症状。显然,这样做违反了热调定的生理机制。只有用药来降低下丘脑的调定点,才能使体温下降。但在某些特定条件下,如体温高于 41 ℃时,急需迅速降低体温,此时温水浴可作为退热治疗的辅助措施。

(三)药物退热

药物退热即应用非甾体抗炎药(NSAIIDs)退热。NSAIIDs 是一类非同质且具有不同药理作用机制的化合物。其临床药理学特征为:起效迅速,可减轻炎症反应,缓解疼痛和改善机体功能,但无病因性治疗作用,也不能防止疾病的再发展及并发症的发生。NSAIIDs 主要药理作用为抑制环氧化酶活性,阻断前列腺素类物质(PGs)的生物合成,某些 NSAIIDs 对中性粒细胞的聚集、激活、趋化及氧自由基的产生有抑制作用,这亦为其发挥抗炎作用机制之一。根据化学特点 NSAIIDs 分为水杨酸类(乙酰水杨酸、阿司匹林精氨酸等),丙酸类(萘普生、布洛芬等),乙酸类(双氯灭痛、痛灭定等),灭酸类(氯灭酸、氟灭酸等),喜康类(炎痛喜康、湿痛喜康等),吡唑酮类(保泰松、对乙酰氨基酚等)。下面将儿科常用的几种解热抗炎药介绍如下。

1.乙酰水杨酸

乙酰水杨酸又名阿司匹林。它可抑制前列腺素合成酶,减少 PGs 的生成,因而具有抗炎作用。此外尚可通过抑制白细胞凝聚、减少激肽形成,抑制透明质酸酶、抑制血小板聚集及钙的移动而发挥抗炎作用。生理剂量的 PGs 可抑制绝大部分与 T 细胞有关联的细胞免疫功能。NSAIIDs 抑制 PGs 的产生,故可促进淋巴细胞的转化与增殖,刺激淋巴因子的产生,激活 NK 细胞和 K 细胞的活性,增加迟发型变态反应。内热原可使中枢合成和释放 PGs 增多,PGs 再作用于体温调节中枢而引起发热。阿司匹林由于抑制中枢 PGs 合成而发挥解热作用;PGs 具有痛觉增敏作用,增加痛觉感受器对缓激肽等致痛物质的敏感性,且 PGE、PGE_2 等也有致敏作用,阿司匹林由于减少炎症部位 PGs 的生成,故有明显镇痛作用。

阿司匹林口服后小部分在胃、大部分在小肠迅速吸收,服后 30 分钟血药浓度明显上升,

2 小时达高峰。剂量:解热时每次 5~10 mg/kg,发热时服 1 次,必要时每天 3~4 次;抗风湿时用 80~100 mg/(kg·d);川崎病急性期时用 30~50 mg/(kg·d),退热后用 10~30 mg/(kg·d),每 1 个疗程 2~3 个月,有冠状动脉瘤应持续服至冠状动脉瘤消失,剂量为 5 mg/(kg·d)。

短期应用不良反应较少,用量较大时,可致消化道出血;流感和水痘患儿应用阿司匹林可发生 Reye 综合征,故 WHO 对急性呼吸道感染引起发热患儿不主张应用此药。此药尚有赖氨匹林复方制剂可供肌内或静脉注射;剂量每次 10~15 mg/kg。

2.对乙酰氨基酚

对乙酰氨基酚又名扑热息痛,为非那昔丁的代谢产物,解热作用与阿司匹林相似,但很安全,因此,WHO 推荐作为儿童急性呼吸道感染所致发热的首选药。临床上一般剂量无抗炎作用,因它只可抑制 PGs 在脑中合成,而很难抑制其在外周血中的合成。口服后 30~60 分钟血中浓度在高峰,作用快而安全。剂量为每次 10~15 mg/kg。

3.萘普生

此药可抑制花生四烯酸中的环氧酶,减少 PGs 的形成,具有抗炎、解热、镇痛作用,并影响血小板的功能,其抗炎作用是阿司匹林的 5.5 倍,镇痛作用为阿司匹林的 5 倍,解热作用为阿司匹林的 22 倍,是一种高效低毒的消炎、镇痛及解热药物。口服后 2~4 小时血药浓度达高峰,半衰期为 3~14 小时,对各种疾病引起的发热和疼痛均有较好的解热镇痛作用,用于类风湿性关节炎,其有效率可达 86% 以上。尤其适用于贫血、胃肠疾病或其他原因不能耐受阿司匹林、布洛芬等疾病患儿,剂量为每次 5~10 mg/kg,每天 2 次;学龄儿童每天最大剂量不得超过 1 000 mg。

4.布洛芬

布洛芬是目前唯一能安全用于临床的抗炎症介质药物。布洛芬为环氧化酶抑制剂,既抑制前列腺素合成,又可抑制肿瘤细胞因子的释放;既可解热、镇痛,又有明显抗炎作用。可防治急性肺损伤,减少急性呼吸窘迫综合征产生,可用于急性感染及感染性休克的治疗;同时影响免疫功能。口服后 1~2 小时血浆浓度达高峰,血浆半衰期 2 小时;常用剂量每次 5~10 mg/kg。长期应用亦可致胃溃疡、胃出血等。

5.双氯芬酸

双氯芬酸为强效消炎、镇痛、解热药。其消炎、镇痛、解热作用较阿司匹林强 20~50 倍。口服后 1~2 小时血中浓度达高峰,口服每次 0.5~1.0 mg/kg,儿童一次剂量不超过 25 mg,每天 3 次;肌内注射同口服剂量,每天 1 次。

6.尼美舒利

化学名为 4-硝基-2-苯氧基甲烷磺酰苯胺,具有明显的抗炎、解热和镇痛作用。机制:①选择性抑制环氧化酶的活性;②抑制白三烯产生;③抑制蛋白酶活性;④抑制炎症细胞因子介导的组织损伤;⑤抑制自由基产生。该药对发热、呼吸道感染、类风湿性关节炎等具有明显的治疗作用,不良反应发生率低。剂量为每次 2~5 mg/kg,每天 2 次,儿童最大剂量 1 次不超过 100 mg。

7.氨基比林

20 世纪 80 年代以来国内外已将其淘汰,但其复方制剂如复方氨基比林、复方氨林巴比妥在我国仍在应用。氨基比林注射,其解热镇痛作用甚为显著,但过量易致虚脱,甚至休克,且应用后有可能导致颗粒白细胞减少,有致命危险,其发生率远远高于氯霉素。安替比林除过量引起休克外,易产生皮疹、发绀,故两者在儿童不宜应用。

(龙丰云)

第二节　氧 气 疗 法

氧气疗法(简称氧疗)是儿科临床的重要治疗措施,正确的应用可有效地提高血氧分压改善机体的缺氧,而应用不当不仅影响其效果,还可能带来各种危害。现将小儿氧疗的有关问题介绍如下。

一、氧疗的适应证

凡可引起低氧血症或有组织缺氧者均为氧疗的适应证:①各种原因所致的呼吸功能不全,包括呼吸系统疾病所引起的和其他系统疾病影响呼吸中枢者;②循环功能不全,包括各种原因所致的心力衰竭及休克;③严重贫血;④循环血量不足,由于急性失血或脱水所致。

(一)临床指征
(1)发绀。

(2)烦躁不安:严重缺氧的重要表现,常伴有心率加快。

(3)呼吸异常:包括呼吸过快、过缓、费力或新生儿期出现的呼吸暂停。

(4)休克、心力衰竭、颅内高压综合征。

(5)严重高热或伴有意识障碍。

(6)严重贫血。

(二)血气指标
(1)动脉血氧分压(PaO_2)<8.0 kPa(60 mmHg)。

(2)动脉血氧饱和度(SaO_2)<90%。

(三)氧疗的作用
氧疗的作用是提高氧分压,改善人体的氧气供应,减轻因代偿缺氧所增加的呼吸和循环的负担。缺氧改善的指标为发绀消失,面色好转,患儿由烦躁转为安静、心率减慢,呼吸情况改善;血气指标:PaO_2维持在8.0～11.3 kPa,SaO_2>90%。新生儿、早产儿易有中毒倾向,PaO_2以不超过10.6 kPa(80 mmHg)为宜,而循环不良患儿组织缺氧明显,应尽量维持在10.6 kPa以上。

二、常用氧疗方法

(一)鼻导管给氧
其多用于中度缺氧的患儿。一般将鼻导管放入鼻内约1 cm,氧流量一般按婴儿每分钟0.5 L,学龄前儿童每分钟1.0 L,学龄儿童每分钟1.5 L,可使吸入氧浓度达30%左右。

优点:简便、易行、舒适。

缺点:吸入氧浓度不高(≤30%),双侧鼻导管或双侧鼻塞,可使吸入氧浓度明显升高,但缺点是鼻腔堵塞,不易让患儿接受,而且患儿张口呼吸,使吸氧效果受影响。

(二)面罩给氧
分开放式面罩和闭式面罩,小儿一般用开放式面罩,使用时将面罩置于口鼻前略加固定,不密闭,口罩距口鼻位置一般0.5～1 cm,氧流量宜大于5 L/min,以免造成罩内二氧化碳潴留,吸

11

氧浓度(FIO_2)可达40%～50%。此法优点是简单、方便,可获较大吸氧浓度;缺点是面罩位置不易固定,影响吸氧浓度且耗氧量大。

(三)头罩给氧

用有机玻璃制成,整个头部放在匣内。用于婴幼儿或不合作的患儿,应注意防止患儿皮肤受损。氧流量为4～6 L/min,FIO_2可达50%～60%。

优点:舒适、氧浓度可依病情调节,并可保持一定湿度。

缺点:不适应发热或炎热季节使用,耗氧量大。

(四)持续呼吸道正压给氧(CPAP)

CPAP是在自主呼吸的前提下给予呼吸末正压,目的是防止肺内分流(动静脉短路),纠正严重的低氧血症。应用指征是当严重的低氧血症用普通吸氧方式且FIO_2＞60%而仍不能达到氧疗目标时。临床用于ARDS、ARDS、肺出血、肺水肿及机械呼吸停机前的过渡。

三、氧疗的注意事项

(一)解决小儿的缺氧不能只靠供氧

除原发病的治疗外,在给氧的同时,还应特别注意改善循环功能和纠正贫血。

(二)氧气需湿化

不论何种方式给氧,氧气均需湿化,即吸入前必须经过湿化水瓶。

(三)慢性呼吸功能不全患儿

长期的二氧化碳潴留已不能刺激呼吸,缺氧是刺激呼吸的主要因素。要防止给氧后由于缺氧刺激的解除而引起呼吸抑制,故一般只给小流量、低浓度氧气吸入,必要时检查血液$PaCO_2$,以防二氧化碳潴留加重引起的昏迷。

(四)预防氧疗的不良反应发生

当患儿缺氧情况好转后,应及时停止吸氧。不恰当的过高浓度(60%以上)、过长时间(24小时以上)吸氧,特别是应用呼吸机时,要注意氧中毒。

(五)氧气治疗应特别注意安全

治疗环境内要防火、防油,平时要检查氧气开关,勿使漏气。

四、氧疗的不良反应

(一)氧中毒肺损害

长期高浓度吸氧(FIO_2＞60%)可造成中毒性肺损害。临床表现为呼吸困难、胸闷、咳嗽、咯血、呼吸窘迫等。病理改变为肺泡壁增厚、肺间质水肿、炎性细胞浸润,肺泡上皮增生,黏膜纤毛功能抑制,肺透明膜形成等。此种损害在大儿童是一种可逆性的,降低FIO_2可恢复。但在新生儿和早产儿则是不可逆的肺损害,导致"支气管肺发育不良"。故一般主张吸氧浓度:轻、中度缺氧为30%～40%,严重缺氧为50%～60%,FIO_2＞60%的高浓度吸氧不超过24小时,纯氧吸氧不超过6小时,病情好转后及时减低吸氧浓度。

(二)晶状体后纤维增生

动脉血氧分压持续高于正常(PaO_2＞13.3 kPa)致视网膜动脉PO_2持续增高,对体重小于2 000 g的早产儿可造成晶体后纤维增生。

(孙琦玮)

第三节　液体疗法

一、液体疗法常用溶液及其配制

张力一般指溶液中电解质所产生的渗透压,与正常血浆渗透压相等为 1 个张力,即等张,高于血浆渗透压为高张,低于血浆渗透压为低张。常用的溶液包括非电解质和电解质溶液。

(一)非电解质溶液

常用的 5% 的葡萄糖溶液为等渗液,10% 的葡萄糖溶液为高渗溶液。但葡萄糖输入体内后,逐渐被氧化成二氧化碳和水,或转变成糖原而储存在肝内,失去其渗透压的作用,因此在液体疗法时视各种浓度的葡萄糖为无张力溶液。5% 或 10% 的葡萄糖溶液,主要用以补充水分和部分热量,不能起到维持血浆渗透压的作用。

(二)电解质溶液

电解质溶液主要用以补充所丢失的体液、所需的电解质,纠正体液的渗透压和酸碱平衡失调。

1.等张液

0.9% 的氯化钠溶液(生理盐水)和复方氯化钠溶液(Ringer 溶液)均为等张液。在生理盐水中含 Na^+ 和 Cl^- 均为 154 mmol/L,其产生的渗透压与血浆相近,为等渗液。但与血浆中的 Na^+（142 mmol/L）和 Cl^-（103 mmol/L）相比 Cl^- 含量相对较多,故大量输入体内可致血氯升高,血浆 HCO_3^- 被稀释,造成高氯性及稀释性酸中毒(尤其在肾功能不佳时)。复方氯化钠溶液除氯化钠外尚含与血浆含量相同的 K^+ 和 Ca^{2+},其作用及缺点与生理盐水基本相同,但大量输入不会发生稀释性低血钾和低血钙。

2.碱性溶液

主要用于纠正酸中毒。常用的有以下几种。

(1)碳酸氢钠溶液:可直接增加缓冲碱,纠正酸中毒的作用迅速。市售的 5% 的碳酸氢钠为高渗溶液,可用 5% 或 10% 的葡萄糖溶液稀释 3.5 倍,配制成 1.4% 的碳酸氢钠溶液,即为等渗溶液。在抢救重度酸中毒时,可不稀释直接静脉注射,但不宜多用。

(2)乳酸钠溶液:须在有氧条件下,经肝脏代谢产生 HCO_3^- 而起作用,显效较缓慢。在肝功能不全、缺氧、休克、新生儿期及乳酸潴留性酸中毒时,不宜使用。市售的 11.2% 的乳酸钠溶液,稀释 6 倍配制成 1.87% 的乳酸钠溶液,即为等渗液。

3.氯化钾溶液

用于纠正低钾血症。制剂为 10% 的溶液,静脉滴注稀释成 0.2%～0.3% 浓度。不可静脉直接推注,以免发生心肌抑制而死亡。

4.氯化铵

制剂为 0.9% 的等张液。NH_4^+ 在肝内与二氧化碳结合成尿素,释出 H^+ 及 Cl^-,使 pH 下降。心、肺、肝、肾功能障碍者禁用,可用于纠正低氯性碱中毒。

(三)混合溶液

将各种不同渗透压的溶液按不同比例配成混合溶液,目的是减少或避免各自的缺点,而更适合于不同情况液体疗法所需要。几种常用混合溶液简便配制方法(表 2-1)。

表 2-1　几种常用混合溶液简便配制方法

混合溶液种类	张力	加入溶液(mL)			
		5%或10%的葡萄糖	10%的氯化钠	5%的碳酸氢钠	11.2%的乳酸钠
等张糖盐溶液	1	500	45	—	—
1∶1糖盐溶液	1/2	500	22.5	—	—
1∶2糖盐溶液	1/3	500	15	—	—
1∶3糖盐溶液	1/4	500	11	—	—
1∶4糖盐溶液	1/5	500	9	—	—
2∶1液	1	500	30	47	30
3∶4∶2液	2/3	500	20	33	20
3∶2∶1液	1/2	500	15	24	15
6∶2∶1液	1/3	500	10	17	10

(四)口服补液盐(ORS)

口服补液盐是世界卫生组织(WHO)推荐用来治疗急性腹泻合并脱水的一种溶液,经临床应用取得了良好效果。其理论基础是基于小肠的 Na^+-葡萄糖耦联转运吸收机制,小肠上皮细胞刷状缘的膜上存在着 Na^+-葡萄糖共同载体,此载体上有 Na^+-葡萄糖两个结合位点,当 Na^+-葡萄糖同时与结合位点相结合时即能运转、并显著增加钠和水的吸收。

配方:氯化钠 3.5 g,碳酸氢钠 2.5 g,枸橼酸钾 1.5 g,葡萄糖 20.0 g,加水 1 000 mL 溶解。此溶液为 2/3 张。总渗透压为 310。其中葡萄糖浓度为 2%,有利于 Na^+ 和水的吸收,Na^+ 的浓度为 90 mmol/L,适用于纠正累积损失量和粪便中的电解质丢失量,亦可补充钾和纠正酸中毒。

二、液体疗法应用

液体疗法是儿科医学的重要组成部分,其目的是通过补充不同种类的液体来纠正水、电解质和酸碱平衡紊乱,经恢复机体的正常的生理功能。具体实施时要充分考虑机体的调节功能,不宜过于繁杂,根据病情变化及时调整治疗方案。制订体液疗法的原则应简单化、个体化。补充体液的方法包括口服补液法和静脉输液法两种。

(一)口服补液法

口服补液法适用于轻度或中度脱水无严重呕吐的患儿。有明显休克、心肾功能不全或其他严重并发症以及新生儿不宜口服补液。口服补液主要用于补充累积损失量和继续损失量。补充累积损失量轻度脱水 50~80 mL/kg,中度脱水 80~100 mL/kg,每 5~10 分钟喂 1 次,每次10~20 mL,在 8~12 小时内喂完。继续损失量按实际损失补给。口服补液盐含电解质较多,脱水纠正后宜加入等量水稀释使用,一旦脱水纠正即停服。口服补液过程中要密切观察病情变化,如病情加重则随时改用静脉补液。

(二)静脉补液

静脉补液适用于中、重度脱水伴严重呕吐的患儿。主要用于快速纠正水电解质平衡紊乱。

以小儿腹泻为例,入院后第一天补液量包括累计损失量、继续损失量、生理需要量3个部分,具体实施时应做到"三定"(定量、定性、定速),"三先"(先盐后糖、先浓后淡、先快后慢)及"两补"(见尿补钾、惊跳补钙)。

1.积累损失量

积累损失量即发病后水和电解质总的损失量。

(1)补液量:根据脱水程度决定,轻度脱水30～50 mL/kg,中度脱水50～100 mL/kg,重度脱水100～120 mL/kg,先按2/3量给予,学龄前及学龄小儿补液量应酌减1/4～1/3。

(2)输液种类:根据脱水的性质决定,低渗性脱水补给2/3张含钠液,等渗性脱水补给1/2张含钠液,高渗性脱水补给1/5～1/3张含钠液。若临床上判断脱水性质有困难时,可先按等渗性脱水处理。

(3)补液速度:累计损失量应于8～12小时补足,每小时8～10 mL/kg。伴有明显周围循环障碍者开始应快速输入等渗含钠液(生理盐水或2:1液),按20 mL/kg(总量不超过300 mL)于30分钟至1小时内静脉输入。低渗性脱水输液速度可稍快,高渗性脱水输液速度宜稍慢,否则易引起脑细胞水肿,发生惊厥。

2.继续损失量

在液体疗法实施过程中,腹泻和呕吐可继续存在,使机体继续丢失体液,此部分按实际损失量及性质予以补充,腹泻患儿一般按10～40 mL/(kg·d)计算,用1/3～1/2张含钠液于24小时内均匀静脉输液,同时应注意钾的补充。

3.生理需要量

要满足基础代谢的能量需要,婴幼儿按230.12～251.04 kJ/(kg·d)计算。液体量按每代谢418 kJ(100 kcal)热量需要120～150 mL水计算,禁食情况下为满足基础代谢需要,供应液量60～80 mL/(kg·d)。可用生理维持补液补充(1:4液加0.15%的氯化钾)。

液体总量包括以上3个方面,即累积损失量、生理需要量和继续损失量,也是第一天补液量。根据脱水程度确定补液量(表2-2),根据脱水性质确定液体的成分和张力(表2-3)。

表2-2 不同程度脱水的补液量 (单位 mL)

脱水程度	累积损失2/3的量	继续损失量	生理需要量	总量
轻度脱水	30	10	60～80	90～120
中度脱水	50	20	60～80	120～150
重度脱水	70	30	60～80	150～180

表2-3 不同性质脱水所补液体的张力

脱水性质	累积损失量	继续损失量	生理需要量
低渗性脱水	2/3	1/2	1/4～1/5
等渗性脱水	1/2	1/2～1/3	1/4～1/5
高渗性脱水	1/3	1/3～1/4	1/4～1/5

第二天及以后的补液主要是补充继续损失量和生理需要量,继续补钾,供给热量。一般能够口服者尽量口服补液。若仍需静脉补液者将这两部分量相加于12～24小时均匀输入。

三、几种特殊情况的液体疗法原则

(一)婴幼儿肺炎液体疗法

1.体液、代谢特点

婴幼儿重症肺炎常有不同程度水、电解质和酸碱平衡紊乱。①高热、退热后大量出汗、呼吸增快或伴有吐泻均可引起脱水,一般为高渗性或等渗性脱水;②通气换气障碍,二氧化碳排出减少可引起呼吸性酸中毒,呼吸增快、过度通气可引起呼吸性碱中毒,组织缺氧,酸性代谢产物增加有可引起代谢酸中毒,故常表现为混合性酸碱平衡紊乱;③肺炎常伴有心力衰竭、水钠潴留。

2.补液的方法

(1)一般情况下,尽量口服补液,适当勤给水,可起湿润口腔、咽喉黏膜作用,对稀释呼吸道分泌物有利。

(2)静脉补液:①婴幼儿肺炎如无明显体液紊乱表现,只需要静脉点滴给药时,可用10%的葡萄糖溶液,20~30 mL/(kg·d);②如不能进食或进食不足者总量应按生理需要量补给,为60~80 mL/(kg·d),有发热呼吸增快者适当增加,用生理维持液于12~24 小时均匀静脉滴注;③呼吸性酸中毒或碱中毒重点是原发疾病的治疗,改善肺的通气与换气功能,病情严重发生失代偿性呼吸性酸中毒或合并代谢性酸中毒时,可酌情使用碳酸氢钠,一般先给总量的1/2,再根据病情变化、化验结果调整使用;④肺炎合并腹泻、脱水时补液量按总量的3/4给予,速度稍慢;⑤有心力衰竭者,除强心利尿外,应适当减少液体量和含钠量。

(二)新生儿液体疗法

1.体液代谢特点

新生儿肾脏发育尚不完全成熟,调节水、电解质和酸碱平衡能力较差,容易发生水、电解质平衡紊乱,而脱水、代谢性酸中毒临床表现却不明显,故应密切观察病情变化。新生儿体液代谢的特点:①体液总量高,占体重的70%~80%;②新生儿生后头2天内水的需要量较少,第3~5天为60~80 mL/(kg·d),1周时达约100 mL/(kg·d),1周后120~150 mL/(kg·d);③生后头几天血钾、氯、乳酸、有机物均稍高,血钠偏低,且波动范围大;④新生儿所需能量生后第1周251 kJ/(kg·d)[60 kcal/(kg·d)],第2周后逐渐增至418~502 kJ/(kg·d)[100~120 kcal/(kg·d)]。

2.补液的方法

(1)尽量不静脉补液。

(2)新生儿补液时可按体温每升高1℃,不显性失水增加10 mL/kg,光疗时水的需要量每天增加14~20 mL/kg计算。

(3)新生儿腹泻脱水时,输入液量按婴儿腹泻量的2/3,给予1/3~2/3张液体,一般全天量宜在24 小时内匀速滴注以免引起心力衰竭。

(4)有明显代谢性酸中毒时宜选用1.4%的碳酸氢钠。

(5)生后10 天内新生儿由于红细胞破坏多通常不必补钾。新生儿宜发生低钙血症、低镁血症,应及时补充。

(三)营养不良液体疗法

1.体液代谢特点

营养不良时患儿皮下脂肪少,脱水估计程度易于偏高;腹泻脱水时多为低渗性脱水;大多有低钾、低钙、低镁、肝糖原贮存不足,易致低血糖;细胞外液相对较多,心肾功能差。输液量不宜过多,输液速度不宜过快。

2.补液的方法

(1)营养不良多有血糖、血浆蛋白偏低,故补液时应注意补充热量和蛋白质。

(2)合并腹泻脱水时补液总量比一般腹泻减少 1/3,以等张或 2/3 张含钠液为宜,以 24 小时内均匀输入为妥,一般为 3~5 mL/(kg·h)。

(3)扩充血容量后宜及时补钾,给钾时间约持续 1 周,同时早期补钙,尤其是合并佝偻病的患儿。

(4)缺镁时,可给 25% 的硫酸镁每次 0.2 mL/kg,每天 2 次,深部肌内注射 1~3 天。还可用维生素 B_1 50~100 mg 肌内注射,每天 1 次。

(田念念)

第四节 新生儿体外膜肺治疗

新生儿时期许多严重的呼吸系统与血液循环系统疾病,在接受积极治疗的情况下,仍有很高的病死率与后遗症。对于该种疾病而言,体外膜肺治疗可以在两周期间内支持其呼吸和血液循环功能,帮助其度过危险期;当其原发病恢复后,可恢复其正常心肺功能。

一、适应证

需要小心选择体外膜肺治疗的患婴,下列情况的成功率较高。

(一)胎龄>34 周者

胎龄<34 周的早产儿若使用体外膜肺治疗,因为需要在治疗过程中使用 Heparin 以防止血液凝固,所以容易发生颅内出血。

(二)出生体重>2 000 g 者

在使用体外膜肺治疗时,越小的婴儿其所使用的导管越细,使其抽出与送入病婴的血流量受限。

(三)无出血倾向

使用体外膜肺治疗时,需给与全身性的抗凝血药物,若患婴有出血倾向,则无法使用。

(四)可恢复的原发性疾病

符合上述条件但其原发性疾病无法与两周内恢复者,虽使用体外膜肺治疗,也无法存活。

(五)无严重的先天畸形或脑病变者

目前对于体外膜肺治疗的病婴的筛选,一般的医学中心是以下列条件作为接受治疗的基准:

(1)肺泡-肺动脉血氧气分压差值（A-aO_2 gradient,A-aDO_2）6~8 小时间隔,其 A-aDO_2 >80.0 kPa(600 mmHg)。

(2)氧合指数(Oxygen Index,OI)4 小时的间隔中,其 OI>40。

$$OI = 平均气道压力 \times FiO_2/PaO_2$$

除上述条件之外,患儿尚需有周围组织氧气供应不足的现象(如一系列检查中动脉血 pH <7.25 或动脉血中的乳酸值>3.0 mmol/L),方为治疗的对象。

17

二、使用技巧

体外膜肺疗法并非是心肺衰竭恢复的方法,它只能维持呼吸与血液循环功能,其后需靠患儿心肺机能的恢复,方能存活。体外膜肺疗法基本上有两种治疗方式:静脉-动脉型和静脉-静脉型。两种型式的使用都需包括下列的基本设备:滚筒式泵,膜肺,热量交换器,以管路将三者连接,其中则充满含 heparin 的血液。

如果运用静脉-动脉方式时,将一导管由右内颈静脉插入,使其末端位于右心房内,另一导管由右总颈动脉插入,使其末端位于主动脉弓处。在给予患儿一剂大量的 herarin 后,将导管连接至体外膜肺管路;缺氧血由位于右心房的导管吸出,至体外膜肺处作气体交换(血液得到氧气并将二氧化碳的移除)。充氧血则由另一导管送回主动脉。此时的血液完全未流过肺循环而能进行气体的交换。在将患儿连接至体外膜肺管路后,其流动的血流量慢慢增加至 200 mL/(kg·min)。此时呼吸机的设定可以开始降低,氧气浓度降至 30%,呼吸频率与最高吸气压力亦可降低,使肺部得到休息而恢复其功能。使用期间可增减其流动的血流量来调整其 PaO_2 值,一般维持其 PaO_2 在 6.7~9.3 kPa(50~70 mmHg)。此外患儿需接受持续性静脉注射 Heparin,使其凝血时间维持在正常的 2~3 倍。若患者的血小板数目过低时,应输给血小板,使其血小板数目高于 50 000/mm^3。当使用体外膜肺疗法 4~5 天后,开始逐渐降低其管路内的血流速率,同时逐渐增加其呼吸机的设定,最后当患者不再依靠体外膜肺疗法时,将患儿身上的导管移除。运用静脉-动脉方式作治疗,除了可做气体交换外,对血液循环系统的维持也有相当的功用。

至于静脉-静脉方式的疗法,其缺氧血也是由位于右心房的导管吸出,充氧血则由另一导管注入其他的静脉或使用双腔导管将充氧血送回右心房。因此这种治疗方式不是真正的体外循环系统,虽然有气体交换的作用,但是对血液循环系统的维持功效较差。此外,因充氧血与缺氧血先混合后才输送至全身,所以其氧气运送的效果较静脉-动脉方式为差。而其唯一的好处是不需于颈动脉处插入导管。

三、疗效

1981 年后,有超过 8 000 名患儿接受过该项疗法。若这些患儿未接受该项治疗,应有极高的病死率,但在接受该项治疗后其存活率高达 78%。尤其是对于内科性治疗的疾病如胎粪吸入综合征、新生儿持续性肺动脉高压等,其疗效较佳(存活率可达 90%)。至于膈疝的效果最差(存活率为 58%)。

四、并发症

使用该项疗法最主要的并发症为中枢神经系统病变,其中有 17% 的患儿出现颅内出血或脑血管梗死。其他并发症有败血症、出血(外科伤口处或胃肠道),因治疗管路造成的并发症(尤其是血块)。由于接受该项治疗的患儿本来就有严重的心脏疾病,因此其神经系统并发症是很难加以评估的。

(孙　莹)

第三章

新生儿疾病

第一节　新生儿窒息

新生儿窒息是指婴儿出生后 1 分钟内未起动自主呼吸或未建立有效通气的呼吸动作,呈现外周性(四肢肢端)和/或中央性(面部、躯干和黏膜)发绀甚至肤色苍白,肌张力不同程度的降低(严重时四肢松软),心率可能下降至<100 次/分甚至<60 次/分,血压正常或下降,最严重者甚至无心跳。主要是由于产前或产程中胎儿与母体间的血液循环和气体交换受到影响,致使胎儿发生进行性缺氧、血液灌流降低,称胎儿窒息或宫内窘迫。少数是出生后的因素引致的。产前、产时或产后因素导致的窒息可统称为围生期窒息。

几十年来,为降低围产新生儿窒息的发生率、病死率和致残率,我国围产新生儿学工作者进行了十分艰苦的努力。近年来在卫生健康委员会和中华医学会的领导和组织下,参照国外成功的经验,成立了"中国新生儿复苏专项专家组",制定了《新生儿窒息复苏指南》,广泛开展复苏的人员培训,同时大力推动复苏所需设备、用品的国产化,我国新生儿窒息复苏工作揭开了崭新的一页,各地纷纷报道执行复苏指南取得的成效。然而,在许多地区新生儿窒息仍是新生儿死亡和导致智力障碍的主要因素之一。如何做到凡有婴儿出生的地方,都有经过复苏培训的人员,都具备合适的复苏场所和应有的设备、用品,还需要我们继续进行十分艰苦的努力。

一、病因

产前或产程中,常见的因素如下。

(1)母亲因素:任何导致母体血氧含量降低的因素都会引致胎儿缺氧,如急性失血、贫血(Hb<100 g/L)、一氧化碳中毒、低血压、妊娠期高血压疾病、慢性高血压,以及心、肾、肺疾病和糖尿病等。另外要注意医源性因素:①孕妇体位,仰卧位时子宫可压迫下腔静脉和腹主动脉,前者降低回心血量,后者降低子宫动脉血流;②孕妇用药,保胎用吲哚美辛可致胎儿动脉导管早闭,妊娠期高血压疾病用心痛定可降低胎盘血流,孕妇用麻醉药,特别是腰麻和硬膜外麻可致血压下降。

(2)脐带因素:脐带>75 cm(正常 30~70 cm)时易发生打结、扭转、绕颈、脱垂等而致脐血流受阻或中断。

(3)胎盘因素:胎盘功能不全、胎盘早剥、前置胎盘等。

(4)胎儿因素:宫内发育迟缓、早产、过期产、宫内感染。

(5)生产和分娩因素:常见的因素是滞产,现代妇产科学将第一产程分潜伏期和活跃期,初产妇潜伏期正常约需 8 小时,超过 16 小时称潜伏期延长,初产妇活跃期正常需 4 小时,超过 8 小时称活跃期延长,或进入活跃期后宫口不再扩张达 2 小时以上称活跃期停滞;而第二产程达 1 小时,胎头下降无进展称第二产程停滞。以上情况均可导致胎儿窘迫。其他因素有急产、胎位异常、多胎、头盆不称、产力异常等。

少数婴儿出生后不能启动自主呼吸,常见的原因:中枢神经受药物抑制(母亲分娩前 30 分钟至 2 小时接受镇静剂或麻醉药)、早产儿、颅内出血、先天性中枢神经系统疾病、先天性肌肉疾病、肺发育不良等。

二、病理生理

(一)生化改变

由于缺氧,糖原进入无氧酵解,导致大量乳酸堆积,即代谢性酸中毒。同时二氧化碳潴留致高碳酸血症,即呼吸性酸中毒。故婴儿出现严重混合性酸中毒和低氧血症,血气分析可见 PaO_2、SaO_2、$PaCO_2$、pH、BE 下降。此外,很快出现低血糖(由于糖原耗竭)、低血钙和高血钾,并见氧自由基、心钠素等释放,以及血清肌酸激酶同工酶(CPK-MB)和乳酸脱氢酶增高。

(二)血流动力学改变

新生儿窒息后,回复到胎儿型循环,此时肺血管收缩,阻力增加,肺血流量减少,故左心房血流量亦减少,压力降低,通过卵圆孔右向左分流增加,新生儿即出现发绀。如此状态持续则可诊断为"持续胎儿循环"或"肺动脉高压"。另外,窒息初期,血液重新分配,肠、肾、皮肤、肌肉、肺血管收缩,心排血量和血压基本正常,保持了脑、心、肾上腺的血液供应。但这种代偿时间短暂,随着窒息持续,缺氧、酸中毒和低血糖等代谢紊乱造成脑和心等重要脏器损伤,血压、心率下降,加重缺氧、酸中毒和器官损伤,形成恶性循环。

(三)再灌注损伤

近年来研究发现,窒息过程的缺氧、缺血、酸中毒等对重要脏器(如脑)的损伤只是初步的,更重要的损伤往往发生在经过复苏、血液再灌注之后,由于一些有害的兴奋氨基酸的释放、钙内流及大量氧自由基产生,造成重要脏器更多细胞凋亡和坏死。

(四)重要脏器损伤

(1)脑:对缺氧最敏感。动物试验发现,窒息 8 分钟,部分动物出现脑损伤;窒息 12.5 分钟,全部动物发生脑损伤。主要改变是脑水肿、出血、脑实质坏死和白质软化。

(2)心脏:缺氧、酸中毒、ATP 减少、钙离子内流,以及心肌糖原耗竭均可致心肌受损,使心排血量、血压和心率下降。有报道缺氧可致心脏乳头肌坏死,导致房室瓣反流而发生心力衰竭。

(3)肾脏:窒息后不少新生儿出现尿少[尿量<1 mL/(kg·h)]、血尿、蛋白尿和管型尿,少数因重度窒息致肾皮质和/或肾小管坏死而致肾衰竭,监测尿 α_1 及 β_2 微球蛋白有助早期发现肾功能减退。

(4)胃肠道:可发生应激性溃疡并出血,早产儿窒息可诱发坏死性小肠结肠炎。

(5)肝脏:缺氧可全面影响肝脏功能,包括转氨酶升高、黄疸加重、凝血因子生成障碍而引起出血等。

(6)肺脏:缺氧、酸中毒可引起肺血管收缩及血管活性介质释放,而导致持续肺动脉高压;又由于肺泡上皮细胞坏死、脱落,形成透明膜,而发生肺透明膜病;同时肺毛细血管亦受损伤,如凝血因子减少(肝脏受损所致),加上医源性因素(如心功能受损情况下,仍大量输入碳酸氢钠、全血、清蛋白等),可发生肺出血;如窒息同时有胎粪吸入,则可发生肺不张、张力性气胸等严重并发症。

三、临床表现

正常分娩过程,胎儿要经历短暂缺氧,这是由于子宫阵阵收缩,子宫、胎盘和脐带受到挤压而使血流间歇性减少甚或中断,致胎儿间歇性缺氧即窒息。但时间短暂,每次宫缩平均历时 50～75 秒,宫缩停止,血流便恢复。90% 的胎儿可以耐受此过程,娩出后 2～5 秒便发出第一声哭声,起动自主呼吸,1 分钟内出现规律呼吸。约 10% 的胎儿受到一些病理因素的影响,出生后起动自主呼吸有困难,表现为轻或中度窒息:发绀,心率 100 次/分左右,肌张力尚可或稍差,需简单复苏支持。其中约 1% 则因缺氧严重,表现为重度窒息:中央性发绀,甚或肤色苍白,肌张力低,心率 <100 次/分甚至 <60 次/分,需强有力的复苏措施。90% 的新生儿窒息发生在产前或产时,前者称孕期胎儿窘迫,多为慢性缺氧,后者称产时胎儿窘迫,多为急性缺氧或慢性缺氧急性加重。

(一)慢性缺氧或慢性窒息

较多见。由于上述各种致病因素影响,使胎儿间歇发生缺氧缺血。开始通过血液重新分配进行代偿,如病因不去除,胎儿由于缺氧和酸中毒逐渐加重,出现胎动异常,胎心率不规则(<120 次/分或 >160 次/分),排出胎粪。如生物物理学监测(biophysicalprofile,BPP,包括胎儿呼吸、胎动、肌张力、胎儿心率反应、羊水量等)、心音图(cardiotocograph,CTG)异常或胎儿头皮血 pH<7.2(正常 7.25～7.35),如接近足月,应考虑结束妊娠。此时婴儿娩出,多为轻度窒息,发绀可能主要是外周性(四肢肢端),呼吸轻度抑制,对复苏反应良好,少有后遗症。如胎儿窘迫持续,发展为严重酸中毒和低血压,必然导致重要脏器损伤。此时婴儿娩出,虽经积极复苏抢救,难免发生并发症和后遗症。可见,早期检出胎儿窘迫并密切观察十分重要,这有待产科、儿科医师密切合作,共同研究,必要时提早分娩,即宁要一健康的、接近足月的早产儿,而不应等发生了脑损伤才让婴儿娩出,此时娩出的可能是一个足月儿,但将来可能是个智残儿,这是一定要避免发生的。

(二)急性缺氧或急性窒息

临床上并不少见,如产程中突然发现持续的脐血流受阻或中断。急性窒息的典型过程,根据在猕猴身上所做的试验(正常、足月猕猴胎儿剖宫产娩出,未开始呼吸便将其头放入一袋盐水内),分为 4 个期。

(1)原发性呼吸增快:1～2 分钟,一阵阵喘气,肢体挣扎,皮色红,反应良好、活跃。

(2)原发性呼吸停止:约 1 分钟,发绀,心率下降,约 100 次/分,肌张力及对刺激反应尚可,刺激它可恢复自主呼吸。

(3)继发性呼吸增快:5～6 分钟,深而不规则的连续喘气,发绀加重,血压开始下降。

(4)继发性(终末性)呼吸停止:约在窒息开始后 8 分钟出现,呼吸动作完全停止,刺激不能诱发自主呼吸,肌张力进行性降低,显著苍白,心率和血压进一步下降。如不复苏抢救,于数分钟内死亡。

在试验性窒息过程中,PaO_2 在 3 分钟内从 3.3 kPa(25 mmHg)降至 0,$PaCO_2$ 按 1.3 kPa (10 mmHg)/min 速度升高,即在 10 分钟内从 6.0 kPa(45 mmHg)升至 20.0 kPa(150 mmHg),

血中乳酸含量从 10 mmol/L 升至 15 mmol/L,pH 在 10 分钟内从 7.3 降至 6.5。终末期并出现高钾血症,血钾高达 15 mmol/L。

临床上很难准确判定一名窒息婴儿是处在原发性呼吸停止或继发性(终末性)呼吸停止。凡婴儿出生后无呼吸或只阵发性喘气(无效的呼吸动作),说明婴儿极需辅助通气,故均应认真进行复苏抢救。有条件者可测血中 pH,如 pH＞7.25,则多属原发性呼吸停止,即轻或中度窒息,经处理很快出现自主呼吸;如 pH 在 7.0～7.1,可能是原发性也可能是继发性呼吸停止,经刺激可能出现微弱自主呼吸,但不足以建立肺泡通气,需短时间的复苏支持;如 pH＜7.0,多为严重窒息,肌肉松弛,心率＜60 次/分,肯定是处在继发性(终末性)呼吸停止阶段,如仍得不到正确的复苏抢救,婴儿最终死亡,全过程在足月儿约 20 分钟。

四、诊断

主要根据临床表现作出诊断,并决定是否需要进行复苏。

新生儿窒息的诊断标准至今尚未统一。美国麻醉科医师 Virginia Apgar 提出 Apgar 评分(表 3-1),包括 5 个项目,每一项目分 0 分、1 分和 2 分 3 个分度。婴儿娩出后 1 分钟、5 分钟各进行一次评分,1 分钟评分在 4～7 分为轻度窒息,0～3 分为重度窒息;如 1 分钟评分正常(8 分及以上),但 5 分钟评分在 7 分或以下,仍应诊断为窒息。必要时在 10 分钟、15 分钟和 20 分钟再行评分。Apgar 评分提出后在国外继而在国内广为应用,对及时发现和处理窒息以及不良预后的判断起了很好的作用。但现在人们认识到,婴儿出生后第一秒钟便要进行初步评估,以确定该婴儿是正常分娩或需要复苏支持;一名窒息婴儿生后 1 分钟已经经历了至少两次甚至三次评估以及一系列的处理,故 1 分钟 Apgar 评分已不可能反映婴儿出生时状况,但是 5 分钟、10 分钟、15 分钟和 20 分钟的 Apgar 评分,对估计婴儿对复苏的反应以及对不良预后的判断仍有参考价值。在实际工作中,除使用 Apgar 评分,将当时的复苏情况予以详细记录也十分重要。

表 3-1 Apgar 评分表

体征	评分		
	0	1	2
心率(次/分)	0	＜100	＞100
呼吸	无	不规则,喘气	规则,哭声响亮
肌张力	松软	降低或正常,但无活动	正常伴活跃动作
对咽插管反应	无	面部有少许反应	反应好,咳嗽
躯干颜色	苍白	紫蓝	红润

由于 Apgar 评分存在局限性,美国儿科学会(AAP)和美国妇产科学会(ACOG)共同制定了新生儿窒息诊断标准:①脐动脉血显示严重代谢性或混合性酸中毒,pH＜7.0;②Apgar 评分 0～3 分,并且持续时间＞5 分钟;③有神经系统表现,如惊厥、昏迷或肌张力低;④多脏器损伤。我国也有学者在探讨新生儿窒息的诊断标准,这有待大家展开讨论,最后由有关学会共同商定。制定统一的新生儿窒息诊断标准十分必要。

五、新生儿窒息的复苏术

(1)首先强调 3 个 30 秒:第 1 个 30 秒决定是否要复苏,不要等待 1 分钟进行 Apgar 评分后认为"有窒息"再开始复苏,而是生后立即用几秒钟时间进行快速评估四项指标(是否足月、羊水是否清、是否呼吸或哭、肌张力好否),如全为"是",不必进行复苏,但只要四项中有一项为"否",则进行初步复苏(进入 A,即通畅的气道:保暖、头轻度仰伸体位、清理气道、擦干全身、触觉刺激诱发自主呼吸)。以上快速评估及初步复苏共需时 30 秒。第 2 个 30 秒根据评估三项生命体征即呼吸、心率和肤色,决定是否需要进入 B(人工正压通气)。第 3 个 30 秒再次评估三项生命体征,特别是心率(可听诊心脏或触摸脐带根部脐动脉搏动)。心率>100 次/分说明病情稳定,心率<60 次/分需进入 C(胸外心脏按压)和 D(应用肾上腺素和/或扩容剂)。

(2)羊水胎粪污染的处理问题:国内外对是否早期插管吸引或用表面活性物质冲洗等存在不同意见。羊水胎粪污染不论稀或稠,不再推荐头娩出后肩娩出前插管吸引,只要婴儿有活力(呼吸规则或哭声响亮,肌张力好,心率>100 次/分),则继续初步复苏而不插管,如无活力(上述三项中有一项不好者),立即插管吸引。

(3)用氧或空气复苏问题:国内外近年来都有用空气(含 21%的氧)进行新生儿窒息复苏的成功经验,主要是用于足月儿,至于对早产儿,其安全性及效果尚不清楚。总之,对用空气进行复苏尚需进行更深入的研究。指南首先推荐用纯氧进行复苏,也可用 21%~100%的氧,但如 90 秒病情无改善,应将吸氧浓度(FiO_2)提高至 100%(即纯氧)。至于早产儿,动脉血氧过高有伤害性,用氧浓度要特别小心。

(4)用药问题:复苏一般不再推荐使用碳酸氢钠,但经加压通气及心脏按压改善通气和循环以后,如确定存在代谢性酸中毒,特别是较重的酸中毒,可以适当使用碳酸氢钠。纳洛酮一般也不再推荐使用,除非指征明确:①正压人工呼吸使心率和肤色恢复正常后,出现严重的呼吸抑制。②母亲分娩前 4 小时有注射麻醉药史,则推荐静脉内给药。若母亲是吸毒者,则一定不能使用纳洛酮,否则会使病情加重。肾上腺素要静脉内给药,药量是 1:10 000,每次 0.1~0.3 mL/kg。

(5)专项强调早产儿[特别是出生体重<1 500 g 的极低出生体重(VLBW)儿和<1 000 g 的超低出生体重(ELBW)儿],复苏需关注的 6 个方面,如保暖特别重要。初步复苏中的擦干身只适用于足月儿,对早产儿(特别是 VLBW 儿和 ELBW 儿)则不应费时去擦身,而是除头颅外,全身立即放入聚乙烯塑料袋(保鲜袋)内并放在辐射保暖台上。但无论是早产儿或足月儿都要避免高体温,缺血后高体温可加重脑损伤。

(6)人工正压通气问题:新生儿窒息复苏首先是要让肺泡有良好的通气和换气,建立稳定的功能残气量,避免肺内分流。要达此目标就要正确进行人工正压通气,正确应用 PEEP 和 CPAP,特别是早产儿及早应用 CPAP 可减少插管和正压通气的并发症。

(7)强调每次高危分娩都有一名熟悉新生儿复苏的人员参加,要达此目标:①要有计划广泛开展理论与实践相结合的人员培训,让各级医疗机构凡有分娩的地方都要有人熟悉新生儿复苏;人员掌握的技术可分两个层次:多数人掌握保持气道通畅和让肺膨胀的技术(如用面罩气囊加压通气),少数人掌握较全面的复苏技术如气管插管、正压通气、胸外按压及用药等。②要建立良好的产儿合作机制,提高预见性,及早发现高危分娩。③国外用复苏现场录影带进行回顾研究,发现即使是高年资的顾问医师在复苏时都有不规范的动作,因此强调复训的重要性。

(8)强调事前做好准备,包括场所(保暖、抢救台、光照、电源等)、设备、药物及各种用品等。

(9)强调各级政府和医疗机构的有力领导和支持,才有可能保证上述各项的实现。

(10)总之,新生儿窒息复苏成功的关键在于:①预见性,根据存在的高危因素预测婴儿出生时需要复苏;②足够的准备,包括熟悉复苏的人员、场所、设备、药品和用品等;③正确的评估;

④迅速开始各项支持措施。

(11)特别强调复苏后继续监护,包括体温、生命体征、血液生化及血气,以及各重要脏器的功能,并积极防止感染。

(孙奉朝)

第二节 新生儿颅内出血

一、概述

颅内出血(intracranial hemorrhage,ICH)是新生儿期常见疾病,严重者病死率高、容易遗留长期神经系统后遗症或致残。依据出血部位的不同,颅内出血主要分为脑室周围-脑室内出血(periventricular-intraventricular hemorrhage,PIVH)、硬脑膜下出血、蛛网膜下腔出血、脑实质出血,其他还可见到小脑出血及丘脑、基底核等部位出血。

二、病因

(一)硬脑膜下出血

由硬膜下血窦及附近血管发生机械性损伤(即破裂)引起出血,常见损伤部位为上矢状窦、下矢状窦、直窦和横窦,严重病例可以发生大脑镰和小脑幕撕裂。常见于各种原因导致的难产、高位产钳助产的新生儿,以及巨大儿或者头围过大新生儿。目前,随着产科技术的提高,SDH发生率明显降低。

(二)蛛网膜下腔出血

出血原发部位在蛛网膜下腔,出血来自软脑膜动脉间的小血管吻合支或蛛网膜下腔静脉。硬膜下、脑室内、小脑等其他部位发生出血后也可向蛛网膜下腔扩展。原发性蛛网膜下腔出血在新生儿期较为常见,病因主要包括缺氧、酸中毒、低血糖等,产伤也可导致严重SAH。

(三)脑实质出血常见原因

常见原因:①由缺氧所致的脑实质出血常呈点状及片状;②因感染或不明原因的局部小血管破裂也可出现小片状出血;③早产儿Ⅳ级IVH伴有脑实质出血,胎龄越小发病率越高,出血原因主要与早产儿脑的特殊发育机制有关,另外与早期严重疾病、特殊治疗及出凝血机制也有密切关系;④脑血管畸形所致脑实质出血,此类出血一般突然发病,无明显诱因,无法预料,多在出血后外科手术和尸解时才能作出最后诊断。

(四)其他部位出血

(1)小脑出血(cerebellar hemorrhage,CEH):可以是原发性小脑出血,也可以由第四脑室周围生发基质出血、脑室内出血、后颅凹部位硬膜下出血、SAH等扩展而来,早产儿较足月儿多见。常见病因包括产伤、缺氧及早产儿各种疾病病理生理过程中脑血流动力学改变等。

(2)丘脑、基底核区域出血:该区域的血液由大脑中动脉在颅底水平段发出的豆纹动脉分支供应,这些小血管很细,并且与主干血管呈90°,故很容易受血流动力学影响而破裂出血。新生儿期发病率较低,其病因可能与疾病导致局部脑血流动力学改变有关。

三、诊断

(一)病史

有难产、产伤、宫内窘迫、出生窒息、出生后长时间复苏抢救、宫内感染、过度早产、极低出生体重、胎儿生长受限、母亲使用抗凝血药物、家族中有遗传性出血性疾病史、需要气管插管机械通气支持、严重感染伴血小板降低和凝血功能障碍等因素均容易引起新生儿颅内出血。应该注意监测患儿的神经系统,及时进行影像学检查。

(二)临床表现

新生儿颅内出血的临床表现与出血部位、出血程度密切相关。

1.硬膜下出血

严重后颅凹出血(横窦和直窦破裂)时患儿的神经系统症状进展迅速,表现为不安、尖叫、抽搐。由于出血压迫脑干、中脑、脑桥,患儿表现出严重意识障碍、昏迷,瞳孔不等大、对光反应异常或固定、散大,容易出现心动过缓、中枢性呼吸衰竭,短时内即可危及生命。少量的下矢状窦或上矢状窦出血,临床无症状或仅表现易激惹等,如果出血量继续增多也可使双侧脑半球受压而出现脑组织水肿,出现明显神经系统症状。当出血扩展至小脑幕附近,可出现脑干压迫使病情突然恶化,还可能出现局限性惊厥、偏瘫、动眼神经受累、眼斜视等。还有些患儿在新生儿期无异常,但由于慢性硬膜下渗出,数月后出现头围增大(图 3-1A)。

2.原发性蛛网膜下腔出血

出血量很少时无或仅有轻微异常表现,如激惹、肌张力异常等;出血对脑皮质的刺激可诱发惊厥。大量 SAH 时病情常急剧进展,大量血液存留于脑间隙及后颅凹,患儿表现为嗜睡、反应差、反复呼吸暂停、反复惊厥、肌张力低下,危及生命(图 3-1B)。

3.脑实质出血

(1)单纯点片状脑实质出血量少,可很快被吸收,不易发现,临床无明显的神经系统症状。

(2)早产儿Ⅳ级 IVH 伴有脑实质出血常表现为反应差、顽固呼吸暂停、反复惊厥、肌张力低下,容易危及生命。

(3)脑血管畸形所致脑实质出血可发生于新生儿期任何时间,临床常表现为突然发生的频繁抽搐,部分患儿有定位体征(图 3-1C)。

4.小脑出血(cerebellar hemorrhage,CEH)

严重者因脑干受压出现严重呼吸功能障碍和心动过缓,意识障碍明显,可短时间内死亡(图 3-1D)。

5.丘脑、基底核区域出血

此部位出血范围一般局限,急性期临床常无特殊表现(图 3-1E)。

(三)影像学检查

1.头颅 CT 检查

CT 是诊断颅内出血的金标准,但是要注意检查的时机,过早和过晚检查均可能出现假阴性。

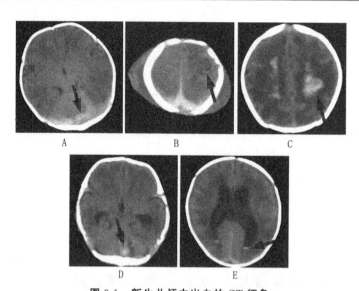

图 3-1　新生儿颅内出血的 CT 征象

A.硬膜下出血;B.蛛网膜下腔出血;C.脑实质出血;D.小脑出血;E.脑室内出血

2.头颅超声检查

对于脑室内出血的敏感性高于头颅 CT,但是对于其他部位颅内出血的诊断价值不足。

3.头部磁共振(MRI)检查

也可作为诊断颅内出血的金标准。

四、鉴别诊断

(一)颅内出血引起的抑制状态

需要和低血糖、低血钾、先天性中枢神经畸形、先天性肌迟缓综合征、遗传性代谢病、染色体疾病、重症肌无力、脊髓损伤等疾病鉴别。

(二)颅内出血引起的抽搐

需要和电解质紊乱(低血钙、低血镁、低血钠)、低血糖、维生素 B_6 依赖症、先天性中枢神经畸形、颅内感染、核黄疸等疾病进行鉴别。

(三)颅内出血

常常是新生儿缺氧缺血性脑病的一部分,但有的时候要注意在排除缺氧后应该单独作出颅内出血的诊断,此时应该注意寻找引起颅内出血的原因。

五、治疗

(一)一般性治疗

(1)止血:维生素 K_1、血凝酶(巴曲亭)、酚磺乙胺等常用止血药物均可使用;有凝血功能障碍的患儿及时补充凝血因子;血小板严重降低的患儿及时输注血小板。

(2)维持内环境稳定以及脏器功能正常,纠正缺氧和酸中毒、维持电解质平衡、维持水平衡。

(3)有惊厥时可给予苯巴比妥等对症治疗。

(二)特殊治疗

(1)外科治疗:对于危及生命的较大血肿,出现脑干压迫症状的患儿,须由神经外科紧急处理。

（2）脑实质损伤的治疗：对出血造成的脑实质损伤,在采取止血等恰当医疗措施的同时可以适当脱水、选用神经细胞营养药物等。

六、预防

降低早产、提高产科技术是预防新生儿颅内出血的重要环节。

维持颅内压和脑血流的平稳：①尽可能维持稳定的颅内压和脑血流范围,避免"涨落"状态；②保持良好的心功能、正常的体循环和良好的通气；③避免静脉推注高渗液体；④护理患儿时动作轻柔,保持安静,避免患儿剧烈哭闹。

七、小结

（1）有早产、缺氧、难产和器械助产的新生儿容易发生颅内出血。

（2）轻度颅内出血常表现为激惹、肌张力增高；较重的出血表现为神经系统抑制和反复抽搐；严重出血迅速出现脑干压迫,危及生命。

（3）头颅 CT 或 B 超可发现不同部位出血灶。

（4）诊断主要依据病史、临床表现及头颅 CT 或 B 超检查。

（5）轻度颅内出血以内科保守治疗为主,治疗措施包括止血药物、补充凝血因子、维持颅内压和脑血流稳定、维持酸碱平衡和电解质平衡。对于病情迅速进展的大量出血应及时手术挽救生命。

（孙奉朝）

第三节　新生儿缺氧缺血性脑病

一、概述

新生儿缺氧缺血性脑病（hypoxic-ischemic encephalopathy,HIE）是指在围生期窒息而导致脑的缺氧缺血性损害。本症不仅严重威胁着新生儿的生命,并且是新生儿期后病残儿中最常见的病因之一,其导致的后遗症占婴幼儿神经伤残的 $25\%\sim28\%$。

二、病因

新生儿 HIE 病因较为复杂,围生期窒息是主要原因。凡是造成母体和胎儿间血液循环和气体交换障碍,使血氧浓度降低者均可造成窒息。由宫内窒息引起者占 50%,娩出过程中窒息占 40%,先天疾病所致者占 10%。①母亲因素：主要有妊娠高血压综合征、大出血、心肺疾病、严重贫血或休克；②胎盘因素：如胎盘早剥、前置胎盘、胎盘功能不良或结构异常；③胎儿因素：常见的有胎儿生长受限（FGR）、早产儿、过期产、先天畸形；④脐带因素：如脐带脱垂、压迫、打结或绕颈；⑤分娩过程因素：如滞产、急产、胎位异常,手术或应用麻醉药等；⑥新生儿因素：包括反复呼吸暂停、ARDS、心动过缓、重症心力衰竭、休克及红细胞增多症等。

三、诊断

(一)临床表现

是诊断 HIE 的主要依据,同时具备以下 4 条者可确诊,第 4 条暂时不能确定者可作为拟诊病例。

(1)有明确的可导致胎儿宫内窘迫的异常产科病史,以及严重的胎儿宫内窘迫表现(胎心 <100 次/分,持续 5 分钟以上和/或羊水Ⅲ度污染),或者在分娩过程中有明显窒息史。

(2)出生时有重度窒息,指 Apgar 评分 1 分钟≤3 分,并延续至 5 分钟时仍≤5 分和/或出生时脐动脉血气 pH≤7。

(3)出生后不久出现神经系统症状,并持续至 24 小时以上,如意识改变(过度兴奋、嗜睡、昏迷)、肌张力改变(增高或减弱)、原始反射异常(吸吮、拥抱反射减弱或消失),病重时可有惊厥、脑干征(呼吸节律改变、瞳孔改变、对光反应迟钝或消失)和前囟张力增高。

(4)排除电解质紊乱、颅内出血和产伤等原因引起的抽搐,以及宫内感染、遗传代谢性疾病和其他先天性疾病所引起的脑损伤(表 3-1、表 3-2)。

表 3-2　新生儿 HIE 分度

分度	轻度	中度	重度
意识	过度兴奋	嗜睡、迟钝	昏迷
肌张力	正常	减低	松软
拥抱反射	稍活动	减弱	消失
吸吮反射	正常	减弱	消失
惊厥	无	常有	频繁发作
中枢性呼吸衰竭	无	无或轻	常有
瞳孔改变	无	无或缩小	不对称或扩大
前囟张力	正常	正常或稍饱满	饱满紧张

(二)辅助检查

1.脑电图

在生后 1 周内检查。振幅整合脑电图则可连续监测,与常规脑电图相比,具有经济、简便、有效和可连续监测等优点。

2.B 超

可在病程早期(72 小时内)开始检查。具有可床旁动态检查、无放射线损害、费用低廉等优点。

3.CT

待患儿生命体征稳定后检查,一般以生后 7 天为宜。有病变者,建议 3～4 周后复查。

4.MRI

可多轴面成像,分辨率高,无放射性损害,生后 1 天即可显示脑损伤表现。但检查时间长、噪

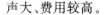

声大、费用较高。

四、治疗

(一)原则

1.争取早治疗

窒息复苏后出现神经症状即应开始治疗,最好在 24 小时内。

2.中重度 HIE

应采用以亚低温治疗为主的综合措施,确保内环境稳定,对症处理和恢复神经细胞的能量代谢,以及促使受损神经细胞的修复和再生。

3.足够的疗程

中度 HIE 需治疗 10～14 天,重度 HIE 需治疗 20～28 天,甚至延至新生儿期之后。轻度 HIE 不需过多干预。

(二)急性期治疗

此阶段主要针对窒息缺氧所致多器官功能损害,维持机体内环境稳定,控制各种神经症状,采取相应的支持对症疗法。亚低温是目前唯一公认能改变中重度 HIE 预后的治疗手段。其他治疗目前均有争议,疗效不确定。

1.亚低温疗法

目前,主要的方式有选择性头部亚低温(冰帽系统)和全身亚低温(冰毯系统)两种方式。选择性头部亚低温使鼻咽部温度维持在 33.5～34.0 ℃(目标温度),可接受温度为 33.0～34.5 ℃,同时直肠温度维持在 34.5～35.0 ℃。全身亚低温使直肠温度维持在 33.5～34.0 ℃(目标温度),可接受温度为 33.0～34.5 ℃。亚低温治疗开始越早越好,最好在生后 6 小时以内,治疗时间多为 72 小时。治疗期间,严密监测生命体征及血液、呼吸、循环等系统功能。

(1)适应证:胎龄≥36 周和出生体重≥2 500 g,并且同时存在下列情况。①有胎儿宫内窘迫的证据;②有新生儿窒息的证据;③有新生儿 HIE 或 aEEG 脑功能监测异常的证据。

胎儿宫内窘迫的证据至少包括以下 1 项:①急性围生期事件,如胎盘早剥或脐带脱垂或严重胎心异常变异或迟发减速;②脐血 pH<7.0 或 BE>−16 mmol/L。

新生儿窒息的证据(满足以下 3 项中的任意 1 项):①5 分钟 Apgar 评分≤5 分;②脐带血或生后 1 小时内动脉血气分析 pH≤7.0 或 BE≤−16 mmol/L;③需正压通气至少 10 分钟。

新生儿 HIE 诊断依据中华医学会儿科学分会新生儿学组制定的新生儿 HIE 诊断标准。

aEEG 脑功能监测异常的证据,至少描计 20 分钟并存在以下任意 1 项。①严重异常:上边界电压≤10 μV;②中度异常:上边界电压>10 μV 和下边界电压<5 μV;③惊厥。

(2)具体用法:主要包括下述几点。

临床实施前的准备:新生儿放置在远红外辐射式抢救台或暖箱中。关闭远红外辐射式抢救台或暖箱电源。新生儿尽量裸露,除去新生儿身体部位一切可能的加温设施。监测心电、氧饱和度、血压和体温,aEEG 监测脑功能。建立动、静脉通路。完善治疗前检查。

置温度探头(直肠温度探头)插入直肠 5 cm 左右,并固定于大腿一侧。鼻咽部温度探头:放置长度相当于鼻孔至耳垂的距离,蝶形胶布固定。食道温度探头:放置长度相当于鼻孔至耳垂,然后向下至剑突的距离再减去 4 cm,蝶形胶布固定。放置皮肤温度探头于腹部,监测皮肤温度。

特别提示温度探头放置后应标记位置,作为操作后无滑脱的检验指示。

选择合适的冰帽或冰毯:冰帽应大小适中,覆盖头部,应不遮盖眼睛;冰毯应大小适中,覆盖躯干和大腿。特别提示冰帽或冰毯均不能覆盖新生儿颈部。

初始治疗:如果新生儿体温已经在亚低温治疗的可接受温度范围内,直接进入维持治疗状态;如果新生儿体温没有达到可接受的温度范围,开始诱导亚低温治疗,1～2 小时达到亚低温治疗的目标温度(33.5～34.0 ℃);直肠温度降至可接受温度范围的最低限度(33 ℃)时,应开启暖箱或远红外辐射式抢救台电源给予维持体温。

维持治疗:达到亚低温治疗的目标温度后转为维持治疗 72 小时。连续监测皮肤、鼻咽部或食道温度:开始每 15 分钟记录 1 次,直至达到目标温度后 1 小时,然后每 2 小时记录 1 次,复温期间每小时记录 1 次。监测新生儿体温低于或高于目标温度 1 ℃以上或新生儿出现烦躁、颤抖等应通知主治医师。每 4 小时检查新生儿皮肤 1 次,每 2 小时变动 1 次体位。冰毯或冰帽应保持干燥。测定血气的化验单应标注当时新生儿的体温。亚低温治疗期间,根据临床需要可继续给予其他对症支持治疗措施。亚低温期间新生儿皮肤可能发暗或呈灰色,如果氧饱和度正常,不需特殊处理。如果新生儿存在持续低氧血症(经过积极呼吸支持治疗后,SaO_2 仍低于 80%)或持续低血压[积极支持治疗和给予血管活性药物后,平均动脉压仍低于 4.7 kPa(35 mmHg)],应考虑停止亚低温治疗。亚低温治疗期间,心率会降至 90 次/分以下,亚低温治疗仪报警设置应调整为低于 80 次/分,如果心率持续降低或出现心律失常,应及时处理或停止亚低温治疗。开始亚低温治疗后出现不良反应,应终止亚低温治疗,按照复温流程进行复温。

自然复温法:关闭亚低温治疗按钮,关闭远红外辐射式抢救台电源或暖箱电源,逐渐开始复温。人工复温法:设定鼻咽部温度或直肠温度为每 2 小时升高 0.5 ℃。复温期间每小时记录 1 次鼻咽部温度或直肠温度,直至温度升至 36.5 ℃。

2.支持疗法

(1)维持良好的通气、换气功能,使血气和 pH 保持在正常范围。

(2)维持周身和各脏器足够的血液灌流,使心率和血压保持在正常范围。

(3)维持血糖在正常范围,以保证神经细胞代谢所需。

在此期间加强监护,如生命体征、血气、电解质、血糖。

3.对症疗法

(1)控制惊厥:HIE 惊厥常在 12 小时内发生,首选苯巴比妥,负荷量为 20 mg/kg,维持量为 5 mg/(kg·d),静脉滴注或肌内注射。

(2)降低颅内压:颅内压增高最早在生后 4 小时出现,一般在 24 小时更明显,首选呋塞米 1 mg/kg,可选用甘露醇,但甘露醇可损伤肾脏功能,故在有明显肾功能损害的患者,甘露醇应慎用。

(三)新生儿期后治疗

可使用神经营养药物,对出现神经系统发育异常的患儿,早期进行神经康复治疗和功能训练。

五、预防

由于该病无特效治疗方法,应着力预防胎儿宫内窒迫,进行孕产期监护,提高新生儿窒息复苏水平。对窒息复苏后的新生儿要密切观察神经症状和监护各项生命体征,一旦发现有异常神经症状及早给予治疗,以减少存活者中后遗症的发生率。

(孙奉朝)

第四节 新生儿惊厥

一、概述

新生儿惊厥是新生儿期神经系统疾病或功能异常最常见的临床表现。在新生儿期尤其是生后第 1 周内的发生率很高,随着年龄的增加其发生率逐渐下降。新生儿惊厥常提示体内存在严重的原发病,如缺氧缺血性脑病、颅内出血、感染等。研究证明,惊厥可影响新生儿后期的脑发育,可产生一系列神经系统后遗症,因此一旦发现惊厥,必须立即寻找病因并给予处理。

二、病因

新生儿惊厥的病因众多,很多惊厥是在其内在疾病的发展过程中出现的,但同时惊厥可能为某些疾病的首发症状和体征。近年来缺氧缺血性脑病已跃居病因的首位,感染和单纯代谢因素所占比例较前明显下降。常见的新生儿惊厥原因:①围生期合并症:窒息、缺氧缺血性脑病、颅脑损伤、颅内出血、脑梗死等;②感染:宫内感染或生后感染,引起脑炎、脑膜炎、败血症等;③代谢-内分泌因素:低血糖、低血钙、低血镁、核黄疸、维生素 B_6 缺乏症、甲状旁腺功能低下、先天性酶缺陷等;④药物相关性惊厥:包括药物中毒和撤药综合征;⑤其他:先天性脑发育不全、染色体病、基因缺陷病等。

三、诊断

(一)病史

母孕期接触史、疾病史、分娩史、家族遗传史及用药史,患儿的喂养史、黄疸情况、有无感染,详细询问惊厥的发生时间则有助于鉴别诊断。

(二)体格检查

除观察了解惊厥表现、伴随症状、神经系统体征外,还应注意有无其他部位畸形,皮肤改变如皮疹、黄疸、色素沉着或脱失,有无其他感染灶等。

(三)临床表现

根据临床表现将新生儿惊厥分为微小型、强直型、多灶性阵挛型、局灶性阵挛型和全身性肌阵挛型。

1.微小型

新生儿期最常见的惊厥表现形式,表现为呼吸暂停、眼部异常运动(如眨眼、眼球震颤)、口-颊-舌异常运动(如吸吮、咀嚼、面肌抽动)、异常肢体运动(如上肢划船样、游泳样动作,下肢踏车样动作)。

2.强直型

单个肢体或四肢强直型伸展,或双下肢强直而双上肢屈曲,全身强直型可有躯干后仰或俯屈。常伴呼吸暂停、双眼上翻、意识模糊。此型是疾病严重的征象,提示脑器质性病变,如化脓性脑膜炎、核黄疸、重度颅内出血等。

3.多灶性阵挛型

由一个肢体移向另一个肢体或身体一侧向另一侧的游走性、阵挛性抽动。常伴意识障碍,多见于缺氧缺血性脑病、颅内出血和感染。

4.局灶性阵挛型

身体某个部位局限性阵挛,常见于单个肢体或一侧面部,然后扩大到身体同侧的其他部位。通常意识清醒或轻度障碍,多见于代谢异常、脑局部损伤如出血或梗死。

5.全身性肌阵挛型

表现为肢体反复短促的屈曲性痉挛,躯干同样也可发生。此型新生儿期少见,往往提示弥漫性脑损害,预后不良。

四、辅助检查

结合病史和临床表现安排合理的检查,进一步明确诊断。

(1)生化检查:血糖、血气、血电解质、血氨、血乳酸,必要时行氨基酸或有机酸检查。

(2)感染排查:TORCH、血培养、脑脊液常规生化及培养。

(3)有遗传家族史者行特殊代谢物筛查,染色体及基因分析。

(4)影像学检查:头颅 X 线片、MRI、CT 和颅脑超声。

(5)脑电图:对病因诊断意义不大,但有助于判断疗效和评估预后。

五、鉴别诊断

(1)新生儿颤抖可因声音、皮肤刺激或牵拉某一关节诱发,表现为踝部、膝部和下颌抖动。区别之处在于发作时无眼球凝视,弯曲抖动肢体后发作立可停止,不伴有脑电图异常。

(2)早产儿呼吸暂停表现为呼吸暂停伴心率下降。区别处在于无眼球活动改变,刺激后即可缓解,且呼吸兴奋剂治疗有效。

六、治疗

新生儿惊厥发作的处理原则:①及时控制惊厥发作;②及时诊断处理导致惊厥的原发病;③脑损伤的保护与对症治疗。

(一)一般治疗

保暖,保持呼吸道畅通,维持水、电解质及酸碱平衡,静脉营养支持、监护生命体征,由脑水肿所致的颅内压增高可用 20% 甘露醇 0.25～0.50 g/kg,每天 2～4 次。

(二)病因治疗

新生儿惊厥一经发现,应立即诊断病因给予治疗,尽量去除或缓解引起惊厥的原发疾病。

(三)抗惊厥药物治疗

常用抗惊厥药物用法见表 3-3。

表 3-3　常用抗惊厥药物用法

药物名称	起始剂量	给药方式	维持剂量
苯巴比妥	15～20 mg/kg	静脉	5 mg/kg,间隔 12 小时分 2 次
苯妥英钠	10～20 mg/kg	静脉	5 mg/kg,间隔 12 小时分 2 次

续表

药物名称	起始剂量	给药方式	维持剂量
地西泮	0.3～0.5 mg/kg	静脉	20分钟后可重复使用
氯硝西泮	0.05 mg/kg	静脉	20分钟后可重复使用
咪达唑仑	0.05～0.15 mg/kg	静脉	0.01～0.06 mg/(kg·h)
水合氯醛	30～50 mg/kg	口服	—

1.苯巴比妥

首选苯巴比妥控制,其优点为静脉注射见效快、半衰期长、作用持续时间长和不良反应小。负荷量为15～20 mg/kg,静脉推注。惊厥停止后12～24小时给予维持量5 mg/kg,间隔12小时分2次静脉注射。

2.苯妥英钠

使用苯巴比妥无效时使用。负荷量10～20 mg/kg,分次缓慢静推。惊厥控制后12小时予以维持量5 mg/kg,间隔12小时分2次静脉注射。

3.地西泮

上述药物控制惊厥无效时可改用地西泮,每次0.3～0.5 mg/kg,缓慢推注,20分钟后可重复。应注意该药作用时间短,对呼吸和心率有抑制作用。

4.氯硝西泮

每次0.05 mg/kg,缓慢推注,20分钟后可重复。注意使用时常引起新生儿唾液和支气管分泌物增加。

5.咪达唑仑

首次0.05～0.15 mg/kg,缓慢推注,此后0.01～ 0.06 mg/(kg·h)维持静脉滴注,用药1小时内可控制惊厥,并减少惊厥发作频率。

6.水合氯醛

每次30～50 mg/kg,口服或灌肠,起效较快,常用于配合检查时。

（孙奉朝）

第五节　新生儿呼吸窘迫综合征

新生儿呼吸窘迫综合征(respiratory distress syndrome of newborn,RDS)又称为新生儿肺透明膜病(neonatal pulmonary hyaline membrane disease,HMD),主要表现生后不久即出现进行性呼吸困难,发病率与胎龄成反比,也可发生于糖尿病母亲婴儿及剖宫产儿。

一、病因及发病机制

本病是由肺表面活性物质(pulmonary surfactant,PS)缺乏引起的,PS缺乏使肺泡表面张力增高,肺泡萎陷,肺不张,形成肺内动-静脉短路、右向左分流,导致严重缺氧和代谢性酸中毒;进一步损害肺泡和肺血管,最终导致血浆蛋白和细胞渗入肺泡、沉着并形成透明膜;同时缺氧和酸中毒损害全身各器官系统,导致多脏器功能障碍。

早产儿,尤其是孕周<35周的早产儿,由于肺不成熟,PS缺乏,易发生本病,胎龄越小,发病率越高;糖尿病母亲的婴儿由于体内胰岛素水平较高,可拮抗肾上腺皮质激素,抑制肺成熟和PS分泌,虽然婴儿体重较大,但肺不成熟,发病率亦较高;选择性剖宫产儿由于无应激反应,激素水平较低,同时肺液排出减少等,亦易患本病;此外,有围生期缺氧、家族中曾有同样病史等均为发病的高危因素。

早产儿未应用产前激素治疗的发病率:孕龄<28周,发病率60%;孕龄28~31周,发病率40%;孕龄30~34周,发病率15%;孕龄≥34周,发病率5%。产前激素的应用可以相应减少发病率的50%。

二、诊断

(一)症状

多为早产儿,生后6~12小时内出现呼吸困难,呈进行性加重,若有围生期窒息史,可能更早发病。

(二)体征

进行性加重的呼吸困难为其特征,表现为呼吸急促、发绀并伴呻吟,鼻翼翕动,吸气性三凹征,发绀但吸氧不易缓解,严重者呼吸减慢,节律不整,矛盾呼吸和呼吸暂停。由于严重缺氧和酸中毒,患儿可出现反应迟钝、肌张力低下、体温不升、心功能衰竭、休克等。体格检查有双肺呼吸音减低,深吸气时听到细湿啰音应警惕合并肺水肿或肺出血。病情于24~48小时达顶峰,若无呼吸支持,多于3天内死于呼吸衰竭。

(三)实验室检查

1.胸部X线检查

典型表现为肺容量减少,肺野呈磨玻璃样改变伴支气管充气征。X线表现与临床病情程度一致。依据X线表现分为四期(级)。

(1)Ⅰ期:两肺细小颗粒网状阴影,分布较均匀,心影清楚,支气管充气征不明显。

(2)Ⅱ期:两肺见较大密集的颗粒网状阴影,肺透光度减低,可见支气管充气征。

(3)Ⅲ期:全肺透光度明显减低,呈磨玻璃样,横膈及心界模糊,支气管充气征明显。

(4)Ⅳ期:全肺野一致性密度增高,完全变白,膈面和心影看不见,支气管充气征更明显或消失(发生肺水肿或出血)。

2.泡沫稳定试验

对怀疑可能发生RDS的患者生后30分钟内取胃液0.5~1.0 mL加等量95%酒精于试管内,用力振荡15秒,静立15分后观察试管内泡沫多少。

(-)无泡沫;(+)试管液面周边1/3有小泡沫;(++)试管液面周边>1/3至整个管周有一层泡沫;(+++)试管周边有泡沫层。

(-)支持HMD诊断;(+)或(++)可疑;(+++)可排除HMD。

3.动脉血气分析

示低氧血症,伴/不伴代谢性酸中毒、呼吸性酸中毒等。

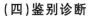

(四)鉴别诊断

1.B族β溶血性链球菌感染

宫内感染或分娩时感染B族β溶血性链球菌肺炎或败血症,症状和胸片与HMD有时不易鉴别,应注意有无胎膜早破或母孕末期及产时感染史,患儿有无感染中毒症状,做血常规、CRP、血培养等以资鉴别,对怀疑者应同时应用青霉素治疗。

2.湿肺

生后早期的呼吸困难表现难以与RDS鉴别。但本病呼吸困难呈一过性,无进行性加重趋势,通过监测临床表现及复查胸片以助鉴别。

3.新生儿肺出血

患儿出现反应弱、气促、呻吟、发绀、呼吸困难等,体格检查肺部可闻及细湿啰音,严重者口、鼻流出血性物,或经气管插管可吸出血性物。胸部X线检查显示斑片状阴影,严重者可有"白肺"。

(五)治疗

1.支持治疗及护理

应按早产儿加强护理。

(1)保温:将患儿置于暖箱式暖台中,可监测体温,又便于抢救和护理,维持患儿体温在36～37 ℃。

(2)水、电解质平衡:因患儿有缺氧、复苏抢救的过程,为防止发生新生儿坏死性小肠结肠炎(NEC),应适当延迟经口喂养。如患儿已经排胎便,肠鸣音正常,一般情况稳定,可给鼻饲喂奶,每次2～3 mL,每2～3小时一次。然后根据患儿耐受情况每天增加奶量,按每次增加2～5 mL为宜,不足部分经静脉补充。HMD患儿对液体的负荷耐受差,液体过多可引起肺水肿、动脉导管开放及支气管肺发育不良等,因此应控制液量。生后3天内液量应控制在60～80 mL/(kg·d),3天后可渐增至80～100 mL/(kg·d),但还要根据患儿代谢情况以及不显性失水丢失的多少而增减液量。生后1～2天就可加用氨基酸液和脂肪乳剂,以保证摄入足够的热量。

(3)维持血压和血容量:应连续监测血压,在发生肺出血、颅内出血、NEC、败血症等严重并发症时,血压可下降。应给予扩容,同时给多巴胺、多巴酚丁胺5～10 μg/(kg·min),静脉输注,使收缩压维持在5.3～6.7 kPa(40～50 mmHg)。

(4)抗生素:因宫内肺炎,尤其是B族溶血性链球菌感染,易与HMD混淆,且机械通气又增加了感染的机会,因此应给予抗生素治疗,以后应定期做痰培养,根据细菌培养和药敏选择适当的抗生素。

2.氧疗和机械通气

氧疗目的:维持PaO$_2$在8.0～10.7 kPa(60～80 mmHg)。出生体重>1 500 g,X线表现为Ⅰ～Ⅱ期病变的患儿,可用鼻塞做持续气道正压通气(NCPAP)。治疗成功的关键是早期应用和保持正压的持续性。

(1)机械通气指征(具以下任何一条):①用CPAP压力>8 cmH$_2$O,FiO$_2$ 80%,PaO$_2$<6.7 kPa(50 mmHg)。②反复发作呼吸暂停。③严重Ⅱ型呼吸衰竭,PaCO$_2$>9.3 kPa(70 mmHg)。④胸部X线片Ⅱ级以上病变,并且发病较早,进展较快。⑤体重<1 500 g。

(2)呼吸机参数初调参考值:FiO$_2$ 60%～80%,PIP 20～25 cmH$_2$O,PEEP 4～6 cmH$_2$O,呼

吸频率 30～40 次/分,吸/呼比 1:(1～1.5)。用呼吸机后应定期复查血气,根据血气调整呼吸器参数。

(3)注意事项:①病初期病情最重,往往需要较高的条件,若 FiO_2 已达 95％,PIP 2.9 kPa (30 cmH_2O),PEEP 0.6 kPa(6 cmH_2O),PaO_2 仍偏低 5.3～6.7 kPa(40～50 mmHg),SaO_2 85％～90％,$PaCO_2$ 偏高 7.3～8.0 kPa(55～60 mmHg),这是可允许的,不必再增加压力,避免产生气压伤。②48 小时后,病变逐渐恢复,此时应及时降低呼吸器参数,先降低对患者危险大,容易引起并发症的,如 FiO_2 和压力。③HMD 初期肺部无合并感染和肺不张的,可减少注水、拍背吸痰的次数,避免过多刺激患儿及注水多而影响表面活性物质的产生。④无并发症的患儿,一般在 3 天后好转,可逐渐降低呼吸器参数直至撤离呼吸器。撤机后可继续用鼻塞 CPAP 辅助呼吸,便于进一步恢复。⑤影响呼吸器撤离的主要因素是并发症。急性并发症有气漏、肺部感染、肺出血、颅内出血、动脉导管开放。慢性并发症有支气管肺发育不良、气管软化或狭窄等。以上并发症使得用机时间延长,或撤机后再次气管插管机械通气,因此应积极预防。

3.表面活性物质(PS)替代疗法

目前国内外已有数种不同制剂。天然 PS(猪肺或牛肺 PS),首剂 120～200 mg/kg。还可应用第 2 或第 3 次(一般不超过 3 次),间隔 6～12 小时,剂量 100～120 mg/kg。药液通过气管插管注入,给药后即予手控气囊加压给氧,使药物深入肺泡,尽量减少给药造成的一过性低氧血症及心动过缓。治疗有效者 1～2 小时后呼吸困难减轻,血气改善,胸片好转,可降低呼吸器参数,缩短机械通气时间。如病情出现反复,可再给第 2 或第 3 次。

(六)并发症及处理

1.新生儿气漏

由复苏或正压通气引起,需密切监测病情进展,及时调整呼吸机参数,尤其给药后应根据患儿病情变化及时下调机械通气参数,防止气胸的发生。必要时做胸腔闭式引流。

2.新生儿肺炎

如呼吸机相关肺炎。做痰培养,及时调整抗生素的使用,严格无菌操作,预防院内感染。

3.支气管肺发育不良

由于早产儿长期应用呼吸机、氧疗、液体过多等引起。

(七)预防

1.产前预防

做好孕妇保健,避免早产,对不可避免的早产,可在产前 1 周至产前 24 小时给孕母用糖皮质激素预防,如地塞米松 5～10 mg/d,连用 2 天。

2.产后预防

对高危新生儿,可生后 30 分钟内给予气管内注入 PS 100 mg/kg,预防本病。

(孙奉朝)

第六节　新生儿肺出血

新生儿肺出血指肺二叶以上出血,不包括肺散在、局灶性小量出血,多发于出生后 1 周内,常见于各种严重疾病的晚期,发病率占活产儿 0.8‰～1.2‰。本病缺乏早期临床诊断方法,如不予治疗,病死率可高达 75%～90%,是新生儿死亡的主要原因,近年应用正压呼吸治疗,治愈率明显提高。常见的危险因素:出生窒息、感染、低体温、氧疗、严重 Rh 溶血病、表面活性物质治疗及凝血机制异常等。

一、诊断要点

(一)症状
患儿突然出现进行性呼吸困难,发绀,周身苍白。

(二)体征
(1)早期休克表现:肢体凉、毛细血管再充盈时间延长等。

(2)肺内啰音迅速增多,可伴有呼吸暂停。

(3)自口鼻腔内涌出大量血性泡沫状液体,或直接喉镜下有血性液体自气管溢出。

(4)心率下降。

(5)可见皮肤出血点及瘀斑,穿刺部位出血不止。

(6)如出血量不多,无血性分泌物自气管内涌出,应根据肺部体征及血气变化及时诊断,早期治疗。

(三)实验室检查
(1)血常规:红细胞总数、血细胞比容及血小板计数进行性下降,亦可测定出血性肺液的血细胞比容。

(2)血气分析:常为混合性酸中毒及低氧血症。

(3)凝血因子水平异常。

(四)影像学检查
(1)双肺可见网状或斑片状阴影,严重者双肺透过度明显降低,可伴支气管充气征,此时与 RDS 及肺炎不易鉴别。

(2)可见心脏增大。

(3)原发病改变。

二、治疗

肺出血的治疗关键是早期诊断,对有发生肺出血可能者,应及时治疗。

(一)保温
出生时即应将婴儿身体擦干,防止过多散热,保持体温恒定。

(二)供氧
可给鼻导管或氧气罩吸氧。

(三)限制液体量,纠正酸中毒
输液量 60 mL/(kg·d),以免加重肺水肿和诱发心力衰竭;纠正代谢性酸中毒用 1.5% 碳酸氢钠。

(四)纠正凝血机制异常,维持有效循环血量
可输浓缩红细胞或血浆,合并 DIC 时,可根据血液凝固状态,给予肝素。

（五）改善心功能

血管活性药物,如多巴胺和多巴酚丁胺,必要时可用强心剂和利尿剂。

（六）正压呼吸

正压呼吸可使肺泡扩张,减少渗出,纠正低氧。经气管滴入 1:1 万肾上腺素每次 0.1～0.2 mL,加压吸氧,必要时可重复使用。通气方式 IPPV,呼吸机初调参数:FiO_2 0.6～0.8,RR 40 次/分,PIP 2.45～2.94 kPa(25～30 cmH_2O),PEEP 392～588 kPa(4～6 cmH_2O)。治疗中应根据血气及时调整呼吸机参数。当气管内无血性分泌物,肺部啰音消失,无明显呼吸困难时,可撤离呼吸机。

（七）病因治疗

积极治疗原发病。

（八）表面活性物质

替代疗法因肺出血时肺泡Ⅱ型上皮细胞结构破坏,表面活性物质产生减少,故有研究认为气管内滴入外源性表面活性物质可降低呼吸机参数,缩短使用时间。

（孙奉朝）

第七节　新生儿呼吸衰竭

新生儿呼吸衰竭是由于多种原因引起的新生儿通气/换气功能异常,导致动脉氧分压下降和二氧化碳分压升高。

一、病因及发病机制

（一）病因

1.上呼吸道梗阻

鼻后孔闭锁、小颌畸形、声带麻痹、喉蹼、鼻咽肿物、喉气管软化症、咽喉或会厌炎症水肿、分泌物阻塞上气道等。

2.肺部疾病

肺透明膜病、肺炎、吸入综合征、湿肺症、肺不张、肺出血、肺水肿、肺发育不良等。

3.肺外疾病使肺受压

气胸、胸腔积液(血、脓、乳糜液等)、膈疝、胸腔或纵隔肿瘤、肿块、腹部严重膨胀等。

4.心血管疾病

先天性心脏病、心肌炎、急性心力衰竭、休克等。

5.神经系统与肌肉疾病

围生期窒息、脑病、颅内出血、中枢神经系统感染、早产儿原发性呼吸暂停、新生儿破伤风、先天畸形、药物中毒、代谢紊乱等。

（二）病理生理

(1)换气(弥散)功能障碍。

(2)通气功能障碍。

(3)通气血流比例失调(肺内分流)。

(4)肺外分流。

二、诊断

(一)症状

1.呼吸困难

安静时呼吸频率持续＞60次/分或呼吸＜30次/分,出现呼吸节律改变甚至呼吸暂停,三凹征明显,伴有呻吟。

2.发绀

除外周围性及其他原因引起的发绀。

3.神志改变

精神萎靡,反应差。

4.循环改变

肢端凉,皮肤发花等。

(二)体征

除引起呼吸衰竭的原发病表现外,还包括以下症状。

1.呼吸系统

呼吸困难、鼻翼翕动、三凹征、呻吟样呼吸;呼吸频率和节律改变,出现点头样呼吸、叹息样呼吸、呼吸暂停等。

2.循环系统

严重缺氧和酸中毒可导致皮肤毛细血管再充盈时间延长、心率增快或减慢、血压下降;$PaCO_2$增高可扩张末梢小血管,引起皮肤潮红、结膜充血和红肿。

3.神经系统

呼吸衰竭引起脑水肿。临床上表现精神萎靡、意识障碍、肌张力低下甚至惊厥发作。

4.其他

主要包括肾功能损害、胃肠功能衰竭、消化道出血、代谢紊乱、DIC 等。

(三)实验室检查

动脉血气分析结果如下。

1.Ⅰ型呼吸衰竭

海平面,吸入室内空气时,$PaO_2 \leq 6.7$ kPa(50 mmHg)。

2.Ⅱ型呼吸衰竭

$PaO_2 \leq 6.7$ kPa(50 mmHg)和/或 $PaCO_2 \geq 6.7$ kPa(50 mmHg)。

注:症状1、2 项为必备条件,3、4 项为参考条件。无条件作血气时若具备临床指标1、2 项,可临床诊断呼吸衰竭,积极按呼吸衰竭处理。

3.诊断

需要通过临床症状体征和血气分析综合判断。PaO_2降低和急性期 $PaCO_2$增高伴 pH 降低是呼吸衰竭诊断的重要指标,可反映通气和氧合状态。$PaCO_2$显著增高是需要机械通气的指征。

(四)鉴别诊断

主要是病因学鉴别。

三、治疗

(一)病因治疗

积极治疗原发病是最根本的。为排除呼吸道先天畸形,有时还需要请外科或五官科协助诊断治疗。

(二)综合治疗

(1)保持患儿安静,减少刺激。注意保暖,注意体位,以保证上气道通畅和便于分泌物引流。

(2)生命体征监护:体温、心率、呼吸、血压、血气、液体出入量等。

(3)支持疗法:维持水电平衡及营养摄入。①液量:生后 3 天给 60~80 mL/(kg·d),以后逐渐增至 100~120 mL/(kg·d),如需要限液者如心力衰竭、脑水肿、肺水肿等,给 60~80 mL/(kg·d),于 24 小时内均匀输入,注意应随不显性失水的增或减而随时调整液量。②热量:生后 1 周热量应逐渐达到 60~80 cal/(kg·d),以利于疾病恢复,口服不能满足者应进行静脉营养。

(4)并发症处理:见下"并发症及处理"。

(三)呼吸管理

1.保持呼吸道通畅

(1)拍背吸痰和体位引流:可清除鼻腔及气道分泌物,防止气道阻塞和肺不张。每 2~4 小时翻身、拍背、吸痰 1 次。在整个操作过程中应注意动作轻柔,并注意供氧和观察患儿的耐受程度。

(2)湿化吸入和雾化吸入:可供给气道水分,防止呼吸道黏膜受损和分泌物干燥阻塞,保持气道通畅。加温湿化可通过加温湿化器用于普通吸氧、鼻塞 CPAP 及机械通气治疗时。超声雾化为间歇应用,每次 15~20 分钟,每天 2~4 次。

(3)气管插管:在复苏过程中或需要机械通气的危重患儿,需气管插管来建立通畅的气道,并应用机械通气维持其呼吸功能。气管内吸痰应先以复苏气囊加压给氧提高血氧分压,再滴注生理盐水 0.5~1.0 mL 后再抽吸,注意气管内吸痰时必须严格无菌操作。

2.氧疗法

指征:通常吸入空气时,PaO_2 持续<8.0 kPa(60 mmHg)。供氧方法有以下 5 种。

(1)鼻导管法:为低流量给氧,流量 0.3~0.6 L/min;缺点:实际的 FiO_2 无法精确估计,鼻翼部疼痛,分泌物阻塞,流量过高引起鼻咽部刺激。

(2)口罩或面罩法:氧流量 1~1.5 L/min,患儿口鼻均可吸入氧气,且比较舒适,但应注意固定好,对准患儿口鼻,另外注意不要压迫损伤面部皮肤。

(3)头罩法:能维持氧浓度相对稳定,又不妨碍观察病情。输入气体要加温湿化。流量需 5~8 L/min。注意流量<5 L/min,可致头罩内二氧化碳积聚;流量过大可致头罩内温度下降,在供氧过程中应监测头罩内实际吸入氧浓度,尤其是早产儿,应避免因氧浓度过高而导致氧中毒。

(4)鼻塞持续气道正压(NCPAP)法:主要用于肺顺应性降低的肺部疾病,早产儿呼吸暂停及呼吸机撤机后的过渡阶段。

相对禁忌证:①进行性呼吸衰竭氧合不能维持;②中枢性呼吸衰竭;③先天性畸形如膈疝、后鼻孔闭锁;④未经闭式引流的张力性气胸。

并发症:①鼻塞或导管压迫局部皮肤刺激和损伤;②胃肠胀气;③二氧化碳潴留;④压力过高(>8 cmH_2O)可引起心排血量降低并有气压伤的可能。

(5)机械通气。

需要注意:在氧疗和机械通气过程中应严密监测吸入氧浓度和患儿的血氧分压,尤其是早产儿,避免由于氧中毒导致的早产儿视网膜病和慢性肺疾病等。一般供氧浓度以能保持患儿的经皮血氧饱和度维持在88%~92%即可。

四、并发症及处理

(一)由于缺氧引起

1.新生儿休克

维持血压、改善心功能。可用生理盐水或胶体液扩容,10 mL/kg,在30~60分钟内输入,扩容后仍有持续低血压可静脉输注多巴胺2.5~10.0 μg/(kg·min),有心功能不全者,可加多巴酚丁胺2.5~10.0 μg/(kg·min);心功能不全,心率增快可加用洋地黄;有心动过缓和/或心脏停搏时用肾上腺素,稀释成1:10 000(0.1 mg/mL),每次用0.1 mL/kg,静脉滴注。

2.酸中毒

呼吸性酸中毒可通过改善通气纠正。代谢性酸中毒,在改善通气条件下,可用5% $NaHCO_3$每次3~5 mL/kg,用葡萄糖稀释成等张液,在30~60分钟内输入,可先给预计量的1/2,输注量过大、速度过快可致高钠血症、高渗透压、心力衰竭、脑室内出血。

3.脑缺氧、脑水肿

患儿烦躁不安,应慎用镇静剂;若出现惊厥,在应用止惊药时,需做好呼吸支持;注意限液量60~80 mL/(kg·d),可给甘露醇每次0.25~0.50 g/kg,30~60分钟输入,根据病情可2~3次/天。

4.肾功损害

出现尿少,应控制液量,呋塞米每次1~2 mg/kg,并可用小剂量多巴胺改善微循环、扩张肾血管,剂量2.5~5.0 μg/(kg·min),静脉滴注。

(二)由于氧中毒引起

1.早产儿视网膜病(ROP)

规范早产儿用氧,尽可能降低吸入氧浓度,缩短用氧时间,减少动脉血氧分压的波动,积极防治呼吸暂停,治疗代谢性酸中毒,预防贫血,减少输血,预防感染,避免$PaCO_2$过低。

2.慢性肺疾病(CLD)

与长时间吸入高浓度氧对肺的直接损害有关。一般吸入纯氧≥24小时或FiO_2≥50%数天即可引起。此外,正压通气的气压伤、早产儿肺不成熟、感染、液量过多、动脉导管开放及胃食管反流等亦可能有关。患儿表现呼吸困难、发绀、需长时间吸氧(>28天)、不能撤离CPAP或呼吸机、动脉血气显示二氧化碳潴留等。胸部X线片(或CT)有广泛间质改变及小囊泡或肺气肿表现。本病以预防为主。加强胸部物理治疗和支持疗法,可能需要较长时间用氧和呼吸支持,还可试用抗氧化剂、激素、利尿剂等治疗。

五、预防

针对病因进行预防,及早进行呼吸支持。

（孙奉朝）

第八节 新生儿心律失常

新生儿心律失常可发生于宫内或生后,各种心律失常都可发生。新生儿心律失常起病隐匿,症状不典型,常被忽略,部分心律失常患儿就诊时已出现休克、心力衰竭、呼吸衰竭甚至惊厥,损害脏器功能。

一、病因及发病机制

新生儿心脏传导系统发育未成熟是导致心律失常的病理生理学基础,部分是胎儿心律失常的延续。

(一)常见病因

各种器质性心脏病如先天性心脏病等,感染,窒息缺氧,水电解质紊乱,心导管检查及心外科手术,药物及原因不明等。

(二)类型

1.窦性心律失常

窦性心动过速、窦性心动过缓、窦性停搏、病态窦房结综合征。

2.异位搏动及异位心律

期前收缩、室上性心动过速、心房颤动、心房扑动、室性心动过速、心室扑动及颤动。

3.传导异常

窦房传导阻止、房室传导阻滞、束支传导阻滞、预激综合征。

(三)发病机制

(1)激动起源失常。

(2)激动传导失常:①传导阻滞;②折返:折返是室上性快速心律失常发生的常见机制。

(3)激动起源失常伴传导失常:此类的有并行心律、反复心律、异位心律合并传出阻滞等。

(四)新生儿心律失常的发病特点

(1)功能性及暂时性心律失常多见。

(2)传导系统紊乱发生率高。

(3)常可自行消失,预后较年长儿及成年人好。

(4)预后取决于引起心律失常的原发病。

二、诊断

(一)临床表现

本病的临床表现缺乏特异性,常见呕吐、发绀、气促、吐沫、拒乳、呼吸困难、面色苍白、烦躁、惊厥等,部分患儿可无特殊表现,仅在查体中发现。严重者可出现并发症,如心力衰竭、休克、晕厥及脑栓塞、猝死等。

(二)实验室检查

1.心电图及 24 小时动态心电图检查

(1)窦性心动过速:符合窦性心律特点,足月儿>190 次/分,早产儿>195 次/分。

(2)窦性心动过缓:符合窦性心律特点,足月儿<90 次/分,早产儿略低于足月儿。

(3)窦性心律不齐:符合窦性心律特点,同一导联 P-P 间期不等,P-R 间期差>0.12 秒。

(4)窦性停搏:窦性心律中出现一个较长时间的间歇,期间无心电图波形,如患儿房室交界区功能正常,可出现逸搏及逸搏心律。

(5)窦房传导阻滞:一度为传导延迟;二度为部分不能下传,类似房室传导阻滞,分为Ⅰ型和Ⅱ型;三度为完全不能下传,心搏停止。

(6)窦房结功能不良:反复出现窦性心动过缓、P 波形态异常、窦性停搏、窦房传导阻滞、慢快综合征(即在过缓心律的基础上间断出现室上性的快速异位心律如室上性心动过速,心房扑动、颤动等)等。确诊靠阿托品试验和食管心房调搏测窦房结功能。

(7)房性期前收缩:P'波提前形态与窦性 P 波不同,P'-R 间期>0.10 秒,期前出现的 P'波后可继以正常的 QRS 波或不继以 QRS 波(未下传)或继以轻度畸形的 QRS 波(室内差异传导),不完全性代偿间歇。

(8)交界性期前收缩:QRS 提前出现形态与正常相同,QRS 前后无 P'波或有逆传 P 波(P'-R 间期<0.10 秒,R-P'间期<0.20 秒),完全性代偿间歇。

(9)室性期前收缩:提前出现的 QRS 波其前无 P 波,QRS 波宽大畸形时限>0.10 秒,T 波与主波方向相反,完全性代偿间歇。

(10)阵发性室上性心动过速:3 个或 3 个以上连续而快速的室上性(房性或交界性)期前收缩,R-R 间期规则,房性者可有 P'波,结性者无 P'波或有逆传的 P',但因心率过速,P'波常不易辨认,故统称为阵发性室上性心动过速。QRS 形态多数正常,但可因室内差异传导而变形,发作时心跳过速可造成心肌供血不足致 ST 段降低、T 波低平或倒置。

(11)阵发性室性心动过速:3 个以上连续的室性期前收缩 QRS 波宽大畸形 T 波与主波方向相反可见与 QRS 波无关的窦性 P 波心室率 150～200 次/分。

(12)房室传导阻滞。①一度房室传导阻滞:表现 P-R 间期延长,正常新生儿 P-R 间期最高值为 0.12 秒,超过此值可考虑为一度房室传导阻滞。②二度房室传导阻滞:分为Ⅰ型及Ⅱ型,Ⅰ型为 P-R 间期逐渐延长,最后窦性激动完全受阻,QRS 脱落,以后又再下传周而复始;Ⅱ型为 P-R 间期恒定,QRS 成比例脱落。③三度房室传导阻滞:P 与 QRS 互不相关,心室率慢而规则,40～60 次/分,QRS 波形状取决于次级节律点的位置,位置越低,QRS 越宽大畸形,预后越差。

2.超声心动图检查

排除先天性心脏病、心肌炎及监测心脏功能。

三、治疗

(一)治疗原则

首先要了解心律失常的性质及发生心律失常的原因,同一性质的心律失常可由不同病因引起,对血流动力学的影响因患儿具体情况而不同,而且病情发展的趋势个体差异大,绝不能单纯根据心律失常的心电图诊断进行治疗处理,应注意以下几点。

1.明确心律失常的性质

不同性质的心律失常,治疗不同。偶发性期前收缩无须治疗,而阵发性室性心动过速、完全性房室传导阻滞等,可引起血流动力学改变,可发生心力衰竭或发展为心室颤动,则需紧急处理。

2.查明病因和诱因并及时纠正

在明确心律失常性质的同时,应通过病史体检及其他有关实验室资料的分析,了解发生心律失常的病因及诱因。有些心律失常在临床上找不到明确的病因,心脏检查正常,此类心律失常预后较好,不一定用抗心律失常药物。

3.了解心律失常对血流动力学的影响

同一类型的心律失常造成血流动力学的影响因患儿基本情况而异,应监测血压,做心脏超声监测心功能。

4.了解抗心律失常药

如药理作用、用法、剂量、药效出现时间、维持时间、适应证及不良反应,才能合理使用恰到好处。

5.注意及时对症治疗

如给氧、纠正酸碱平衡、控制心力衰竭、抗感染等。

6.严重心律失常

如完全性房室传导阻滞、室性心动过速、心室颤动等,病情重,变化快,应密切监测心电图变化,做好急救准备,如电击复律、心肺复苏及人工心脏起搏器等。

(二)心律失常治疗

1.窦性心动过速

多见于健康儿,一般不需治疗,如为某些疾病引起者应治疗原发病。

2.窦性心动过缓

针对原发病,严重者(心率<70 次/分)可给阿托品,每次 0.01～0.03 mg/kg,静脉注射,可每 15 分钟重复 1 次,可用 2～3 次;异丙肾上腺素,静脉滴入,0.05～0.5 μg/(kg·min),从最小剂量开始,缓慢增加剂量至有效量[最大剂量 2 μg/(kg·min)],提高心率。

3.窦房结功能不良

应积极治疗原发病,同时给予药物营养心肌,如维生素 C、辅酶 Q10、三磷腺苷等。对心率过缓的窦房传导阻滞、窦性停搏,可给阿托品、异丙肾上腺素提高心率,严重者应给予起搏器治疗。

4.阵发性室上性心动过速

半数以上不伴器质性心脏病,多数预后较好。但发作时如不及时治疗,可发生心力衰竭而危及生命,为"需紧急治疗的良性心律失常"。因此,应积极治疗。

(1)刺激迷走神经:新生儿常用潜水反射法,即用冰水浸湿的毛巾或冰水袋(用薄的橡皮囊做成)敷盖于患儿整个面部 10～15 秒,给以突然的寒冷刺激通过迷走神经反射而终止发作,1 次无效,间隔 3～5 分钟可再试 1 次。

(2)药物治疗。①地高辛:是常用的药物,对合并心力衰竭者也有效。用快速饱和法,足月儿饱和剂量 0.03 mg/kg,早产儿 0.02 mg/kg,静脉给药,首次剂量为 1/2 饱和量,余量分 2 次,8 小时内进入。②普罗帕酮(心律平):是广谱高效抗心律失常药,静脉给药,每次 1～1.5 mg/kg,加入 5%～10%葡萄糖 20 mL 中缓慢静脉注射,如无效 20 分钟后可再重复 1 次。③普萘洛尔(心得安):为 β 受体阻滞剂,更适用于室上性心动过速伴有预激综合征或 QRS 波增宽者,每次

0.1 mg/kg 加入 10％葡萄糖 20 mL 中缓慢静脉注射。④三磷腺苷（ATP）：快速静脉注射，每次 3～5 mg,5 秒内快速推入。

以上药物静脉注射时必须同时心脏监护,一旦心率突然下降转为窦性心律,则应即刻停止推药,以防发生心搏骤停,刺激迷走神经可以与药物,尤其是洋地黄配合进行。对有严重传导阻滞的患儿以上药物要慎用。

（3）电击复律：药物治疗无效者,也可采取电击复律,即用体外同步直流电击术,剂量为 5～15 瓦秒,在心电监护下进行。术前应停用洋地黄 1～2 天。

用以上方法转律后,为预防复发,可用地高辛维持治疗 6 个月至 1 年。

5.阵发性室性心动过速

新生儿少见,是需要紧急处理的严重的心律失常,应积极治疗。首先为病因治疗,抗心律失常药物：①利多卡因,每次 1 mg/kg 加入 5％～10％葡萄糖 20 mL 中,静脉缓慢推注,必要时 5～10 分钟后可再重复 1 次,转律后静脉滴注,维持按每分钟 0.02～0.05 mg/kg；②苯妥英钠,尤其对洋地黄中毒引起者,每次 2～4 mg/kg 溶于生理盐水 20 mL 中缓慢推注,如无效 5～10 分钟后可重复 1 次；③普罗帕酮（心律平）或普萘洛尔（心得安）,静脉注射。如药物治疗无效,可用电击转复。

6.期前收缩

无原发病者,一般预后较好,常在 1 个月内消失。有原发病者应治疗原发病。无症状者,一般不需要治疗,但如频繁发生,有发展为心动过速倾向者,应给抗心律失常药物治疗。常用普罗帕酮,每次 5 mg/kg,3～4 次/天,口服。

7.房室传导阻滞

（1）针对原发病进行病因治疗。

（2）如心率过慢或有症状者,药物治疗：①异丙基肾上腺素,0.1 mg 加入 5％～10％葡萄糖 50～100 mL 中静脉滴注,根据心率调整滴数。②阿托品,每次 0.01～0.03 mg/kg 肌内或静脉注射。③获得性三度房室传导阻滞,如由心肌炎引起,可加用皮质激素治疗；如异丙基肾上腺素、阿托品等无效者,可考虑经导管临时心脏起搏,待炎症消退,阻滞减轻或消失后可停用。

（3）先天性三度房室传导阻滞,如无症状不需治疗,但如出现下列情况即应安装永久性心脏起搏器：①新生儿心室率过慢<50 次/分,尤其是出现心源性脑缺血综合征者；②三度房室传导阻滞,QRS 时限延长,并出现心力衰竭者。

四、预后

病因不同,心律失常类型不同预后不同。一般来说,心律失常随原发病的治愈、病因的排除,心律失常也多得到治愈。如有器质性心脏病,出现并发症者,病死率相对较高。

五、预防

预防先心病；防治电解质紊乱和酸碱失衡；积极治疗原发病,如各种胃肠疾病、甲状腺功能减退症、尿毒症、神经系统因素、低温、麻醉与药物中毒等。

（孙奉朝）

第九节　新生儿急性心力衰竭

新生儿急性心力衰竭是新生儿期多种病因导致的心肌收缩力减退,心搏出量降低,静脉系统回流受阻,内脏淤血,体内水分滞留的一种临床危重状态。其病因和临床表现与其他年龄小儿有所不同,并易与其他疾病混淆。

一、病因及发病机制

(一)心血管疾病

1.前负荷增加

左向右分流型先心病,如房间隔缺损、室间隔缺损、动脉导管未闭;输血、输液过多过快。

2.后负荷增加

主动脉瓣狭窄、主动脉狭窄、肺动脉狭窄、肺动脉高压等。

3.心肌收缩力减弱

心肌病、心肌炎等。

4.严重心律失常

阵发性室上性及室性心动过速、心房扑动、心房颤动、二度以上房室传导阻滞等。

(二)非心血管疾病

1.低氧血症

肺透明膜病、肺不张、肺出血、胎粪吸入综合征、肺炎等。

2.重症感染

败血症、化脓性脑膜炎等可影响心肌收缩力。

3.中枢神经系统

重度窒息、颅内出血、缺氧缺血性脑病等。

4.血液系统

重度失血性贫血或红细胞增多症、高黏滞血症、重症溶血症等。

5.其他

先天性肾发育不良、先天性风疹综合征等。

二、诊断

(一)症状、体征

新生儿左心、右心衰竭不易截然分开,往往表现为全心衰竭。患儿反应弱,面色苍白,喂养困难,呼吸急促、费力,烦躁不安,尿少、水肿,多汗,皮肤发花,心率增快、奔马律、心脏扩大,肺部啰音,肝大等。

(二)诊断标准

1.病史

凡有使心肌结构完整受损、心脏负荷过重或心肌能量代谢障碍的疾病,需警惕心力衰竭。

2.主要表现

(1)心动过速:安静时心率持续＞150 次/分,心音减弱,或出现奔马律,心脏扩大(X 线或超声证实)。

(2)烦躁不安或萎靡,血压可正常或下降,面色发灰,皮肤发花。

(3)呼吸急促＞60 次/分,浅表,发绀,呼吸困难,肺部啰音。

(4)肝脏肿大:肋下＞3 cm,或短期内进行性肿大,或用洋地黄后缩小。

(5)慢性心力衰竭主要表现为食欲减退,吃奶时气促,易疲劳,体重不增。

(6)心力衰竭晚期表现为心动过缓、呼吸减慢或暂停等。

(7)胸部 X 线示心脏扩大,心胸比例＞0.6,肺水肿。

3.临床表现

新生儿心力衰竭发展快,有时迅速转入衰竭状态。面色苍白,心率减慢,心音弱,心脏杂音常不能闻及,血压不能维持,同时呼吸衰竭,此时应注意肝脏大小,胸片有无心影扩大,肺淤血或水肿等。

4.新生儿心力衰竭特点

(1)常左右心同时衰竭。

(2)可合并周围循环衰竭。

(3)严重病例心率和呼吸可不增快。

(4)肝脏肿大以腋前线较明显。

(三)实验室检查

1.胸部 X 线

胸部 X 线示心影增大,双肺呈肺淤血、水肿表现(原发肺部疾病患者则还有原发病肺部表现)。

2.腹部 B 超

腹部 B 超示肝大。

3.心脏彩超

心脏彩超提示心脏扩大,心肌收缩力减弱,或心脏结构异常等。

4.其他

针对原发病检查,如血常规,血生化,心肌酶、心电图等。

三、鉴别诊断

慢性心力衰竭:起病相对慢,主要表现为食欲差,喂奶时气促,易疲乏,体重增长缓慢,可有呛奶、肝大、水肿等。慢性心力衰竭多发生在患有先天性心脏病但畸形相对较轻、血流动力学改变较轻、病情进展较缓慢的患儿。

四、治疗

(一)积极治疗原发病

原发病及诱因的治疗是解除心力衰竭的重要措施。

(二)一般治疗

(1)严密监护生命体征,保持体温,保持适当体位(一般将床头抬高 15°～30°)。

（2）供氧：一般心力衰竭均需供氧，但对动脉导管依赖性先天性心脏病，如大血管转位、主动脉弓离断等供氧应慎重，因血氧增高可促使动脉导管关闭。监测血气，必要时应用人工辅助呼吸。

（3）镇静：减轻心脏负荷，降低氧耗，可给苯巴比妥、地西泮、水合氯醛等。

（4）纠正代谢紊乱：酸中毒、低血糖、电解质紊乱应及时处理。

（5）限制液量：一般按 80～100 mL/(kg·d)，液体应 24 小时均匀输入。心脏扩大及水肿明显时可将液量减为 60～80 mL/(kg·d)。

（6）喂养：应给予鼻饲喂奶，少量多次。

（三）洋地黄制剂

地高辛是治疗心力衰竭的常用药，作用可靠，可口服或静脉滴注，用量见表 3-4。口服 1 小时后血浓度达最高峰，半衰期 32.5 小时。口服后 5～6 小时测定血地高辛浓度可反映心肌药物质量浓度，地高辛有效浓度为 0.8～2.0 ng/mL。

表 3-4　地高辛用法及剂量

孕周	地高辛化量（µg/kg）		维持量（µg/kg）		
	静脉滴注	口服	静脉滴注	口服	间隔（小时）
≤29	15	20	4	5	24
30～36	20	25	5	6	24
37～48	30	40	4	5	12
≥49	40	50	5	6	12

（1）饱和量法：首剂先给地高辛化量的 1/3～1/2 静脉滴注，余量分 2～3 次，各间隔 4～8 小时给予。末次给药（洋地黄化）后 8～12 小时开始给维持量。维持量为化量的 1/4，分 2 次，每 12 小时 1 次。可根据心力衰竭控制的情况和地高辛血浓度调整用量。

（2）全程维持量法：适用于轻症或慢性心力衰竭，每天用化量的 1/4（即维持量）均分 2 次，每 12 小时 1 次，经 5～7 天可达饱和量法的效果。

（3）在用地高辛期间严密观察临床效果，监测地高辛血浓度，监测心电图，新生儿地高辛血浓度＞4 ng/mL 可能出现毒性反应。另外还应注意电解质平衡及患儿的肾功能，在电解质紊乱尤其是低钾、低镁、高钙、肾功能不良时均易引起洋地黄中毒。

（四）儿茶酚胺类药物

1.多巴胺

小剂量时：2～5 µg/(kg·min)，持续静脉输入，主要作用于 β 受体，有正性肌力和扩张血管作用。剂量不宜＞10 µg/(kg·min)，因大剂量多巴胺主要作用于 α 受体，使血管收缩，心率增快，心排血量反而降低，不利于纠正心力衰竭。

2.多巴酚丁胺

有较强心脏正性肌力作用，对周围血管作用较弱。用法：5～10 µg/(kg·min)，静脉输入。

3.肾上腺素

用于急性低心排血量型心力衰竭或心搏骤停时应用。用法：0.05～0.10 µg/(kg·min)，持续静脉输入。心搏骤停时给予 1∶10 000 肾上腺素每次 0.1 mg/kg，静脉滴注。

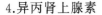

4.异丙肾上腺素

适用于濒死状态伴心动过缓的心力衰竭及完全性房室传导阻滞伴心力衰竭,剂量:0.05～0.20 μg/(kg·min),静脉输入。

(五)磷酸二酯酶抑制剂

1.氨力农

兼有正性肌力作用和血管扩张作用,尤其适用于房室传导阻滞、心源性休克,多用于慢性充血性心力衰竭,静脉注射起始 0.25～0.75 mg/kg,2 分钟内显效,10 分钟达高峰效应,以后 5～10 μg/(kg·min),维持输入,监测血压、心率。

2.米力农

作用较氨力农强 10 倍,静脉注射首剂 75 μg/kg(>1 小时,孕周>30 周),135 μg/kg(>3 小时,孕周<30 周),以后 0.25～1.0 μg/(kg·min),静脉维持,适用于重度心力衰竭患儿,肝肾功能不全及严重室性心律失常忌用。

(六)血管扩张剂

主要是扩张周围血管,减轻心脏前后负荷,增加心排血量。药物种类较多,应用时应分析患儿病因、有效血容量、外周血管阻力、氧合状况、心功能状况等,必要时应与其他血管活性药联合使用。

1.酚妥拉明

扩张小动脉,减轻心脏后负荷,增加心排血量。用法:0.5～5 μg/(kg·min),静脉滴注。

2.硝普钠

动、静脉均扩张,对心力衰竭伴周围血管阻力明显增加者效果明显。用法:1～5 μg/(kg·min),静脉滴注。

(七)血管紧张素转换酶抑制剂(ACEI)

卡托普利(巯甲丙脯酸,开搏通):通过抑制血管紧张素Ⅰ转换酶活性,使小动脉扩张,体循环阻力下降;还可缓解水钠潴留,减轻心脏前、后负荷,对严重心力衰竭疗效显著。用法:开始每次 0.1 mg/kg,每 8～12 小时 1 次口服,逐渐增加至 1 mg/(kg·d)。新生儿尤其是早产儿对本药很敏感,可使脑血流和肾血流减少,国外推荐更小剂量,起始每次 0.01～0.05 mg/kg,每 8～12 小时 1 次,以后根据反应及病情调整,监测血压、尿量、肾功能、电解质等。

(八)改善心室舒张功能

心室舒缓性与顺应性降低,导致舒张性心力衰竭,如肥厚型心肌病、限制型心肌病等。

1.普萘洛尔

口服 1～2 mg/(kg·d),分 3 次。

2.维拉帕米

口服 3～6 mg/(kg·d),分 3 次。

3.硝苯地平

口服 1～2 mg/(kg·d),分 3 次。

(九)利尿剂

减轻心脏前负荷。

1.呋塞米

每次 1 mg/kg,静脉滴注,可每 8～12 小时 1 次,注意电解质紊乱。

2.氢氯噻嗪

2~3 mg/(kg·d),分 2 次口服。

3.螺内酯

保钾利尿剂,可与呋塞米或氢氯噻嗪联用,1~3 mg/(kg·d),分 2 次口服。

五、并发症及处理

(一)休克

密切监测血压、心率等生命体征,以强心为主,调整液体复苏量和速度。

(二)多脏器功能障碍

注意监测各重要脏器功能状态,予以保护,尤其是脑、肾、凝血功能等,对症处理。

六、预防

主要针对原发病,保护心脏功能。

(孙奉朝)

第十节 新生儿持续性肺动脉高压

新生儿持续肺动脉高压(persistent pulmonary hypertension of newborn,PPHN)是由多种病因引起的新生儿出生后肺循环压力和阻力正常下降障碍,而发生心内水平(通过卵圆孔)和/或动脉导管水平的右向左或双向分流,出现严重低氧血症,造成多器官系统由于缺氧和酸中毒引起的功能障碍,重者死亡。

一、病因及发病机制

(一)原发性

肺阻力血管平滑肌增生,主要依靠肺病理学检查发现在足月、近足月新生儿肺内小血管壁因平滑肌增生而增厚,或出现肺泡单位中微血管肌性化。发生原因不明。

(二)先天性

肺毛细血管发育不良,肺病理学检查发现肺泡隔缺乏毛细血管。

(三)继发性

低氧性肺阻力血管痉挛,多由于出生时持续低氧导致;肺充血性血管平滑肌增生(如缺损性先心病);肺受到物理性压迫(如膈疝)。继发性 PPHN 在临床最多见。

二、诊断

(一)症状

多见于足月儿或过期产儿。主要表现为严重发绀和呼吸急促,多在生后 12 小时内发病,病情加重可以在出生后 1~2 天,出现严重呼吸窘迫和低氧血症。

(二)体征

原发性肺动脉高压的体表和外部特征没有异常。继发性为各个肺实质性病变相关的表现，如胎粪吸入、肺炎、ARDS等，并在原发病的基础上，出现严重全身发绀，在烦躁哭闹或刺激时加重，呼吸困难与发绀可不平行，该体征可初步与呼吸系统疾病引起的发绀相鉴别。心脏杂音可有可无，严重者出现心力衰竭和休克。

(三)实验室检查

1.高氧试验

吸纯氧后5～10分钟发绀无改善，测定动脉导管后PaO_2(取左桡或脐动脉血)<6.7 kPa(50 mmHg)，可初步排除呼吸系统疾病引起的发绀，但不能除外发绀型先心病。

2.动脉导管前后动脉PO_2差

同时取导管前(颞、右桡动脉)和导管后(左桡、脐动脉)动脉血标本，若导管前后PaO_2差≥2.0 kPa(15 mmHg)；或右上肢和双下肢SaO_2差>20%，表明存在导管水平的右向左分流，但如果仅有卵圆孔水平分流，或PaO_2<4.0 kPa(30 mmHg)时，则差异不明显。

3.氧合指数(OI)

$OI = MAP \times FiO_2 \times 100/PaO_2$。如 $MAP > 15\ cmH_2O$，$FiO_2 > 0.8$ 方能维持 PaO_2 ≥6.7 kPa(50 mmHg)，OI值一般在24以上；且连续12～24小时没有改善，可以作为持续低氧性呼吸衰竭合并PPHN诊断的主要依据。

4.胸部X线

心影正常或稍大，肺血不多，但注意还有肺部原发病的表现。

5.心脏超声检查

为本病最重要的诊断方法之一，可除外其他心脏病，还可评估肺动脉压力。

三、鉴别诊断

发绀型先天性心脏病：心脏彩超有助于帮助诊断。

四、治疗

(一)一般处理

积极治疗原发病，加强护理，纠正各种代谢紊乱，尤其是酸中毒、低血糖、低体温等，并保证血红蛋白水平在130 g/L以上。

(二)稳定患者

为避免PaO_2波动，应使患儿保持安静，减少不必要的操作，可用镇静剂如咪唑西泮或麻醉镇痛剂如芬太尼、吗啡等持续泵入。

(三)呼吸管理

FiO_2>0.6，PaO_2<6.0 kPa(45 mmHg)时，应气管插管和间歇正压通气，血气分析应保持PaO_2>7.3 kPa(55 mmHg)，$PaCO_2$ 4.7～6.0 kPa(35～45 mmHg)，pH>7.25。当右向左分流停止后，应维持轻度高氧水平，即PaO_2 10.7～12.0 kPa(80～90 mmHg)(尤其是导管前的)持续1～3天，待患儿氧合情况稳定后，缓慢降低呼吸机参数，通常呼吸机应用需3～6天，由于常频机械通气易诱发肺损伤，推荐使用高频通气。

(四)高频振荡通气

高频振荡通气可以充分打开肺泡,改善通气血流比例失调,减少肺内分流,改善氧合,促进二氧化碳排出,从而作用于收缩的肺动脉,使之舒张而降低肺动脉压力、改善肺动脉高压。初调及调节:①MAP。通常比常频呼吸机的 MAP 高 2～3 cmH_2O,根据胸片肺扩张程度调节,使膈肌达第 8～9 后肋水平。②频率:8～12 Hz,<1 500 g 早产儿可至 15 Hz。③振幅(△P):根据胸廓运动和 $PaCO_2$ 调节,一般可初调至 MAP 数值的 2 倍。④吸气时间:33%。

(五)维持体循环血压

应使患儿收缩压维持在 8.0 kPa(60 mmHg)以上,如血压偏低或不稳定,尤其是应用了扩血管药物后,可给生理盐水或清蛋白等补充血容量,还可给予多巴胺和多巴酚丁胺 5～10 μg/(kg·min),持续静脉输入,多巴胺等不宜>10 μg/(kg·min),剂量过高可使肺血管收缩,阻力增加。

(六)降低肺动脉压

1.药物

(1)硫酸镁:全身性血管平滑肌舒张作用,负荷量 200 mg/kg,用葡萄糖稀释为 10% 浓度静脉滴注(30 分钟),之后给维持量 20～150 mg/(kg·h),一般 20～40 mg/(kg·h)开始,逐渐加量,观察氧合情况及监测血压。监测血镁浓度,维持在 3.5～5.5 mmol/L。可连续应用 1～3 天。

(2)前列腺素 E_1:持续静脉滴注,5～10 ng/(kg·min),根据氧合效应或不良反应调整维持量。常见不良反应有呼吸暂停、低血压、发热、皮肤潮红、心动过缓、心搏骤停、惊厥等,尤其是用量较大时,应注意监测并准备气管插管和复苏设备。可维持用药 3～4 天。

(3)前列环素(PGI_2):肺内特有的花生四烯酸衍生物,具有血管扩张作用,开始剂量 0.02 μg/(kg·min),静脉输入,在 4～12 小时内渐增加到 0.06 μg/(kg·min),维持 3～4 天。

(4)米力农:有正性肌力作用和血管扩张作用,0.25～1 μg/(kg·min),持续静脉输注。

(5)硝普钠:为一氧化氮供体药,可以从右心导管注入,也可经气道雾化给药。

(6)西地那非:为磷酸二酯酶-5 的抑制剂,通过抑制环磷鸟嘌呤核苷(cGMP)降解速度,加强内源性一氧化氮舒张血管平滑肌的生理作用。

2.一氧化氮吸入治疗

一氧化氮对肺小动脉有高度选择性,不影响体循环压力,不良反应小,已广泛应用于降低肺动脉压力治疗。一氧化氮吸入的起始浓度为 10～20 ppm,1～4 小时;维持浓度 5～10 ppm,6 小时至 3 天;长期维持:2～5 ppm,>7 天。监测血高铁血红蛋白浓度<7%。

(七)体外膜肺

已用于严重患儿的治疗,提高了 PPHN 患儿的抢救成功率。但其适应证受一定限制,且设备技术复杂并需要专业人员操作,费用昂贵,并发症较多,有关的经验正在摸索中。

五、并发症及处理

(一)脑缺氧、脑水肿

患儿烦躁不安或惊厥,应用镇静剂、脱水剂。

(二)代谢性酸中毒

在保证通气条件下,适当纠正。

(三)休克

监测血压,纠正缺氧,补充血容量,还可应用血管活性药物。

(孙奉朝)

第四章　儿童呼吸系统疾病

第一节　急性上呼吸道梗阻

呼吸道梗阻包括发生于呼吸道任何部位的正常气流被阻断。阻断的部位如果位于呼吸道隆突以上,往往会迅速引起窒息,危及生命。阻断的部位如果位于呼吸道隆突以下,影响支气管或小气道的气流,但不致立刻危及生命。急性上呼吸道梗阻不仅包括上呼吸道,也包括隆突以上所有气道的梗阻。上呼吸道梗阻危及患儿的情况取决于多方面的因素,包括梗阻的部位、梗阻的程度、梗阻发展的速度,以及患儿心脏和肺的功能状态。

一、病因

(一)引起急性上呼吸道梗阻病因的解剖分布

1.鼻咽和口咽

严重的面部创伤、骨折,咽部异物,扁桃体周围脓肿,咽旁脓肿,腭垂肿胀伴血管神经性水肿,黏膜天疱疮。

2.咽后壁软组织

咽后壁脓肿,咽后壁出血,颈椎损伤后水肿,烫伤和化学性损伤。

3.颈部软组织

创伤及医源性血肿,颌下蜂窝织炎。

4.会厌

急性会厌炎,外伤性会厌肿胀,过敏性会厌肿胀。

5.声门

创伤性声门损伤(常为医源性),手术引起的声带麻痹。

6.喉

急性喉炎,血管神经性水肿,喉痉挛,异物,手足抽搐伴发的喉痉挛、喉软化症,外伤、骨折、水肿、局部血肿,白喉的膜性渗出,传染性单核细胞增多症的膜性渗出,喉脓肿,软骨炎。

7.声门下区和气管

喉气管炎,喉气管软化,异物,插管、器械、手术引起的医源性水肿,膜性喉气管炎。

8.食管

食管异物,呕吐物急性吸入。

(二)引起急性上呼吸道梗阻病因的年龄分布

1.新生儿及小婴儿

其包括喉软化、声门下狭窄、声带麻痹、气管软化、血管畸形、血管瘤等。

2.新生儿~1岁

其包括先天性畸形(同上)、喉气管炎、咽后壁脓肿、异物等。

3.1~2岁

其包括如喉气管炎、异物、会厌炎等。

4.3~6岁

有肿大的扁桃体及腺样体、鼻充血、会厌炎和异物等。

二、临床表现

气道部分梗阻时可听到喘鸣音,可见到呼吸困难,呼吸费力,辅助呼吸肌参加呼吸活动。肋间隙、锁骨上窝、胸骨上窝凹陷。严重病例呼吸极度困难,头向后仰、发绀并窒息,如瞪眼、口唇凸出和流涎。患儿欲咳嗽,但咳不出。辅助呼吸肌剧烈运动,呈矛盾呼吸运动,吸气时胸壁下陷,而腹部却隆起,呼气时则相反。虽然拼命用力呼吸,但仍无气流,旋即呼吸停止,继而出现心律失常,最终发生致命的室性心律失常,可因低氧和迷走神经反射引起心跳停止而迅速死亡。

三、鉴别诊断

临床上常以喘鸣音作为鉴别诊断的依据。喘鸣是由鼻和气管之间的上呼吸道因部分梗阻而部分中断了气体的通道,由一股或多股湍流的气体所产生。喘鸣的重要意义在于反映部分性的气道梗阻。儿童患者的气道并非一固定的管道,而为一相当软的管道,其管腔的横断面积随压力的不同而发生变化。在正常呼吸时其变化较小,当有阻塞性病变时则表现得相当重要。正常呼吸时,作用于气道的压力变化在胸腔内外是完全相反的。吸气时,在胸腔内作用于气道壁的外周压力降低,因此,胸内气道趋于增宽;呼气时,外周压力升高使胸内气道变窄。胸外气道在吸气时,其周围软组织的压力保持近于不变,而胸腔内压力降低,使气道变窄;呼气时,胸腔内压力升高使胸外气道变宽。部分梗阻如果发生在气道内径能发生变化的部位,当气道变为最小时,梗阻将是最严重的。气道内径变小会使气流变慢并分裂,从而产生喘鸣。因此,胸外气道梗阻会产生吸气性喘鸣,胸内气道梗阻会产生呼气性喘鸣。较大的病变会产生吸气性和呼气性双相气流梗阻,从而引起双相(往返)喘鸣,双相喘鸣比单相喘鸣有更紧急的临床严重性。

喉是一固定性结构,其内径不随呼吸发生明显变化,婴儿喉腔最窄部位在声带处,横断面积为14~15 mm²。该部黏膜水肿仅1 mm时,可使气道面积减少65%。喉部病变多产生双相喘鸣。

不同病变引起的喘鸣的呼吸时相有以下3种病变。

(一)倾向于产生吸气性喘鸣的病变

先天性声带麻痹,喉软化,插管后喘鸣,急性喉炎,小颌、巨舌,甲状舌骨囊肿,声门上及声门蹼,声门下血管瘤,喉气管炎,会厌炎,咽后壁脓肿,白喉。

(二)常产生双期喘鸣的病变

先天性声门下狭窄,气管狭窄,血管环、血管悬带,声门下血管瘤,声门下蹼。

(三)倾向产生呼气性喘鸣的病变

气管软化,气管异物,纵隔肿瘤。

喘鸣的听觉特征可能对诊断有帮助,如喉软化症的喘鸣为高调、鸡鸣样、吸气性。声门梗阻亦产生高调喘鸣;而声门上病变通常产生低调、浑厚的喘鸣。粗糙的鼾声是咽部梗阻的表现。

发音的特征对上呼吸道梗阻的病因也可能提供诊断线索。如声音嘶哑,常见于急性喉炎、喉气管炎、白喉和喉乳头状瘤病;声音低沉或无声,常见于喉蹼、会厌炎和喉部异物。

咳嗽的声音也有一定诊断意义。犬吠样咳嗽高度提示声门下腔病变,"钢管乐样"咳嗽常提示气管内异物。

由于上呼吸道与食管相毗邻,因此,上呼吸道梗阻也可引起进食困难。在婴儿鼻咽梗阻时,由于鼻呼吸障碍,其所引起的进食困难常伴有窒息和吸入性呼吸困难;口咽梗阻,特别是舌根部病变及声门上喉部病变,均影响吞咽,咽后壁脓肿及声门上腔炎症,如会厌炎,不仅极不愿吞咽而且引起流涎。

X线诊断:上呼吸道的梗阻在X线下有些疾病有特异性改变,有些则不具有特异性改变。在胸片上,上呼吸道梗阻的其他表现:①肺充气量趋于正常或减少,这与其他原因引起的呼吸困难所见的肺过度膨胀相反;②气道可见狭窄的部分;③若下咽腔包括在X线片内,则可见扩张。

四、治疗

(一)恢复气道通畅

急性上呼吸道梗阻患儿应立即设法使其气道通畅,尽量使患儿头向后仰。让患儿仰卧,抢救人员将一手置于患儿颈部,将颈部抬高,另一手置于额部,并向下压,使头和颈部呈过度伸展状态,此时舌可自咽后部推向前,使气道梗阻缓解。若气道仍未能恢复通畅,抢救者可改变手法,将一手指置于患儿下颌之后,然后尽力把下颌骨推向前;同时使头向后仰,用拇指使患儿下唇回缩,以便恢复通过口、鼻呼吸。若气道恢复通畅后,患儿仍无呼吸,应即刻进行人工机械通气。

(二)迅速寻找并取出异物

如果气道已经通畅,患儿仍无自主呼吸,通过人工机械通气肺仍不能扩张,应立即用手指清除咽喉部的分泌物或异物。患儿宜侧卧,医师用拇指和示指使患儿张口,用另一只手清除患儿口、咽部的分泌物或异物,以排出堵塞物。亦可用一长塑料钳,自口腔置入,深入患儿咽后部,探取异物,切勿使软组织损伤。亦可通过突然增加胸膜腔内压的方法,以形成足够的呼出气压力和流量,使气管内异物排出。具体做法是用力拍其肩胛间区或自患儿后方将手置于患儿的腹部,两手交叉,向上腹部施加压力。较安全的方法是手臂围绕于胸廓中部,婴儿围绕于下胸廓,用力向内挤压或用力拍击中背部,亦可得到类似结果。因为大部分吸入异物位于咽部稍下方的狭窄处,不易进一步深入,患儿因无足够的潮气量而无法将阻塞的异物排出。但此时患儿肺内尚有足够的残气量,故对胸或腹部迅速加压,排出的气量足以将异物排出。如有条件可在气管镜下取异物。

(三)气管插管、气管切开或环甲膜穿刺通气

来不及用上述方法或用上述方法失败的病例,以及其他情况紧急窒息时,如手足搐搦症喉痉挛、咽后壁脓肿、甲状舌骨囊肿等,可先作气管插管,必要时可作气管切开。来不及作气管切开

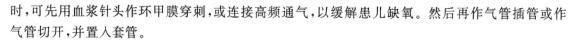

时,可先用血浆针头作环甲膜穿刺,或连接高频通气,以缓解患儿缺氧。然后再作气管插管或作气管切开,并置入套管。

(四)病因治疗

引起上呼吸道梗阻的病因除了异物按上述方法抢救外,由其他病因所引起者,应分别按照病因进行处理。

(李　鹏)

第二节　急性上呼吸道感染

急性上呼吸道感染(AURI)简称上感,俗称"感冒",是小儿最常见的疾病是由各种病原体引起的上呼吸道炎症,主要侵犯鼻、咽、扁桃体及喉部。一年四季均可发病。若炎症局限在某一组织,即按该部炎症命名,如急性鼻炎、急性咽炎、急性扁桃体炎、急性喉炎等。急性上呼吸道感染主要用于上呼吸道局部感染定位不确切者。

一、病因

各种病毒和细菌均可引起,以病毒感染为主,可占原发性上呼吸道感染的 90% 以上,主要有鼻病毒、呼吸道合胞病毒、流感病毒、副流感病毒、腺病毒、单纯疱疹病毒、柯萨奇病毒、埃可病毒、冠状病毒、EB 病毒等,少数可由细菌引起。由于病毒感染,上呼吸道黏膜失去抵抗力而继发细菌感染,最常见致病菌为 A 组溶血性链球菌、肺炎链球菌、流感嗜血杆菌、葡萄球菌等。近年来肺炎支原体亦不少见。

婴幼儿时期由于上呼吸道的解剖生理特点及免疫特点易患本病。营养障碍性疾病,如维生素 D 缺乏性佝偻病、锌或铁缺乏症,以及护理不当、过度疲劳、气候改变和不良环境因素等,给病毒、细菌的入侵造成了有利条件,则易致反复上呼吸道感染或使病程迁延。

二、临床表现

本病多发于冬春季节,潜伏期 1~3 天,起病多较急。由于年龄大小、体质强弱及病变部位的不同,病情的缓急、轻重程度也不同。年长儿症状较轻,而婴幼儿症状较重。

(一)一般类型上感

1.症状

(1)局部症状:流清鼻涕、鼻塞、打喷嚏,也可有流泪、微咳或咽部不适。患儿多于 3~4 天不治自愈。

(2)全身症状:发热、烦躁不安、头痛、全身不适、乏力等。部分患儿有食欲缺乏、呕吐、腹泻、腹痛等消化系统的症状。有些患儿病初可出现脐部附近阵发性疼痛,多为暂时性,无压痛。可能是发热引起反射性肠痉挛或蛔虫骚动所致。如腹痛持续存在,多为并发急性肠系膜淋巴结炎应注意与急腹症鉴别。

婴幼儿起病急,全身症状为主,局部症状较轻。多有发热,有时体温可达 39~40 ℃,热程 2~3 天至 1 周不等,起病 1~2 天由于突发高热可引起惊厥,但很少连续多次,退热后惊厥及其

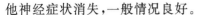

他神经症状消失,一般情况良好。

年长儿以局部症状为主,全身症状较轻,无热或轻度发热,自诉头痛、全身不适、乏力。极轻者仅鼻塞、流稀涕、喷嚏、微咳、咽部不适等,多于3~4天内自愈。

2.体征

检查可见咽部充血,咽后壁滤泡肿大,如感染蔓延至鼻咽部邻近器官,可见相应的体征,如扁桃体充血肿大,可有脓性分泌物,下颌淋巴结肿大,压痛。肺部听诊多数正常,少数呼吸音粗糙或闻及痰鸣音。肠病毒感染者可见不同形态的皮疹。

(二)两种特殊类型上感

1.疱疹性咽峡炎

疱疹性咽峡炎由柯萨奇A组病毒引起,多发于夏秋季节,可散发或流行。临床表现为骤起高热,咽痛,流涎,有时呕吐、腹痛等。体查可见咽部充血,在咽腭弓、腭垂、软腭或扁桃体上可见数个至十个2~4 mm大小灰白色的疱疹,周围有红晕,1~2天后疱疹破溃形成小溃疡。病程一周左右。

2.咽-结合膜热

咽-结合膜热由腺病毒3、7型引起,多发生于春夏季,可在集体儿童机构中流行,以发热、咽炎和结膜炎为特征。临床表现为多呈高热、咽痛、眼部刺痛、结膜炎,有时伴有消化系统的症状。体查可见咽部充血、有白色点块状分泌物,周边无红晕,易于剥离,一侧或两侧滤泡性眼结膜炎,颈部、耳后淋巴结肿大。病程1~2周。

三、并发症

婴幼儿上呼吸道感染波及邻近器官,引起中耳炎、鼻窦炎、咽后壁脓肿、颈部淋巴结炎,或炎症向下蔓延,引起气管炎、支气管炎、肺炎等。年长儿若患A组溶血性链球菌性咽峡炎可引起急性肾小球肾炎、风湿热等。

四、实验室检查

病毒感染者血白细胞计数在正常范围内或偏低,中性粒细胞数减少,淋巴细胞计数相对增高。病毒分离、血清反应、免疫荧光、酶联免疫等方法,有利于病毒病原体的早期诊断。细菌感染者血白细胞数可增高,中性粒细胞增高,在使用抗菌药物前进行咽拭子培养可发现致病菌。链球菌引起者可于感染2~3周后血中ASO滴度增高。

五、诊断和鉴别诊断

根据临床表现不难诊断,但应与以下疾病相鉴别。

(一)流行性感冒

流行性感冒由流感病毒、副流感病毒所致,有明显的流行病史。局部症状轻,全身症状重,常有发热、头痛、咽痛、四肢肌肉酸痛等,病程较长。

(二)急性传染病早期

上呼吸道感染常为急性传染病的前驱症状,如麻疹、流行性脑脊髓膜炎、脊髓灰质炎、猩红热、百日咳、伤寒等,应结合流行病史、临床表现及实验室资料等综合分析,并观察病情演变加以鉴别。

(三)急性阑尾炎

上呼吸道感染同时伴有腹痛应与急性阑尾炎鉴别,本病腹痛常先于发热,腹痛部位以右下腹为主,呈持续性,有肌紧张和固定压痛点,白细胞及中性粒细胞数增高。

六、治疗

(一)一般治疗

(1)注意适当休息,多饮水,发热期间宜给流质或易消化食物。

(2)保持室内空气新鲜及适当的温度、湿度。

(3)加强护理,注意呼吸道隔离,预防并发症。

(二)抗感染治疗

1.抗病毒药物应用

病毒感染时不宜滥用抗生素。常用抗病毒药物以下几种。

(1)利巴韦林:具有广谱抗病毒作用,$10\sim15$ mg/(kg·d),口服或静脉滴注,或 2 mg 含服,1 次/2 小时,6 次/天,疗程为 $3\sim5$ 天。

(2)局部可用 1% 的利巴韦林滴鼻液,4 次/天;病毒性结膜炎可用 0.1% 的阿昔洛韦滴眼,1 次/$1\sim2$ 小时。

2.抗生素类药物

如果细菌性上呼吸道感染病情较重,有继发细菌感染,或有并发症者可选用抗生素治疗,常用者有青霉素和大环内酯类抗生素,疗程 $3\sim5$ 天。如证实为溶血性链球菌感染或既往有风湿热、肾炎病史者,青霉素疗程应为 $10\sim14$ 天。

(三)对症治疗

(1)退热:高热应积极采取降温措施,通常可用物理降温如冷敷、冷生理盐水灌肠、温湿敷或擦浴等方法,或给予阿司匹林、对乙酰氨基酚、布洛芬制剂口服或小儿退热栓(吲哚美辛栓)肛门塞入,均可取得较好的降温效果。非超高热最好不用糖皮质激素类药物治疗。

(2)高热惊厥者可给予镇静、止惊等处理。

(3)咽痛者可含服咽喉片。

(4)鼻塞者可在进食前或睡前用 0.5% 的麻黄素液滴鼻。用药前应先清除鼻腔分泌物,每次每侧鼻孔滴入 $1\sim2$ 滴,可减轻鼻黏膜充血肿胀,使呼吸道通畅,便于呼吸和吮乳。

(四)中医疗法

常用中成药如银翘散、板蓝根冲剂、感冒退热冲剂、小柴胡冲剂、藿香正气散等。上呼吸道感染在中医称伤风感冒,根据临床辨证分为风寒感冒和风热感冒,分别选用辛温解表方剂和宜辛凉解表方剂,疗效可靠。

七、预防

(1)加强锻炼,以增强机体抵抗力和防止病原体入侵。

(2)提倡母乳喂养,经常到户外活动,多晒阳光,防治营养不良及佝偻病。

(3)患者应尽量不与健康小儿接触,在呼吸道发病率高的季节,避免去人多拥挤的公共场所。

(4)避免发病诱因,注意卫生,保持居室空气新鲜,在气候变化时注意增减衣服,避免交叉感染。

(5)对反复呼吸道感染的小儿可用左旋咪唑每天 2.5 mg/kg,每周服 2 天,3 个月 1 个疗程。或用转移因子,每周注射 1 次,每次 4 U,连用 3～4 月。中药黄芪每天 6～9 g,连服 2～3 个月,对减少复发次数也有一定效果。

(李　鹏)

第三节　反复呼吸道感染

一、定义和诊断标准

呼吸道感染是儿童尤其婴幼儿最常见的疾病,据统计发展中国家每年每个儿童患 4.2～8.7 次的呼吸道感染,其中多数是上呼吸道感染,肺炎的发生率则为每年每 100 个儿童 10 次。反复呼吸道感染是指一年内发生呼吸道感染次数过于频繁,超过一定范围。根据反复感染的部位可分为反复上呼吸道感染和反复下呼吸道感染(支气管炎和肺炎),对于反复上呼吸道感染或反复支气管炎国外文献未见有明确的定义或标准,反复肺炎国内外较为一致的标准是 1 年内患 2 次或 2 次以上肺炎,或在任一时间框架内患 3 次或 3 次以上肺炎,每次肺炎的诊断需要有胸部 X 线的证据。我国儿科学会呼吸学组年制订了反复呼吸道感染的诊断标准(表 4-1)。

表 4-1　反复呼吸道感染判断条件

年龄(岁)	反复上呼吸道感染(次/年)	反复下呼吸道感染(次/年)	
		反复气管支气管炎	反复肺炎
0～2	7	3	2
3～5	6	2	2
6～14	5	2	2

注:①两次感染间隔时间至少 7 天以上。②若上呼吸道感染次数不够,可以将上、下呼吸道感染次数相加,反之则不能。但若反复感染是以下呼吸道为主,则应定义为反复下呼吸道感染。③确定次数须连续观察 1 年。④反复肺炎指 1 年内反复患肺炎≥2 次,肺炎须由肺部体征和影像学证实,两次肺炎诊断期间肺炎体征和影像学改变应完全消失。

二、病因和基础疾病

小儿反复呼吸道感染病因复杂,除了与小儿时期本身的呼吸系统解剖生理特点及免疫功能尚不成熟有关外,微量元素和维生素缺乏、环境因素、慢性上气道病灶等也是反复上呼吸道感染常见原因。对于反复下呼吸道感染尤其是反复肺炎患儿,多数存在基础疾病,对北京儿童医院 106 例反复肺炎患儿回顾性分析发现其中 88.7% 存在基础病变,先天性或获得性呼吸系统解剖异常是最常见的原因,其次为呼吸道吸入、先天性心脏病、哮喘、免疫缺陷病和原发纤毛不动综合征等。

(一)小儿呼吸系统解剖生理特点

小儿鼻腔短,后鼻道狭窄,没有鼻毛,对空气中吸入的尘埃及微生物过滤作用差,同时鼻黏膜嫩弱又富于血管,极易受到损伤或感染,鼻道狭窄经常引起鼻塞而张口呼吸。鼻窦黏膜与鼻腔黏膜相连续,鼻窦口相对比较大,鼻炎常累及鼻窦。小儿鼻咽部较狭小,喉狭窄而且垂直,其周围的淋巴组织发育不完善,防御功能较弱。婴幼儿的气管、支气管较狭小,软骨柔软,缺乏弹力组织,支撑作用薄弱,黏膜血管丰富,纤毛运动较差,清除能力薄弱,易引起感染,并引起充血、水肿、分泌物增加,易导致呼吸道阻塞。小儿肺的弹力纤维发育较差,血管丰富,间质发育旺盛,肺泡数量较少,造成肺含血量丰富而含气量相对较少,故易感染,并易引起间质性炎症或肺不张等。同时,小儿胸廓较短,前后径相对较大呈桶状,肋骨呈水平位,膈肌位置较高,使心脏呈横位,胸腔较小而肺相对较大,呼吸肌发育不完善,呼吸时胸廓活动范围小,肺不能充分地扩张、通气和换气,易因缺氧和二氧化碳潴留而出现面色发绀。以上特点容易引起小儿呼吸道感染,分泌物容易堵塞且感染容易扩散。

(二)小儿反复呼吸道感染的基础病变

1.免疫功能低下或免疫缺陷病

小儿免疫系统在出生时发育尚未完善,随着年龄增长逐渐达到成人水平,故小儿特别是婴幼儿处于生理性免疫低下状态,是易患呼吸道感染的重要因素。新生儿外周血 T 细胞数量已达成人水平,其中 CD4 细胞数较多,但 CD4 辅助功能较低且具有较高的抑制活性,一般 6 个月时 CD4 的辅助功能趋于正常。与细胞免疫相比,体液免疫的发育较为迟缓,新生儿 B 细胞能分化为产生 IgM 的浆细胞,但不能分化为产生 IgG 和 IgA 的浆细胞,有效的 IgG 类抗体应答需在生后 3 个月后才出现,2 岁时分泌 IgG 的 B 细胞才达成人水平,而分泌 IgA 的 B 细胞 5 岁时才达成人水平。婴儿自身产生的 IgG 从 3 个月开始增多,1 岁时达成人的 60%,6~7 岁时接近成人水平。IgG 有 IgG1、IgG2、IgG3 和 IgG4 四个亚类,在正常成人血清中比率为 70%、20%、6% 和 4%,其中 IgG1、IgG3 为针对蛋白质抗原的主要抗体,而 IgG2、IgG4 为抗多糖抗原的重要抗体成分,IgG1 在 5~6 岁,IgG3 在 10 岁左右,IgG2 和 IgG4 在 14 岁达成人水平。新生儿 IgA 量极微,1 岁时仅为成人的 20%,12 岁达成人水平。另外,婴儿期非特异免疫如吞噬细胞功能不足,铁蛋白、溶菌酶、干扰素、补体等的数量和活性不足。

除了小儿时期本身特异性和非特异性免疫功能较差外,许多研究表明反复呼吸道感染患儿(复感儿)与健康对照组相比多存在细胞免疫、体液免疫或补体某种程度的降低,尤其是细胞免疫功能异常在小儿反复呼吸道感染中起重要作用,复感儿外周血 CD3$^+$ 细胞、CD4$^+$ 细胞百分率及 CD4$^+$/CD8$^+$ 比值降低,这种异常标志着辅助性 T 细胞功能相对不足,不利于对病毒等细胞内微生物的清除,也不利于抗体产生,因只有在抗原和辅助性 T 细胞信号的协同作用下,B 细胞才得以进入增殖周期。在 B 细胞应答过程中,辅助性 T 细胞(Th)除提供膜接触信号外,还分泌多种细胞因子,影响 B 细胞的分化和应答特征。活化的 Th$_1$ 细胞可通过分泌白细胞介素 2(IL-2),使 B 细胞分化为以分泌 IgG 抗体为主的浆细胞;而活化的 Th$_2$ 细胞则通过分泌白细胞介素 4(IL-4),使 B 细胞分化为以分泌 IgE 抗体为主的浆细胞。活化的抑制性 T 细胞(Ts)可通过分泌白细胞介素 10(IL-10)而抑制 B 细胞应答,就功能分类而言,CD8 T 细胞属于抑制性 T 细胞。反复呼吸道感染患儿 CD8 细胞百分率相对升高必然会对体液免疫反应产生不利影响,有报道复感儿对肺炎链球菌多糖抗原产生抗体的能力不足。分泌型 IgA(SIgA)是呼吸道的第一道免疫屏障,能抑制细菌在气道上皮的黏附及定植,直接刺激杀伤细胞的活性,可特异性或非特异性地防御呼吸道细菌及病毒的侵袭,因此对反复呼吸道感染患儿注意 SIgA 的检测。IgM 在早期感染中发挥重要的免疫防御作用,且 IgM 是通过激活补体来杀死微生物的。补体系统活化后可通过溶解细胞、细菌和病毒发挥抗感染免疫作用,补体成分降低或缺陷时,机体的吞噬和杀菌作用明显减弱。

呼吸系统是免疫缺陷病最易累及的器官,因此需要特别注意部分反复呼吸道感染患儿不是免疫功能低下或紊乱,而是存在各种类型的原发免疫缺陷病,最常见的是 B 淋巴细胞功能异常导致体液免疫缺陷病,如 X 连锁无丙种球蛋白血症(XLA),常见变异型免疫缺陷病(CVID)、IgG 亚类缺乏症和选择性 IgA 缺乏症等。106 例反复肺炎患儿发现 6 例原发免疫缺陷病,其中 5 例为体液免疫缺陷病,年龄均在 8 岁以上,反复肺炎病程在 2~9 年,均在 2 岁后发病,表现为间断发热、咳嗽和咳痰,肝脾大 3 例,胸部 X 线合并支气管扩张 3 例,诊断根据血清免疫球蛋白的检查,2 例常见变异性免疫缺陷病反复检查血 IgG、IgM 和 IgA 测不出或明显降低。1 例 X 链锁无丙种球蛋白血症为 11 岁男孩,2 岁起每年肺炎 4~5 次,其兄 3 岁时死于多发性骨结核;查体扁桃体未发育,多次测血 IgG、IgM 和 IgA 含量极低,外周血 B 淋巴细胞明显减少,细胞免疫功能正常。1 例选择性 IgA 缺乏和 1 例 IgG 亚类缺陷年龄分别为 10 岁和 15 岁,经检测免疫球蛋白和 IgG 亚类诊断,这例 IgG 亚类缺陷患儿反复发热、咳嗽 6 年半,每年患肺炎住院 7~8 次。查体:双肺可闻及大量中等水泡音,杵状指(趾)。免疫功能检查 IgG 略低于正常低限,IgG2,IgG4 未测出。肺 CT 提示两下肺广泛支气管扩张。慢性肉芽肿病是一种原发吞噬细胞功能缺陷病,由于遗传缺陷导致吞噬细胞杀菌能力低下,临床表现婴幼儿期反复细菌或真菌感染(以肺炎为主)及感染部位肉芽肿形成,四唑氮蓝(NBT)试验可协助诊断,近年来我们发现多例反复肺炎和曲霉菌肺炎患儿存在吞噬细胞功能缺陷。

继发性免疫缺陷多考虑恶性肿瘤、免疫抑制剂治疗和营养不良,目前 HIV 感染已成为获得性免疫缺陷的常见原因,2 例艾滋病患儿年龄分别为 4 岁和 6 岁,病程分别为 3 月和 2 年,均表现间断发热、咳嗽,1 例伴腹泻和营养不良,2 例均有输血史,X 线表现为两肺间质性肺炎,经查血清 HIV 抗体阳性确诊。

2.先天气道和肺发育畸形

气道发育异常包括喉气管支气管软化、气管性支气管、支气管狭窄和支气管扩张,其中以喉气管支气管软化症最为常见,软化可发生于局部或整个气道,气道内径正常,但由于缺乏足够的软骨支撑这些患儿在呼气时气道发生内陷,气道阻力增加,气道分泌物排出不畅,易于感染,41 例反复肺炎患儿中 16 例经纤维支气管镜诊断为气管支气管软化症,其中 1 例 2 岁男孩,1 年内患"肺炎"5 次,纤支镜检查提示左总支气管软化症。气管性支气管是指气管内额外的或异常的支气管分支,通常来自气管右侧壁,这种异常损害了右上肺叶分泌物的排出或造成气管的严重狭窄。先天性支气管狭窄导致的肺部感染可发生于主干支气管或中叶支气管,而肺炎和肺不张后的支气管扩张发生于受累支气管狭窄部位的远端。

支气管扩张是先天或获得性损害。获得性支气管扩张多是由于肺的严重细菌感染后导致的局部气道损害,麻疹病毒、腺病毒、百日咳杆菌、结核分枝杆菌是最常见的病原,近年发现支原体感染也是支气管扩张的常见病原。支气管扩张分为柱状和囊状扩张,早期柱状扩张损害仅涉及弹性和气道肌肉支撑组织,积极治疗可部分或完全恢复。晚期囊状扩张损害涉及气道软骨,这时支气管形成圆形的盲囊,不再与肺泡组织交流。抗菌药物不能渗入到扩张区域的脓汁和潴留的黏液中,囊状支气管扩张属于不可逆性,易形成反复或持续的肺部感染。

肺发育异常包括左或右肺发育不良、肺隔离症、肺囊肿和先天性囊性腺瘤畸形均可引起反复肺炎。肺隔离症是一块囊实性成分组成的非功能性肺组织团块异常连接到正常肺,其血供来自主动脉而不是肺血管,通常表现为学龄儿童反复肺炎。支气管源性肺囊肿常位于气管周围或隆突下,囊肿被覆纤毛柱状上皮、平滑肌、黏液腺和软骨,感染可发生于囊肿本身或被囊肿压迫的周围肺。很多患者在婴儿期表现呼吸困难,这些患儿肺炎的发生往往是邻近正常肺蔓延而来,而一旦感染发生,由于与正常的支气管树缺乏连接使感染难于清除。先天性囊性腺瘤畸形约80%出生前的经超声诊断,表现为生后不久出现的呼吸窘迫,一小部分表现为由于支气管压迫和分泌物清除障碍引起的反复肺炎。

3.原发纤毛不动综合征

本病是由于纤毛先天结构异常导致纤毛运动不良,气道黏液纤毛清除功能障碍,表现反复呼吸道感染和支气管扩张,可同时合并鼻窦炎、中耳炎。部分病例有右位心或内脏转位称为Kartagener综合征。

4.囊性纤维化

囊性纤维化属遗传性疾病,遗传缺陷引起跨膜传导调节蛋白功能障碍,气道和外分泌腺液体及电解质转运失衡,呼吸道分泌稠厚的黏液并清除障碍,在儿童典型表现为反复肺炎、慢性鼻窦炎、脂肪痢和生长落后。囊性纤维化是欧洲和美洲白人儿童反复肺炎的常见原因,在我国则很少见。

5.先天性心脏病

先天性心脏病的患儿易患反复肺炎有几个原因:心脏扩大的血管或房室压迫气管,引起支气管阻塞和肺段分泌物的排出受损,导致肺不张和继发感染;左向右分流和肺血流增加增加了反复呼吸道感染的易感性,其机制尚不清楚;长期肺水肿伴肺静脉充血使小气道直径变小,肺泡通气减少和分泌物排出减少易于继发感染等。

(三)反复呼吸道感染的原因

1.反复呼吸道吸入

许多原因可以造成反复呼吸道吸入,可能是由于结构或功能的原因不能保护气道,或由于不能把口腔分泌物(食物、液体和口腔分泌物)传送到胃,或由于不能防止胃内容物反流。肺浸润的部位取决于吸入发生时患儿的体位,立位时多发生于中叶或肺底,而仰卧位时则易累及上叶。

吞咽功能障碍可由中枢神经系统疾病、神经肌肉疾病或环咽部的解剖异常引起。闭合性脑损伤或缺氧性脑损伤形成的完全性中枢神经系统功能障碍经常发生口咽分泌物控制不良,通常伴有严重的智能落后和脑性瘫痪。慢性反复发作的癫痫也可导致反复吸入发生。外伤、肿瘤、血管炎、神经变性等引起的脑神经损伤或功能障碍也与吞咽功能受损有关。某些婴儿吞咽反射成熟延迟可引起环咽肌肉不协调导致反复吸入。神经肌肉疾病如肌营养不良可以有吞咽功能异常,气道保护反射如咳嗽呕吐反射减弱或缺乏,易于反复的微量吸入和感染。上气道的先天性或获得性的解剖损害(如腭裂、喉裂和黏膜下裂)引起吸入与吞咽反射不协调、气道清除能力下降和喂养困难有关。

食管阻塞或动力障碍也可引起呼吸道反复的微量吸入,血管环是外源性的食管阻塞最常见的原因,经肺增强CT和血管重建可确诊。其他较少见原因有肠源性的重复畸形、纵隔囊肿、畸胎瘤、心包囊肿、淋巴瘤和神经母细胞瘤等。食管异物是内源性食管阻塞的最常见原因,最重要的主诉是吞咽困难、吞咽痛和口腔分泌物潴留,部分患儿表现为反复喘鸣和胸部感染。食管蹼和食管狭窄也可引起食管内容物的吸入,表现为反复下呼吸道感染。

气管食管瘘与修复前和修复后的食管运动障碍有关,多数的气管食管瘘在出生后不久诊断,但小的 H 型的瘘可引起慢性吸入导致儿童期反复下呼吸道感染。许多儿童在气管食管瘘修复后仍有吸入是由于残留的问题如食管狭窄、食管动力障碍、胃食管反流和气管食管软化持续存在。胃食管反流的儿童可表现出慢性反应性气道疾病或反复肺炎。

2.支气管腔内阻塞或腔外压迫

(1)腔内阻塞:异物吸入是儿科患者腔内气道阻塞最常见的原因。常发生于 6 个月至 3 岁,窒息史或异物吸入史仅见于 40％的患者,肺炎可发生于异物吸入数天或数周,延迟诊断或异物长期滞留于气道是肺炎反复或持续的原因。例如,1 例 2 岁女孩,临床表现反复发热、咳嗽 4 个月,家长否认异物吸入史,外院反复诊断左下肺炎。查体左肺背部可闻及管状呼吸音及细湿啰音,杵状指(趾)。胸片可见左肺广泛蜂窝肺改变,右肺大叶气肿,纤维支气管镜检查为左下异物(瓜子壳)。造成腔内阻塞的其他原因有支气管结核、支气管腺瘤和支气管内脂肪瘤等。

(2)腔外压迫:肿大的淋巴结是腔外气道压迫最常见的原因。感染发生是由于管外压迫导致局部气道狭窄引起黏液纤毛清除下降,气道分泌物在气道远端至阻塞部位的潴留,这些分泌物充当了感染的根源,同时反复抗生素治疗可引起耐药病原菌的感染。

气道压迫最常见原因是结核分枝杆菌感染引起的淋巴结肿大,肿大淋巴结可以发生在支气管旁、隆突下和肺门周围区域。在某些地区真菌感染如组织胞浆菌病或球孢子菌病也可引起气道压迫和继发细菌性肺炎。

非感染原因引起的肺淋巴结肿大也可导致外源性气道压迫。结节病可引起淋巴组织慢性非干酪性肉芽肿样损害,往往涉及纵隔淋巴结。纵隔的恶性疾病如淋巴瘤偶然引起腔外气道压迫,但以反复肺炎为主要表现并不常见。

心脏和大血管的先天异常也可导致大气道的管外压迫,压迫导致气道狭窄或引起局部的支气管软化,感染的部位取决于血管压迫的区域。这些异常包括双主动脉弓、由右主动脉弓组成的血管环、左锁骨下动脉来源异常、动脉韧带、无名动脉压迫和肺动脉索,其中最常见的是双主动脉弓包围气管和食管,症状通常始于婴儿早期,除了感染并发症外,可能包括喘息、咳嗽和吞咽困难。肺动脉索为一实体,左肺动脉缺如,供应左肺的异常血管来自右肺动脉,这一血管压迫了右支气管。

3.支气管哮喘

支气管肺炎是哮喘的一个常见并发症,同时也有部分反复肺炎患儿实际上是未诊断的哮喘,这在临床并不少见。造成哮喘误诊为肺炎的原因是部分哮喘患儿急性发作时,临床表现不典型,如以咳嗽为主要表现,无明显的喘息症状,由于黏液栓阻塞胸部 X 线表现为肺不张,也有部分原因是对哮喘的认识不够。

4.营养不良、微量元素及维生素缺乏

营养不良能引起广泛免疫功能损伤,由于蛋白质合成减少,胸腺、淋巴结萎缩,各种免疫激活剂缺乏,免疫功能全面降低,尤其是细胞免疫异常,营养不良引起免疫功能低下容易导致感染;反复感染又可引起营养吸收障碍而加重营养不良,造成恶性循环。

钙剂能增强气管、支气管纤毛运动,使呼吸道清除功能增强,同时又可提高肺巨噬细胞的吞噬能力,加强呼吸道防御功能。因此血钙降低必然会影响机体免疫状态导致机体抵抗力下降,以及易致呼吸道感染。当患维生素 D 缺乏性佝偻病时,患儿可出现肋骨串珠样改变、赫氏沟、肋骨外翻、鸡胸等骨骼的改变,能使胸廓的生理活动受到限制而影响小儿呼吸,加重呼吸肌的负担。

微量元素锌、铁缺乏可影响机体的免疫功能与反复呼吸道感染有关。锌对免疫系统的发育和免疫功能的正常会产生一定的影响。锌参与体内40多种酶的合成,并与200多种酶的活性有关。缺锌可引起体内相关酶的活性下降,导致核酸、蛋白、糖、脂肪等多种代谢障碍。同时缺锌可使机体的免疫器官(胸腺、脾脏)和全身淋巴器官重量减轻、甚至萎缩,致使T细胞功能下降,体液免疫功能受损而削弱机体免疫力,导致反复呼吸道感染。

铁是人体中最丰富的微量元素,婴幼儿正处在生长发育的黄金时期,对铁的需要相对增多,若体内储蓄铁减少,不及时补充,可导致铁缺乏。铁也与多种酶的活性有关,如过氧化氢酶、过氧化物酶、单氨氧化酶等。缺铁时这些酶的活性降低,影响机体的代谢过程及肝内DNA的合成,儿茶酚胺的代谢受抑制,并且铁能直接影响淋巴组织的发育和对感染的抵抗力。缺铁性贫血或铁缺乏症儿童的特异性免疫功能(包括细胞和体液免疫功能)和非特异性免疫功能均有一定程度的损害,故易发生反复呼吸道感染。有研究表明反复呼吸道感染患儿急性期血清铁水平明显低于正常,感染发生频率与血清铁下降程度有关,补充铁剂后感染次数明显减少,再感染症状也明显减轻。

铅暴露对儿童及青少年健康可产生多方面危害,除了对神经系统、精神记忆功能、智商及行为能力等方面的影响外,铅暴露对幼儿免疫系统功能也有影响,且随着血铅水平的增高,这种影响越显著;有研究表明铅能抑制某些免疫细胞的生长和分化,削弱机体的抵抗力,使机体对细菌、病毒感染的易感性增加;血铅含量与血IgA、IgG水平存在较明显的负相关,因此血铅升高也是反复呼吸道感染的一个原因。

维生素A对维持呼吸道上皮细胞的分化及保持上皮细胞的完整性具有重要的作用。正常水平的维生素A对维持小儿的免疫功能具有重要的作用。而当维生素A缺乏时,呼吸道黏膜上皮细胞的生长和组织修复发生障碍,带纤毛的柱状上皮细胞纤毛消失,上皮细胞出现角化、脱落阻塞气道管腔,而且腺体细胞功能丧失,分泌减少,呼吸道局部的防御功能下降。此时病毒和细菌等微生物易于侵入造成感染。有研究表明反复呼吸道感染患儿血维生素A的水平降低,且降低水平与疾病严重程度呈正相关,回升情况与疾病的恢复水平平行,补充维生素A可降低呼吸道感染的发生率。

5.环境因素

环境的变化与呼吸道的防卫有密切关系,尤其是小儿对较大的气候变化的调节能力较差,在北方多见于冬春时,南方多见于夏秋两季气温波动较大时。当白天与夜间温差加大、气温多变、忽冷忽热时,小儿机体内环境不稳定,对外界适应力差,很易患呼吸道感染。此外空气污染程度与小儿的呼吸道感染密切相关,居住在城镇比在农村儿童发病率高,与城镇内汽车尾气、工业污水、废气等对空气污染有关,家庭内化纤地毯、室内装修、油漆和被动吸烟等,有害气体吸入呼吸道,直接破坏支气管黏膜的纤毛上皮,降低呼吸道黏膜抵抗力,易患呼吸道感染。居住人口密集、人员流动多,空气流动差,也会增加发病率。

家庭中有呼吸系统病患者、入托幼机构、家里饲养宠物也是易患反复呼吸道感染的环境因素,原因是这些情况下儿童易受生活环境中病原体的传染、变应原刺激,以及脱离家庭进入陌生的环境(托儿所)发生心理、生理、免疫方面的改变和缺少了家里父母的悉心照顾。

6.上呼吸道慢性病灶

小儿上呼吸道感染如治疗不及时,可形成慢性病灶如慢性扁桃体炎、鼻炎和鼻窦炎,细菌长期处于隐伏状态,一旦受凉、过劳或抵抗力下降时,就会引起反复发病。小儿鼻窦炎症状表现不典型,常因鼻涕倒流入咽以致流涕症状不明显,而以咳嗽为主要症状。脓性分泌物流入咽部或吸

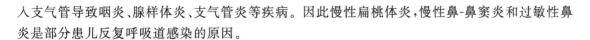

入支气管导致咽炎、腺样体炎、支气管炎等疾病。因此慢性扁桃体炎,慢性鼻-鼻窦炎和过敏性鼻炎是部分患儿反复呼吸道感染的原因。

三、诊断思路

对于反复呼吸道感染患儿首先是根据我国儿科呼吸组制订的标准确定诊断,然后区分该患儿是反复上呼吸道感染,还是反复下呼吸道感染(支气管炎,肺炎),或者是二者皆有。

对于反复上呼吸道感染患儿,多与免疫功能不成熟或低下、护理不当、入托幼机构的起始阶段、环境因素(居室污染和被动吸烟)、营养因素(微量元素缺乏,营养不良)有关,部分儿童与慢性病灶有关,如慢性扁桃体炎、慢性鼻窦炎和过敏性鼻炎等,进一步检查包括血常规、微量元素和免疫功能检查,摄鼻窦片,请五官科会诊等。

对于反复支气管炎的学前儿童,多由于反复上呼吸道感染治疗不当,使病情向下蔓延,少数有潜在基础疾病,如先天性喉气管支气管软化症,伴有反复喘息的患儿尤其应与婴幼儿哮喘、支气管异物相鉴别。反复支气管炎的学龄儿童,多与反复上呼吸道感染治疗不当、鼻咽部慢性病灶、咳嗽变应性哮喘和免疫功能低下引起一些病原体反复感染有关;进一步的检查包括血常规、免疫功能、变应原筛查、病原学检查(咽培养,支原体抗体等)、肺功能、五官科检查(纤维喉镜),必要时行支气管镜检查。

反复肺炎患儿多数存在基础疾病,应进行详细检查,首先根据胸部 X 线平片表现区分是反复或持续的单一部位肺炎还是多部位肺炎,在此基础上结合病史和体征选择必要的辅助检查。对于反复单一部位的肺炎,诊断第一步应进行支气管镜检查,对于支气管异物可达到诊断和治疗目的。也可发现其他的腔内阻塞如结核性肉芽肿、支气管腺瘤或某些支气管先天异常如支气管软化、狭窄,开口异常或变异。如果支气管镜正常或不能显示,胸部 CT 增强和气管血管重建可以明确腔外压迫造成支气管阻塞(纵隔肿物、淋巴结或血管环),支气管扩张和支气管镜不能发现的远端支气管腔阻塞,以及先天性肺发育异常如肺发育不良、肺隔离症、先天性肺囊肿和先天囊腺瘤样畸形等。

对于反复或持续的多部位的肺炎,如果患儿为婴幼儿,以呛奶、溢奶或呕吐为主要表现,考虑呼吸道吸入为反复肺炎的基础原因,应进行消化道造影、24 小时食管 pH 检测。心脏彩超检查可以排除有无先天性心脏病。免疫功能检查除了常规的 CD 系列和 Ig 系列外,应进行 IgG 亚类、SIgA、补体及 NBT 试验检查。年长儿自幼反复肺炎伴慢性鼻窦炎或中耳炎,应考虑免疫缺陷病、原发纤毛不动综合征或囊性纤维化,进行免疫功能检查、纤毛活检电镜超微结构检查或汗液试验。反复肺炎伴右肺中叶不张,应考虑哮喘,进行变应原筛查、气道可逆性试验或支气管激发试验有助于诊断。反复间质性肺炎有输血史应考虑 HIV 感染,进行血 HIV 抗体检测。反复肺炎伴贫血应怀疑特发性肺含铁血黄素沉着症,应进行胃液或支气管肺泡灌洗液含铁血黄素细胞检查。

四、鉴别诊断

(一)支气管哮喘

哮喘常因呼吸道感染诱发,因此常被误诊为反复支气管炎或肺炎。鉴别主要是哮喘往往有家族史、患儿多为特应性体质如易患湿疹、过敏性鼻炎,肺部可多次闻及喘鸣音,变应原筛查阳性,肺功能检查可协助诊断。

(二)特发性肺含铁血黄素沉着症

急性出血等易误诊为反复肺炎,特点为反复发作的小量咯血,往往为痰中带血,同时伴有小细胞低色素性贫血,咯血和贫血不成比例,胸片双肺浸润病灶短期内消失。慢性反复发作后胸片呈网点状或粟粒状阴影,易误诊为粟粒型肺结核。

(三)闭塞性毛细支气管炎并机化性肺炎

闭塞性毛细支气管炎并机化性肺炎(BOOP)多为特发性,感染、有毒气体或化学物质吸入等也可诱发,临床表现为反复咳嗽、喘息、肺部听诊可闻及喘鸣音和固定的中小水泡音。肺功能提示严重阻塞和限制性通气障碍。肺片和高分辨 CT 表现为过度充气,细支气管阻塞及支气管扩张。BOOP 并发肺实变,有时呈游走性。

(四)肺结核

小儿肺结核临床多以咳嗽和发热为主要表现,如纵隔淋巴结明显肿大可压迫气管、支气管出现喘息症状,易于误诊为反复肺炎和肺不张。鉴别主要通过结核接触史、卡介苗接种史和结核菌素试验,以及肺 CT 上有无纵隔和肺门淋巴结肿大等。

五、治疗

小儿反复呼吸道感染病因复杂,因此积极寻找病因,进行针对性的病因治疗是这类患儿的基本的治疗原则。

(一)免疫调节治疗

当免疫功能检查发现患儿存在免疫功能低下时,可使用免疫调节剂进行免疫调节治疗。所谓免疫调节剂泛指调节、增强和恢复机体免疫功能的药物。此类药物能激活一种或多种免疫活性细胞,增强机体的非特异性和特异性免疫功能,包括增强淋巴细胞对抗原的免疫应答能力,提高机体内 IgA、IgG 水平,从而使患儿低下的免疫功能好转或恢复正常,以达到减少呼吸道感染的次数。目前常用的免疫调节剂有以下几种,在临床中可以根据经验和患儿具体情况选用。

1.细菌提取物

(1)必思添:含有两个从克雷伯肺炎杆菌中提取的糖蛋白,能增强巨噬细胞的趋化作用和使白细胞介素-1(IL-1)分泌增加,从而提高特异性和非特异性细胞免疫及体液免疫,增加 T、B 淋巴细胞活性,提高 NK 细胞、多核细胞、单核细胞的吞噬功能。用法为每月服用 8 天,停 22 天,第 1 个月为 1 mg,2 次/天;第 2、3 个月为 1 mg,1 次/天,空腹口服,连续 3 个月为 1 个疗程。这种疗法是通过反复刺激机体免疫系统,使淋巴细胞活化,并产生免疫回忆反应,达到增强免疫功能的作用。

(2)泛福舒:自 8 种呼吸道常见致病菌(流感嗜血杆菌、肺炎链球菌、肺炎和臭鼻克雷伯杆菌、金黄色葡萄球菌、化脓性和绿色链球菌、脑膜炎奈瑟菌)提取,具有特异和非特异免疫刺激作用,能提高反复呼吸道感染患儿 T 淋巴细胞反应性及抗病毒活性,能激活黏膜源性淋巴细胞,刺激补体和细胞活素生成及促进气管黏膜分泌分泌型免疫球蛋白。实验表明,口服泛福舒后能提高 IgA 在小鼠血清中的浓度及肠、肺中的分泌。用法为每天早晨空腹口服 1 粒胶囊(3.5 mg/cap),连服 10 天,停 20 天,3 个月为 1 个疗程。

(3)兰菌净为呼吸道常见的 6 种致病菌(肺炎链球菌、流感嗜血杆菌 b 型、卡他布兰汉姆菌、金黄色葡萄球菌、A 组化脓性链球菌和肺炎克雷伯杆菌)经特殊处理而制成的含有细菌溶解物和核糖体提取物的混悬液,抗原可透过口腔黏膜,进入白细胞丰富的黏膜下层,通过刺激巨噬细胞,释放淋巴因子,激活 T 淋巴细胞和促进 B 淋巴细胞成熟,并向浆细胞转化产生 IgA。研究证实,舌下滴入兰菌净可提高唾液分泌型 IgA(SIgA)水平,尤适用于婴幼儿 RRI。用法为将药液滴于舌下或唇与牙龈之间,<10 岁 7 滴/次,早晚各 1 次,直至用完 1 瓶(18 mL),≥10 岁 15 滴/次,早晚各 1 次,直至用完 2 瓶(36 mL)。用完上述剂量后停药 2 周,不限年龄再用 1 瓶。

(4)卡介苗是减毒的卡介苗及其膜成分的提取物,能调节体内细胞免疫、体液免疫、刺激单核-吞噬细胞系统,激活单核-巨噬细胞功能,增强 NK 细胞活性,诱生白细胞介素、干扰素来增强机体抗病毒能力,可用于 RRI 治疗。2～3 次/周,0.5 mL/次(0.5 mg/支),肌内注射,3 个月为 1 个疗程。

2.生物制剂

(1)丙种球蛋白(IVIG):其成分 95% 为 IgG 及微量 IgA、IgM。IgG 除能防止某些细菌(金葡菌、白喉杆菌、链球菌)感染外,对呼吸道合胞病毒(RSV)、腺病毒(ADV)、埃可病毒引起的感染也有效。IVIG 的生物功能主要是识别、清除抗原和参与免疫反应的调节。用于替代治疗性连锁低丙种球蛋白血症或 IgG 亚类缺陷症,血清 IgG<2.5 g/L 者,常用剂量为 0.2～0.4 g/(kg·次),1 次/月,静脉滴注。也可短期应用于继发性免疫缺陷患儿,补充多种抗体,防治感染或控制已发生的感染。但选择性 IgA 缺乏者禁用。另外需注意掌握适应证,避免滥用。

(2)干扰素(IFN):能诱导靶器官的细胞转录出翻译抑制蛋白(TIP)-mRNA 蛋白,它能指导合成 TIP,TIP 与核蛋白体结合使病毒的 mRNA 与宿主细胞核蛋白体的结合受到抑制,因而妨碍病毒蛋白、病毒核酸及复制病毒所需要的酶合成,使病毒的繁殖受到抑制。其还具有明显的免疫调节活性及增强巨噬细胞功能。1 次/天,10 万～50 万单位/次,肌内注射,3～5 天为 1 个疗程。也可用干扰素雾化吸入防治呼吸道感染。

(3)转移因子是从健康人白细胞、脾、扁桃体提取的小分子肽类物质,作用机制可能是诱导原有无活性的淋巴细胞合成细胞膜上的特异性受体,使之成为活性淋巴细胞,这种致敏淋巴细胞遇到相应抗原后能识别自己,排斥异己而引起一系列细胞反应,致敏的小淋巴细胞变为淋巴母细胞,并进一步增殖、分裂,并释放出多种免疫活性介质,以提高和触发机体的免疫防御功能,改善机体免疫状态。用法为 1～2 次/周,2 mL/次,肌内注射或皮下注射,3 个月为 1 个疗程。转移因子口服液含有多种免疫调节因子,与注射制剂有相似作用,且无明显不良反应,更易被患儿接受。

(4)胸腺肽:从动物(小牛或猪)或人胚胸腺提取纯化而得。它可使由骨髓产生的干细胞转变成 T 淋巴细胞,诱导 T 淋巴细胞分化发育,使之成为效应 T 细胞,也能调节 T 细胞各亚群的平衡,并对白细胞介素、干扰素、集落刺激因子等生物合成起调节作用,从而增强人体细胞免疫功能,用于原发或继发细胞免疫缺陷病的辅助治疗。

(5)分泌型 IgA(SIgA):对侵入黏膜中的多种微生物有局部防御作用,当不足时,可补充 SIgA 制剂。临床应用的 SIgA 制剂如乳清液,为人乳初乳所制成,富含 SIgA。SIgA 可防止细菌、病毒吸附、繁殖,对侵入黏膜中的细菌、病毒、真菌、毒素等具有抗侵袭的局部防御作用。每次 5 mL,2 次/天口服,连服 2～3 周。

3.其他免疫调节剂

(1)西咪替丁:H_2 受体阻断剂,近年发现其有抗病毒及免疫增强作用。15～20 mg/(kg·d),分2～3 次口服,每 2 周连服 5 天,3 个月为 1 个疗程。

(2)左旋咪唑:小分子免疫调节剂,可激活免疫活性细胞,促进 T 细胞有丝分裂,长期服用可使 IgA 分泌增加,增强网状内皮系统的吞噬能力,因此能预防 RRI。2～3 mg/(kg·d),分 1～

2次口服,每周连服2~3天,3个月为1个疗程。

(3)卡慢舒:又名羧甲基淀粉,可使胸腺增大,胸腺细胞增多,选择性刺激 T 细胞,提高细胞免疫功能,增加血清 IgG、IgA 浓度。3岁以下5 mL/次,3~6 岁 10 mL/次,7 岁以上 15 mL/次,口服,3 次/天,3个月为1个疗程。

(4)匹多莫德:一种人工合成的高纯度二肽,能促进非特异性和特异性免疫反应,可作用于免疫反应的不同阶段,在快反应期,它可刺激非特异性自然免疫,增强自然杀伤细胞的细胞毒作用,增强多形性中性粒细胞和巨噬细胞的趋化作用、吞噬作用及杀伤作用;在免疫反应中期,它可调节细胞免疫,促进白介素-2 和 γ-干扰素的产生;诱导 T 淋巴细胞母细胞化,调节 TH/TS 的比例使之正常化;在慢反应期,可调节体液免疫,刺激 B 淋巴细胞增殖和抗体产生。该药本身不具有抗菌活性,但与抗生素治疗相结合,可有效地改善感染的症状和体征,缩短住院日,因此该药不仅可用于预防感染,也可用于急性感染发作的控制。

4.中药制剂

黄芪是一种常用的扶正中药,具有增强机体和非特异免疫功能的作用,能使脾脏重量及其细胞数量增加,促进抗体生成,增加 NK 细胞活性和单核细胞吞噬功能。其他常用的中成药有玉屏风散(生黄芪、白术、防风等)、黄芪防风散(生黄芪、生牡蛎、山药、白术、陈皮、防风)、健脾粉(黄芪、党参、茯苓、白术、甘草)等。

(二)补充微量元素和各种维生素

铁、锌、钙及维生素 A、B 族维生素、维生素 C、维生素 D 等,可促进体内各种酶及蛋白的合成,促进淋巴组织发育,维持体内正常营养状态和生理功能,增强机体的抗病能力。

(三)去除环境因素

合理饮食;避免被动吸烟及异味刺激,保持室内空气新鲜,适当安排户外活动及身体锻炼;治疗慢性鼻窦炎和过敏性鼻炎,手术治疗先天性肺囊性病和先心病等。

(四)接种疫苗

根据儿童自身情况及流行病学调查病原菌流行情况及时接种疫苗。

(五)合理使用抗病毒药及抗菌药物

应严格掌握各种抗菌和抗病毒药的适应证、应用剂量和方法,防止产生耐药性或混合感染。避免滥用激素导致患儿免疫功能下降继发新的感染。

(六)对症处理

根据不同年龄和病情,正确选择应用祛痰、平喘、镇咳药物,雾化治疗、肺部体位引流和肺部物理治疗等。

(李　鹏)

第四节　急性毛细支气管炎

急性毛细支气管炎是 2 岁以下婴幼儿特有的一种呼吸道感染性疾病,尤其以 6 个月内的婴儿最为多见,是此年龄最常见的一种严重的急性下呼吸道感染,以呼吸急促、三凹征和喘鸣为主要临床表现。本病主要为病毒感染,50%以上为呼吸道合胞病毒(RSV),其他副流感病毒、腺病毒亦可引起,RSV 是本病流行时唯一的病原。寒冷季节发病率较高,多为散发性,也可成为流行性。发病率男女相似,但男婴重症较多。早产儿、慢性肺疾病及先天性心脏病患儿为高危人群。

一、诊断

(一)表现

1.症状

(1)2 岁以内婴幼儿,急性发病。

(2)上呼吸道感染后 2～3 天出现持续性干咳和发作性喘憋,咳嗽和喘憋同时发生,症状轻重不等。

(3)无热、低热、中度发热,少见高热。

2.体征

(1)呼吸浅快,60～80 次/分,甚至 100 次/分以上;脉搏快而细,常达 160～200 次/分。

(2)鼻翕明显,有三凹征;重症面色苍白或发绀。

(3)胸廓饱满呈桶状胸,叩诊过清音,听诊呼气相呼吸音延长,呼气性喘鸣。毛细支气管梗阻严重时,呼吸音明显减低或消失,喘憋稍缓解时,可闻及弥漫性中、细湿啰音。

(4)因肺气肿的存在,肝脾被推向下方,肋缘下可触及,合并心力衰竭时肝脏可进行性增大。

(5)因不显性失水量增加和液体摄入量不足,部分患儿可出现脱水症状。

(二)辅助检查

1.胸部 X 线检查

胸部 X 线检查可见不同程度的梗阻性肺气肿(肺野清晰,透亮度增加),约 1/3 的患儿有肺纹理增粗及散在的小点片状实变影(肺不张或肺泡炎症)。

2.病原学检查

取鼻咽部洗液做病毒分离检查,呼吸道病毒抗原的特异性快速诊断,呼吸道合胞病毒感染的血清学诊断,都可对临床诊断提供有力佐证。

二、鉴别诊断

患儿年龄偏小,在发病初期即出现明显的发作性喘憋,体检及 X 线检查在初期即出现明显肺气肿,故与其他急性肺炎较易区别。但本病还需与以下疾病鉴别。

(一)婴幼儿哮喘

婴儿的第一次感染性喘息发作,多数是毛细支气管炎。毛细支气管炎当喘憋严重时,毛细支气管接近于完全梗阻,呼吸音明显降低,此时湿啰音也不易听到,不应误认为是婴幼儿哮喘发作。如有反复多次喘息发作,亲属有变态反应史,则有婴幼儿哮喘的可能。婴幼儿哮喘一般不发热,表现为突发突止的喘憋,可闻及大量哮鸣音,对支气管扩张药及皮下注射小剂量肾上腺素效果明显。

(二)喘息性支气管炎

喘息性支气管炎发病年龄多见于 1～3 岁幼儿,常继发于上感之后,多为低至中等度发热,肺部可闻及较多不固定的中等湿啰音、喘鸣音。病情多不重,呼吸困难、缺氧不明显。

(三)粟粒性肺结核

粟粒性肺结核有时呈发作性喘憋,发绀明显,多无啰音。有结核接触史或家庭病史,结核中毒症状,PPD试验阳性,可与急性毛细支气管炎鉴别。

(四)可发生喘憋的其他疾病

其他疾病如百日咳、充血性心力衰竭、心内膜弹力纤维增生症、吸入异物等。

(1)因肺脏过度充气,肝脏被推向下方,可在肋缘下触及,且患儿的心率与呼吸频率均较快,应与充血性心力衰竭鉴别。

(2)急性毛细支气管炎一般多以上呼吸道感染症状开始,此点可与充血性心力衰竭、心内膜弹力纤维增生症、吸入异物等鉴别。

(3)百日咳为百日咳鲍特杆菌引起的急性呼吸道传染病,人群对百日咳普遍易感。目前我国百日咳疫苗为计划免疫接种,发病率明显下降。百日咳典型表现为阵发性、痉挛性咳嗽,痉咳后伴1次深长吸气,发出特殊的高调鸡鸣样吸气性吼声,俗称"回勾"。咳嗽一般持续2～6周。发病早期外周血白细胞计数增高,以淋巴细胞为主。采用鼻咽拭子法培养阳性率较高,第1周可达90%。百日咳发生喘憋时需与急性毛细支气管炎鉴别,典型的痉咳、鸡鸣样吸气性吼声、白细胞计数增高以淋巴细胞为主、细菌培养百日咳鲍特杆菌阳性可鉴别。

三、治疗

该病最危险的时期是咳嗽及呼吸困难发生后的48～72小时,主要死因是过长的呼吸暂停、严重的失代偿性呼吸性酸中毒、严重脱水。病死率为1%～3%。

(一)对症治疗

吸氧、补液、湿化气道、镇静、控制喘憋。

(二)抗生素

考虑有继发细菌感染时,应想到金黄色葡萄球菌、大肠埃希菌或其他院内感染病菌的可能。对继发细菌感染的重症患儿,应根据细菌培养结果选用敏感抗生素。

(三)并发症的治疗

及时发现和处理代谢性酸中毒、呼吸性酸中毒、心力衰竭及呼吸衰竭。并发心力衰竭时应及时采用快速洋地黄药物,如毛花苷C。对疑似心力衰竭的患儿,也可及早试用洋地黄药物观察病情变化。

(1)监测心电图、呼吸和血氧饱和度,通过监测及时发现低氧血症、呼吸暂停及呼吸衰竭的发生。一般吸入氧气浓度在40%以上即可纠正大多数低氧血症。当患儿出现吸气时呼吸音消失,严重三凹征,吸入氧气浓度在40%仍有发绀,对刺激反应减弱或消失,血二氧化碳分压升高,应考虑做辅助通气治疗。病情较重的小婴儿可有代谢性酸中毒,需做血气分析。约1/10的患者有呼吸性酸中毒。

(2)毛细支气管炎患儿因缺氧、烦躁而导致呼吸、心跳增快,需特别注意观察肝脏有无在短期内进行性增大,从而判断有无心力衰竭的发生。小婴儿和有先天性心脏病的患儿发生心力衰竭的机会较多。

(3)过度换气及液体摄入量不足的患儿要考虑脱水的可能。观察患儿哭时有无眼泪,皮肤及口唇黏膜是否干燥,皮肤弹性及尿量多少等,以判断脱水程度。

(四)抗病毒治疗

利巴韦林、中药双黄连。

1.利巴韦林

常用剂量为每天 10～15 mg/kg,分 3～4 次。利巴韦林是合成的核苷类广谱抗病毒药,最初的研究认为它在体外有抗 RSV 作用,但进一步的试验却未能得到证实。目前美国儿科协会不再推荐常规应用这种药物,但强调对某些高危、病情严重患儿可以用利巴韦林治疗。

2.中药双黄连

北京儿童医院采用双盲随机对照方法的研究表明,双黄连雾化吸入治疗 RSV 引起的下呼吸道感染是安全有效的方法。

(五)呼吸道合胞病毒(RSV)特异治疗

1.静脉用呼吸道合胞病毒免疫球蛋白(RSV-IVIG)

在治疗 RSV 感染时,RSV-IVIG 有两种用法:①一次性静脉滴注 RSV-IVIG 1 500 mg/kg;②吸入疗法,只在住院第 1 天给予 RSV-IVIG 制剂吸入,共 2 次,每次 50 mg/kg,约 20 分钟,间隔 30～60 分钟。两种用法均能有效改善临床症状,明显降低鼻咽分泌物中的病毒含量。

2.RSV 单克隆抗体

用法为每月肌内注射 1 次,每次 15 mg/kg,用于整个 RSV 感染季节,在 RSV 感染开始的季节提前应用效果更佳。

(六)支气管扩张药及肾上腺糖皮质激素

1.支气管扩张药

过去认为支气管扩张药对毛细支气管炎无效,目前多数学者认为,用 β 受体兴奋药治疗毛细支气管炎有一定的效果。综合多个研究表明,肾上腺素为支气管扩张药中的首选药。

2.肾上腺糖皮质激素

长期以来对糖皮质激素治疗急性毛细支气管炎的争议仍然存在,目前尚无定论。但有研究表明,糖皮质激素对毛细支气管炎的复发有一定的抑制作用。

四、疗效分析

(一)病程

一般为 5～15 天。恰当的治疗可缩短病程。

(二)病情加重

如果经过合理治疗病情无明显缓解,应考虑以下方面:①有无并发症出现,如合并心力衰竭者病程可延长;②有无先天性免疫缺陷或使用免疫抑制剂;③小婴儿是否输液过多,加重喘憋症状。

五、预后

预后大多良好。婴儿期患毛细支气管炎的患儿易于在病后半年内反复咳喘,随访 2～7 年有 20%～50% 发生哮喘。其危险因素为过敏体质、哮喘家族史、先天小气道等。

(李 鹏)

第五节 支气管扩张

支气管扩张是以感染及支气管阻塞为根本病因的慢性支气管病患,分为先天性与后天性两种。前者因支气管发育不良,后者常继发于麻疹、百日咳、毛细支气管炎、腺病毒肺炎、支气管哮喘、局部异物堵塞或肿块压迫。

一、诊断要点

(一)临床表现

慢性咳嗽,痰多,多见于清晨起床后或变换体位时,痰量或多或少,含稠厚脓液,臭位不重,痰液呈脓性,静置后可分层,反复咳血,时有发热。患儿发育差,发绀,消瘦,贫血。病久可有杵状指(趾)、胸廓畸形,最终可致肺源性心脏病。

(二)实验室检查

1.血常规

血红蛋白降低,急性感染时白细胞总数及中性粒细胞增高。可见核左移。

2.痰培养

痰培养可获致病菌,多为混合感染。

3.X线胸部平片

早期见肺纹理增多,粗而紊乱。典型后期变化可见环状透光影,呈两中下肺野蜂窝状阴影,常伴肺不张、心脏及纵隔移位。继发感染时可见支气管周围炎症改变,必要时可行肺部 CT 检查。

4.支气管造影

支气管造影示支气管呈柱状、梭状、囊状扩张,是确诊及决定是否手术与手术范围的重要手段,宜在感染控制后进行。

二、鉴别诊断

本病与慢性肺结核、慢性支气管炎、肺脓肿、先天性肺囊肿、肺隔离症、肺吸虫病等的鉴别主要在于X线表现不同。此外,痰液检查、结核菌素试验、肺吸虫抗原皮试等亦可帮助诊断。

三、西医治疗

(一)一般治疗

多晒太阳,呼吸新鲜空气,注意休息,加强营养。

(二)排除支气管分泌物

(1)顺位排痰法每天进行 2 次,每次 20 分钟。

(2)痰稠者可服氯化铵,30~60 mg/(kg·d),分 3 次口服。

(3)雾化吸入,在雾化液中加入异丙肾上腺素有利痰液排出。

（三）控制感染

急性发作期选用有效抗生素,针对肺炎链球菌及流感嗜血杆菌有效的抗生素,如阿莫西林、磺胺二甲嘧啶、新的大环内酯类药物、二代头孢菌素是合理的选择。疗程不定,至少 10 天。

（四）人免疫球蛋白

对于低丙种球蛋白血症的患儿,人免疫球蛋白替代治疗能够防止支气管扩张病变的进展。

（五）咳血的处理

一般可予止血药,如酚磺乙胺、卡巴克络等。大量咳血可用垂体后叶素 0.3 U/kg,溶于 10％葡萄糖注射液内缓慢静脉滴注。

（六）手术治疗

切除病肺为根本疗法。手术指征为病肺不超过一叶或一侧、反复咳血或反复感染用药物不易控制、体位引流不合作、小儿内科治疗 12 个月以上无效、患儿一般情况日趋恶化者。

（李　鹏）

第六节　支气管哮喘

支气管哮喘是一种以嗜酸性粒细胞、肥大细胞、T 细胞等多种炎性细胞及细胞组分共同参与的气道慢性炎症性疾病,患者气道具有对各种激发因子刺激的高反应性。临床以反复发作性喘息、呼吸困难、胸闷或咳嗽为特点。本病常在夜间和/或清晨发作或加剧,多数患者可自行缓解或治疗后缓解。

一、病因

（一）遗传因素

遗传过敏体质(特异反应性体质,Atopy-特应质)对本病的形成关系很大,多数患儿有婴儿湿疹、过敏性鼻炎和/或食物(药物)过敏史。本病多数属于多基因遗传病,遗传度 70％～80％,家族成员中气道的高反应性普遍存在,双亲均有遗传基因者哮喘患病率明显增高。国内报道约 20％的哮喘患儿家族中有哮喘患者。

（二）环境因素

1.感染

最常见的是呼吸道感染。其中主要是病毒感染,如呼吸道合胞病毒、腺病毒、副流感病毒等,此外支原体、衣原体及细菌感染都可引起。

2.吸入变应原

吸入变应原如灰尘、花粉、尘螨、烟雾、真菌、宠物、蟑螂等。

3.食入变应原

食入变应原主要是摄入异类蛋白质如牛奶、鸡蛋、鱼、虾等。

4.气候变化

气温突然下降或气压降低,刺激呼吸道,可激发哮喘。

5.运动

运动性哮喘多见于学龄儿童,运动后突然发病,持续时间较短。病因尚未完全明了。

6.情绪因素

情绪过于激动,如大笑、大哭引起深吸气,过度吸入冷而干燥的空气可激发哮喘。另外情绪紧张时也可通过神经因素激发哮喘。

7.药物

如阿司匹林可诱发儿童哮喘。

二、发病机制

"痉挛学说"认为支气管平滑肌痉挛导致气道狭窄是引起哮喘的唯一原因,因而治疗的宗旨是解除支气管痉挛。"炎症学说"认为哮喘发作的重要机制是炎性细胞浸润,炎性介质引起黏膜水肿,腺体分泌亢进,气道阻塞。因此,在治疗时除强调解除支气管平滑肌痉挛外,还要针对气道的变应性炎症,应用抗炎药物。这是对发病机制认识的一个重大进展。变应原进入机体可引发两种类型的哮喘反应。

(一)速发型哮喘反应(immediate asthmatic reaction,IAR)

进入机体的抗原与肥大细胞膜上的特异性 IgE 抗体结合,而后激活肥大细胞内的一系列酶促反应,释放多种介质,引起支气管平滑肌痉挛而发病。患儿接触抗原后 10 分钟内产生反应,10～30 分钟达高峰,1～3 小时变应原被机体清除,自行缓解,往往表现为突发突止。

(二)迟发型哮喘反应(late asthmatic reaction,LAR)

变应原进入机体后引起变应性炎症,嗜酸粒细胞、中性粒细胞、巨噬细胞等浸润,炎性介质释放,一方面使支气管黏膜上皮细胞受损、脱落,神经末梢暴露,另一方面使肺部的微血管通透性增加、黏液分泌增加,阻塞气道,使呼吸道狭窄,导致哮喘发作。患儿在接触抗原后一般 3 小时发病,数小时达高峰。24 小时后变应原才能被清除。

此外,无论轻患者或是急性发作的患者,其气道反应性均高,都可有炎症存在,而且这种炎症在急性发作期和无症状的缓解期均存在。

三、临床表现

起病可急可缓。婴幼儿常有 1～2 天的上呼吸道感染表现,年长儿起病较急。发作时患儿主要表现为严重的呼气性呼吸困难,严重时端坐呼吸,患儿焦躁不安,大汗淋漓,可出现发绀。肺部检查可有肺气肿的体征,两肺满布哮鸣音(有时不用听诊器即可听到),呼吸音减低。部分患儿可闻及不同程度的湿啰音,且多在发作好转时出现。

根据年龄及临床特点分为婴幼儿哮喘、儿童哮喘和咳嗽变异性哮喘。

哮喘持续发作超过 24 小时,经合理使用拟交感神经药物和茶碱类药物,呼吸困难不能缓解者,称为哮喘持续状态。但需要指出,小儿的哮喘持续状态不应过分强调时间的限制,而应以临床症状持续严重为主要依据。

四、辅助检查

(一)血常规

白细胞数大多正常,若合并细菌感染可增高,嗜酸性粒细胞增高。

（二）血气分析

一般为轻度低氧血症，严重患者伴有二氧化碳潴留。

（三）肺功能检查

呼气峰流速（peak expiratory，PEF）减低，PEF 指肺在最大充满状态下，用力呼气时所产生的最大流速；1 秒钟最大呼气量降低。

（四）变应原测定

变应原测定可作为发作诱因的参考。

（五）X 线检查

在发作期间可见肺气肿及肺纹理增重。

五、诊断

支气管哮喘可通过详细询问病史做出诊断。不同类型的哮喘诊断条件如下。

（一）婴幼儿哮喘

（1）年龄小于 3 岁，喘憋发作不低于 3 次。

（2）发作时双肺闻及以呼气相为主的哮鸣音，呼气相延长。

（3）具有特异性体质，如湿疹、过敏性鼻炎等。

（4）父母有哮喘病等过敏史。

（5）除外其他疾病引起的哮喘。

符合（1）、（2）、（5）即可诊断哮喘；如喘息发作 2 次，并具有（2）、（5）可诊断为疑哮喘或喘息性支气管炎；若同时有（3）和/或（4）者，给予哮喘诊断性治疗。

（二）儿童哮喘

（1）年龄不低于 3 岁，喘息反复发作。

（2）发作时双肺闻及以呼气相为主的哮鸣音，呼气相延长。

（3）支气管舒张剂有明显疗效。

（4）除外其他可致喘息、胸闷和咳嗽的疾病。

疑似病例可选用 1‰肾上腺素皮下注射，0.01 mL/kg，最大量不超过每次 0.3 mL，或用沙丁胺醇雾化吸入，15 分钟后观察，若肺部哮鸣音明显减少，或 FEV 上升不低于 15%，即为支气管舒张试验阳性，可诊断支气管哮喘。

（三）咳嗽变异性哮喘

各年龄均可发病。

（1）咳嗽持续或反复发作超过 1 个月，特点为夜间（或清晨）发作性的咳嗽，痰少，运动后加重，临床无感染征象，或经较长时间的抗生素治疗无效。

（2）支气管扩张剂可使咳嗽发作缓解（基本诊断条件）。

（3）有个人或家族过敏史，变应原皮试可阳性（辅助诊断条件）。

（4）气道呈高反应性，支气管舒张试验阳性（辅助诊断条件）。

（5）除外其他原因引起的慢性咳嗽。

六、鉴别诊断

(一)毛细支气管炎

此病多见于 1 岁以内的婴儿,病原体为呼吸道合胞病毒或副流感病毒,也有呼吸困难和喘鸣现象,但其呼吸困难发生较慢,对支气管扩张剂反应差。

(二)支气管淋巴结核

支气管淋巴结核可引起顽固性咳嗽和哮喘样发作,但阵发性发作的特点不明显,结核菌素试验阳性,X 线检查有助于诊断。

(三)支气管异物

患儿会出现哮喘样呼吸困难,但患儿有异物吸入或呛咳史,肺部 X 线检查有助于诊断,纤维支气管镜检可确诊。

七、治疗

(一)治疗原则

坚持长期、持续、规范、个体化的治疗原则。

1.发作期

快速缓解症状、抗炎、平喘。

2.持续期

长期控制症状、抗炎、降低气道高反应性、避免触发因素、自我保健。

(二)发作期治疗

1.一般治疗

注意休息,去除可能的诱因及致敏物。保持室内环境清洁,适宜的空气湿度和温度,良好的通风换气和日照。

2.平喘治疗

(1)肾上腺素能 β_2 受体激动剂:松弛气道平滑肌,扩张支气管,稳定肥大细胞膜,增加气道的黏液纤毛清除力,改善呼吸肌的收缩力。①沙丁胺醇(舒喘灵,喘乐宁)气雾剂每撤 $100~\mu g$。每次 $1\sim2$ 撤,每天 $3\sim4$ 次。0.5% 水溶液每次 $0.01\sim0.03~mL/kg$,最大量 $1~mL$,用 $2\sim3~mL$ 生理盐水稀释后雾化吸入,重症患儿每 $4\sim6$ 小时一次。片剂每次 $0.10\sim0.15~mg/kg$,每天 $2\sim3$ 次。或小于 5 岁每次 $0.5\sim1.0~mg$,$5\sim14$ 岁每次 $2~mg$,每天 3 次;②特布他林每片 $2.5~mg$,$1\sim2$ 岁每次 $1/4\sim1/3$ 片,$3\sim5$ 岁每次 $1/3\sim2/3$ 片,$6\sim14$ 岁每次 $2/3\sim1$ 片,每天 3 次;③其他 β_2 受体激动剂,如丙卡特罗等。

(2)茶碱类:氨茶碱口服每次 $4\sim5~mg/kg$,每 $6\sim8$ 小时一次,严重者可静脉给药,应用时间长者,应监测血药浓度。

(3)抗胆碱类药:可抑制支气管平滑肌的 M 样受体,引起支气管扩张,也能抑制迷走神经反射所致的支气管平滑肌收缩。以 β_2 受体阻滞剂更为有效。可用异丙托溴铵,对心血管系统作用弱,用药后峰值出现在 $30\sim60$ 分钟,其作用部位以大中气道为主,而 β_2 受体激动剂主要作用于小气道,故两种药物有协同作用。气雾剂每撤 $20~\mu g$,每次 $1\sim2$ 撤,每天 $3\sim4$ 次。

3.糖皮质激素的应用

糖皮质激素可以抑制特应性炎症反应,减低毛细血管通透性,减少渗出及黏膜水肿,降低气

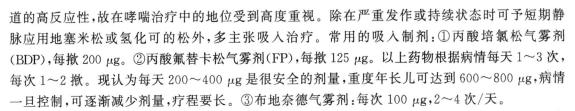

道的高反应性,故在哮喘治疗中的地位受到高度重视。除在严重发作或持续状态时可予短期静脉应用地塞米松或氢化可的松外,多主张吸入治疗。常用的吸入制剂:①丙酸培氯松气雾剂(BDP),每撤 200 μg。②丙酸氟替卡松气雾剂(FP),每撤 125 μg。以上药物根据病情每天 1～3 次,每次 1～2 撤。现认为每天 200～400 μg 是很安全的剂量,重度年长儿可达到 600～800 μg,病情一旦控制,可逐渐减少剂量,疗程要长。③布地奈德气雾剂:每次 100 μg,2～4 次/天。

4.抗过敏治疗

(1)色甘酸钠(sodium cromoglycate,SOG):能稳定肥大细胞膜,抑制释放炎性介质,阻止迟发性变态反应,抑制气道高反应性。气雾剂每撤 2 mg,每次 2 撤,每天 3～4 次。

(2)酮替芬:碱性抗过敏药,抑制炎性介质释放和拮抗介质,改善 β 受体功能。对儿童哮喘疗效较成人好,对已发作的哮喘无即刻止喘作用。每片 1 mg。小儿每次 0.25～0.50 mg,1～5 岁 0.5 mg,5～7 岁 0.5～1.0 mg,7 岁以上 1 mg,每天 2 次。

(3)孟鲁司特钠:适用于 2 岁至 14 岁儿童哮喘的预防和长期治疗,包括预防白天和夜间的哮喘症状,治疗对阿司匹林敏感的哮喘患者及预防运动诱发的支气管收缩。2～5 岁患儿每天一次,每次 4 mg;6～14 岁患儿每天一次,每次 5 mg。

5.哮喘持续状态的治疗

哮喘持续状态是支气管哮喘的危症,需要积极抢救治疗,否则会因呼吸衰竭导致死亡。

(1)一般治疗:保证液体入量。因机体脱水时呼吸道分泌物黏稠,阻塞呼吸道使病情加重。一般补 1/5～1/4 张液即可,补液的量根据病情决定,一般 24 小时液体需要量为 1 000～1 200 mL/m²。如有代谢性酸中毒,应及时纠正,注意保持电解质平衡。如患儿烦躁不安,可适当应用镇静剂,但应避免使用抑制呼吸的镇静剂(如吗啡、哌替啶)。如合并细菌感染,应用抗生素。

(2)吸氧:保证组织细胞不发生严重缺氧。

(3)迅速解除支气管平滑肌痉挛:静脉应用氨茶碱,肾上腺皮质激素,超声雾化吸入,沙丁胺醇。若经上述治疗仍无效,可用异丙肾上腺素静脉滴注,剂量为 0.5 mg 加入 10% 葡萄糖 100 mL 中(5 μg/mL),开始以每分钟 0.1 μg/kg 缓慢静脉滴注,在心电图及血气监测下,每 15～20 分钟增加 0.1 μg/kg,直到氧分压及通气功能改善,或达 6 μg/(kg·min),症状减轻后,逐渐减量维持用药 24 小时。如用药过程中心率达到或超过 200 次/分有心律失常应停药。

(4)机械通气:严重患者应用呼吸机辅助呼吸。

(三)缓解期治疗及预防

(1)增强抵抗力,预防呼吸道感染,可减少哮喘发病的机会。

(2)避免接触变应原。

(3)根据不同情况选用适当的免疫疗法,如转移因子、胸腺肽、脱敏疗法、气管炎菌苗、死卡介苗。

(4)可用丙酸培氯松吸入,每天不超过 400 μg,长期吸入,疗程达 1 年以上;酮替芬用量同前所述,疗程 3 个月;色甘酸钠长期吸入。

总之,哮喘是一种慢性疾病,仅在发作期治疗是不够的,需进行长期的管理,提高对疾病的认识,配合防治、控制哮喘发作、维持长期稳定,提高患者生活质量,这是一个非常复杂的系统工程。

(李　鹏)

第七节 肺 炎

肺炎为小儿时期的常见病。引起肺炎的病因是细菌和病毒感染,病毒以呼吸道合胞病毒、腺病毒、流感病毒、副流感病毒为常见,细菌以肺炎链球菌、金黄色葡萄球菌、溶血链球菌、B型流感杆菌为常见。此外,霉菌、肺炎支原体、原虫、误吸异物及机体变态反应也是引起肺炎的病因。

目前临床上尚无统一的肺炎分类方法,按病理分类可分为大叶性肺炎、支气管肺炎、间质性肺炎;按病原分类分为细菌性、病毒性、霉菌性、肺炎支原体性肺炎等。实际应用中若病原确定,即按确诊的病原分类,不能确定病原时按病理形态分类。对上述两种分类方法诊断的肺炎还可按病程分类,病程在1~3个月为迁延性肺炎,3个月以上为慢性肺炎。

不同病因引起的肺炎,其临床表现的共同点为发热、咳嗽、呼吸急促或呼吸困难、肺部啰音,而其病程、病理特点、病变部位及体征、X射线检查表现各有特点,现分述如下。

一、支气管肺炎

支气管肺炎是婴幼儿期最常见的肺炎,全年均可发病,以冬春寒冷季节多发,华南地区夏季发病为数亦不少。先天性心脏病、营养不良、佝偻病患儿及居住条件差、缺少户外活动或空气污染较严重地区的小儿均较易发生支气管肺炎。

(一)病因

支气管肺炎的病原微生物为细菌和病毒。细菌感染中大部分为肺炎链球菌感染,其他如金黄色葡萄球菌、溶血性链球菌、流感嗜血杆菌、大肠埃希菌、绿脓杆菌亦可致病,但杆菌类较为少见;病毒感染主要为腺病毒、呼吸道合胞病毒、流感病毒、副流感病毒的感染。此外,亦可继发于麻疹、百日咳等急性传染病。

(二)病理

支气管肺炎的病理改变因病原微生物不同可表现为两种类型。

1.细菌性肺炎

细菌性肺炎以肺泡炎症为主要表现。肺泡毛细血管充血,肺泡壁水肿,炎性渗出物中含有中性粒细胞、红细胞、细菌。病变侵袭邻近的肺泡呈小点片状灶性炎症,故又称为小叶性肺炎,此时间质病变往往不明显。

2.病毒性肺炎

病毒性肺炎以支气管壁、细支气管壁及肺泡间隔的炎症和水肿为主,局部可见单核细胞浸润。细支气管上皮细胞坏死,管腔被黏液和脱落的细胞、纤维渗出物堵塞,形成病变部位的肺泡气肿或不张。

上述两类病变可同时存在,见于细菌和病毒混合感染的肺炎。

(三)病理生理

由于病原体产生的毒素为机体所吸收,因而存在全身性毒血症。

(1)肺泡间质炎症使通气和换气功能均受到影响,导致缺氧和二氧化碳潴留。若肺部炎症广泛,机体的代偿功能不能缓解缺氧和二氧化碳潴留,则病情加重,血氧分压及氧饱和度下降,二氧化碳潴留加剧,出现呼吸功能衰竭。

(2)心肌对缺氧敏感,缺氧及病原体毒素两者作用可导致心肌劳损及中毒性心肌炎,使心肌收缩力减弱,又因缺氧、二氧化碳潴留引起肺小动脉收缩、右心排出阻力增加,可导致心力衰竭。

(3)中枢神经系统对缺氧十分敏感,缺氧和二氧化碳潴留致脑血管扩张、血管通透性增高,脑组织水肿、颅内压增高,表现有神态改变和精神症状,重症者可出现中枢性呼吸衰竭。

(4)缺氧可使胃肠道血管通透性增加,病原体毒素又可影响胃肠道功能,出现消化道症状,重症者可有消化道出血。

(5)肺炎早期由于缺氧,反射性地增加通气,可出现呼吸性碱中毒。机体有氧代谢障碍,酸性代谢产物堆积,加之高热,摄入水分和食物不足,均可导致代谢性酸中毒。二氧化碳潴留、血中H^+浓度不断增加,pH降低,产生呼吸性酸中毒。在酸中毒纠正时二氧化碳潴留改善,pH上升,钾离子进入细胞内,血清钾下降,可出现低钾血症。

(四)临床表现

肺炎为全身性疾病,各系统均有症状。病情轻重不一,病初均有急性上呼吸道感染症状。

主要表现为发热、咳嗽、气急。发热多数为不规则型,热程短者数天,长者可持续1～2周;咳嗽频繁,婴幼儿常咳不出痰液,每在吃乳时呛咳,易引起乳汁误吸而加重病情;气急、呼吸频率增加至每分钟60次以上,鼻翼翕动、呻吟并有三凹征,口唇、鼻唇周围及指、趾端发绀,新生儿常口吐泡沫。肺部听诊早期仅为呼吸音粗糙,继而可闻及中、细湿啰音,哭闹时及吸气末期较为明显。病灶融合、肺实变时出现管状呼吸音。若一侧呼吸音降低伴有叩诊浊音时应考虑胸腔积液。体弱婴儿及新生儿的临床表现不典型,可无发热、咳嗽,早期肺部体征亦不明显,但常有呛乳及呼吸频率增快,鼻唇区轻度发绀。重症患儿可表现呼吸浅速,继而呼吸节律不齐,潮式呼吸或叹息样、抽泣样呼吸,呼吸暂停,发绀加剧等呼吸衰竭的症状。

1.循环系统

轻症出现心率增快,重症者心率增快可达140～160次/分,心音低钝,面色苍白且发灰,呼吸困难和发绀加剧。若患儿明显烦躁不安,肝脏短期内进行性增大,上述症状不能以体温升高或肺部病变进展解释,应考虑心功能不全。此外,重症肺炎尚有中毒性心肌炎、心肌损害的表现,或由于微循环障碍引起弥散性血管内凝血(DIC)的症状。

2.中枢神经系统

轻者可表现烦躁不安或精神萎靡,重者由于存在脑水肿及中毒性脑病,可发生痉挛、嗜睡、昏迷,重度缺氧和二氧化碳潴留可导致眼球结膜及视神经盘水肿、呼吸不规则、呼吸暂停等中枢性呼吸衰竭的表现。

3.消化系统

轻者胃纳减退、轻微呕吐和腹泻,重症者出现中毒性肠麻痹、腹胀,听诊肠鸣音消失,伴有消化道出血症状(呕吐咖啡样物并有黑便)。

(五)辅助检查

血白细胞总数及中性粒细胞百分比增高提示细菌性肺炎,病毒性肺炎时白细胞计数大多正常。

1.病原学检查

疑为细菌性肺炎,早期可做血培养,同时吸取鼻咽腔分泌物做细菌培养,若有胸腔积液可做穿刺液培养,这有助于细菌病原体的确定。疑病毒性肺炎可取鼻咽腔洗液做免疫荧光检查、免疫酶检测、病毒分离或双份血清抗体测定以确定病原体。

2.血气分析

对气急显著伴有轻度中毒症状的患儿,均应做血气分析。病程中还需进行监测,有助于及时给予适当处理,并及早发现呼吸衰竭的患儿。肺炎患儿常见的变化为低氧血症、呼吸性酸中毒或混合性酸中毒。

3.X线检查

X线检查多见于双肺内带及心膈角区、脊柱两旁小斑片状密度增深影,其边缘模糊,中间密度较深,病灶互相融合成片,其中可见透亮、规则的支气管充气影,伴有广泛或局限性肺气肿。间质改变则表现两肺各叶纤细条状密度增深影,行径僵直,线条可互相交错或呈两条平行而中间透亮影称为双轨征;肺门区可见厚壁透亮的环状影为袖口征,并有间质气肿,在病变区内可见分布不均的小圆形薄壁透亮区。

(六)诊断与鉴别诊断

根据临床表现有发热、咳嗽、气急,体格检查肺部闻及中、细水泡音即可做出诊断,还可根据病程、热程、全身症状及有无心功能不全、呼吸衰竭、神经系统的症状来判别病情轻重,结合X线检查结果及辅助检查资料初步做出病因诊断。免疫荧光抗体快速诊断法可及时做出腺病毒、呼吸道合胞病毒等病原学诊断。

支气管肺炎应与肺结核及支气管异物相鉴别。肺结核及肺炎临床表现有相似之处,均有发热、咳嗽,粟粒性肺结核患者尚有气促、轻微发绀,但一般起病不如肺炎急,且肺部啰音不明显,X线检查有结核的特征性表现,结核菌素试验及结核接触史亦有助于鉴别。气道异物患儿有呛咳史,有继发感染或病程迁延时亦可有发热及气促,X线检查在异物堵塞部位出现肺不张及肺气肿,若有不透光异物影则可明确诊断。此外,尚需与较少见的肺含铁血黄素沉着症等相鉴别。

(七)并发症

以脓胸、脓气胸、心包炎及败血症(包括葡萄球菌脑膜炎、肝脓疡)为多见,常由金黄色葡萄球菌引起,肺炎链球菌、大肠埃希菌亦可引起化脓性并发症。患儿体温持续不降,呼吸急促且伴中毒症状,应摄胸片及作其他相应检查以了解并发症存在情况。

(八)治疗

1.护理

患儿应置于温暖舒适的环境中,室温保持在20℃左右,湿度以60%为佳,并保持室内空气流通。做好呼吸道护理,清除鼻腔分泌物、吸出痰液,每天2次做超声雾化使痰液稀释便于吸出,以防气道堵塞影响通气。配置营养适当的饮食并补充足够的维生素和液体,经常给患儿翻身、拍背、变换体位或抱起活动以利分泌物排出及炎症吸收。

2.抗生素治疗

根据临床诊断考虑引起肺炎的可能病原体,选择敏感的抗菌药物进行治疗。抗生素主要用于细菌性肺炎或疑为病毒性肺炎但难以排除细菌感染者。根据病情轻重和患儿的年龄决定给药途径,对病情较轻的肺炎链球菌性肺炎和溶血性链球菌性肺炎、病原体未明的肺炎可选用青霉素肌内注射,对年龄小而病情较重的婴幼儿应选用两种抗生素静脉用药。疑为金黄色葡萄球菌感染的患儿选用青霉素 P_{12}、头孢菌素、红霉素,革兰阴性杆菌感染选用第三代头孢菌素或庆大霉素、阿米卡星、氨苄西林,绿脓杆菌肺炎选用羧苄西林、阿米卡星或头孢类抗生素,支原体肺炎选用大环内酯类抗生素。一般宜在体温降低、症状好转、肺炎体征基本消失或X线检查、胸透病变

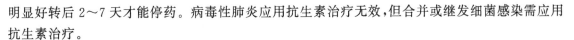

明显好转后 2～7 天才能停药。病毒性肺炎应用抗生素治疗无效,但合并或继发细菌感染需应用抗生素治疗。

3.对症处理

(1)氧疗:无明显气促和发绀的轻症患儿可不予氧疗,但需保持安静。烦躁不安、气促明显伴有口唇发绀的患儿应给予氧气吸入,经鼻导管或面罩、头罩给氧,一般氧浓度不宜超过 40%,氧流量 1～2 L/min。

(2)心力衰竭的治疗:对重症肺炎出现心力衰竭时,除即给吸氧、镇静剂及适当应用利尿剂外,应给快速洋地黄制剂。可选用:①地高辛口服饱和量<2 岁为 0.04～0.05 mg/kg,>2 岁为 0.03～0.04 mg/kg,新生儿、早产儿为 0.02～0.03 mg/kg;静脉注射量为口服量的 2/3～3/4。首次用饱和量的 1/3～1/2 量,余量分 2～3 次给予,每 4～8 小时 1 次。对先天性心脏病及心力衰竭严重者,在末次给药后 12 小时可使用维持量,为饱和量的 1/5～1/4,分 2 次用,每 12 小时 1 次。应用洋地黄制剂时应慎用钙剂。②毛花苷 C,剂量为每次 0.01～0.015 mg/kg,加入 10% 葡萄糖液 5～10 mL 中静脉推注,必要时间隔 2～3 小时可重复使用,一般用 1～2 次后改用地高辛静脉饱和量法,24 小时饱和。此外,亦可选用毒毛花苷 K,饱和量 0.007～0.010 mg/kg,加入 10% 葡萄糖 10～20 mL 中缓慢静脉注射。

(3)降温与镇静:对高热患儿应用物理降温,头部冷敷,冰袋或乙醇擦浴。对乙酰氨基酚 10～15 mg/kg 或布洛芬 5～10 mg/kg 口服,烦躁不安者应用镇静剂,氯丙嗪和异丙嗪各 0.5～1.0 mg/kg,或用苯巴比妥 5 mg/kg,肌内注射,亦可用地西泮每次 0.2～0.3 mg/kg(呼吸衰竭者应慎用)。

(4)祛痰平喘:婴幼儿咳嗽及排痰能力较差,除及时清除鼻腔分泌物及吸出痰液外,可祛痰剂稀释痰液,用沐舒坦口服或乙酰半胱氨酸雾化吸入,亦可选用中药。对咳嗽伴气喘者应用氨茶碱、复方氯喘、爱纳灵等解除支气管痉挛。

(5)对因低钾血症引起腹胀患儿应纠正低钾,必要时可应用胃肠减压。

4.肾上腺皮质激素的应用

一般肺炎不需应用肾上腺皮质激素,尤其疑为金黄色葡萄球菌感染时不应使用,以防止感染播散。重症肺炎、有明显中毒症状或喘憋较甚者,可短期使用,选用地塞米松或氢化可的松,疗程不超过 5 天。

5.维持液体和电解质平衡

肺炎患儿应适当补液,按每天 60～80 mL/kg 计算,发热、气促或入液量少的患儿应适当增加入液量,采用生理维持液(1:4)均匀静脉滴注,适当限制钠盐。肺炎伴腹泻有重度脱水者应按纠正脱水计算量的 3/4 补液,速度宜稍慢。对电解质失衡的患儿亦应适当补充。

6.脑水肿的治疗

纠正缺氧,使用脱水剂减轻脑水肿,减低颅压。可采用 20% 甘露醇每次 1.0～1.5 g/kg,每 4～6 小时静脉注射,或短程使用地塞米松每天 5～10 mg,一般疗程不超过 3 天。

7.支持治疗

对重症肺炎、营养不良、体弱患儿应用少量血或血浆做支持疗法。

8.物理疗法

病程迁延不愈者使用理疗,帮助炎症吸收。局部使用微波、超短波或红外线照射,每天 1 次,7～10 天为 1 个疗程,或根据肺部炎症部位不同采用不同的体位拍击背部亦有利于痰液引流和分泌物排出。

9.并发症的治疗

并发脓胸及脓气胸时应给予适当抗生素,供给足够的营养,加强支持治疗,胸腔穿刺排脓,脓液多或稠厚时应作闭合引流。并发气胸时应做闭合引流,发生高压气胸情况紧急时可在第二肋间乳线处直接用空针抽出气体以免危及生命。

(九)预后

轻症肺炎经治疗都能较快痊愈。重症肺炎处理及时,大部分患儿可获痊愈。体弱、营养不良、先天性心脏病、麻疹、百日咳等急性传染病合并肺炎或腺病毒及葡萄球菌肺炎者病情往往危重。肺炎病死者大部分为重症肺炎。

(十)预防

首先应加强护理和体格锻炼,增强小儿的体质,防止呼吸道感染,按时进行计划免疫接种,预防呼吸道传染病,均可减少肺炎的发病。

二、腺病毒肺炎

腺病毒肺炎是小儿发病率较高的病毒性肺炎之一,其特点为重症患者多,病程长,部分患儿可留有后遗症。腺病毒上呼吸道感染及肺炎可在集体儿童机构中流行,出生6个月至2岁易发本病,我国北方发病率高于南方,病情亦较南方为重。

(一)病因

病原体为腺病毒,我国流行的腺病毒肺炎多数由3型及7型引起,但11、5、9、10、21型亦有报道。临床上7型重于3型。

(二)病理

腺病毒肺炎病变广泛,表现为灶性或融合性、坏死性肺浸润和支气管炎,两肺均可有大片实变坏死,以两下叶为主,实变以外的肺组织可有明显气肿。支气管、毛细支气管及肺泡有单核细胞及淋巴细胞浸润,上皮细胞损伤,管壁有坏死、出血,肺泡上皮细胞显著增生,细胞核内有包涵体。

(三)临床表现

潜伏期为3~8天,起病急骤,体温在1~2天内升高至39℃,呈稽留不规则高热,轻症者7~10天退热,重者持续2~3周。咳嗽频繁,多为干咳;同时出现不同程度的呼吸困难及阵发性喘憋。疾病早期即可呈现面色灰白、精神萎靡、嗜睡,伴有纳呆、恶心、呕吐、腹泻等症状,疾病到第1~2周可并发心力衰竭,重症者晚期可出现昏迷及惊厥。

肺部体征常在高热4~7天后才出现,病变部位出现湿啰音,有肺实变者出现呼吸音减低,叩诊呈浊音,明显实变期闻及管状呼吸音。肺部体征一般在病程第3~4周渐渐减少或消失,重症者至第4~6周才消失,少数病例可有胸膜炎表现,出现胸膜摩擦音。

部分患儿皮肤出现淡红色斑丘疹,肝、脾大,DIC时表现皮肤、黏膜、消化道出血症状。

(四)辅助检查

早期胸部X线检查无变化,一般在2~6天出现,轻者为肺纹理增粗或斑片状炎症影,重症可见大片状融合影,累及节段或整个肺叶,以两下肺为多见,轻者3~6周,重者4~12周病变才逐渐消失。部分患儿可留有支气管扩张、肺不张、肺气肿、肺纤维化等后遗症。

外周血常规在病变初期白细胞总数大多减少或正常,以淋巴细胞为主,后期有继发感染时白

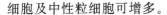

细胞及中性粒细胞可增多。

（五）诊断

主要根据典型的临床表现、抗生素治疗无效、肺部 X 线检查显示典型病变来诊断。病原学确诊要依据鼻咽洗液病毒检测、双份血清抗体测定，目前采用免疫荧光法及免疫酶技术作快速诊断有助于及时确诊。

（六）治疗

对腺病毒肺炎尚无特效治疗方法，以综合治疗为主。对症治疗、支持疗法有镇静、退热、吸氧、雾化吸入，纠正心力衰竭，维持水、电解质平衡。若发生呼吸衰竭应及早进行气管插管，并使用人工呼吸机。有继发感染时应适当使用抗生素，早期患者可使用利巴韦林。

腺病毒肺炎病死率为 5%～15%，部分患者易遗留迁延性肺炎、肺不张、支气管扩张等后遗症。

三、金黄色葡萄球菌肺炎

金黄色葡萄球菌肺炎是儿科临床常见的细菌性肺炎之一，病情重，易发生并发症。由于耐药菌株的出现，治疗亦较为困难。全年均可发病，以冬春季为多。近年来发病率有下降。

（一）病因与发病机制

病原菌为金黄色葡萄球菌，具有很强的毒力，能产生溶血毒素、血浆凝固酶、去氧核糖核酸分解酶、杀白细胞素。病原菌由人体体表或黏膜进入体内，由于上述毒素和酶的作用，使其不易被杀灭，并随血液循环播散至全身，肺脏极易被累及。尚可有其他迁徙病灶，亦可由呼吸道感染后直接累及肺脏导致肺部炎症。

（二）病理

金黄色葡萄球菌肺炎好发于胸膜下组织，以广泛的出血坏死及多个脓肿形成特点。细支气管及其周围肺泡发生的坏死使气道内气体进入坏死区周围肺间质和肺泡，由于脓性分泌物充塞细支气管，成为活瓣样堵塞，使张力渐增加而形成肺大泡（肺气囊肿）。邻近胸膜的脓肿破裂出现脓胸、气胸或脓气胸。

（三）临床表现

本病多见于婴幼儿，病初有急性上呼吸道感染的症状，或有皮肤化脓性感染。数天后突然高热，呈弛张型，新生儿或体弱婴儿可低热或无热。病情发展迅速，有较明显的中毒症状，面色苍白，烦躁不安或嗜睡，呼吸急促，咳嗽频繁伴气喘，伴有消化道症状如纳呆、腹泻、腹胀，重者可发生惊厥或休克。

患儿发绀、心率增快。肺部体征出现较早，早期有呼吸音减低或散在湿啰音，并发脓胸、脓气胸时表现呼吸音减低，叩诊浊音，语颤减弱。伴有全身感染时因播散的部位不同而出现相应的体征。部分患者皮肤有红色斑丘疹或猩红热样皮疹。

（四）辅助检查

实验室检查白细胞总数及中性粒细胞均增高，部分婴幼儿白细胞总数可偏低，但中性粒细胞百分比仍高。痰液、气管吸出物及脓液细菌培养获得阳性结果，有助于诊断。

X 线检查早期仅为肺纹理增多，一侧或两侧出现大小不等、斑片状密度增深影，边缘模糊。随着病情进展可迅速出现肺大泡、肺脓肿、胸腔积脓、气胸、脓气胸。重者可有纵隔积气、皮下积气、支气管胸膜瘘。病变持续时间较支气管肺炎为长。

(五)诊断与鉴别诊断

根据病史起病急骤、有中毒症状及肺部 X 线检查显示,一般均可做出诊断,脓液培养阳性可确诊病原菌。临床上需与肺炎链球菌、溶血性链球菌及其他革兰阴性杆菌引起的肺部化脓性病变相鉴别,主要依据病情和病程及病原菌培养阳性结果。

(六)治疗

金黄色葡萄球菌肺炎一般的治疗原则与支气管肺炎相同,但由于病情均较重,耐药菌株增多,应选用适当的抗生素积极控制感染并辅以支持疗法。及早、足量使用敏感的抗生素,采用静脉滴注以维持适当的血浓度,选用青霉素 P_{12} 或头孢菌素如头孢唑啉加用氨基糖苷类药物,用药后应观察 3~5 天,无效再改用其他药物。对耐甲氧西林或耐其他药物的菌株(MRSA)宜选用万古霉素。经治疗症状改善者,需在热降、胸片显示病变吸收后再巩固治疗 1~2 周才能停药。

并发脓胸需进行胸腔闭合引流,并发气胸当积气量少者可严密观察,积气量多或发生高压气胸应即进行穿刺排出气体或闭合引流。肺大泡常随病情好转而吸收,一般不需外科治疗。

(七)预后

由于近年来新的抗生素在临床应用,病死率已有所下降,但仍是儿科严重的疾病,体弱儿及新生儿预后较差。

四、衣原体肺炎

衣原体是一类专一细胞内寄生的微生物,能在细胞中繁殖,有独特的发育周期及独特的酶系统,是迄今为止最小的细菌,包括沙眼衣原体、鹦鹉热衣原体、肺炎衣原体和猪衣原体四个种。其中,肺炎衣原体和沙眼衣原体是主要的人类致病源。鹦鹉热衣原体偶可从动物传给人,而猪衣原体仅能使动物致病。衣原体肺炎主要是指由沙眼衣原体和肺炎衣原体引起的肺炎,目前也有鹦鹉热衣原体引起肺炎的报道,但较为少见。

衣原体都能通过细菌滤器,均含有 DNA、RNA 两种核酸,具有细胞壁,含有核糖体,有独特的酶系统,许多抗生素能抑制其繁殖。衣原体的细胞壁结构与其他的革兰阴性杆菌相同,有内膜和外膜,但都缺乏肽聚糖或胞壁酸。衣原体种都有共同抗原成分脂多糖(LPS)和独特的发育周期,包括具有感染性、细胞外无代谢活性的原体(elementary body,EB)和无感染性、细胞内有代谢活性的网状体(reticular body,RB)。具有感染性的原体可通过静电吸引特异性的受体蛋白黏附于宿主易感细胞表面,被宿主细胞通过吞噬作用摄入胞质。宿主细胞膜通过空泡将 EB 包裹,接受环境信号转化为 RB。EB 经摄入 9~12 小时后,即分化为 RB,后者进行二分裂,形成特征性的包涵体,约 36 小时后,RB 又分化为 EB,整个生活周期为 48~72 小时。释放过程可通过细胞溶解或细胞排粒作用或挤出整个包涵体而离开完整的细胞。RB 在营养不足、抗生素抑制等不良条件下并不转化为 EB,从而不易感染细胞,这可能与衣原体感染不易清除有关。这一过程在不同衣原体种间存在着差异,是衣原体长期感染及亚临床感染的生物学基础。

衣原体在人类致病是与免疫相关的病理过程。人类感染衣原体后,诱发机体产生细胞和体液免疫应答,但这些免疫应答的保护作用不强,因此常造成持续感染、隐性感染及反复感染。衣原体在人类致病是与迟发型超敏反应相关的病理过程。有关衣原体感染所造成的免疫病理损伤,现认为至少存在两种情况:①衣原体繁殖的同时合并反复感染,对免疫应答持续刺激,最终表现为迟发型超敏反应(DTH);②衣原体进入一种特殊的持续体(PB),PB 形态变大,其内病原体的应激反应基因表达增加,产生应激反应蛋白,而应激蛋白可参与迟发型超敏反应,且在这些病

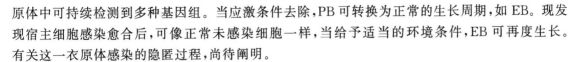

原体中可持续检测到多种基因组。当应激条件去除,PB 可转换为正常的生长周期,如 EB。现发现宿主细胞感染愈合后,可像正常未感染细胞一样,当给予适当的环境条件,EB 可再度生长。有关这一衣原体感染的隐匿过程,尚待阐明。

(一)沙眼衣原体肺炎

沙眼衣原体(Chlamydia trachomatis,CT)用免疫荧光法可分为 12 个血清型,即 A～K 加 B_a 型,A、B、B_a、C 型称眼型,主要引起沙眼,D～K 型称眼-泌尿生殖型,可引起成人及新生儿包涵体结膜炎(副沙眼)、男性及女性生殖器官炎症、非细菌性膀胱炎、胃肠炎、心肌炎及新生儿肺炎、中耳炎、鼻咽炎和女婴阴道炎。

1.发病机制

所有沙眼衣原体感染均可趋向于持续性、慢性和不显性的形式。CT 主要是人类沙眼和生殖系统感染的病原,偶可引起新生儿、小婴儿和成人免疫抑制者的肺部感染。分娩时胎儿通过 CT 感染的宫颈可出现新生儿包涵体性结膜炎和新生儿肺炎。CT 主要经直接接触感染,使易感的无纤毛立方柱状或移行的上皮细胞(如结膜、后鼻咽部、尿道、子宫内膜和直肠黏膜)发生感染。常引起上皮细胞的淋巴细胞浸润性急性炎症反应。一次感染不能产生防止再感染的免疫力。

2.临床表现

活动性 CT 感染妇女分娩的婴儿有 10%～20% 出现肺炎。出生时 CT 可直接感染鼻咽部,以后下行至肺引起肺炎,也可由感染结膜的 CT 经鼻泪管下行到鼻咽部,再到下呼吸道。大多数 CT 感染表现为轻度上呼吸道症状,而症状类似流行性感冒,而肺炎症状相对较轻,某些患者表现为急性起病伴一过性的肺炎症状和体征,但大多数起病缓慢。上呼吸道症状可自行消退,咳嗽伴下呼吸道症状感染体征可在首发症状后数天或数周出现,使本病有一个双病程的表现。CT 肺炎有非常特征性的表现,常见于 6 个月以内的婴儿,往往发生在 1～3 个月龄,通常在生后 2～4 周发病。但目前已经发现有生后 2 周即发病者。本病常起病隐匿,大多数无发热,起始症状通常是鼻炎,伴鼻腔黏液分泌物和鼻塞。随后发展为断续的咳嗽,也可表现为持续性咳嗽、呼吸急促,听诊可闻及湿啰音,喘息较少见。一些 CT 肺炎病例主要表现为呼吸增快和阵发性单声咳嗽。有时呼吸增快为唯一线索,约半数患儿可有急性包涵体结膜炎,可同时有中耳炎、心肌炎和胸腔积液。

与成熟儿比较,极低出生体重儿的 CT 肺炎更严重,甚至是致死性的,需要长期辅以机械通气,易产生慢性肺部疾病,从免疫力低下的 CT 下呼吸道感染患者体内,可在感染后相当一段时间仍能分离到 CT,现发现毛细支气管炎患者 CT 感染比例较多,CT 是启动抑或加重了毛细支气管炎症状尚待研究。已发现新生儿 CT 感染后,在学龄期发展为哮喘。对婴幼儿 CT 感染 7～8 年再进行肺功能测试,发现大多数表现为阻塞性肺功能异常。CT 与慢性肺部疾病间的关系有待阐明。

3.实验室检查

CT 肺炎患儿外周血的白细胞总数正常或升高,嗜酸性粒细胞计数增多,超过 $400/\mu L$。

CT 感染的诊断为从结膜或鼻咽部等病损部位取材涂片或刮片(取材要带柱状上皮细胞,而不是分泌物)发现 CT 或通过血清学检查确诊。新生儿沙眼衣原体肺炎可同时取眼结膜刮屑物培养和/或涂片直接荧光法检测沙眼衣原体。经吉姆萨染色能确定患者有否特殊的胞质内包涵体,其阳性率分别为:婴儿中可高达 90%,成人包涵体结膜炎为 50%,但在活动性沙眼患者中仅有 10%～30%。对轻症患者做细胞检查无帮助。

早在 20 世纪 60 年代已经开展了 CT 的组织细胞培养,采用组织培养进行病原分离是衣原体感染诊断的金标准。一般都是将传代细胞悬液接种在底部放有玻片的培养瓶中,待细胞长成单层后,将待分离的标本种入。经在 CO_2 温箱中孵育并进行适当干预后再用异硫氰酸荧光素标记的 CT 特异性单克隆抗体进行鉴定。常用来观察细胞内形成特异的包涵体及其数目、CT 感染细胞占细胞总数的百分率或折算成使 50% 的组织细胞出现感染病变的 CT 量(TCID50)等指标。研究发现,因为取材木杆中的可溶性物质可能对细胞培养有毒性作用。用以取样的拭子应该是塑料或金属杆,如果在 24 小时内不可能将标本接种在细胞上,应保存在 4 ℃或置−70 ℃储存待用。用有抗生素的培养基作为衣原体转运培养基能最大限度地提高衣原体的阳性率和减少其他细菌过度生长。培养 CT 最常用的细胞为用亚胺环己酮处理的 McCoy 或 Hela 细胞。离心法能促进衣原体吸附到细胞上。培养 72 小时后用 CT 种特异性免疫荧光单克隆抗体和姬姆萨或碘染色可查到胞浆内包涵体。

血清抗体水平的测定是目前应用最广泛的诊断衣原体感染的依据。

(1)衣原体微量免疫荧光法(micro-immunofluoresxence,MIF):衣原体最敏感的血清学检测方法,最常作为回顾性诊断。该试验先用鸡胚或组织细胞培养衣原体,并进一步纯化抗原,将浓缩的抗原悬液加在一块载玻片上,按特定模式用抗原进行微量滴样。将患者的血清进行系列倍比稀释后加在抗原上,然后用间接免疫荧光方法测定每一种衣原体的特异抗原抗体反应。通用的诊断标准:①急性期和恢复期的两次血清抗体滴度相差 4 倍,或单次血清标本的 IgM 抗体滴度≥1:16 和/或单次血清标本的 IgG 抗体滴度>1:512 为急性衣原体感染。②IgM 滴度>1:16 且 1:16<IgG<1:512 为既往有衣原体感染。③单次或双次血清抗体滴度<1:16 为从未感染过衣原体。

(2)补体结合试验:可检测患者血清中的衣原体补体结合抗体,恢复期血清抗体效价较急性期增高4倍以上有确诊意义。

(3)酶联免疫吸附法(ELISA):可用于血清中 CT 抗体的检测,由于衣原体种间有交叉反应,不主张单独应用该方法检测血清标本。

微量免疫荧光法(micro-immunofluoresxence,MIF)检查衣原体类抗体是目前国际上标准的且最常用的衣原体血清学诊断方法,由于可检测出患儿血清中存在的高水平的非母体 IgM 抗体,尤其适用于新生儿和婴儿沙眼衣原体肺炎的诊断。由于不同的衣原体种间可能存在着血清学交叉反应,血清标本应同时检测三种衣原体的抗体并比较抗体滴度,以滴度最高的作为感染的衣原体种,但是不能广泛采用这种检查法。新生儿肺炎患者 IgM 增高,而结膜炎患儿则无 IgM 抗体增高。

分子生物学方法正成为诊断 CT 感染的主要技术手段之一,采用荧光定量聚合酶链反应技术(real time PCR)和巢式聚合酶链反应技术(nested PCR)是诊断 CT 感染的新途径,可早期快速、特异地检测出标本中的 CT 核酸。

4.影像学表现

胸片和肺 CT 表现为肺气肿伴间质或肺泡浸润影,多为间质浸润和肺过度充气,也可见支气管肺炎或网状、结节样阴影,偶见肺不张(图 4-1)。

5.诊断

根据患儿的年龄、相对特异的临床症状及 X 线非特异性征象,并有赖于从结膜或鼻咽部等分离到 CT 或通过血清学检查等实验室手段确定诊断。

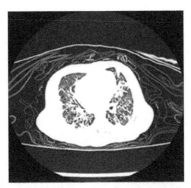

图 4-1 双肺广泛间、实质浸润

6.鉴别诊断

(1)RSV 肺炎:多见于婴幼儿,大多数病例伴有中高热,持续 4～10 天,初期咳嗽、鼻塞,常出现气促、呼吸困难和喘憋,肺部听诊多有细小或粗、中啰音。少数重症病例可并发心力衰竭。胸片多数有小点片状阴影,可有不同程度的肺气肿。

(2)粟粒性肺结核:多见于婴幼儿初染后 6 个月内,特别是 3 个月内,起病可急可缓,缓者只有低热和结核中毒症状,多数急性起病,症状以高热和严重中毒症状为主,常无明显的呼吸道症状,肺部缺乏阳性体征,但 X 线检查变化明显,可见在浓密的网状阴影上密度均匀一致的粟粒结节,婴幼儿病灶周围反应显著及易于融合,点状阴影边缘模糊,大小不一而呈雪花状,病变急剧进展可形成空洞。

(3)白色念珠菌肺炎:多发生在早产儿、新生儿、营养不良儿童、先天性免疫功能缺陷及长期应用抗生素、激素及静脉高营养患者,常表现为低热、咳嗽、气促、发绀、精神萎靡或烦躁不安,胸部体征包括叩诊浊音和听诊呼吸音增强,可有管音和中小水泡音。X 线检查有点状阴影、大片实变,少数有胸腔积液和心包积液,同时有口腔鹅口疮,皮肤或消化道等部位的真菌病。可同时与大肠埃希菌、葡萄球菌等共同致病。

7.治疗

治疗药物主要为红霉素,新生儿和婴儿的用量为红霉素每天 40 mg/kg,疗程 2～3 周,或琥乙红霉素每天 40～50 mg/kg,分 4 次口服,连续 14 天;如果对红霉素不能耐受,度过新生儿期的小婴儿应立即口服磺胺类药物,可用磺胺异噁唑每天 100 mg/kg,疗程 2～3 周。有报道应用阿莫西林、多西环素治疗,疗程 1～2 周;或有报道用氧氟沙星,疗程 1 周,但国内目前不主张此类药物用于小儿。

现发现,红霉素疗程太短或剂量太小,常使全身不适、咳嗽等症状持续数天。单用红霉素治疗的失败率是 10%～20%,一些婴儿需要第 2 个疗程的治疗。有研究发现阿奇霉素短疗程 20 mg/(kg·d),每天顿服连续 3 天与红霉素连续应用 14 天的疗效是相同的。

此外,要强调呼吸道管理和对症支持治疗也很重要。

由于局部治疗不能消灭鼻咽部的衣原体,不主张对包涵体结膜炎进行局部治疗,这种婴儿仍有发生肺炎或反复发生结膜炎的危险。对 CT 引起的小婴儿结膜炎或肺炎均可用红霉素治疗 10～14 天,红霉素用量为每天 50 mg/kg,分 4 次口服。

对确诊为衣原体感染患儿的母亲(及其性伴)也应进行确定诊断和治疗。

8.并发症和后遗症

衣原体能在宿主细胞内长期处于静止状态。因此多数患者无症状,如果未治疗或治疗不恰当,衣原体结膜炎能持续数月,且发生轻的瘢痕形成,但能完全吸收。慢性结膜炎可以单独发生,也可作为赖特尔(Reiter)综合征的一部分,赖特尔(Reiter)综合征包括尿道炎、结膜炎、黏膜病和反应性关节炎。

9.预防

为了防止孕妇产后并发症和胎儿感染应在妊娠后 3 个月做衣原体感染筛查,以便在分娩前完成治疗。对孕妇 CT 生殖道感染应进行治疗。产前进行治疗是预防新生儿感染的最佳方法。红霉素对胎儿无毒性,可用于治疗。新生儿出生后,立即涂红霉素眼膏,可有效预防结膜炎。

美国 CDC 推荐对于 CT 感染孕妇可阿奇霉素 1 次 1 g 或阿莫西林 500 mg 口服,每天 3 次连续 7 天,作为一线用药,也可红霉素 250 mg 每天 4 次连续 14 天,或乙酰红霉素 800 mg 每天 4 次连续 14 天是一种可行的治疗手段。

(二)肺炎衣原体肺炎

肺炎衣原体(Chlamydia pneumoniae,CP)仅有一个血清型,称 TWAR 型,是从患急性呼吸道疾病的大学生呼吸道中分离到的。目前认为 CP 是一个主要的呼吸道病原,CP 感染与哮喘及冠心病的发生存在着一定的关系。CP 在体内的代谢与 CT 相同,在微生物学特征上与 CT 不同的是,其原体为梨形,原体内没有糖原,主要外膜蛋白上没有种特异抗原。

CP 可感染各年龄组人群,不同地区 CP 感染 CAP 的比例是不同的,在 2%~19%波动,与不同人群和选用的检测方法不同有关。大多数研究选用的是血清学方法,儿童下呼吸道感染率的报道波动在 0~18%,一个对 3~12 岁采用培养方法的 CAP 多中心研究发现的 CP 感染率为 14%,而 MP 感染率是 22%,其中小于 6 岁组 CP 感染率是 15%。大于 6 岁组 CP 感染率是 18%,有 20%的儿童同时存在 CP 和 MP 感染,有报道 CP 感染镰状细胞贫血患者 10%~20%出现急性胸部综合征,10%支气管炎症和 5%~10%儿童出现咽炎。

1.发病机制

CP 广泛存在于自然界,但迄今感染仅见于人类。这种微生物能在外界环境生存 20~30 小时,动物实验证明:要直接植入才能传播,空气飞沫传播不是 CP 有效的传播方式。临床研究报道发现,呼吸道分泌物传播是其主要的感染途径,无症状携带者和长期排菌状态可能促进这种传播。其潜伏期较长,传播比较缓慢,平均潜伏期为 30 天,最长可达 3 个月。感染没有明显的季节性,儿童时期其感染的性别差异不明显。现已发现,在军队、养老院等同一居住环境中出现人与人之间的 CP 传播和 CP 感染暴发流行。在某些家庭内 CP 的暴发流行中,婴幼儿往往首先发病,并占发患者数中的多数,甚至有时感染仅在幼儿间传播。初次感染多见于 5~12 岁小儿,但从抗体检查证明整个青少年期和成人期可以又有新的或反复感染,老年期达到顶峰,其中 70%~80%血清为阳性反应。血清学流行病学调查显示学龄儿童抗体阳性率开始增加,青少年达 30%~45%,提示存在无症状感染。大约在 15 岁前感染率无性别差异。15 岁以后男性多于女性。流行周期为 6 个月到 2~3 年,有少数地方性流行报道。大概成年期感染多数是再感染,同时可能有多种感染。也有研究发现:多数家庭或集体成员中仅有一人出现 CP 感染,这说明不易发生传播。

在 CP 感染的症状期及无症状期均可由呼吸道检出 CP。已经证明在症状性感染后培养阳性的时间可长达 1 年,无症状性感染时常见抗体反应阳性。尚不清楚症状的存在是否会影响病原的传播。

与 CT 仅侵犯黏膜上皮细胞不同,CP 可感染包括巨噬细胞、外周血细胞、动脉血管壁内皮细胞及平滑肌在内的几种不同的细胞。CP 可在外周血细胞中存活并可通过血液循环及淋巴循环到达全身各部位。CP 感染后,细胞中有关炎细胞因子 IL-1、IL-8、IFN-a 等及黏附因子 ICAM-1 表达增多,并可诱导白细胞向炎症部位趋化,既可有利于炎症反应的局部清除,同时也会造成组织的损伤。

2.临床表现

青少年和年轻成人 CP 感染可以为流行性,也可为散发性,CP 以肺炎最常见。青少年中约 10％的肺炎、5％的支气管炎、5％的鼻窦炎和 1％的喉炎和 CP 感染有关。Saikku 等在菲律宾 318 名 5 岁以下的急性下呼吸道感染患者中,发现 6.4％为急性 CP 感染,3.2％为既往感染。Hammerschlag 等对下呼吸道感染的患者,经培养确定 5 岁以下小儿 CP 感染率为 24％,5～18 岁为 41％,最小的培养阳性者仅为 14 个月大。CP 感染起病较缓慢,早期多为上呼吸道感染症状,类似流行性感冒,常合并咽喉炎、声音嘶哑和鼻窦炎,无特异性临床表现。1～2 周后上感症状逐渐减轻而咳嗽逐渐加重,并出现下呼吸道感染征象,肺炎患者症状轻到中等,包括发热、不适、头痛、咳嗽,常有咽炎,多数表现为咽痛、发热、咳嗽,以干咳为主,可出现胸痛、头痛、不适和疲劳。听诊可闻及湿啰音并常有喘鸣音。CP 肺炎临床表现相差悬殊,可从无症状到致死性肺炎。儿童和青少年感染大部分为轻型病例,多表现为上呼吸道感染和支气管炎,肺炎患者较少。而成人则肺炎较多,尤其是在已有慢性疾病或 CP(TWAR)重复感染的老年患者。CP 在免疫力低下的人群可引起重症感染,甚至呼吸衰竭。

CP 感染的潜伏期为 15～23 天,再感染的患者呼吸道症状往往较轻,且较少发展为肺炎。与支原体感染一样,CP 感染也可引起肺外的表现,如结节性红斑、甲状腺炎、脑炎和 Gullain-Barre 综合征等。

CP 可激发哮喘患者喘息发作,囊性纤维化患者病情加重,有报道从急性中耳炎患者的渗液中分离出 CP,CP 往往与细菌同时致病。有 2％～5％的儿童和成人可表现为无症状呼吸道感染,持续 1 年或 1 年以上。

3.实验室检查

诊断 CP 感染的特异性诊断依据组织培养的病原分离和血清学检查。CP 在经亚胺环己酮处理的 HEP-2 和 HL 细胞培养基上生长最佳。标本的最佳取材部位为鼻咽后部,如检查 CT 那样用金属丝从胸腔积液中也分离到该病原。有报道经胰酶和/或乙二胺四乙酸钠(EDTA)处理后的标本 CP 培养的阳性率高。已有从胸腔积液中分离到 CP 的报道。

用荧光抗体染色可能直接查出临床标本中的衣原体,但不是非常敏感和特异。用 EIA 法可检测一些临床标本中的衣原体抗原,因 EIAs 采用的是多克隆抗体或属特异单克隆抗体,可同时检测 CP 和 CT。而微量免疫荧光法(MIF),可使用 CP 单一抗原,而不出现同时检测其他衣原体种。急性 CP 感染的血清学诊断标准为:患者 MIF 法双份血清 IgG 滴度 4 倍或 4 倍以上升高或单份血清 IgG 滴度≥1∶512;和/或 IgM 滴度≥1∶16 或以上,在排除类风湿因子所致的假阳性后可诊断为近期感染;如果 IgG≥1∶16 但≤1∶512 提示曾经感染。这一标准主要根据成人资料而定。肺炎和哮喘患者的 CP 感染研究显示有 50％测不到 MIF 抗体。不主张单独应用 IgG 进行诊断。IgG 滴度 1∶16 或以上仅提示既往感染。IgA 或其他抗体水平需双份血清进行回顾分析才能进行诊断,不能提示既往持续感染。

MIF 和补体结合试验方法敏感性在各种方法不一致,CDC 建议应严格掌握诊断标准。

由于与培养的结果不一致,不主张血清酶联免疫方法进行 CP 感染诊断,有关 CP 儿童肺炎和哮喘儿童 CP 感染的研究发现,有 50% 儿童培养证实为 CP 感染,而并无血清学抗体发现。而且,单纯应用血清学方法不能进行临床微生物评价。

采用各种聚合酶链反应技术(PCR)如荧光定量 PCR 和 Nested PCR 等可早期快速并特异地进行 CP 感染的诊断,已有不少关于其应用并与培养和血清学方法进行对比的研究,有研究报道以 16SrRNA 特异靶序列为目的基因的荧光定量 PCR 方法诊断 CP 感染具有较好的特异性,操作较为简单,且能将标本中的病原体核酸量化,但目前尚无此 PCR 商品药盒。

4.影像学表现

开始主要表现为单侧肺泡浸润,位于肺段和亚段,可见于两肺的任何部位,下叶及肺的周边部多见。以后可进展为双侧间质和肺泡浸润。胸部 X 线表现多较临床症状重。胸片示肺叶浸润影,并可有胸腔积液。

5.诊断及鉴别诊断

临床表现上不能与 MP 等引起的非典型肺炎区分开来,听诊可发现啰音和喘鸣音,胸部影像常较患儿的临床表现重,可表现为轻度、广泛的或小叶浸润,可出现胸腔积液,可出现白细胞数稍高和核左移,也可无明显的变化。培养是诊断 CP 感染的特异方法,最佳的取材部位是咽后壁标本,也可从痰、咽拭子、支气管灌洗液、胸腔积液等标本中取材进行培养。

CP 感染的表现与 MP 不好区分,CP 肺炎患者常表现为轻到中度的全身症状,如发热、乏力、头痛、咳嗽、持续咽炎,也可出现胸腔积液和肺气肿,重症患者常出现肺气肿。

MP 肺炎:多见于学龄儿童及青少年,婴幼儿也不少见,潜伏期 2~3 周,症状轻重不等,主要特点是持续剧烈咳嗽,婴幼儿可出现喘息,全身中毒症状相对较轻,可伴发多系统、多器官损害,X 线所见远较体征显著,外周血白细胞数大多数正常或增高,血沉增快,血清特异性抗体测定有诊断价值。

6.治疗

其治疗与肺炎支原体肺炎相似,但不同之处在于治疗的时间要长,以防止复发和清除存在于呼吸道的病原体。体外药物敏感试验显示四环素、红霉素及一些新的大环丙酯类(阿奇霉素和克拉红霉素)和喹诺酮类(氧氟沙星)抗生素有活性。对磺胺类耐药。首选治疗为红霉素,新生儿和婴儿的用量为红霉素每天 40 mg/kg,疗程 2~3 周,一般用药 24~48 小时体温下降,症状开始缓解。有报道单纯应用 1 个疗程,部分病例仍可复发,如果无禁忌,可进行第二疗程治疗。也可采用克拉霉素和阿奇霉素治疗,其中阿奇霉素的疗效要优于克拉霉素,用法为克拉霉素疗程 21 天,阿奇霉素疗程 5 天,也可应用利福平、罗红霉素、多西环素进行治疗。

有研究发现,选用红霉素治疗 2 周,甚至四环素或多西环素治疗 30 天者仍有复发病例。可能需要 2 周以上长期的治疗,初步资料显示 CP 肺炎患儿服用红霉素悬液 40~50 mg/(kg·24 h),连续 10~14 天,可清除鼻咽部病原的有效率达 80% 以上。克拉霉素每天 10 mg/kg,分 2 次口服,连续 10 天,或阿奇霉素每天 10 mg/kg,口服 1 天,第 2~5 天阿奇霉素每天 5 mg/kg,对肺炎患者的鼻咽部病原的清除率达 80% 以上。

7.预后

CP 感染的复发较为常见,尤其抗生素治疗不充分时,但较少累及呼吸系统以外的器官。

8.预防

CP 肺炎按一般呼吸道感染预防即可。

(三)鹦鹉热衣原体肺炎

病原为鹦鹉热衣原体(Chlamydia psittaci,CPs),CPs 和 CT 沙眼衣原体仅有 10% 的 DNA 同源。可通过 CPs 包涵体不含糖原、包涵体形态和对磺胺类药物的敏感性与 CT 沙眼衣原体相鉴别。CPs 有多个不同的种,可感染大多数的鸟类和包括人在内的哺乳动物,目前认为 CPs 菌株至少有 5 个生物变种,单克隆抗体测定显示鸟生物变种至少有 4 个血清型,其中鹦鹉和火鸡血清型是美国鸟类感染的最重要血清型。

1.发病机制

虽然原先命名为鹦鹉热,实际上所有的鸟类,包括家鸟和野鸟均是 CPs 的天然宿主。对人类威胁最大的是家禽加工厂(特别是火鸡加工厂)、饲养鸽子和笼中宠鸟。近几年在美国通过对家禽喂含四环素的饲料和对进口鸟在检疫期用四环素治疗,这种感染率已经降低。这种病原体可存在于鸟排泄物、血、腹腔脏器和羽毛内。引起人类感染的主要机制大概是由于吸入干的排泄物;吸入粪便气溶胶、粪尘和含病原的动物分泌物是感染的主要途径。作为感染源的鸟类可无症状或表现拒食、羽毛竖立、无精打采和排绿水样便。受染的鸟类可以是无症状或仅有轻微症状,但在感染后仍能排菌数月。易患鹦鹉热的高危人群包括养鸟者、鸟的爱好者、宠物店的工作人员。人类感染常见于长期或密切接触者,但据报道约 20% 的鹦鹉热患者无鸟类接触史。但是在家禽饲养场发生鹦鹉热流行时,也有仅接触死家禽、切除死禽内脏者发病。已有报道人类发生反复感染者可持续携带病原体达 10 年之久。

鹦鹉热几乎只是成人的疾病,可能因为小儿接触鸟类或加工厂或在家庭内接触的可能性较少。

病原体吸入呼吸道,经血液循环侵入肝、脾等单核-吞噬细胞系统,在单核吞噬细胞内繁殖后,再血行播散至肺和其他器官。肺内病变常开始于肺门区域,血管周围有炎症反应,并向周围扩散小叶性和间质性肺炎,以肺叶或肺段的下垂部位最为明显,细支气管及支气管上皮引起脱屑和坏死。早期肺泡内充满中性粒细胞及水肿渗出液,不久即被多核细胞所代替,病变部位可产生实变及少量出血,肺实变有淋巴细胞浸润,可出现肺门淋巴结肿大。有时产生胸膜炎症反应。肝脏可出现局部坏死,脾常肿大,心、肾、神经系统及消化道均可受累产生病变。

有猜测存在人与人之间的传播,但尚未证实。

2.临床表现

鹦鹉热既可以是呼吸道感染,也可以是以呼吸系统为主的全身性感染。儿童鹦鹉热的临床表现可从无症状感染到出现肺炎、多脏器感染不等。潜伏期平均为 15 天,一般为 5~21 天,也可长达 4 周。起病多隐匿,病情轻时如流感样,也可突然发病,出现发热、寒战、头痛、出汗和其他许多常见的全身和呼吸道症状,如不适无力、关节痛、肌痛、咯血和咽炎。发热第一周可达 40 ℃ 以上,伴寒战和相对缓脉,常有乏力,肌肉关节痛,畏光,鼻出血,可出现类似伤寒的玫瑰疹,常于病程 1 周左右出现咳嗽,咳嗽多为干咳,咳少量黏痰或痰中带血等。肺部很少有阳性体征,偶可闻及细湿啰音和胸膜摩擦音,双肺广泛受累者可有呼吸困难和发绀。躯干部皮肤可见一过性玫瑰疹。严重肺炎可发展为谵妄、低氧血症甚至死亡。头痛剧烈,可伴有呕吐,常被疑诊为脑膜炎。

3.实验室检查

白细胞数常不升高或可出现轻度白细胞数升高,同时可有门冬氨酸氨基转移酶(谷丙转氨酶)、碱性磷酸酶和胆红素增高。

有报道 25%鹦鹉热患者存在脑膜炎,其中半数脑脊液蛋白增高(400～1 135 mg/L),未见脑脊液中白细胞数增加。

4.影像学表现

CPs 肺炎胸片常有异常发现,肺部主要表现为不同程度的肺部浸润,如弥漫性支气管肺炎或间质性肺炎,可见由肺门向外周放射的网状或斑片状浸润影,多累及下叶,但无特异性。单侧病变多见,也可双侧受累,肺内病变吸收缓慢,偶见大叶实变或粟粒样结节影及胸膜渗出。可出现胸腔积液。肺内病变吸收缓慢,有报道治疗 7 周后有 50%的患者病灶不能完全吸收。

5.诊断

由于临床表现各异,鹦鹉热的诊断困难。本病与鸟类的接触史非常重要,但 20%的鹦鹉热患者接触史不详,尚无人与人之间传播的证据。出现高热、严重头痛和肌痛症状的肺炎患者,结合患者有鸟接触史等阳性流行病学资料和血清学检查确定诊断。

从胸腔积液和痰中可培养出病原体,CPs 与 CP、CT 的培养条件是相同的,由于其潜在的危险,鹦鹉热衣原体除研究性实验室外一般不能培养。

实验室检查诊断多数是靠特异性补体结合性抗体检测。特异性补体结合试验或微量免疫荧光试验阳性,恢复期(发病第 2～3 周)血清抗体效价比急性期增高 4 倍或单次效价为 1：32 或以上即可确定诊断。诊断的主要方法是血清补体结合试验,是种特异性的。

补体结合(complement fixation,CF)抗体试验不能区别是 CP 还是 CPs,如小儿抗体效价增高,更多可能是 CP 感染的血清学反应。

CDC 认为鹦鹉热确诊病例需要符合临床疾病过程、鸟类接触病史,采用以下三种方法之一进行确定:呼吸道分泌物病原学培养阳性,相隔 2 周血 CF 抗体 4 倍上升或 MIF 抗体 4 倍以上升高,MIF 单份血清 IgM 抗体滴度大于或等于 16。

可疑病例必须在流行病学上与确诊病例密切相关,或症状出现后单份 CF 或 MIF 抗体在1：32 以上。

由于 MIF 也用于诊断 CP 感染,用 MIF 检测可能存在与其他衣原体种或细菌感染间的交叉反应,早期针对鹦鹉热采用四环素进行治疗,可减少抗体反应。

6.鉴别诊断

(1)MP 肺炎:多见于学龄儿童及青少年,婴幼儿也不少见,潜伏期 2～3 周,症状轻重不等,主要特点是持续剧烈咳嗽,婴幼儿可出现喘息,全身中毒症状相对较轻,可伴发多系统、多器官损害,X 线所见远较体征显著,外周血白细胞数大多数正常或增高,血沉增快,血清特异性抗体测定有诊断价值。

(2)结核病:小儿多有结核病接触史,起病隐匿或呈现慢性病程,有结核中毒症状,肺部体征相对较少,X 线所见远较体征显著,不同类型结核有不同特征性影像学特点,结核菌素试验阳性、结核菌检查阳性,可较早出现全身结核播散病灶等明确诊断。

(3)真菌感染:不同的真菌感染的临床表现多样,根据患者有无免疫缺陷等基础疾病、长期应用抗生素、激素等病史、肺部影像学特征、病原学组织培养、病理等检查,经试验和诊断性治疗明确诊断。

7.治疗

CPs 对四环素、氯霉素和红霉素敏感,但不主张四环素在 8 岁以下小儿应用。新生儿和婴儿的用量为红霉素每天 40 mg/kg,疗程 2～3 周。也有采用新型大环内酯类抗生素,应注意鹦鹉热的治疗显效较慢,发热等临床症状一般要在 48～72 小时方可控制,有报道红霉素和四环素这两种抗生素对青少年的用量为每天 2 g,用 7～10 天或热退后继续服用 10 天。复发者可进行第二个疗程,发生呼吸衰竭者,需氧疗和进一步机械呼吸治疗。

多西环素 100 mg 每天 2 次或四环素 500 mg 每天 4 次在体温正常后再继续服用 10～14 天,对危重患者可用多西环素 4.4 mg/(kg·d)每 12 小时口服 1 次,每天最大量是 100 mg。对 9 岁以下不能用四环素的小儿,可选用红霉素 500 mg 每天 4 次口服。由于初次感染往往并不能产生长久的免疫力,有治疗 2 个月后病情仍复发的报道。

8.预后

鹦鹉热患者应予隔离,痰液应进行消毒;应避免接触感染的鹦鹉等鸟类或禽类可预防感染;加强国际进口检疫和玩赏鸟类的管理。未经治疗的死亡率是 15％～20％,若经适当治疗的死亡率可降至 1％ 以下,严重感染病例可出现呼吸衰竭,有报道孕妇感染后可出现胎死宫内。

9.预防

病原体对大多数消毒剂、热等敏感,对酸和碱抵抗。严格鸟类管理,应用鸟笼,并避免与病鸟接触;对可疑鸟类分泌物应进行消毒处理,并对可疑鸟隔离观察 30～45 天;对眼部分泌物多、排绿色水样便或体重减轻的鸟类应隔离;避免与其他鸟类接触,不能买卖。接触的人应严格防护,穿隔离衣,并戴 N95 型口罩。

五、支原体肺炎

(一)病因

支原体是细胞外寄生菌,属暗细菌门、柔膜纲、支原体目、支原体科(Ⅰ、Ⅱ)、支原体属(Ⅰ、Ⅱ)。支原体广泛寄居于自然界,迄今已发现支原体有 60 余种,可引起动物、人、植物等感染。支原体的大小介于细菌与病毒之间,是能独立生活的病原微生物中最小者,能通过细菌滤器,需要含胆固醇的特殊培养基,在接种 10 天后才能出现菌落,菌落很小,病原直径为 125～150 nm,与黏液病毒的大小相仿,含 DNA 和 RNA,缺乏细胞壁,呈球状、杆状、丝状等多种形态,革兰染色阴性。目前肯定对人致病的支原体有 3 种,即肺炎支原体(mycoplasma pneumoniae,MP)、解脲支原体及人型支原体。其中肺炎支原体是人类原发性非典型肺炎的病原体。

(二)流行病学

MP 是儿童时期肺炎或其他呼吸道感染的重要病原之一。本病主要通过呼吸道飞沫传染。全年都有散发感染,秋末和冬初为发病高峰季节,每 2～6 年可在世界范围内同时发生流行。MP感染的发病率各地报道差异较大,一般认为 MP 感染所致的肺炎在肺炎总数中所占的比例可因年龄、地区、年份及是否为流行年而有所不同。

(三)发病机制

直接损害:肺炎支原体缺乏细胞壁,且没有其他与黏附有关的附属物,故其依赖自身的细胞膜与宿主靶细胞膜紧密结合。当肺炎支原体侵入呼吸道后,借滑行运动定位于纤毛毡的隐窝内,以其尖端特殊结构(即顶器)牢固的黏附于呼吸道黏膜上皮细胞的神经氨酸受体上,抵抗黏膜纤毛的清除和吞噬细胞的吞噬。与此同时,MP 会释放有毒代谢产物,如氨、过氧化氢、蛋白酶及神经毒素等,从而造成呼吸道黏膜上皮的破坏,并引起相应部位的病变,这是 MP 的主要致病方式。P1 被认为是肺炎支原体的主要黏附素。

免疫学发病机制:人体感染 MP 后体内先产生 IgM,后产生 IgG、SIgA。由于 MP 膜上的甘油磷脂与宿主细胞有共同抗原成分,感染后可产生相应的自身抗体,形成免疫复合物,如在出现心脏、神经系统等并发症的患者血中,可测到针对心肌、脑组织的抗体。另外,人体感染 MP 后炎性介质、酸性水解酶、中性蛋白水解酶和溶酶体酶、氧化氢等产生增加,导致多系统免疫损伤,出现肺及肺外多器官损害的临床症状。

肺炎支原体多克隆激活 B 淋巴细胞,产生非特异的与支原体无直接关联的抗原和抗体,如冷凝集素的产生。比较而言,肺炎支原体引起的非特异性免疫反应比特异性免疫反应明显。

由于肺炎支原体与宿主细胞有共同抗原成分,可能会被误认为是自身成分而允许寄生,逃避了宿主的免疫监视,不易被吞噬细胞摄取,从而得以长时间寄居。

肺炎支原体肺炎的发病机制尚未完全阐明,目前认为肺炎支原体的直接侵犯和免疫损伤均存在,是二者共同作用的结果,但损害的严重程度及作用时间长短不清。

(四)病理表现

支原体肺炎主要病理表现为间质性肺炎和细支气管炎,有些病例病变累及肺泡。局部黏膜充血、水肿、增厚,细胞膜损伤,上皮细胞纤毛脱落,有淋巴细胞、嗜酸性粒细胞、中性粒细胞、巨噬细胞浸润。

(五)临床表现

潜伏期 2～3 周,高发年龄为 5 岁以上,婴幼儿也可感染,目前认为肺炎支原体感染有低龄化趋势。起病一般缓慢,主要症状为发热、咽痛和咳嗽。热度不一,可呈高热、中等度热或低热。咳嗽有特征性,病程早期以干咳为主,呈阵发性,较剧烈,类似百日咳,影响睡眠和活动。后期有痰,黏稠,偶含少量血丝。支原体感染可诱发哮喘发作,一些患儿伴有喘息。若合并中等量以上胸腔积液,或病变广泛尤其以双肺间质性浸润为主时,可出现呼吸困难。婴幼儿的临床表现可不典型,多伴有喘鸣和呼吸困难,病情多较严重,可发生多系统损害。肺部体征少,可有呼吸音减低,病程后期可出现湿性啰音,肺部体征与症状及影像学表现不一致,为支原体肺炎的特征。我们在临床上发现,肺炎支原体可与细菌、病毒混合感染,尤其是与肺炎链球菌、流感嗜血杆菌、EB 病毒等混合感染,使病情加重。

(六)影像学表现

胸部 X 线表现如下。①间质病变为主:局限性或普遍性肺纹理增浓,边界模糊有时伴有网结状阴影或较淡的斑点阴影,或表现单侧或双侧肺门阴影增大,结构模糊,边界不清,可伴有肺门周围斑片阴影(图 4-2)。②肺泡浸润为主:病变的大小形态差别较大,以节段性浸润常见,其内可夹杂着小透光区,形如支气管肺炎。也可呈肺段或大叶实变,发生于单叶或多叶,可伴有胸膜积液(图 4-3、图 4-4)。③混合病变:同时有上两型表现。

由于支原体肺炎的组织学特征是急性细支气管炎,胸部 CT 除上述表现外,可见网格线影、小叶中心性结节、树芽征及支气管管壁增厚、管腔扩张(图 4-5)。树芽征表现反映了有扩大的小叶中心的细支气管,它们的管腔为黏液、液体所嵌顿。在 HRCT 上除这些征象外,还可见马赛克灌注、呼气时空气潴留的气道阻塞。

重症支原体肺炎可发生坏死性肺炎,胸部 CT 强化扫描后可显示坏死性肺炎。影像学完全恢复的时间长短不一,有的肺部病变恢复较慢,病程较长,甚至发生永久性损害。国外文献报道及临床发现,在相当一部分既往有支原体肺炎病史的儿童中,HRCT 上有提示为小气道阻塞的异常表现,包括马赛克灌注、支气管扩张、支气管管壁增厚、血管减少,呼气时空气潴留,病变多累及两叶或两叶以上(图 4-6),即遗留 BO 或单纯支气管扩张征象,其部位与全部急性期时胸片所示的浸润区位置一致,这些异常更可能发生于支原体抗体滴度较高病例。

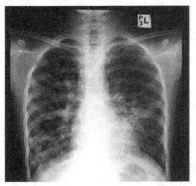

图 4-2　支原体肺炎(间质病变为主)
双肺纹理增浓,边界模糊,伴有网结状阴影和左肺门周围片状阴影

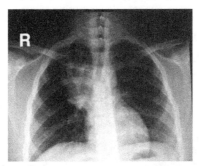

图 4-3　支原体肺炎(肺泡浸润为主)
右上肺浸润,其内夹杂着小透光区

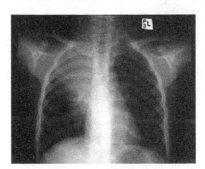

图 4-4　右上肺实变

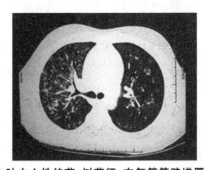

图 4-5　小叶中心性结节、树芽征、支气管管壁增厚、管腔扩张

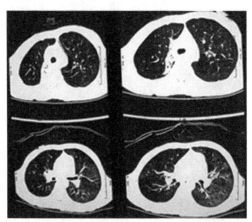

图 4-6　CT 显示马赛克灌注、右肺中叶支气管扩张

　　难治性或重症支原体肺炎：根据我们的病例资料分析，肺炎支原体肺炎的临床表现、病情轻重、治疗反应及胸部 X 线片表现不一。一些病例发病即使早期应用大环内酯类抗生素治疗，体温持续升高，剧烈咳嗽，胸部 X 线片示一个或多个肺叶高密度实变、不张或双肺广泛间质性浸润（图 4-7，图 4-8），常合并中量胸腔积液，支气管镜检查发现支气管内黏稠分泌物壅塞，或伴有坏死黏膜，病程后期亚段支气管部分或完全闭塞，致实变、肺不张难于好转，甚至出现肺坏死，易遗留闭塞性细支气管炎和局限性支气管扩张。双肺间质性改变严重者可发生肺损伤和呼吸窘迫，并可继发间质性肺炎。这些病例为难治性或重症支原体肺炎。

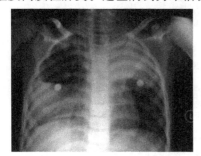

图 4-7　双肺实变（一）

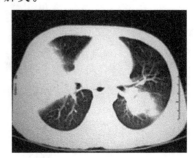

图 4-8　双肺实变（二）

　　肺外并发症有如下几种。

　　神经系统疾病：在肺炎支原体感染的肺外并发症中，无论国内国外，报道最多的为神经系统疾病。发生率不明。与肺炎支原体感染相关的神经系统疾病可累及大脑、小脑、脑膜、脑血管、脑干、脑神经、脊髓、神经根、周围神经等，表现为脑膜脑炎、急性播散性脑脊髓膜炎、横断性脊髓炎、无菌性脑膜炎、周围神经炎、吉兰-巴雷综合征、脑梗死、Reye 综合征等。我们在临床发现，肺炎支原体感染引起的脑炎最常见。近期我们收治 1 例肺炎支原体肺炎合并胸腔积液患儿，发生右颈内动脉栓塞，导致右半侧脑组织全部梗死，国外有类似的病例报道。神经系统疾病可发生于肺炎支原体呼吸道感染之前、之中、之后，少数不伴有呼吸道感染而单独发生。多数病例先有呼吸道症状，相隔 1～3 周出现神经系统症状。临床表现因病变部位和程度不同而异，主要表现为发热、惊厥、头痛、呕吐、神志改变、精神症状、脑神经障碍、共济失调、瘫痪、舞蹈-手足徐动等。脑脊液检查多数正常，异常者表现为白细胞数升高、蛋白升高、糖和氯化物正常，类似病毒性脑炎。脑电图可出现异常。CT 和 MRI 多数无明显异常。病情轻重不一，轻者很快缓解，重者可遗留后

遗症。

泌尿系统疾病:在与肺炎支原体感染相关的泌尿系统疾病中,最常见的为急性肾小球肾炎综合征,类似链球菌感染后急性肾小球肾炎,表现为血尿、蛋白尿、水肿、少尿、高血压,血清补体可降低。与链球菌感染后急性肾小球肾炎相比,潜伏期一般较短,血尿恢复快。文献认为与肺炎支原体感染相关的肾小球肾炎的发生率有升高趋势,预后与其病理损害有关,病理损害重,肾功能损害也重,病程迁延,最终可进展为终末期肾衰竭。病理类型可多种多样,有膜增生型、系膜增生型、微小病变型等。肺炎支原体感染也可引起 IgA 肾病,小管性-间质性肾炎,少数患者可引起急性肾衰竭。

心血管系统疾病:肺炎支原体感染可引起心肌炎和心包炎,甚至心功能衰竭。常见的表现为心肌酶谱升高、心律失常(如传导阻滞、室性期前收缩等)。肺炎支原体肺炎可合并川崎病或肺炎支原体感染单独引起川崎病,近年来有关肺炎支原体感染与川崎病的关系已引起国内的关注。此外,肺炎支原体肺炎可引起心内膜炎,我们曾收治肺炎支原体肺炎合并心内膜炎的患儿,心内膜出现赘生物。

血液系统:以溶血性贫血多见。另外,也可引起血小板数减少、粒细胞减少、再生障碍性贫血、凝血异常,出现脑、肢体动脉栓塞及 DIC。国外文献有多例报道肺炎支原体感染合并噬血细胞综合征、类传染性单核细胞增多症。由于目前噬血细胞综合征、传染性单核细胞增多症的发病率有增多趋势,除与病毒感染相关外,肺炎支原体感染的致病作用不容忽视。由于肺炎支原体可与 EB 病毒混合感染,当考虑肺炎支原体为传染性单核细胞增多症的病因时,应慎重。

皮肤黏膜表现:皮疹多见,形态多样,有红斑、斑丘疹、水疱、麻疹样或猩红热样丘疹、荨麻疹及紫癜等,但以斑丘疹和疱疹为多见,常发生在发热期和肺炎期,持续 1~2 周。最严重的为 Stevens-Johnson 综合征。

关节和肌肉病变:表现为非特异性肌痛、关节痛、关节炎。非特异性肌痛多为腓肠肌疼痛。有时关节痛明显,关节炎以大中关节多见,可游走。

胃肠道系统:可出现腹痛、腹泻、呕吐、肝损害。肺炎支原体肺炎引起的肝功能损害较常见,经保肝治疗,一般能恢复,目前尚未见肝坏死的报道。也可引起上消化道出血、胰腺炎、脾大。

(七)实验室检查

目前国内外采用的 MP 诊断方法主要包括经典的培养法、血清学抗体检测和核酸检测方法。

MP 的分离培养和鉴定可客观反映 MP 感染的存在,作为传统的检测手段,至今仍是支原体鉴定的金标准。其缺点是费时耗力,由于 MP 对培养条件要求苛刻,生长缓慢,做出判定需 3~4 周。当标本中 MP 数量极少、培养基营养标准不够或操作方法不当时,均会出现假阴性。由于 MP 培养困难、花费时间长,多数实验室诊断均采用血清学方法,如补体结合试验(complement fixation test,CFT 或 CF)、颗粒凝集试验(particle agglutination test,PAT 或 PA)、间接血凝试验(indirect hemagglutination test,IHT)和不同的 ELISA 法等。近年多采用颗粒凝集法(PA)测定 MP 抗体,值得注意其所测得的抗体 90% 为 MP IgM,但也包含了 10% 左右的 MP IgG,PA 法阳性为滴度>1∶80。除 MP IgM 外还可检测 MP IgA 抗体,其出现较 IgM 稍晚,但持续时间长、特异性强,测定 MP IgA 可提高 MP 感染诊断的敏感性和特异性。

PCR 的优点在于可检测经过处理用于组织学检测的组织,或已污染不能进行分离培养的组织。只需一份标本,1 天内可完成检测,与血清学方法比较,可检测更早期的感染,并具有高敏感性的优势,检测标本中的支原体无须是活体。已有报道将实时 PCR(real time PCR)技术应用于

MP 感染诊断,该技术将 PCR 的灵敏性和探针杂交的特异性合二为一,是目前公认的准确性和重现性最好的核酸分子技术。Matezou 等应用此方法在痰液中检测 MP,发现 22%MP IgM 阴性的 MP 感染病例。有学者认为如果将实时 PCR 和 EIA 检测 MP IgM 相结合,则在 MP 感染急性期可达到 83%阳性检出率。Daxboeck 等对 29 例 MP 感染致 CAP 患者的血清用实时 PCR 技术与常规 PCR 技术作对比研究显示:所有标本常规 PCR 均阴性,但实时 PCR 检出 15 例 MP 感染(52%阳性率),该研究不仅证明实时 PCR 的敏感性,更对传统观念做了修正,即 MP 感染存在支原体血症。

(八)诊断

血清 IgG 抗体呈 4 倍以上升高或降低,同时 MP 分离阳性者,有绝对诊断意义。血清 IgM 抗体阳性伴 MP 分离阳性者,也可明确 MP 感染诊断。如仅有 4 倍以上抗体改变或下降至原来的 1/4,或 IgM 阳性(滴度持续>1∶160),推测有近期感染,应结合临床表现进行诊断。目前国内在阳性标准上并不统一,这直接影响到对 MP 流行病学的评估和资料间比较。

(九)鉴别诊断

1.细菌性肺炎

重症支原体肺炎患儿影像学表现为大叶实变伴胸腔积液,外周血中性粒细胞数升高,CRP 明显升高,与细菌性肺炎难于鉴别。支原体肺炎的肺泡炎症与间质炎症常混合存在,即在大片实变影周围或对侧有网点状、网结节状阴影,常有小叶间隔增厚、支气管血管束增粗和树芽征等间质性改变,这在细菌性肺炎少见。另外,支原体肺炎的胸腔积液检查常提示白细胞数轻度升高,以淋巴细胞为主。病原学检查如支原体抗体阳性,痰液和胸腔积液细胞培养是可靠的鉴别诊断依据。

2.肺结核

浸润性肺结核见于年长儿,临床表现为发热、咳嗽,肺部体征不多,重者可出现肺部空洞和支气管播散。支气管播散表现为小叶中心结节、树芽征、支气管壁增厚、肺不张等征象。由于浸润性肺结核和支原体肺炎的发病年龄、临床和影像表现相似,二者易混淆。鉴别点:浸润性肺结核出现支气管播散表现病程相对较长,起病缓慢,浸润阴影有空洞形成。支原体肺炎支原体抗体阳性,而浸润性肺结核 PPD 皮试阳性、痰液结核分枝杆菌检查阳性。支原体肺炎经大环内酯类抗生素有效。另外,因支原体肺炎可引起肺门淋巴结肿大,易误诊为原发性肺结核,但原发性肺结核除肺门淋巴结肿大外,往往伴有气管或支气管旁淋巴结肿大,并彼此融合、PPD 皮试阳性。支原体肺炎也可引起双肺类似粟粒样阴影,易误诊为急性血行播散性肺结核,但支原体肺炎粟粒阴影的大小、密度、分布不均匀,肺纹理粗乱、增多或伴网状阴影,重要的鉴别依据仍是 PPD 皮试、支原体抗体检测及对大环内酯类抗生素的治疗反应。

(十)后遗症

国外文献报道,支原体肺炎后可以导致长期的肺部后遗症,如支气管扩张、肺不张、闭塞性细支气管炎(bronchiolitis obliterans,BO)、闭塞性细支气管炎伴机化性肺炎(bronchiolitis obliterans organising pneumonia,BOOP)、单侧透明肺、肺间质性纤维化。

(十一)治疗

小儿 MPP 的治疗与一般肺炎的治疗原则基本相同,宜采用综合治疗措施。包括一般治疗、对症治疗、抗生素、糖皮质激素等。

1.抗生素

大环内酯类抗生素、四环素类抗生素、氟喹诺酮类等,均对支原体有效,但儿童主要使用的是大环内酯类抗生素。

大环内酯类药物中的红霉素仍是治疗 MP 感染的主要药物,红霉素对消除支原体肺炎的症状和体征明显,但消除 MP 效果不理想,不能消除肺炎支原体的寄居。常用剂量为 50 mg/(kg·d),轻者可分次口服,重症可考虑静脉给药,疗程一般主张不少于 2 周,停药过早易于复发。红霉素对胃肠道刺激大,并可引起血胆红素及转氨酶升高,以及有耐药株产生的报道。

近年来使用最多的不是红霉素而是阿奇霉素,阿奇霉素在人的细胞内浓度高而在细胞外浓度低。阿奇霉素口服后 2～3 小时达血药峰质量浓度,生物利用率为 37％,具有极好的组织渗透性,组织水平高于血药浓度 50～100 倍,而血药浓度只有细胞内水平的 1/10,服药 24 小时后巨噬细胞内阿奇霉素水平是红霉素的 26 倍,在中性粒细胞内为红霉素的 10 倍。其剂量为 10 mg/(kg·d),1 次/天。

文献中有许多关于治疗 MPP 的疗效观察文章,有学者认为红霉素优于阿奇霉素;有学者认为希舒美(阿奇霉素)可代替红霉素静脉滴注;有学者认为克拉霉素在疗程、依从性、不良反应上均优于阿奇霉素;也有学者认为与红霉素比较,阿奇霉素可作为治疗 MPP 的首选药物,但目前这些观察都不是随机、双盲、对照研究,疗效标准几乎都是临床症状的消失,无病原清除率的研究。

2.肾上腺糖皮质激素的应用

目前认为在支原体肺炎的发病过程中,有支原体介导的免疫损伤参与,因此,对重症 MP 肺炎或肺部病变迁延而出现肺不张、支气管扩张或有肺外并发症者,可应用肾上腺皮质激素治疗。根据国外文献及临床总结,糖皮质激素在退热、促进肺部实变吸收,减少后遗症方面有一定作用。可根据病情,应用甲泼尼龙、氢化可的松、地塞米松或泼尼松。

3.支气管镜治疗

根据临床观察,支原体肺炎病程中呼吸道分泌物黏稠,支气管镜下见黏稠分泌物阻塞支气管,常合并肺不张。因此,有条件者,可及时进行支气管镜灌洗。

4.肺外并发症的治疗

目前认为并发症的发生与免疫机制有关。因此,除积极治疗肺炎、控制 MP 感染外,可根据病情使用激素,针对不同并发症采用不同的对症处理办法。

(李 鹏)

第八节 特发性间质性肺炎

特发性间质性肺炎是一组原因不明的间质性疾病,主要病变为弥漫性的肺泡炎,最终可导致肺的纤维化,临床主要表现为进行性的呼吸困难、干咳,肺内可闻及 Velcro 啰音,常有杵状指(趾),胸部 X 线示双肺弥漫性的网点状阴影,肺功能为限制性的通气功能障碍。曾称为弥漫性间质性肺炎、弥漫性肺间质纤维化、特发性肺纤维化和隐原性致纤维化性肺泡炎(cryptogenic fibrosing alveolitis,CFA)。在欧洲,称为隐原性致纤维化性肺泡炎,但通常还包括结缔组织疾病导致的肺纤维化,不含结缔组织疾病导致的肺纤维化则称为孤立性 CFA(lone CFA)。特发性间质性肺炎过去均称为特发性肺纤维化(IPF),但随着人们认识的提高,发现特发性肺纤维化仅指普通间质性肺炎,不包括其他分型,因此,病理学家建议用特发性间质性肺炎作为称谓更为贴切。

一、病因

病因不明,可能与病毒和细菌感染、吸入的粉尘或气体、药物过敏、自身免疫性疾病有关,但均未得到证实。近年认为是自身免疫性疾病,可能与遗传因素有关,因有些病例有明显的家族史。

二、发病机制

特发性间质性肺炎的病理基础为肺泡壁的慢性炎症。肺损伤起因于肺组织对未知的创伤和刺激因素的一种炎症反应。首先肺泡上皮的损伤,随后大量的血浆蛋白成分的渗出,通过纤维化的方式愈合。最后导致了肺组织的重建,即完全被纤维组织取代。

在肺纤维化的发病过程中,肺泡上皮的损伤为启动因素。损伤发生后,肺脏可出现炎症、组织成型和组织重塑,为正常的修复过程。如果损伤严重且慢性化,则组织炎症和成型的时间延长,导致肺纤维化和肺功能的丧失。单核巨噬细胞在疾病的发生中起重要作用,可分泌中性粒细胞趋化因子,趋化中性粒细胞至肺泡壁,并释放细胞因子破坏细胞壁,引起肺泡炎的形成起重要的作用。目前研究认为肿瘤坏死因子、白细胞介素-1 在启动炎症的反应过程中起重要作用。单核巨噬细胞还能分泌血小板源性生长因子,而后者可刺激成纤维细胞增生和胶原产生。

三、病理及分型

Liebow 基于特定的组织病理所见,将间质性肺炎分为 5 种不同的类型:①普通性间质性肺炎(UIP)。②脱屑性间质性肺炎(DIP)。③闭塞性细支气管炎伴间质性肺炎(BIP)。④淋巴细胞样间质性肺炎(LIP)。⑤巨细胞间质性肺炎(GIP)。

随着开胸肺活检和电视胸腔镜手术肺活检的开展,Katzenstein 提出病理学的新分类。新的分类方法将间质性肺炎分为 4 类:①普通性间质性肺炎(UIP)。②脱屑性间质性肺炎(DIP)。③急性间质性肺炎(AIP)。④非特异性间质性肺炎(NSIP)。

因为淋巴细胞间质性肺炎多与反应性或肿瘤性的淋巴细胞增殖性疾病有关。因此将其剔除。闭塞性细支气管炎伴间质性肺炎(BIP)或 BOOP 因为原因不明,一部分与感染、结缔组织疾病、移植相关,并且对激素治疗反应好、预后好,因此不包括在内。

ATS/ERS 新的病理分型将 IIP 分为七型,包括了 LIP 和 BOOP,并且提出了所有的最后诊断由病理医师和呼吸医师、放射科医师共同完成,即临床-影像-病理诊断(CRP 诊断)(表 4-2)。

表 4-2　ATS/ERS 特发性间质性肺炎分型

过去(组织学诊断)	现在(组织学诊断)	CRP 诊断(临床、放射、病理的诊断)
普通间质性肺炎	普通间质性肺炎	特发性肺纤维化,也称为致纤维化性肺泡炎
非特性异性间质性肺炎	非特性异性间质性肺炎	非特异性间质性肺炎
闭塞性细支气管炎伴机化性肺炎	机化性肺炎	隐原性机化性肺炎

续表

过去(组织学诊断)	现在(组织学诊断)	CRP诊断(临床、放射、病理的诊断)
急性间质性肺炎	弥漫性肺损害	急性间质性肺炎
呼吸性细支气管炎伴间质性肺炎	呼吸性细支气管炎	呼吸性细支气管炎伴间质性肺炎
脱屑性间质性肺炎	脱屑性间质性肺炎	脱屑性间质性肺炎
淋巴细胞间质性肺炎	淋巴细胞间质性肺炎	淋巴细胞间质性肺炎

四、临床表现

间质性肺炎往往起病不易被发现,自有症状到明确诊断往往需数月到数年。临床表现主要为呼吸困难、呼吸快及咳嗽。呼吸快而常见,尤其是婴儿,可表现为三凹征、喂养困难。而年长儿主要表现为不能耐受运动。咳嗽多为干咳,也是常见的症状,有时可以是小儿间质性肺疾病的唯一表现。其他症状包括咯血、喘息,年长儿可诉胸痛。还有全身的表现如生长发育停止、食欲缺乏、乏力、体重减少。感染者可有发热、咳嗽、咳痰的表现。急性间质性肺炎起病可快,很快出现呼吸衰竭。

深吸气时肺底部和肩胛区部可闻细小清脆的捻发音,又称 Velcro 啰音。很快出现杵状指(趾)。合并肺动脉高压的病例可有右心肥厚的表现如第二心音亢进和分裂。

五、实验室检查

(1)血气分析示低氧血症。

(2)肺功能:呈限制性通气功能障碍,部分患者为混合性通气功能障碍。

(3)KL-6:KL-6 的功能为成纤维细胞的趋化因子,KL-6 的增高反映间质纤维化的存在。KL-6 是具有较高敏感性和特异性的反映成人间质性肺疾病的指标,并能反应疾病的严重性。

(4)支气管肺泡灌洗液:特发性间质性肺炎时,支气管肺泡灌洗液(BALF)的细胞分析可帮助判断预后。淋巴细胞高可能对糖皮质激素反应好,中性粒细胞、嗜酸性粒细胞高可能对细胞毒性药比激素效果好。支气管肺泡灌洗液的肺泡巨噬细胞的数目也与预后有关。如前所述,<63%的患者预示高死亡率。

(5)肺活检多采用开胸或经胸腔镜肺活检,有足够的标本有利于诊断。肺活检不仅可排除其他间质性肺疾病,还可对特发性间质性肺炎进行病理分型。

六、影像学检查

(一)胸片

主要为弥漫性网点状的阴影,或磨玻璃样影。

(二)肺高分辨 CT(HRCT)或薄层 CT

CT 可发现诊断 ILD 的一些特征性的表现,可决定病变的范围。高分辨 CT(HRCT)可显示肺的次小叶水平,主要表现为磨玻璃样影、网状影、实变影,可显示肺间隔的增厚。晚期可出现蜂窝肺,主要见于 UIP。含气腔的实变影主要见于 BOOP 和 AIP,很少见于其他间质性肺炎。结节影主要见于 BOOP,很少见于其他间质性肺炎。不同类型的间质性肺炎其影像学的表现不同。

七、诊断

间质性肺炎的临床无特异的表现,主要靠呼吸困难、呼吸快、运动不耐受引起注视,影像学的检查提供诊断线索。可结合病原学检查排除感染因素,如 HIV、CMV、EBV 的感染。可结合血清学的检查排除结缔组织病、血管炎、免疫缺陷病。确诊主要靠肺活检。

辅助检查(非侵入性)血沉、细菌培养、病毒抗体检查等病原检查、自身抗体、24 小时食管 pH 监测,以排除其他原因引起的弥漫性肺疾病。

侵入性的检查如纤维支气管镜的肺泡灌洗液的获取、肺组织病理检查。侵入性检查可分为非外科性(如 BALF、TBLB、经皮肺活检)和外科性(如 VATS 和开胸肺活检)的肺活检。

肺活检为确诊的依据,肺活检可提供病理分型。根据病变的部位、分布范围,选取活检的方法。最后得到病理诊断。根据 ATS/ERS 的要求,所有的病例诊断由病理医师和呼吸医师、放射科医师共同完成,其临床-影像-病理诊断(CRP 诊断)。

八、鉴别诊断

(一)继发性的间质性肺疾病

病毒感染如 CMV、EBV、腺病毒感染均可导致间质性肺炎,但病毒感染均有感染的症状和体征,如发热、肝脾淋巴结的肿大,以及血清病毒学的证据。结缔组织疾病也可导致间质性肺炎的表现,但多根据其全身表现如多个脏器受累、关节的症状,以及自身抗体和 ANCA 阳性可协助鉴别诊断。

(二)组织细胞增生症

组织细胞增生症可有咳嗽、呼吸困难、肺部湿性啰音的表现,影像学肺内有弥漫的结节影和囊泡影。但同时多有发热、肝脾大及皮疹。多根据皮肤活检见大量的朗汉斯巨细胞确诊。

(三)闭塞性细支气管炎

闭塞性细支气管炎为小儿时期较常见的小气道阻塞性疾病。多有急性肺损伤的病史如严重的肺炎、重症的渗出性多形红斑等,之后持续咳嗽、喘息为主要表现,肺内可闻及喘鸣音。肺高分辨 CT 可见马赛克灌注、过度通气、支气管扩张等表现。肺功能为阻塞性的通气功能障碍。

九、治疗

无特异治疗。

(1)常用肾上腺糖皮质激素,在早期病例疗效较好,晚期病例则疗效较差。①一般应用泼尼松,开始每天用 $1\sim2$ mg/kg,症状缓解后可逐渐减量,小量维持,可治疗 $1\sim2$ 年。如疗效不佳,可加用免疫抑制剂。②也有应用甲泼尼龙,每天 $10\sim30$ mg/kg,连用 3 天,每月 1 次,连用 3 次。

(2)其他免疫抑制剂:对激素治疗效果不好的病例,可考虑选用免疫抑制剂如羟氯喹、硫唑嘌呤、环孢素、环磷酰胺等。①羟氯喹 10 mg/(kg·d)口服,硫酸盐羟氯喹不要超过 400 mg/d。②硫唑嘌呤按 $2\sim3$ mg/(kg·d)给药,起始量 1 mg/(kg·d),每周增加 0.5 mg,直至 2.5 mg/(kg·d)出现治疗反应,成人最大量 150 mg。③环磷酰胺 $5\sim10$ mg/kg 静脉注射,每 $2\sim3$ 周 1 次;不超过成人用量范围每次 $500\sim1\ 800$ mg。

(3)N-乙酰半胱氨酸(NAC):IPF 的上皮损伤可能是氧自由基介导,因此推测抗氧化剂可能有效。欧洲多中心、大样本、随机的研究发现 NAC 可延缓特发性肺纤维化患者的肺功能下降的速度。

其他还有干扰素、细胞因子抑制剂治疗特发性肺纤维化取得满意的报道。

其他对症及支持疗法,可适当给氧治疗。有呼吸道感染时,可给抗生素。

十、不同类型 IIP 的特点

(一)急性间质性肺炎

急性间质性肺炎是一种不明原因的暴发性的疾病,常发生于既往健康的人,组织学为弥漫性的肺泡损害。AIP 病理改变为急性期(亦称渗出期)和机化期(亦称增殖期)。急性期的病理特点为肺泡上皮乃至上皮基底膜的损伤,炎性细胞进入肺泡腔内,在受损的肺泡壁上可见 Ⅱ 型上皮细胞再生并替代 Ⅰ 型上皮细胞,可见灶状分布的由脱落的上皮细胞和纤维蛋白所构成的透明膜充填在肺泡腔内。另可见肺泡隔的水肿和肺泡腔内出血。此期在肺泡腔内逐渐可见成纤维细胞成分,进而导致肺泡腔内纤维化。机化期的病理特点是肺泡腔内及肺泡隔内呈现纤维化并有显著的肺泡壁增厚。其特点为纤维化是活动的,主要由增生的成纤维细胞和肌成纤维细胞组成,伴有轻度胶原沉积。此外还有细支气管鳞状上皮化生(图 4-9)。

AIP 发病无明显性别差异,平均发病年龄 49 岁,7~77 岁病例均有报道。无明显性别差异。起病急剧,表现为咳嗽、呼吸困难,随之很快进入呼吸衰竭,类似 ARDS。多数病例 AIP 发病前有"感冒"样表现,半数患者有发热。常规实验室检查无特异性。AIP 病死率极高(>60%),多数在 1~2 个月内死亡。

急性间质性肺炎 CT 表现主要为弥漫的磨玻璃影和含气腔的实变影(图 4-10)。Johkoh T 等的报道中,36 例患者中均有区域性的磨玻璃样改变,见牵拉性的支气管扩张。33 例(92%)有含气腔的实变,并且区域性的磨玻璃改变和牵拉性的支气管扩张与疾病的病程有关。其他的表现包括支气管血管束的增厚和小叶间隔的增厚,分别占 86% 和 89%。

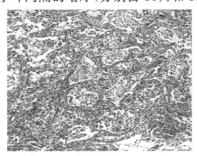

图 4-9 急性间质性肺炎机化期

男性,10 岁,主因咳嗽伴气促乏力入院,入院后患儿呼吸困难,出现 Ⅱ 型呼吸衰竭。图中可见弥漫性肺泡损伤,肺泡腔内有泡沫细胞渗出

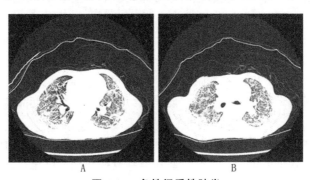

图 4-10 急性间质性肺炎

男性,10 岁,病理诊断为急性间质性肺炎。入院后 4 天,肺 CT 可见两肺弥漫的磨玻璃改变、实变影、牵拉性支气管扩张

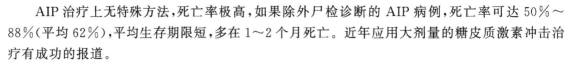

AIP治疗上无特殊方法,死亡率极高,如果除外尸检诊断的AIP病例,死亡率可达50%～88%(平均62%),平均生存期限短,多在1～2个月死亡。近年应用大剂量的糖皮质激素冲击治疗有成功的报道。

(二)特发性肺纤维化

特发性肺纤维化即普通间质性肺炎(usual interstitial pneumonia,UIP),其病理特点为出现片状、不均一、分布多变的间质改变。每个低倍镜下都不一致,包括间质纤维化、间质炎症及蜂窝变与正常肺组织间呈灶状分布、交替出现。可见成纤维细胞灶分布于炎症区、纤维变区和蜂窝变区,为UIP诊断所必需的条件,但并不具有特异病理意义。成纤维细胞灶代表纤维化正在进行,并非既往已发生损害的结局。由此可见成纤维细胞灶、伴胶原沉积的瘢痕化和蜂窝变组成的不同时相病变共存构成诊断UIP的重要特征。

主要发生在成年人,男女比例约为2:1。起病过程隐袭,主要表现为干咳气短,活动时更明显。全身症状有发热、倦怠、关节痛及体重下降。50%患者体检发现杵状指(趾),大多数可闻及细小爆裂音(velcro啰音)。儿科少见。

实验室检查常出现异常,如血沉增快,抗核抗体阳性,冷球蛋白阳性,类风湿因子阳性等。

UIP的胸片和CT可发现肺容积缩小,线状、网状阴影、磨玻璃样改变及不同程度蜂窝状变。上述病变在肺底明显。Johkoh T报道,UIP患者中,46%有磨玻璃样的改变,33%有网点状的影,20%有蜂窝状的改变,1%有片状实变,并且病变主要累及外周肺野和下肺区域。

肺功能呈中至重度的限制性通气障碍及弥散障碍。BALF见中性粒细胞比例升高,轻度嗜酸性粒细胞增多。

治疗:尽管只有10%～20%的患者可见到临床效果,应用糖皮质激素仍是主要手段;有证据表明环磷酰胺/硫唑嘌呤也有一定效果,最近有报道秋水仙碱效果与激素相近。对治疗无反应的终末期患者可以考虑肺移植。

UIP预后不良,死亡率为59%～70%,平均生存期为2.8～6.0年。极少数患者自然缓解或稳定,多需治疗。而在儿童报道的100多例的IPF中,并无成纤维细胞灶的存在,因此,多数学者认为,小儿并无UIP/IPF的报道。并且在小儿诊断为UIP的患儿中,多数预后较好,也与成人的UIP/IPF不符合。

(三)脱屑性间质性肺炎

组织学特点为肺泡腔内肺泡巨噬细胞均匀分布,见散在的多核巨细胞。同时有轻中度肺泡间隔增厚,主要为胶原沉积而少有细胞浸润。在低倍镜下各视野外观呈单一均匀性分布,而与UIP分布的多样性形成鲜明对比。在成人多见于吸烟的人群。在小儿诊断的DIP,与成人不同,与吸烟无关,并且比成人的DIP预后差。

DIP男性发病是女性的2倍。主要症状为干咳和呼吸困难,通常隐匿起病。半数患者出现杵状指(趾)。实验室通常无特殊发现。肺功能表现为限制性通气功能障碍,弥散功能障碍,但不如UIP明显。

DIP的主要影像学的改变在中、下肺区域,有时呈外周分布。主要为磨玻璃样改变,有时可见不规则的线状影和网状结节影。以广泛性磨玻璃状改变和轻度纤维化的改变多提示脱屑性间质性肺炎。与UIP不同,DIP通常不出现蜂窝变,即使高分辨CT(HRCT)上也不出现。

儿童治疗主要多采用糖皮质激素治疗,成人首先要戒烟和激素治疗。对糖皮质激素治疗反应较好。10年生存率在70%以上。在Carrington较大样本的研究中,27.5%的患者在平均生存

12 年后死亡,更有趣的是 22％的患者未经治疗而改善;在接受治疗的患者中 60％对糖皮质激素治疗有良好反应。小儿 DIP 较成人预后差。

(四)呼吸性细支气管相关的间质性肺炎

呼吸性细支气管相关的间质性肺炎与 DIP 极为相似。病理为呼吸性细支气管炎伴发周围的气腔内大量含色素的巨噬细胞聚积,与 DIP 的病理不同之处是肺泡巨噬细胞聚集只局限于这些区域而远端气腔不受累,而有明显的呼吸性细支气管炎。间质肥厚与 DIP 相似,所伴气腔改变只限于细支气管周围肺实质。近年来认为 DIP/RBILD 可能为同一疾病的不同结果,因为这两种改变并没有明确的组织学上的区别,而且表现和病程相似。

RBILD 发病平均年龄 36 岁,男性略多于女性,所有患者均是吸烟者,主要症状是咳嗽气短。杵状指(趾)相对少见。影像学上 2/3 出现网状-结节影,未见磨玻璃影;胸部影像学也可以正常。BALF 见含色素沉着的肺泡巨噬细胞。成人病例戒烟后病情通常可以改变或稳定;经糖皮质激素治疗的少数病例收到明显效果。可以长期稳定生存。

(五)非特异性的间质性肺炎

非特异性的间质性肺炎是近年提出的新概念,起初包括那些难以分类的间质性肺炎,随后不断加以摒除,逐渐演变为独立的临床病理概念。虽然 NSIP 的病因不清,但可能与下列情况相关:某些潜在的结缔组织疾病、药物反应、有机粉尘的吸入、急性肺损伤的缓解期等,也可见于 BOOP 的不典型的活检区域。这种情形类似于 BOOP,既可能是很多病因的继发表现,又可以是特发性的。所以十分强调结合临床影像和病理资料来诊断 NSIP。NSIP 的特点是肺泡壁内出现不同程度的炎症及纤维化,但缺乏诊断 UIP、DIP 或 AIP 的特异表现,或表现炎症伴轻度纤维化,或表现为炎症及纤维化的混合。病变可以呈灶状,间隔未受波及的肺组织,但病变在时相上是均一的,这一点与 UIP 形成强烈的对比。肺泡间隔内由淋巴细胞和浆细胞混合构成的慢性炎性细胞浸润是 NSIP 的特点。浆细胞通常很多,这种病变在细支气管周围的间质更明显(图 4-11)。

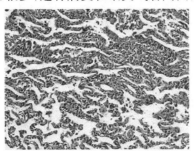

图 4-11 非特异性的间质性肺炎
可见肺泡间隔的增厚和淋巴细胞的浸润

在 NSIP,近 50％病例可见腔内机化病灶,显示 BOOP 的特征表现,但通常病灶小而显著,仅占整个病变的 10％以下;30％病例有片状分布的肺泡腔内炎性细胞聚积,这一点容易与 DIP 相区别,因为 NSIP 有其灶性分布和明显的间质纤维化;1/4 的 NSIP 可出现淋巴样聚合体伴发中心(所谓淋巴样增生),这些病变散在分布,为数不多;罕见的还有形成不良灶性分布的非坏死性肉芽肿。

NSIP 主要发生于中年人,平均年龄 49 岁,NSIP 也可发生于儿童,男∶女＝1∶1.4。起病隐匿或呈亚急性经过。主要临床表现为咳嗽气短,渐进性呼吸困难。10％有发热。肺功能为限制性通气功能障碍。

NSIP 的影像学的改变主要为广泛的磨玻璃样改变和网状影,少数可见实变影。磨玻璃改变为主要的 CT 改变。其网点改变较 UIP 为细小。NSIP 和 UIP 之间的影像学有相当的重叠。BALF 见淋巴细胞增多。

NSIP 治疗用皮质激素效果好,复发时仍可以继续使用。与 UIP 相比,大部分 NSIP 患者对皮质激素有较好的反应和相对较好的预后,5 年内病死率为 15%～20%。Katzenstein 和 Fiorelli 研究中,11% 死于本病,然而有 45% 完全恢复,42% 保持稳定或改善。预后取决于病变范围。

(六)隐原性机化性肺炎

病理为以闭塞性细支气管炎和机化性肺炎为主要特点的病理改变,两者在肺内均呈弥漫性分布。主要表现为终末细支气管、呼吸性细支气管、肺泡管及肺泡内均可见到疏松的结缔组织渗出物,其中可见到单核细胞、巨噬细胞、淋巴细胞及少量的嗜酸性粒细胞、中性粒细胞、肥大细胞,此外尚可见到成纤维细胞浸润。在细支气管、肺泡管及肺泡内可形成肉芽组织,导致管腔阻塞,可见肺泡间隔的增厚,组织纤维化机化后,并不破坏原来的肺组织结构,因而无肺泡壁的塌陷及蜂窝状的改变。

COP 多见于 50 岁以上的成年人,男女均可发病,大多病史在 3 个月内,近期多有上感的病史。病初有流感样的症状如发热、咳嗽、乏力、周身不适和体重降低等,常可闻及吸气末的爆裂音。肺功能为限制性通气功能障碍。

COP 患者胸片最常见、最特征性的表现为游走性、斑片状肺泡浸润影,呈磨玻璃样,边缘不清。典型患者在斑片状阴影的部位可见支气管充气征,阴影在早期多为孤立性,随着病程而呈多发性,在两肺上、中、下肺野均可见到,但以中、下肺野多见。CT 扫描显示阴影大部分分布在胸膜下或支气管周围,斑片状阴影的大小一般不超过小叶范围。COP 患者的 CT 可见结节影。同时有含气腔的实变、结节影和外周的分布为 COP 患者的 CT 特点。BALF 见淋巴细胞的比例升高。

COP 对激素治疗反应好,预后较好。

(七)淋巴间质性肺炎

病理为肉眼上间质内肺静脉和细支气管周围有大小不等黄棕色的结节,坚实如橡皮。结节有融合趋势。镜下可见肺叶间隔、肺泡壁、支气管、细支气管和血管周围可见块状混合性细胞浸润,以成熟淋巴细胞为主,有时可见生发中心,未见核分裂,此外还有浆细胞、组织细胞和大单核细胞等。浆细胞为多克隆,可有 B 细胞和 T 细胞,但是以一种为优势(图 4-12)。

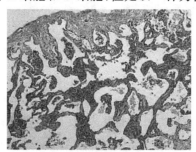

图 4-12 淋巴细胞间质性肺炎

男性,5 岁 8 个月,主因咳嗽、气促 1 年余,加重 3 个月入院,肺组织示肺泡间隔增厚,有大量的淋巴细胞浸润,纤维组织增生

诊断的平均年龄为 50～60 岁,在婴儿和老人也可见到。儿童多与 HIV、EBV 感染有关。

LIP的临床表现为非特异性,包括咳嗽和进行性的呼吸困难。肺外表现为体重减轻、乏力。发热、胸痛和咯血少见。从就诊到确诊往往需要1年左右的时间。一些症状如咳嗽可在X线异常出现发生前出现。

肺部听诊可闻及肺底湿啰音,杵状指(趾),肺外淋巴结肿大、脾大少见。

最常见的实验室异常为异常丙种球蛋白血症,其发生率可达80%。通常包括多克隆的高丙种球蛋白病。单克隆的高丙种球蛋白病和低丙球血症虽少见但也有描述。肺功能示限制性的肺功能障碍。一氧化碳弥散能力下降,氧分压下降。

淋巴间质性肺炎的影像学为网状结节状的渗出,边缘不整齐的小结。有时可见片状实变,大的多发结节。在小儿,可见双侧间质或网点状的渗出,通常有纵隔增宽,和肺门增大显示淋巴组织的过度发育。蜂窝肺在1/3成人病例中出现。胸腔渗出不常见。肺CT多示2~4 mm结节或磨玻璃样阴影。CT可用于疾病的随访,长期的随访可显示纤维化的发展、支气管扩张的出现、微小结节、肺大疱、囊性变(图4-13)。

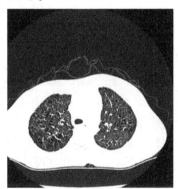

图4-13　淋巴细胞间质性肺炎
男性,5岁8个月,病理诊断为淋巴细胞间质性肺
炎,2年后肺内可见磨玻璃影和小囊泡影

治疗:目前尚无特效的疗法,主要为糖皮质激素治疗,有时可用细胞毒性药物。激素治疗有的病例症状改善,有的病例示肺部浸润进展,不久后恶化。用环磷酰胺和长春新碱等抗肿瘤治疗,效果不确实。

预后:33%~50%的患者在诊断的5年内死亡,大约5%LIP转化为淋巴瘤。

(李　鹏)

第九节　肺　水　肿

肺水肿是一种肺血管外液体增多的病理状态,浆液从肺循环中漏出或渗出,当超过淋巴引流时,多余的液体即进入肺间质或肺泡腔内,形成肺水肿。

一、临床表现

起病或急或缓。胸部不适,或有局部痛感。呼吸困难和咳嗽为主要症状。常见苍白、青紫及惶恐神情,咳嗽时往往吐出泡沫性痰液,并可见少量血液。初起时,胸部物理征主要见于后下胸,如轻度浊音及多数粗大水泡音,逐渐发展到全肺。心音一般微弱,脉搏速而微弱,当病变进展可出现倒气样呼吸,呼吸暂停,周围血管收缩,心搏过缓。

二、病理生理

基本原因是肺毛细血管及间质的静水压力差(跨壁压力差)和胶体渗透压差间的平衡遭到破坏所致。肺水肿常见病因如下。

(1)肺毛细血管静水压升高即血液动力性肺水肿:①血容量过多。②左心室功能不全、排血不足,致左心房舒张压增高。③肺毛细管跨壁压力梯度增加。

(2)血浆蛋白渗透压降低。

(3)肺毛细血管通透性增加,亦称中毒性肺水肿或非心源性肺水肿。

(4)淋巴管阻塞,淋巴回流障碍也是肺水肿的原因之一。

(5)肺泡毛细血管膜气液界面表面张力增高。

(6)其他原因形成肺水肿:①神经源性肺水肿。②高原性肺水肿。③革兰阴性菌败血症。④呼吸道梗阻,如毛细支气管炎和哮喘。

间质性肺水肿及肺泡角新月状积液时,多不影响气体交换,但可能引起轻度肺顺应性下降。肺泡大量积液时可出现下列变化:①肺容量包括肺总量、肺活量及残气量减少。②肺顺应性下降,气道阻力及呼吸功能增加。③弥散功能障碍。④气体交换障碍导致动静脉分流,结果动脉血氧分压减低。气道出现泡沫状液体时,上述通气障碍及换气障碍更进一步加重,大量肺内分流出现,低氧血症加剧。当通气严重不足时,动脉血二氧化碳分压升高,血液氢离子浓度增加,出现呼吸性酸中毒。若缺氧严重,心排血量减低,组织血灌注不足,无氧代谢造成乳酸蓄积,可并发代谢性酸中毒。

三、诊断

间质肺水肿多无临床症状及体征。肺泡水肿时,肺顺应性减低,首先出现症状为呼吸增快,动脉血氧降低,PCO_2 由于通气过度可下降,表现为呼吸性碱中毒。肺泡水肿极期时,上述症状及体征进展,缺氧加重,如抢救不及时可因呼吸循环衰竭而死亡。

X 线检查间质肺水肿可见索条阴影,淋巴管扩张和小叶间隔积液各表现为肺门区斜直线条和肺底水平条状的 Kerby A 和 B 线影。肺泡水肿则可见小斑片状阴影。随病程进展,阴影多融合在肺门附近及肺底部,形成典型的蝴蝶状阴影或双侧弥漫片絮状阴影,致心影模糊不清。可伴叶间及胸腔积液。

四、鉴别诊断

肺水肿需与急性肺炎、肺不张及成人呼吸窘迫综合征等相鉴别。

五、治疗

治疗的目的是改善气体交换,迅速减少液体蓄积和去除病因。

(一)改善肺脏通气及换气功能、缓解缺氧

首先抽吸痰液保持气道通畅,对轻度肺水肿缺氧不严重者可给鼻导管低流量氧。如肺水肿

严重,缺氧显著,可相应提高吸氧浓度,甚至开始时用 100%氧吸入。在下列情况用机械通气治疗:①有大量泡沫痰、呼吸窘迫。②动静脉分流增多时,当吸氧浓度虽增至 50%～60%而动脉血氧分压仍低于 8.0 kPa(60 mmHg)时,表示肺内动静脉分流量超过 30%。③动脉血二氧化碳分压升高。应用人工通气前,应尽量将泡沫吸干净。如间歇正压通气用 50%氧吸入而动脉氧分压仍低 8.0 kPa(60 mmHg)时,则应用呼气末正压呼吸。

(二)采取措施,将水肿液驱回血循环

(1)快速作用的利尿剂如呋塞米对肺水肿有良效,在利尿前症状即可有好转,这是由于肾外效应:血重新分布,血从肺循环到体循环去。注射呋塞米 5～15 分钟后,肺毛细血管压可降低,然后较慢出现肾效应,即利尿及排出钠、钾,大量利尿后,肺血量减少。

(2)终末正压通气,提高了平均肺泡压,使肺毛细血管跨壁压力差减少,使水肿液回流入毛细血管。

(3)肢体缚止血带及头高位以减少静脉回心血量,可将增多的肺血量重新分布到周身。

(4)吗啡引起周围血管扩张,减少静脉回心血量,降低前负荷。又可减少焦虑,降低基础代谢。

(三)针对病因治疗

如针对高血容量采取脱水疗法;针对左心衰竭应用强心剂,用 α 受体阻滞剂如酚妥拉明 5 mg 静脉注射,使血管扩张,减少周围循环阻力及肺血容量,效果很好。近年来有用静脉滴注硝普钠以减轻心脏前后负荷,加强心肌收缩能力,降低高血压。

(四)降低肺毛细血管通透性

激素对毛细血管通透性增加所致的非心源性肺水肿,如吸入化学气体、呼吸窘迫综合征及感染性休克的肺水肿有良效。可用氢化可的松 5～10 mg/(kg·d)静脉滴注。病情好转后及早停用。使用抗生素对因感染中毒引起的肺毛细血管通透性增高所致肺水肿有效。

(五)其他治疗

严重酸中毒若适当给予碳酸氢钠或三羟甲基氨基甲烷(THAM)等碱性药物,酸中毒纠正后收缩的肺血管可舒张,肺毛细血管静水压降低,肺水肿减轻。

当肺损伤可能因有毒性的氧自由基引起时可用抗氧化剂治疗,以清除氧自由基,减轻肺水肿。

(李　鹏)

第十节　肺泡蛋白沉着症

肺泡蛋白沉积症(pulmonary alveolar proteinosis,PAP)是一种儿科少见病,以肺泡腔内充满大量过碘酸雪夫(periodic acid schiff,PAS)反应阳性的蛋白物质为主要病理特征,多见于20～50 岁人群,男女比例为 2∶1～4∶1。患者因肺泡内过量聚集蛋白物质而造成肺通气和换气功能异常,出现呼吸困难。多数病例为获得性(特发性)PAP,少部分可继发于其他疾病或因吸入化学物质而引起。

一、肺泡表面活性物质的功能和代谢

肺泡表面活性物质的功能主要在于降低肺泡气水界面张力,防止肺泡萎陷。而发挥这一作用的主要是脂质成分,它约占表面活性物质成分的90%,其余10%为蛋白质类。这些肺泡表面活性脂质、蛋白由肺泡Ⅱ型上皮细胞产生、储存并分泌入肺泡内,由Ⅱ型细胞和肺泡巨噬细胞吞噬吸收,并经由板层小体来循环。肺泡Ⅱ型细胞、肺泡巨噬细胞均参与了循环的过程。

肺泡表面活性物质的蛋白质类成分中有四种表面活性蛋白(surfactant protein,SP)完成了该类物质的功能,分别是两种水溶性蛋白质SP-A、SP-D,两种疏水蛋白SP-B、SP-C。SP-A和SP-B与游离钙连接,构成管状鞘磷脂(表面活性物质形成过程的过度结构)的骨架。疏水蛋白SP-B和SP-C的主要功能在于催化磷脂进入肺泡气水界面,为磷脂层提供分子构架,并维持管状鞘磷脂的稳定(SP-B与SP-A联合作用)。

粒细胞-巨噬细胞集落刺激因子(granulocyte-macrophage colony-stimulating factor,GM-CSF)可由肺泡上皮细胞产生,是一种23 kDa的生长因子,在中性粒细胞、单核-巨噬细胞系统的增殖和分化方面起重要促进作用。它通过与肺泡巨噬细胞表面的特异性受体结合,促进肺泡巨噬细胞的最终分化,刺激其对表面活性物质的降解、病原的识别和吞噬、细菌杀灭等功能,达到对肺泡内脂质和蛋白物质的吞噬和降解作用,维持表面活性物质的代谢稳态。

二、病因和发病机制

自Rosen SH等人首次对PAP进行总结报道以来,国内外学者经过大量实验研究,认识到PAP是肺泡表面活性物质代谢异常的一种疾病,与肺泡巨噬细胞清除表面活性物质的功能下降有关。

基于目前对PAP发病机制的认识,可大致将该病分为先天性、继发性和获得性(特发性)3种。

(一)先天性PAP

组织病理学表现与年长儿和成年人病例相似。大部分先天性PAP为常染色体隐性遗传致病,常因SP-B基因纯合子结构移位突变(121ins2)导致不稳定SP-B mRNA出现,引起SP-B水平下降,并继发SP-C加工过程的异常,出现SP-C增高。SP-B缺乏造成板层小体和管状鞘磷脂生成的减少及肺泡腔内蛋白物质的沉积,从而引起发病。有资料显示,SP-B基因突变出现的频率为1/3 000～1/1 000。SP-C和SP-D的基因变异引起PAP,也可以引起新生儿呼吸窘迫,但是这两种情况的组织病理学变化与先天性SP-B缺乏不同,且SP-B缺乏合并的SP-C异常加工在SP-D缺乏时不出现。

另外,一部分先天性PAP患儿并不存在上述缺陷,却发现GM-CSF特异性受体βc链的缺陷。GM-CSF的受体包括两部分:α链(绑定单位)和β链(信号转导单位,它同时也是IL-3和IL-5的受体组成部分),该受体存在于肺泡巨噬细胞和肺泡Ⅱ型细胞表面,且在一些造血细胞表面也有这些受体存在。编码GM-CSF/IL-3/IL-5受体βc链的基因突变会导致PAP发病,且先天性PAP患者单核细胞与中性粒细胞的绑定,以及细胞对GM-CSF和白介素-3的反应在体外试验中有受损表现。大量临床资料证明这一类传导通路的异常与PAP发病有关。

2003年,Mohammed Tredano等人对40例不明原因呼吸窘迫的患儿进行了研究和分析,结果认为先天性SP-B缺乏是因SFTPB基因突变(常见1549C到GAA或121ins2)造成的,具有常染色体隐性遗传特性,这一缺陷引起板层小体和管状鞘磷脂生成减少及肺泡腔内蛋白物质沉积;而先天性 PAP 不一定存在 SP-B 缺乏,且存在 SP-B 缺乏者也不一定存在 SFTPB 基因突变;并主张将先天性 SP-B 缺乏与先天性 PAP 分别定义。

然而不论是 SFTPB 基因还是编码 GM-CSF/IL-3/IL-5 受体 βc 链的基因突变,均有大量资料证明此二者会导致肺泡内沉积大量脂质蛋白物质,且都有明显的常染色体隐性遗传倾向。故先天性 SP-B 缺乏是否为先天性 PAP 的一个亚型或本身就是一种独立的疾病,尚需进一步研究鉴别来建立统一的诊断和分类标准。

(二)继发性 PAP

个体暴露在能够使肺泡巨噬细胞在数目减少或功能受损的条件下,引起表面活性物质清除功能异常即可产生 PAP,称继发性 PAP。长时间以来,人们发现很多可引起 PAP 的疾病,如赖氨酸尿性蛋白耐受不良、急性硅肺病和其他吸入综合征、免疫缺陷病、恶性肿瘤、造血系统疾病(如白血病)等。

赖氨酸尿性蛋白耐受不良作为一种少见的常染色体隐性遗传病,存在"y＋L 氨基酸转移因子 1"基因突变,造成质膜转运氨基二羧酸能力缺陷,引起精氨酸、赖氨酸、鸟氨酸转运障碍,并出现多系统表现。BALF 超微结构检查可见多发的板层结构、致密体,这些都是在 PAP 患者中可见的,提示了本病同时存在有磷脂代谢的问题。本病尚可引起造血系统受累,使 βc 链的表达异常,最终导致 PAP。

急性硅肺病,与短期内大量接触高浓度的可吸入游离硅有关,最早是在 19 世纪 30 年代发现的一种少见的硅肺,为强调其在组织学上与 PAP 的相似,后来被称为"急性硅-蛋白沉着症"。其他吸入性物质如水泥尘、纤维素纤维、铝尘、二氧化钛等,均被证实与 PAP 的发生有关。但这些关联是否真的为发病原因尚不完全清楚。

一些潜在的免疫缺陷病,如胸腺淋巴组织发育不良、重症联合免疫缺陷、选择性 IgA 缺乏,或实质脏器移植后的类似医源性免疫抑制状态下,无功能的 T、B 淋巴细胞可能会直接干扰肺泡巨噬细胞和肺泡Ⅱ型上皮细胞调节的表面活性物质代谢稳态,从而出现 PAP。

PAP 还与潜在的恶性病有关,特别是造血系统恶性病。PAP 最常见继发于髓系白血病和骨髓增生异常综合征,在这二者中,肺泡巨噬细胞可能衍生自其自身的恶性克隆,或造血系统的异常造成其功能的特异性缺陷,使清除表面活性物质的功能受损。也有证据证明在髓系白血病患者中有 GM-CSF 信号转导的缺陷如 βc 表达的缺失,造成肺泡巨噬细胞对 GM-CSF 无反应,从而影响表面活性物质正常代谢引起 PAP 的发生。上述缺陷在造血功能成功重建后可被纠正,突出了造血系统异常在继发性 PAP 病因中的重要作用。另外研究还发现了另一重要机制:对 GM-CSF 无反应的异常白血病细胞替代或置换了正常的肺泡巨噬细胞,引起 PAP 发病。

(三)获得性(特发性)PAP

获得性 PAP 为最常见类型,约占 PAP 患者总数的 90%。随着多年来人们对肺泡表面活性物质代谢稳态、调节因素等研究的深入,逐渐认识到获得性 PAP 的发病与 GM-CSF 的作用密切相关。

通过培育 GM-CSF-和 βc-的小鼠进行试验,证实了 GM-CSF 的生理学作用,并发现这些小鼠不存在造血功能的异常,却有肺泡巨噬细胞清除表面活性物质功能的障碍,伴有肺部的淋巴细胞浸润。而同时表面活性物质的产生则不受影响,进一步论证了 PAP 并非表面活性物质生成过多,而是因清除障碍引起的过度沉积。

早在多年前就发现获得性 PAP 患者的支气管肺泡灌洗液和血清在体外可阻断单核细胞对促细胞分裂剂的反应,但一直未能找到原因。直到 Nakata 等在获得性 PAP 患者支气管肺泡灌洗液和血清中发现一种能中和 GM-CSF 的自身抗体,而这种抗体是先天性和继发性 PAP 及其他肺疾病患者所没有的。

这种自身抗体可竞争性地抑制内源性 GM-CSF 与其受体 βc 链结合,从而阻断了 GM-CSF 的信号转导,造成一种活性 GM-CSF 缺乏的状态,引起肺泡巨噬细胞的吞噬功能、趋向能力、微生物杀灭能力的减低。且随后的研究中又证实在获得性 PAP 患者中不存在 GM-CSF 基因和受体 βc 的缺陷,更加明确了这一自身抗体在发病机制中的重要角色。这种抗体在全身循环系统中广泛存在,解释了进行双肺移植后病情复发的原因。GM-CSF 仅在肺泡巨噬细胞的最终分化和功能上是必要的,而在其他组织的巨噬细胞却不是必需的,解释了仅有肺部产生病变的原因。

正常人在生理状态下产生这种自身抗体的概率很小,仅有 0.3%(4/1 258)可以检测到。有自身免疫性疾病的患者比正常人更易产生这种自身抗体。

Thomassen 等人还发现 PAP 患者 BALF 中 GM-CSF 减低,同时,抑制性细胞因子 IL-10(一种 B 细胞刺激因子,它刺激 B 细胞的增殖和 GM-CSF 抗体的生成)增高。正常状态下单核细胞和肺泡巨噬细胞在黏多糖刺激下可分泌 GM-CSF,而 IL-10 可抑制这一现象。对 PAP 患者的 BALF 给予 IL-10 抗体来中和 IL-10 后,会使 GM-CSF 的生成得到增加。

三、病理改变

纤维支气管镜下气管支气管一般无特殊异常,部分患者可有慢性感染的黏膜水肿表现。支气管肺泡灌洗液(bronchoalveolar lavage fluid,BALF)外观为米汤样浑浊,可呈乳白色或淡黄色,静置后管底可见与灌洗液颜色相同的泥浆样沉淀物。BALF 涂片光镜下可见到大量无定形碎片,其内有巨噬细胞,PAS 染色阳性。

取肺组织活检,肉眼可见肺组织质地变硬,病变区肺组织可呈现小叶中心结节、腺泡结节及大片状改变,病变区与正常肺组织或代偿性肺气肿混合并存,切面可见白色或黄色液体渗出。光镜下,肺泡结构基本正常,其内 PAS 染色阳性的磷脂蛋白样物质充盈(图 4-14,图 4-15),肺泡间隔淋巴细胞浸润、水肿、成纤维细胞增生及胶原沉积形成小叶内间隔和小叶间隔增厚。电镜下可见肺泡腔中有絮状及颗粒状沉着物,肺泡Ⅱ型上皮细胞增生,胞质中可见板层小体,肺泡腔内有大量肺泡Ⅱ型细胞分泌的嗜锇性和絮状物质,肺间质变宽,可见成纤维细胞增生和大量胶原及弹性纤维,还可见淋巴细胞和肥大细胞浸润。

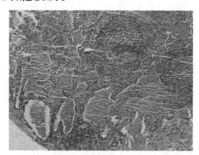

图 4-14　肺泡腔内填充均质粉染物质(HE 染色光镜×40)

2 岁女童,主因"气促干咳 8 个月,加重伴指趾端青紫、肿胀 6 个月"住院,经肺活检确诊 PAP

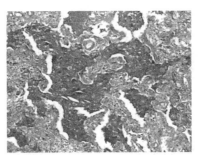

图 4-15　肺泡腔内填充均质粉染物质(PAS 染色光镜×100)

2 岁女童,主因"气促干咳 8 个月,加重伴指趾端青紫、肿胀 6 个月"住院,经肺活检确诊 PAP

四、临床表现

PAP 临床表现多样,多数患者均隐匿起病,临床症状缺乏特异性,主要表现为进行性加重的气促和呼吸困难。早期多在中等量活动后自觉症状明显,随病情进展而出现呼吸困难、发绀、杵状指(趾)等表现;咳嗽也是 PAP 主要表现之一,多为干咳,偶尔可有咯血,合并呼吸道感染时可有脓性痰。干咳和呼吸困难的严重程度与肺泡内沉积物的量有关,但临床症状一般较影像学表现为轻。另外可有乏力、盗汗、体重下降、食欲缺乏等一般症状。

查体可见慢性缺氧体征,如毛细血管扩张、发绀、杵状指(趾)等,肺部听诊呼吸音粗,多无干湿性啰音,部分病例可闻及捻发音或小爆裂音。

五、实验室检查

血常规多正常,部分患者可见由慢性缺氧引起的红细胞和血红蛋白增高,合并感染者可有白细胞增高。大部分患者有乳酸脱氢酶不同程度上升。

血气分析呈现不同程度的低氧血症,可有过度通气。pH 大多正常。

肺功能检查可见多数患者肺总量、残气量降低,以弥散功能降低为主,部分患者可有通气功能障碍。

六、影像学特点

(一)胸部 X 线

X 线表现可为云絮状密度增高影,高密度阴影内可见肺纹理影和增厚的网格状小叶间隔,病灶多对称分布于双侧中、下肺野,呈弥漫性磨玻璃样改变;有些病例高密度影呈自肺门向外发散状(蝶翼征),有支气管充气相,类似急性肺水肿表现。也可为两肺广泛分布的结节状阴影,其密度不均匀,大小不等,边缘模糊,部分融合,伴有小透亮区(图 4-16)。

(二)HRCT 特征(图 4-17,图 4-18)

(1)"碎石路"征(crazy paving appearance,CPA)由弥漫性磨玻璃影及其内部的网格状小叶间隔增厚组成。病理学上,磨玻璃影系低密度的磷脂蛋白充填肺泡腔所致。网格状阴影的形成多数认为是小叶间隔和小叶内间隔因水肿、细胞浸润或纤维化而增厚。

(2)病变累及的范围和分布与肺段或肺叶的形态无关,其斑片状或补丁状阴影可跨段或跨叶、可累及部分或全部肺叶,病变可随机分布于肺野中央区、周围区或全肺野。病灶与正常肺组织之间分界清楚,且边缘形态各异,如直线状、不规则或成角等,呈典型的地图样分布。

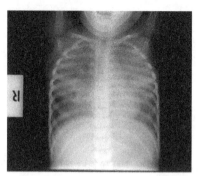

图 4-16　肺泡蛋白沉积症胸片

女,2 岁,经肺活检确诊 PAP,胸部 X 线片示双肺弥漫性磨玻璃样改变

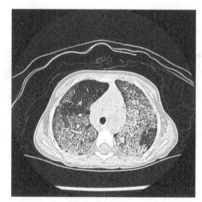

图 4-17　肺泡蛋白沉积症 HRCT

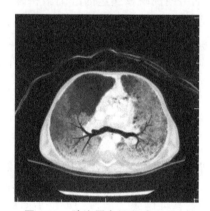

图 4-18　肺泡蛋白沉积症 HRCT

(3)实变区内可见支气管充气征,但表现为充气管腔细小且数量和分支稀少,这可能与充盈肺泡腔的磷脂蛋白密度较低和部分小气道被填充等有关。

(4)病变形态学特征在短时间内不发生明显改变。

(5)不伴有空洞形成、蜂窝改变、淋巴结肿大、胸腔积液和明显的实变区等。

目前认为 CPA 仅为疾病在病程某一阶段内特定的影像改变,而并非 PAP 特征性表现,凡具有形成磨玻璃影和小叶间隔增厚等病理机制的疾病均可呈现 CPA,如多种原因的肺炎(卡氏肺囊虫性肺炎、外源性脂类肺炎、阻塞性肺炎、急性放射性肺炎和药物性肺炎等)、肺结核、肺出血、

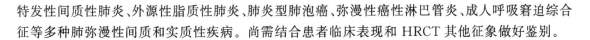

特发性间质性肺炎、外源性脂质性肺炎、肺炎型肺泡癌、弥漫性癌性淋巴管炎、成人呼吸窘迫综合征等多种肺弥漫性间质和实质性疾病。尚需结合患者临床表现和 HRCT 其他征象做好鉴别。

七、诊断及鉴别诊断

PAP 的确诊需以纤支镜或肺活检的病理检查结果为依据,结合患儿临床特点、影像学检查,可对大多数患者做出诊断。应注意与闭塞性细支气管炎、肺水肿、特发性肺含铁血黄素细胞沉着症、肺纤维化、结节病、肺泡细胞癌等相鉴别。

血清中表面活性蛋白含量增高可见于多数 PAP 患者,但缺乏特异性。特发性肺纤维化、肺炎、肺结核、泛细支气管炎患者中也可见。

八、治疗

以往曾针对 PAP 脂质蛋白沉积的病理特点使用糖皮质激素治疗、碘化钾溶液和胰蛋白酶雾化等方法,但效果均不肯定。也曾采用肺移植治疗 PAP,但有排异反应、并发症多、难度大、费用高,且临床观察和动物实验均发现移植肺仍会继续发生肺泡内表面活性物质的大量沉积,不但不能解决根本问题,而且在改善患者临床症状方面效果也不理想。

(一)全肺灌洗(whole lung lavage,WLL)

WLL 是目前为止公认行之有效的正规治疗方法。WLL 最早由 Ramirez-Rivera 提出,即在患者口服可待因的基础上,经皮-气管穿刺置入导管,以温生理盐水滴入,并通过改变患者体位来达到灌洗液各个肺段的目的。事实证明这种物理清除沉积物的方法在改善症状和肺功能方面作用显著,可提高 5 年存活率。随着全肺灌洗概念被广泛接受、纤维支气管镜技术的不断成熟、全身麻醉技术的常规应用,这一灌洗疗法逐渐被优化,安全性显著提高,每次灌洗液量逐渐加大,在同样一个治疗过程中完成双肺的连续灌洗,缩短治疗时间,减少患者痛苦。若灌洗过程中有低氧血症,必要时还可辅以部分体外膜式人工氧合法。

另外,局部肺叶肺段的灌洗是近来在灌洗治疗方法上的一个演变,操作简单安全,在大部分医院都可以开展。适用于不能耐受常规麻醉下全肺灌洗的患者,或那些轻症的仅用少量灌洗液就可以清除沉积物者。这一操作不需要气管插管、术后特殊护理和常规麻醉,常见的不良反应是剧烈咳嗽,可能因此中断操作,且灌洗液量限制在 2 L,约为全肺灌洗量的 1/10,因此需要更多的治疗次数,增加了患者痛苦。全肺灌洗可以增加巨噬细胞迁徙能力,并防止机会性致病菌感染,但肺叶灌洗不存在这些特点。

虽然大量文献证实了这种方法的有效性,但关于疗效评估目前尚无统一标准。全肺灌洗并不能做到一劳永逸,它只是物理性地清除沉积在肺泡腔的物质,并没有从根本上解决 PAP 的发病,故在灌洗治疗后虽有暂时性的病情缓解,但会复发,可能需要再次灌洗。病情缓解的平均持续时间约为 15 个月,仅有少于 20% 的患者在 1 次灌洗后的 3 年随访时间内未再次出现 PAP 的症状。

全肺灌洗治疗可能出现的并发症包括低氧血症、血流动力学改变、肺炎、脓毒症、呼吸窘迫综合征和气胸。最常见的是低氧血症,特别是灌洗液的清空阶段,会减低气道压力,增加灌洗肺的灌注。血流动力学的不稳定在治疗过程中也可能出现,这使有创血压监测成为必要的配置并应该伴随灌洗治疗过程。全肺灌洗需要常规麻醉,并需要有经验的麻醉师和手术小组,且术后需要相应的护理配置。另外反复的气管插管会造成患者气管内肉芽肿的形成和狭窄。

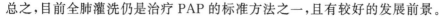
总之,目前全肺灌洗仍是治疗 PAP 的标准方法之一,且有较好的发展前景。

(二)GM-CSF 的应用

随着特发性 PAP 患者有高滴定度的 GM-CSF 抗体的发现,引出了补充 GM-CSF 的治疗方法。

在既往多项研究中,给予患者 $5\sim9~\mu g/(kg \cdot d)$ 的剂量皮下注射 GM-CSF,累计共 10/21 例患者对这种初始剂量反应好,也有一些患者对高剂量的用药反应好。疗效持续时间平均 39 周。但这一治疗的方法有效率比灌洗治疗低很多,且即使反应好的患者也需要 $4\sim6$ 周的时间方能提高动脉氧分压,显然对重症 PAP 患者不能作为应急手段来应用。

GM-CSF 疗法一般耐受很好,既往报道的不良反应包括注射部位的皮肤红斑或硬结、粒细胞减少症(停药后可恢复)、发热、寒战、恶心、呕吐、低氧低血压综合征、面红、心动过速、肌肉骨骼痛、呼吸困难、僵直、不随意的腿部痉挛和晕厥等。虽然没有迟发毒性作用的报道,但是长时间监测对于明确其效果和不良反应仍是十分重要的。

GM-CSF 作为一种针对获得性 PAP 发病机制的治疗,有确定效果,但探索最适剂量、最适疗程、与抗体滴度的关系、最适给药途径,需要进一步积累经验。

(三)造血干细胞和骨髓移植

试验证明 βc 链基因突变小鼠应用野生型小鼠的骨髓进行骨髓移植和造血系统重建可逆转肺部的病理改变;而仅仅进行肺移植,大多数小鼠在不久以后复发,提示骨髓移植有可能对部分继发于血液系统疾病的 PAP 患者有效。作为小儿或青少年少见的遗传性疾病,范科尼贫血和 PAP 均与 GM-CSF/IL-3/IL-5 受体 β 链功能缺失有关,目前有报道用同种异体造血干细胞移植来治疗这两种疾病。该方法作为治疗少见的单基因遗传病的一种新的手段,其疗效尚待进一步证实。

(四)基因治疗

针对先天性 PAP 表面活性蛋白 B 缺乏或 GM-CSF/IL-3/IL-5 受体 βc 链基因突变的 PAP 患者,在人上皮细胞的体外试验和小鼠的体内试验中,将带有 SP-B 和 SP-A 的 DNA 转入细胞体内,均有相应的表面活性蛋白的表达。GM-CSF 缺乏的小鼠肺泡 Ⅱ 型细胞经过基因重组技术后,可选择性表达 GM-CSF,改善 PAP 症状,提示基因治疗有可能成为 PAP 治疗的新途径(图 4-19)。

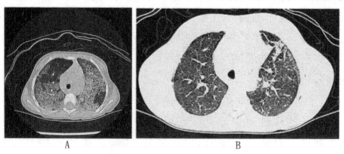

图 4-19 治疗前后 CT 对比

A.治疗前;B.治疗后

两肺广泛间质改变及少许实质浸润,肺内病变大部吸收

(五)支持治疗

Uchida 等人曾报道了 GM-CSF 抗体对中性粒细胞功能的影响。他们的研究表明 PAP 患者中性粒细胞抗微生物功能在基础状态和受 GM-CSF 激活后的状态都存在缺陷。尤其是 PAP 患者中性粒细胞的吞噬指数和吞噬功能分别低于正常对照组的 90% 和 30%。中性粒细胞的基础

黏附功能、全血的超氧化能力、对金葡菌的杀灭能力均减低。而且在体外实验中,中性粒细胞受GM-CSF活化后的功能也受损。因此,PAP患者继发感染很常见,多见奴卡菌。任何感染征象的出现都应该给予强有力的治疗,包括支气管肺泡灌洗。

氧疗、支气管扩张剂、抗生素、呼吸支持等支持治疗是防止感染、支气管痉挛和呼吸衰竭发生的有效措施。

双肺移植对那些肺灌洗无效的先天性PAP或PAP关联肺纤维化如硅沉着症或灌洗时反复气胸者适用。但有文献报道,移植后的肺仍可能再次发生PAP的改变。

九、预后

PAP预后包括病情稳定但症状持续存在,进行性加重,自行缓解。

有文献统计了343例PAP患者自确诊(包括最后尸检确诊的病例)之日起的生存时间,平均为18个月,最长的是26年。2年、5年和10年的实际生存率分别为78.9%±8.2%、74.7%±8.1%和68.3%±8.6%。总体生存率在性别上相差不大(5年,男74%女76%)。5岁以下的患者很少见,且预后差。

共有24/303(7.9%)PAP患者自发缓解。从诊断或出现症状到自发缓解的平均时间分别为20个月和24个月,没有人症状反复或加重,没有死亡。这些患者中PAP处于一种"休眠状态",是疾病的病理生理过程被逆转,还是仅仅在功能、症状和影像学上的严重程度减轻了,尚不明确。目前还没有一个非侵袭性的简单检查可以鉴别到底是病理生理学上的"治愈"了,还是疾病转入了一个亚临床状态。

如上述北京儿童医院确诊的1例PAP患儿(图4-19A),放弃治疗2年后随访,在当地未予任何医疗干预,呼吸困难症状自行好转,杵状指(趾)和肢端发绀等体征减轻,活动耐量与正常儿童无异。复查肺HRCT如图4-19B,可见肺内病变明显吸收好转,但仍有广泛间质病变;复查肺功能未见显著异常。

(李 鹏)

第十一节 急性肺损伤

急性肺损伤(acute lunginjury,ALI)和急性呼吸窘迫综合征(acute respiratory distress syndrome,ARDS)是儿科常见和潜在危害极大的疾病之一。ALI是ARDS的早期阶段,重度的ALI即发展为ARDS。国内最新调查显示,ARDS患儿的病死率达60%以上。只有在疾病早期有效地控制ALI的发展进程,才能遏制ARDS的产生和发展,提高ARDS的存活率。小儿ALI/ARDS正成为临床危重医学的研究重点。

自Murray等拓展了急性呼吸窘迫综合征(ARDS)的定义以来,便针对它的分期(急性/慢性)、基础疾病和急性肺损伤(ALI)的严重程度等三个方面问题,并提出了一个依据胸片上肺浸润的程度、PaO_2/FiO_2值、维持PaO_2/FiO_2所需的PEEP水平和肺顺应性等四个方面来评价Au程度的评分系统。鉴于ARDS的病理特征就是ALI,所以许多学者提出,为了认识和定义这一连续的病理生理过程,应用ALI一词似乎更为合适,因为它在更大范围上涵盖了这一病理过程的全部,同时又感到 ARDS 只是这一过程的最严重的结局,即 ARDS 是 ALI 的一个阶段。故所有 ARDS 患者都有 ALI,但并非所有具有 ALI 的患者都是 ARDS。尽管 ALI 与 ARDS 之间不能完全划等号,但两者都不是特别的病种。基于这一认识,欧美专家经商讨共同为 ALI 下了一个定义:①ALI 是一炎症和通透性增加综合征,其汇集临床、放射和生理的异常,不能用左心房或肺毛细血管高压来解释,但可复合存在;②脓毒综合征、多发性创伤、误吸、原发性肺炎是最多见的原因,其次还有体外循环、输血过多、脂肪栓塞和胰腺炎等;③ALI 和 ARDS 起病急骤,发病持续,其发病常与一种或多种高危因素有关,并以单纯给氧难以纠正的低氧血症和弥漫性双肺浸润为特征;④间质性肺纤维化、结节病等慢性肺疾病不在此列。ALI 这一概念总是与全身炎症反应综合征(SIRS)和 ARDS 联系在一起,认为 ALI 是 SIRS 的继发性损伤,重症 ALI 就是 ARDS。

一、病因及发病机制

引起 ALI 的病因可分为直接和继发两个方面,一个是吸入胃内容物、毒性气体和毒性液体、严重的肺部感染等,可直接造成弥漫性肺泡毛细血管膜(ACM)损伤;另一个是全身炎症反应继发性损伤 ACM。近年来特别强调炎症反应在 ALI 发病中的地位。这一地位虽已确定,但仍有许多问题尚不明了,如诸多细胞因子具有广泛的生物活性,在炎症反应中相互刺激诱生,形成复杂的调控网络。各种原因引起的炎性肺损伤都有大量细胞因子产生,如 TNF、IL-1、IL-6、IL-8、IL-10、IL-12 等,这些细胞因子引起一系列的炎症级链反应,参与肺损伤过程。

肿瘤坏死因子(TNF)是重要的启动因子,TNF 主要由单核细胞、巨噬细胞产生,它可活化中性粒细胞(PMN),使 PMN 黏附并脱颗粒及呼吸暴发,释放氧自由基,趋化并促进 Fb 分裂,刺激 IL-1、IL-6、IL-8、IL-12 及血小板活化因子(PAF)的产生。静脉或腹腔注射内毒素后可产生大量的 TNF,用 TNF 可复制出急性肺损伤模型。单核细胞、PMN 等细胞可产生 IL-1,IL-1 能趋化 PMN,刺激内皮细胞产生 PAF 并表达细胞间黏附分子-1(ICAM-1),促进 Fb 分裂。健康人外周血单核细胞受 LPS 刺激后 IL-1、IL-2 产生明显上升。TNF 还可影响再构建或脱酰基-再酰基来降低棕榈酸和卵磷酸酯的合成,降低磷脂酰胆碱的合成,从而抑制肺泡Ⅱ型细胞表面活性物质的合成。

炎症过程中黏附分子起重要作用,黏附分子大致可分为 4 类,即免疫球蛋白超家族、选择素家族、整合素家族和血管附着素家族。PMN 黏附血管壁时,首先是在血管内皮上滚动,这是由内皮细胞表面的 E-选择素、P-选择素和 PMN 表面的 L-选择素之间相互介导产生的并不强的作用,使 PMN 在内皮细胞上难以黏附;在滚动的基础上,PMN 表面的 CD11/CD18 与内皮细胞表面的 ICAM-1 相互作用,加强了 PMN 与血管内皮细胞的黏附作用。ICAM-1 又称 CD54,是免疫球蛋白超家族成员,可出现在活化的 T 细胞、巨噬细胞、血管内皮细胞、胸腺上皮细胞及成纤维细胞等细胞表面,它由 5 个同源区的单链糖蛋白构成,相对分子质量为 90~115 kD,其受体是淋巴细胞功能相关抗原-1(LFA-1),LFA-1 主要表达在淋巴细胞及 PMN。已知 ICAM-1 和 LFA-1 参与淋巴细胞间、白细胞与内皮细胞间、嗜酸性粒细胞与内皮细胞间的黏附。人类 PMN 用金黄色葡萄球菌或 TNF 刺激,经细胞荧光分析法证实,ICAM-1 表达上升。

肺部细胞能产生多种环氧化物和脂氧化物的代谢产物,参与肺损伤的病理过程。患者肺泡灌洗液(BALF)中白三烯(LTB_4)、LTC_4、LTD_4 及血中血栓素(TXB_2)和 6-Keto-$PGF_{1\alpha}$ 增加。LTs 类是强力炎症介质,可明显增加小气道的通透性,LTB_4 可致 PMN 聚集并脱颗粒,还可直接导致肺水肿。TXB_2 能促进血小板与 PMN 在微血管床中聚集,并引起血管收缩。PGI_2 可引起血管扩张,抵抗其他缩血管物质的作用。PAF 由 PMN、内皮细胞、血小板、肥大细胞等产生,是很强的趋化因子,能促进炎性细胞聚集,激活 PMN 释放氧自由基等。

内毒素可刺激内皮细胞产生过量的 NO,NO 可导致内皮细胞损伤和死亡。内毒素、TNF、IL-1 等可诱导 NOs 表达,使 NO 生成过量,导致血管过度扩张,并失去对去甲肾上腺素等缩血等物质的反应。有实验证明 NO 参与了肺损伤过程。

氧自由基亦是重要的炎症介质,PMN、单核细胞、巨噬细胞及嗜酸性粒细胞均能产生氧自由基,并参与肺损伤,它可引起脂质过氧化,形成新的氧自由基;脂质产物丙二醛与蛋白酶发生交链反应,并与毗邻的蛋白质交链,使氨基酸遭到破坏;氧自由基增加 PLA_2 的活性,催化花生四烯酸的合成和释放;激活并释放 PMN 溶酶体酶,以损伤血管内皮细胞,使肺毛细血管通透性增加。

机体存在炎症反应的同时又存在着代偿性抗炎症反应,由单核细胞等炎性细胞产生的 PGE_2 便具有抑制炎症反应的作用。PGE_2 可抑制 Th 细胞分化成 Th_1 细胞而促使其分化成 Th_2 细胞,还能抑制 IL-1、IL-2、TNF 和 IFN 的释放,并诱导单核细胞和 Th_2 细胞产生 IL-4、IL-10、IL-11、IL-13 和 GM-CSF 等抗炎介质。

NO 既参与肺损伤,又具有抗炎作用,能阻止血小板、PMN 黏附于内皮细胞,并能抑制 IL-4、IL-6、IL-8 的释放。

糖皮质激素通过受体能抑制 PMN 的黏附,抑制 TNF、IL-1 的释放及淋巴细胞的凋亡。在细胞内与胞浆受体结合成复合物,进入核内抑制 IFN、白细胞介素类和细胞黏附分子的基因转录。去甲肾上腺素对 LPs 诱导的炎症介质的释放也有抑制作用。IL-1 受体阻滞药、可溶性 TNF-α 受体、超氧化物歧化酶、α_1 蛋白酶抑制剂等的存在,可不同程度地阻断或减轻细胞因子等炎性介质的作用,使炎症反应适度,不致造成严重组织损伤。炎症过程自始至终贯穿着致炎与抗炎这一对基本矛盾。

Fehrenbach 报道了包括板层小体(LBs)在内的肺泡Ⅱ型上皮细胞(ATⅡ)的早期变化。此后报道了内毒素(LPS)诱导的急性肺损伤(ALI)时新生幼鼠及成年幼鼠 ATⅡ 细胞超微结构的对比研究。肺表面活性物质系统的系列变化是 ALL/ARDS 的主要发病机制之一。地塞米松可以抑制由 Fas 抗体和 INF-γ 诱导的肺泡上皮细胞的凋亡。

急性肺损伤时以 LBs、细胞核、核仁等连续变化为主要特征的 ATⅡ 细胞超微结构的改变是时间依赖性的。ATⅡ 细胞在 48 小时和 72 小时破坏严重,这可能导致肺表面活性物质合成不足和肺动态平衡的不稳定造成 ALI。地塞米松可能促进 ATⅡ 型上皮细胞的胞吐作用,增加 LBs 数量,使 LBs 重新绕核排列以便增强防御能力,保持肺的动态平衡。

合成和分泌肺表面活性物质的肺泡Ⅱ型上皮细胞是肺泡上皮最重要的组成部分。肺泡Ⅱ型上皮细胞的正常结构和肺表面活性物质合成与代谢的动态平衡是肺正常生理活动所必需的。

Tesfaigzi 和其同事报道在 ALI 早期由 LPS 诱导的肺泡Ⅱ型上皮细胞的凋亡明显增强。由 LPS 所致的肺泡Ⅱ型上皮细胞凋亡的诱导不需要 TNF-α。在 ALI 时,由 LPS 所致的肺泡Ⅰ型上皮细胞的损伤不能靠肺泡Ⅰ型上皮细胞自身再生,肺泡Ⅰ型上皮细胞的恢复依赖于肺泡Ⅱ型上皮细胞的转化。LPS 产生的对肺泡Ⅱ型上皮细胞的损伤是 Au 发展和恢复的关键环节。

二、诊断条件的评价

AU 的诊断条件:①急性起病;②$PaO_2/FiO_2 \leqslant 40.0$ kPa(300 mmHg);③正位 X 线胸片显示双肺有弥漫浸润影;④肺动脉楔压 $\leqslant 2.4$ kPa(18 mmHg)或无左心房压力增高的临床证据。该标准主要特点是 ALI 包括过去 ARDS 早期至终末期全部动态连续过程,并未将机械通气和

PEEP 水平纳入诊断标准,这样有利于早期诊断。

参考上述标准,诊断肺炎合并 ALI 应有以下条件:①急性肺炎;②病情迅速恶化,或一度好转后又明显加重;③正位 X 线胸片显示,在肺炎的基础上,双肺出现弥漫浸润阴影;④PaO_2/FiO_2≤40.0 kPa(300 mmHg);⑤排除左心衰竭。若将上述标准中的 PaO_2/FiO_2 测值改为 26.7 kPa(200 mmHg),就成为 ARDS 的诊断条件。

诊断条件十分明确,但在实际运用过程中却有许多困惑,如急性起病是指几小时还是指几天;反映肺气体交换功能的 PaO_2/FiO_2 不具有特异性;严重肺炎可因肺微血管通透性增加而造成双肺浸润影,但未必都是 ALI;ARDS 病例中有一部分患者可伴有心功能异常,并使肺动脉楔压>2.4 kPa(18 mmHg),因而使 ALI 或 ARDS 被排除而出现假阴性。上述情况提示,符合上述标准未必一定是 ALI,可见"标准"带有一定局限性或机械性,应用"标准"最重要的还是要结合临床进行综合分析。肺组织病理检查有助于确诊,因系创伤性检查而不常用于临床。各种反映血管内皮损伤的标志物,包括内皮素、循环内皮细胞、Ⅷ因子相关抗原和血管紧张素转化酶等,在 ALI 时血中水平明显增高,可预测 ALI 或 ARDS 的发生,但又不具有特异性。测定肺血管外水分含量的各种方法,对 ALI 早期诊断无意义。放射性核素标记流动体外检测技术,测量 ACM 通透性超过正常值 5 倍,虽有助于 ALI 的早期诊断,但尚不能普及。

三、治疗

地塞米松治疗:实验发现地塞米松能够抑制由 Fas 抗体和 IFN-γ 诱导的肺上皮的凋亡。地塞米松除能够抑制炎症介质和细胞因子相互作用外,还能够抑制抗原和抗体的结合,干扰 LPS 引发的杀菌素的激活。地塞米松同时也能够稳定细胞膜和溶酶体膜,致使上皮组织被保护。一份研究提示,肺泡Ⅱ型上皮细胞的"胞吐"现象证明在应用地塞米松 24 小时肺表面活性物质的合成和分泌被激活并被加速。线粒体为肺表面活性物质的合成与分泌,以及板层小体的排列提供了大量能量,以至于线粒体在 48 小时受到严重损害。线粒体的过度代偿导致线粒体的肿胀和嵴断裂。由线粒体提供能量使板层小体像指环一样围绕核排列。这些表明地塞米松的作用减少了肺损伤程度,并促进肺泡上皮从损伤向恢复方向发展和肺功能的恢复。肺泡Ⅱ型上皮细胞是肺上皮的干细胞,其为肺上皮从损伤向恢复和重建提供了可能性。在地塞米松治疗组临床表现与肺泡Ⅱ型上皮细胞的改善相一致。

按 ARDS 的原则治疗:器官系统的功能障碍是 SIRS 的常见并发症,其中包括 ALI、休克、肾衰竭和多系统器官功能衰竭(MSOF)等。据认为,约有 25% 的 SIRS 患者发生 ARDS。近年来提出,应从 SIRS→器官功能障碍→多器官功能衰竭,这一动态过程去考虑 ALI 和 ARDS,认为肺是这一连串病理过程中最容易受损害的首位靶器官,MSOF 则是这一过程的严重结局。因此,维护和支持肺及肺外器官功能至关重要。治疗 ALI 与处理 ARDS 的原则基本相同,强调积极处理原发病、机械通气、纠正缺氧,包括液体通气、注意液体管理、防治感染等综合性措施。值得提出的是,近年来有一些新的见解,如机械通气主张应用较小潮气量(5~9 mL/kg)、气道压力限制在 2.9 kPa(30 cmH_2O)以下,以避免大潮气量、高气道压 2.9~3.9 kPa(30~40 cmH_2O)引起的肺泡过度膨胀,进而加重 ALI。亦不主张吸入高浓度氧,因为氧中毒时肺脏首先受累。更不主张作血液透析,因为当白细胞通过透析膜时被激活,并扣押于肺毛细血管内,释放炎性介质,损伤 ACM。近年来主张应用持续静脉-静脉血液过滤法,可清除血液中的炎性介质,减轻炎症反应,改善预后。

(鲍士伟)

第十二节 急性呼吸衰竭

由于直接或间接原因导致的呼吸功能异常,使肺脏不能满足机体代谢的气体交换需要,造成动脉血氧下降和/或二氧化碳潴留称为呼吸衰竭。呼吸衰竭有着明确的病理生理含义,单靠临床难以确诊,要根据血气分析做诊断。正常人动脉氧分压(PaO_2)为 $11.3 \sim 14.0$ kPa($85 \sim 105$ mmHg),二氧化碳分压($PaCO_2$)为 $4.7 \sim 6.0$ kPa($35 \sim 45$ mmHg),pH 为 $7.35 \sim 7.45$。若 $PaO_2 < 10.6$ kPa(80 mmHg),$PaCO_2 > 6.0$ kPa(45 mmHg),可认为呼吸功能不全。如 PaO_2 低于 8.0 kPa(60 mmHg),$PaCO_2$ 高于 6.7 kPa(50 mmHg),即可诊断呼吸衰竭。应指出这是成人和儿童的标准,婴幼儿 PaO_2 及 $PaCO_2$ 均较年长儿低,诊断标准也应有所不同。在婴幼儿大致可以 $PaO_2 < 6.7$ kPa(50 mmHg),$PaCO_2 > 6.0$ kPa(45 mmHg)作为诊断呼吸衰竭的标准。在不同类型呼吸衰竭和不同具体情况也不能一概套用上述标准。如低氧血症型呼吸衰竭 $PaCO_2$ 可不增高,呼吸衰竭患儿吸氧后 PaO_2 可不减低。

小儿呼吸衰竭主要发生在婴幼儿,尤其是新生儿时期。它是新生儿和婴幼儿第一位死亡原因。由于对小儿呼吸生理的深入了解和医疗技术的进步,小儿呼吸衰竭的治疗效果已较过去明显提高,本节重点介绍新生儿和婴幼儿呼吸衰竭有关问题。

一、病因

呼吸衰竭的病因可分三大类,即呼吸道梗阻、肺实质性病变和呼吸泵异常。

(一)呼吸道梗阻

上呼吸道梗阻在婴幼儿多见。喉是上呼吸道的狭部,是发生梗阻的主要部位,可因感染、神经体液因素(喉痉挛)、异物、先天因素(喉软骨软化)引起。下呼吸道梗阻包括哮喘、毛细支气管炎等引起的梗阻。重症肺部感染时的分泌物、病毒性肺炎的坏死物,均可阻塞细支气管,造成下呼吸道梗阻。

(二)肺实质疾病

1.一般肺实质疾病

一般肺实质疾病包括各种肺部感染如肺炎、毛细支气管炎、间质性肺疾病、肺水肿等。

2.新生儿呼吸窘迫综合征(RDS)

RDS 主要由于早产儿肺发育不成熟,肺表面活性物质缺乏引起广泛肺不张所致。

3.急性呼吸窘迫综合征(ARDS)

ARDS 常在严重感染、外伤、大手术或其他严重疾病时出现,以严重肺损伤为特征。两肺间质和肺泡弥散的浸润和水肿为其病理特点。

(三)呼吸泵异常

呼吸泵异常包括从呼吸中枢、脊髓到呼吸肌和胸廓各部位的病变。共同特点是引起通气不足。各种原因引起的脑水肿和颅内高压均可影响呼吸中枢。神经系统的病变可以是软性麻痹,如急性感染性多发性神经根炎,也可以是强直性痉挛,如破伤风。呼吸泵异常还可导致排痰无力,造成呼吸道梗阻、肺不张和感染,使原有的呼吸衰竭加重。胸部手术后引起的呼吸衰竭也常属此类。

二、类型

(一)低氧血症型呼吸衰竭

低氧血症型呼吸衰竭又称Ⅰ型呼吸衰竭或换气障碍型呼吸衰竭,主要因肺实质病变引起。血气主要改变是动脉氧分压下降,这类患儿在疾病早期常伴有过度通气,故动脉$PaCO_2$常降低或正常。若合并呼吸道梗阻因素或疾病后期,$PaCO_2$也可增高。由于肺部病变,肺顺应性都下降,换气功能障碍是主要的病理生理改变,通气/血流比例失调是引起血氧下降的主要原因,也大多有不同程度的肺内分流增加。

(二)通气功能衰竭

通气功能衰竭又称Ⅱ型呼吸衰竭。动脉血气改变特点是$PaCO_2$增高,同时PaO_2下降,可由肺内原因(呼吸道梗阻,生理无效腔增大)或肺外原因(呼吸中枢、呼吸肌或胸廓异常)引起。基本病理生理改变是肺泡通气量不足。这类患儿若无肺内病变,则主要问题是二氧化碳潴留及呼吸性酸中毒。单纯通气不足所致的低氧血症不会很重,而且治疗较易。因通气不足致动脉氧分压低到危险程度以前,$PaCO_2$的增高已足以致命。

三、临床表现

(一)呼吸的表现

因肺部疾病所致呼吸衰竭,常有不同程度呼吸困难、三凹征、鼻煽等。呼吸次数多增快,到晚期可减慢。中枢性呼吸衰竭主要为呼吸节律的改变,严重者可有呼吸暂停。应特别指出,呼吸衰竭患儿呼吸方面表现可不明显,而类似呼吸困难的表现也可由非呼吸方面的原因引起,如严重代谢性酸中毒。单从临床表现难以对呼吸衰竭做出准确诊断。

(二)缺氧与二氧化碳潴留的影响

早期缺氧的重要表现是心率增快,缺氧开始时血压可升高,继则下降。此外,尚可有面色发青或苍白。急性严重缺氧开始时烦躁不安,进一步发展可出现神志不清、惊厥。当$PaCO_2$在5.3 kPa(40 mmHg)以下时,脑、心、肾等重要器官供氧不足,严重威胁生命。

二氧化碳潴留的常见症状有出汗、烦躁不安、意识障碍等。由于体表毛细血管扩张,可有皮肤潮红、嘴唇暗红,眼结膜充血。早期或轻症心率快,血压升高,严重时血压下降,年长儿可伴有肌肉震颤等,但小婴儿并不多见。二氧化碳潴留的确切诊断要靠血液气体检查。以上临床表现仅供参考,并不经常可见。一般认为$PaCO_2$升高到10.6 kPa(80 mmHg)左右,临床可有嗜睡或谵妄,重者出现昏迷,其影响意识的程度与$PaCO_2$升高的速度有关。若$PaCO_2$在数天内逐渐增加,则机体有一定的代偿和适应,血pH可只稍低或在正常范围,对患儿影响较小。若通气量锐减,$PaCO_2$突然增高,则血pH可明显下降,当降至7.20以下时,严重影响循环功能及细胞代谢,危险性极大。二氧化碳潴留的严重后果与动脉pH的下降有重要关系。缺氧和二氧化碳潴留往往同时存在,临床所见常是二者综合的影响。

(三)呼吸衰竭时其他系统的变化

1.神经系统

烦躁不安是缺氧的早期表现,年长儿可有头痛。动脉pH下降,二氧化碳潴留和低氧血症严重者均可影响意识,甚至昏迷、抽搐,症状轻重与呼吸衰竭发生速度有关。因肺部疾病引起的呼

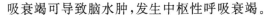

吸衰竭可导致脑水肿,发生中枢性呼吸衰竭。

2.循环系统

早期缺氧心率加快,血压也可升高,严重者血压下降,也可有心律不齐。北医大报告婴幼儿肺炎极期肺动脉压增高,可能与缺氧所致血浆内皮素增加有关。唇和甲床明显发绀是低氧血症的体征,但贫血时可不明显。

3.消化系统

严重呼吸衰竭可出现肠麻痹,个别病例可有消化道溃疡、出血,甚至因肝功能受损,谷丙转氨酶增高。

4.水和电解质平衡

呼吸衰竭时血钾多偏高,血钠改变不大,部分病例可有低钠血症。呼吸衰竭时有些病例有水潴留倾向,有时发生水肿,呼吸衰竭持续数天者,为代偿呼吸性酸中毒,血浆氯多降低。长时间重度缺氧可影响肾功能,严重者少尿或无尿,甚至造成急性肾衰竭。

四、诊断

虽然血气分析是诊断呼吸衰竭的主要手段,但对患儿病情的全面诊断和评价,不能只靠血气,还要根据病史、临床表现和其他检查手段做出全面的诊断分析。

(一)病史

在有众多仪器检查手段的当前,仍应详细了解病史,对呼吸衰竭诊断的重要性在于它仍是其他诊断手段所不能代替的,不但有助于我们了解病情发生的基础,还便于有针对性地治疗。以下是需要注意询问了解的内容。

(1)目前患何种疾病,有无感染或大手术,这都是容易发生 ARDS 的高危因素;有无肺、心、神经系统疾病,这些疾病有可能导致呼吸衰竭;有无代谢疾病,尿毒症或糖尿病酸中毒的呼吸表现可酷似呼吸衰竭,要注意鉴别。

(2)有无突然导致呼吸困难的意外情况,如呕吐误吸或异物吸入,这在婴幼儿尤易发生,是否误服了可抑制呼吸的药物。

(3)有无外伤史,颅脑外伤、胸部外伤均可影响呼吸,有无溺水或呼吸道烧伤。

(4)患儿曾接受何种治疗处理,是否用过抑制呼吸的药物,是否进行了气管插管或气管切开,有无因此导致气胸。

(5)有无发生呼吸困难的既往史,有无哮喘或呼吸道过敏史。

(6)新生儿要注意围产期病史,如母亲用药情况,分娩是否顺利,有无早产,是否有宫内窒息,是否引起呼吸窘迫的先天畸形(如横膈疝、食管闭锁)。

(二)可疑呼吸衰竭的临床表现

呼吸困难和气短的感觉、鼻煽,呼吸费力和吸气时胸骨上、下与肋间凹陷都反映呼吸阻力增大,患儿在竭力维持通气量,但并不都表明已发生呼吸衰竭,而呼吸衰竭患儿也不一定都有上述表现。呼吸衰竭时呼吸频率改变不一,严重者减慢,但在肺炎和 ARDS 早期,可以呼吸增快。胸部起伏情况对判断通气量有参考价值,呼吸衰竭时呼吸多较浅,呼吸音减弱,有经验者从呼吸音大致能粗略估计进气量的多少。

(三)血气分析

婴幼儿时期 PaO_2、$PaCO_2$ 和剩余碱(BE)的数值均较儿童低,不同年龄患儿呼吸衰竭的诊断应根据该年龄组血气正常值判断;忽略婴幼儿与儿童的不同,应用同一标准诊断呼吸衰竭是不妥当的。

通常 $PaCO_2$ 反映通气功能,PaO_2 反映换气功能,若 PaO_2 下降而 $PaCO_2$ 不增高表示为单纯换气障碍;$PaCO_2$ 增高表示通气不足,同时可伴有一定程度 PaO_2 下降,但是否合并有换气障碍,应计算肺泡动脉氧分压差。比较简便的方法是计算 PaO_2 与 $PaCO_2$ 之和,此值小于 14.6 kPa(110 mmHg),包括吸氧患儿,提示换气功能障碍。

对于通气不足引起的呼吸衰竭,要根据病史和临床区别为中枢性还是外周性。中枢性通气不足常表现为呼吸节律改变或呼吸减弱;外周通气不足,常有呼吸道阻塞,气体分布不均匀或呼吸幅度受限制等因素,大多有呼吸困难。对于换气障碍引起的呼吸衰竭,可根据吸入不同浓度氧后血氧分压的改变,判断换气障碍的性质和程度。吸入低浓度(30%)氧时,因弥散功能障碍引起的 PaO_2 下降可明显改善;因通气/血流比例失调引起者可有一定程度改善;因病理的肺内分流增加引起者,吸氧后 PaO_2 升高不明显。根据吸入高浓度(60%以上)氧后动脉 PaO_2 的改变,可从有关的图中查知肺内分流量的大小。

(四)对呼吸衰竭患儿病情的全面评价

除肺功能外,要结合循环情况和血红蛋白数值对氧运输做出评价。患儿是否缺氧,不能只看 PaO_2,而要看组织氧供应能否满足代谢需要。组织缺氧时乳酸堆积。根据北京儿童医院对肺炎患儿乳酸测定结果,Ⅱ型呼吸衰竭乳酸增高者在婴幼儿占 54.2%,新生儿占 64.2%。临床诊断可参考剩余碱(BE)的改变判断有无组织缺氧。

要在病情演变过程中根据动态观察做出诊断。对呼吸性酸中毒患儿要注意代偿情况,未代偿者血液 pH 下降,对患儿影响大。代偿能力受肾功能、循环情况和液体平衡各方面影响。急性呼吸衰竭的代偿需 5～7 天。因此,若患儿发病已数天,要注意患儿既往呼吸和血气改变,才能对目前病情做出准确判断。如发病 2 天未代偿的急性呼吸衰竭与发病 8 天已代偿的呼吸衰竭合并代谢性酸中毒可有同样的血气改变($PaCO_2$ 增高,BE 正常)。

五、呼吸衰竭病程及预后

急性呼吸衰竭的病程视原发病而定,严重者可于数小时内导致死亡,亦可持续数天到数周,演变成慢性呼吸衰竭。原发病能治愈或自行恢复,现代呼吸衰竭抢救技术能使大多数患儿获救,关键在于防止抢救过程中的一系列并发症和医源性损伤,尤其是呼吸道感染。患儿年龄可影响病程,婴儿呼吸衰竭常在短时间内即可恢复或导致死亡,年长儿通常不致发展到呼吸衰竭地步,一旦发生,则治疗较难,且所需时间常比婴儿长。开始抢救的时间对病程长短也有重要影响,并直接影响预后。错过时机的过晚抢救,会造成被动局面,大大延长治疗时间,甚至造成脑、肾、心等重要生命器官的不可逆损害。

呼吸衰竭的预后与血气和酸碱平衡的改变有密切关系。有研究曾对 28 例血氧分压<4.7 kPa(36 mmHg)和 202 例 pH<7.2 的危重患儿进行分析。结果表明:危重低氧血症多见于新生儿(52.6%)和婴儿(44.9%),1 岁以上小儿仅占 2.5%。危重低氧血症的病死率高达 41%,危重低氧血症发生后 24 小时内死亡的病例占死亡总人数的 53%,可见其严重威胁患儿生命。

危重酸中毒的总病死率为 51%,其中单纯呼吸性酸中毒为 32%,危重呼吸衰竭患儿常有混合性酸中毒,其病死率高达 84%,危重酸中毒的严重性还表现在从发病到死亡的时间上,血液 pH 越低,病死率越高,存活时间也越短。如以死亡患儿测定 pH 后平均存活时间计,pH

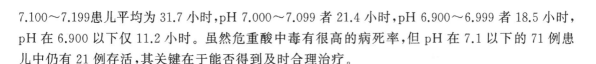

7.100～7.199患儿平均为31.7小时,pH 7.000～7.099者21.4小时,pH 6.900～6.999者18.5小时,pH在6.900以下仅11.2小时。虽然危重酸中毒有很高的病死率,但pH在7.1以下的71例患儿中仍有21例存活,其关键在于能否得到及时合理治疗。

六、治疗

呼吸衰竭治疗的目的在于改善呼吸功能,维持血液气体正常或近于正常,争取时间渡过危机,更好地对原发病进行治疗。近代呼吸衰竭的治疗是建立在对病理生理规律深刻了解的基础上,并利用一系列精密的监测和治疗器械,需要的专业知识涉及呼吸生理、麻醉科、耳鼻喉科、胸内科各方面,其发展日趋专业化,治疗效果也较过去有明显提高。处理急性呼吸衰竭,首先要对病情做出准确判断,根据原发病的病史及体检分析引起呼吸衰竭的原因及程度,对病情做出初步估计,看其主要是通气还是换气障碍(二者处理原则不同),然后决定治疗步骤和方法。要对早期呼吸衰竭进行积极处理,这样常可预防发生严重呼衰,减少并发症。严重濒危者则需进行紧急抢救,不要因等待检查结果而耽误时间。呼吸衰竭的治疗只是原发病综合治疗中的一部分,因此要强调同时进行针对原发病的治疗,有时原发病虽无特效疗法,但可自行恢复,则呼吸衰竭的治疗对患儿预后起决定性作用。

改善血气的对症治疗有重要作用,呼吸功能障碍不同,侧重点亦不同。呼吸道梗阻患者重点在改善通气,帮助二氧化碳排出;ARDS患者重点在换气功能,须提高血氧水平;而对肺炎患儿则要兼顾两方面,根据不同病例特点区别对待。本节重点讨论呼吸衰竭的一般内科治疗,呼吸急救技术和呼吸衰竭治疗的新方法。

要重视一般内科治疗,包括呼吸管理,应用得当,可使多数早期呼吸功能不全患儿,不致发展到呼吸衰竭。一旦发生呼吸衰竭,须应用呼吸急救技术时,要尽量从各方面减少对患儿的损伤,尽可能选用无创方法,充分发挥患儿自身恢复的能力。通过气管插管应用呼吸机是现代呼吸急救的重要手段,但可带来一系列不良影响。应用呼吸机时为减少肺损伤,近年特别强调"肺保护通气",值得重视。不同病情患儿,选用不同治疗呼吸衰竭的新方法,可解决一些过去不能解决的问题,减少或避免对患儿应用损伤更大的治疗,但临床上多数严重呼吸衰竭患儿,还是主要靠常规呼吸机治疗。

七、一般内科治疗

(一)呼吸管理

1.保持呼吸道通畅

呼吸道通畅对改善通气功能有重要作用。由积痰引起的呼吸道梗阻常是造成或加重呼吸衰竭的重要原因,因此在采用其他治疗方法前首先要清除呼吸道分泌物及其他可能引起呼吸道梗阻的因素,以保持呼吸道通畅。口、鼻、咽部的黏痰可用吸痰管吸出,气管深部黏痰常需配合湿化吸入,翻身拍背,甚至气管插管吸痰。昏迷患儿头部应尽量后仰,以免舌根后倒,阻碍呼吸。容易呕吐的患儿应侧卧,以免发生误吸和窒息。昏迷患儿为使舌根向前,唇齿张开,可用口咽通气道保持呼吸道通畅。要选择合适大小的通气道,以防管道太长堵塞会厌部,还要防止因管道刺激引起呕吐误吸。

2.给氧

(1)给氧对新生儿的作用:给氧可提高动脉氧分压,减少缺氧对机体的不良影响。此外,给氧对新生儿尚有下列作用:①吸入高浓度氧可使动脉导管关闭。②低氧血症时肺血管收缩导致肺动脉高压,给氧后肺动脉压下降,可减轻右心负担。③早产儿周期性呼吸和呼吸暂停可因给氧而减少或消失。④有利于肺表面活性物质的合成。⑤防止核黄疸。⑥防止体温不升。新生儿在32～34 ℃环境下氧消耗量最小,低于此温度,为了维持体温,氧消耗量增加,若同时氧供应不足,则氧消耗量难以增加,不能产生足够热量维持体温,因而体温下降,给氧后可避免发生此种改变。

(2)给氧的指征与方法:严重呼吸窘迫患儿决定给氧多无困难,中等严重程度患儿是否需要给氧最好进行血氧分压测定。发绀和呼吸困难都是给氧的临床指征。心率快和烦躁不安是早期缺氧的重要表现,在排除缺氧以外的其他原因后,可作为给氧的指征。由于医用氧含水分很少,不论任何方法给氧,都需对吸入氧进行充分湿化。常用给氧方法:①鼻导管给氧。氧流量儿童1～2 L/min,婴幼儿0.5～1 L/min,新生儿0.3～0.5 L/min,吸入氧浓度30%～40%。②开式口罩给氧。氧流量在儿童3.5 L/min,婴幼儿2～4 L/min,新生儿1～2 L/min,氧浓度45%～60%。③氧气头罩。氧浓度可根据需要调节,通常3～6 L/min,氧浓度40%～50%。

(3)持续气道正压给氧:经鼻持续气道正压(CPAP)是20世纪70年代初开始用于新生儿的一种给氧方法,其特点是设备简单,操作容易,通常对患儿无损伤,效果明显优于普通给氧方法。最初CPAP通过气管插管进行,由于新生儿安静时用鼻呼吸,这是在新生儿可用经鼻CPAP的基础。经验表明,婴幼儿用经鼻CPAP也可取得良好效果。近十年来国外在CPAP仪器的改进和临床应用方面都有不少新进展。国内许多单位正规应用CPAP都取得满意效果,但还不够普遍,远未发挥CPAP应有的作用。①基本原理和作用。CAPA的主要作用:当肺实变、肺不张、肺泡内液体聚集时,肺泡不能进行气体交换,形成肺内分流。进行CPAP时,由于持续气流产生的气道正压,可使病变肺泡保持开放,使减少的功能残气增加,其增加量可达正常值的1/3～2/3,并减少肺泡内液体渗出,从而使肺内分流得到改善,血氧上升。CPAP对血气的影响。CPAP的作用与单纯提高吸入氧浓度的普通给氧方法有本质的不同,它是通过改善换气功能而提高血氧的,而不必使用过高的吸入氧浓度。CPAP时PaO_2的增高与CPAP的压力值并非直线关系,而是与肺泡开放压有关,当CPAP压力增加到一定程度,大量肺泡开放时,PaO_2可有明显升高。应用CPAP对$PaCO_2$影响与肺部病变性质和压力大小有关,有些气道梗阻患儿由于应用CPAP后气道扩张,$PaCO_2$可下降;若气道梗阻严重或CPAP压力过高,可影响呼气,使$PaCO_2$增高。CPAP对肺功能影响。应用CPAP时由于肺泡扩张,可使肺顺应性增加,呼吸省力,减少呼吸功,由于鼻塞增加气道阻力,也可使呼吸功增加。在正常新生儿0.1～0.5 kPa(1～5 cmH_2O)的CPAP可使声门上吸气和呼气阻力均减低,这是CPAP用于治疗上呼吸道梗阻所致呼吸暂停的基础。近年研究还表明,CPAP有稳定胸壁活动、减少早产儿常见的胸腹呼吸活动不协调的作用,这有利于小婴儿呼吸衰竭的恢复。早期应用CPAP的作用:CPAP早期应用,可及时稳定病情,避免气管插管带来不良影响,还可减少高浓度氧吸入的肺损伤,并减少呼吸机的应用,使感染、气胸等并发症减少。CPAP还可作为撤离呼吸机时向自主呼吸过度的手段,使患儿较早脱离呼吸机。②应用CPAP的适应证。新生儿及婴幼儿肺部疾病、肺炎、肺不张、胎粪吸入综合征、肺水肿等所致低氧血症用普通给氧效果不好者,是应用CPAP最主要的适应证。新生儿呼吸窘迫综合征(RDS)是应用CPAP最合适的适应证。在20世纪70年代,由于CPAP的应用,使RDS病死率有较明显下降,但在危重RDS患儿,效果仍不理想,而需应用呼吸机。20世纪80年代后期以来肺表面活性物质气管内滴入是治疗RDS的一大进步,肺表面活性物质与经鼻CPAP联合早期应用,为在基层医院治疗中等病情的RDS提供了有效的新疗法。③仪器装置和用法。

用简单的自制装置进行 CPAP 氧疗,虽然也可起一定作用,但效果较差。为取得良好效果,要应用专业的 CPAP 装置。CPAP 氧疗器包括适用于新生儿到儿童的不同型号鼻塞、呼气阀、连接管道、水柱压差计、加温湿化器和支架等部分,应用时需要电源和瓶装氧气,该装置的主要不足是目前缺乏氧浓度控制。鼻塞由硅胶制成,外形乳头样,应用时选择适合鼻孔大小鼻塞,保证鼻孔密封不漏气。加温湿化器可向患儿提供温暖潮湿的吸入气,水柱压差计有利于监测气道压力,同时在压力过高时使气体逸出,起到安全阀作用。应用方法:CPAP 的应用方法简易,但要在理解基本原理和仪器性能基础上再应用,以免发生误差。应用前将管道连接妥当,清除患儿鼻孔分泌物,开启氧气 3~4 L/min,将鼻塞置于鼻孔内。开始时压力可保持在 0.3~0.4 kPa(3~4 cmH$_2$O),最大可达 0.8 kPa(8 cmH$_2$O)。原则上用能保持血氧分压至 8.0 kPa(60 mmHg)以上的最低压力。压力大小由氧流量(最大可达 8~10 L/min)和呼气阀开口控制,也与患儿口腔和鼻塞密闭程度有关。④不良影响与并发症。正确应用 CPAP 对患儿大都没有不良影响,发生不良影响主要与持续气道正压有关,压力过大可导致气压伤、气胸,但在经鼻 CPAP 时,由于口腔经常开放,压力不至过高,故很少造成气压伤。由于大量气体进入胃内,在胃肠动力功能不良的小婴儿,易有腹胀(可通过胃管排气),在先天性胃壁肌层不全患儿,曾有胃穿孔的个例报告。由于长期应用鼻塞,可造成鼻前庭溃疡。国外报告在病情危重的早产儿可损伤鼻翼和鼻小柱,严重者坏死,形成狭窄,日后需整形手术。鼻损伤发生率不高,其发生与鼻塞应用时间长短和护理有密切关系。CPAP 可增加气道阻力,从而增加呼吸功,使患儿呼吸费力,可成为导致治疗失败的原因。

(4)氧中毒:长期应用氧气治疗,要注意氧中毒。新生儿尤其是早产儿对高浓度氧特别敏感,吸入氧浓度大于 60%,超过 24 小时肺内即有渗出、充血、水肿等改变,更长时间吸入高浓度氧,用呼吸机进行正压呼吸的患儿,肺部含气量逐渐减少,可出现增生性改变,严重者表现为广泛的间质性纤维化和肺组织破坏,即所谓"支气管肺结构不良",肺氧中毒直接受吸入氧浓度影响,而与动脉氧分压无直接关系。新生儿,特别是早产儿长时间吸入高浓度氧,导致高于正常的动脉氧分压,主要影响视网膜血管,开始为血管收缩,继则血管内皮损害,引起堵塞,日后发生增生性变化,血管进入玻璃体,引起出血、纤维化,即晶体后纤维增生症,约 30% 可致盲。早产儿视网膜病与用氧时间长短和出生体重密切相关,吸入氧浓度也是一个重要因素。在小婴儿应用 CPAP 时氧浓度不应超过 60%,过高的吸入氧浓度不宜超过 24 小时。

3.雾化与湿化吸入

呼吸道干燥时,气管黏膜纤毛清除功能减弱。通过向呼吸道输送适当水分,保持呼吸道正常生理功能,已成为呼吸衰竭综合治疗中必不可少的内容。湿化的方式有加温和雾化两种。加温湿化是利用电热棒将水加热到 60 ℃左右,使吸入气接近体温并含有将近饱和水蒸气的温热、潮湿气体。此法比较适合于生理要求,对患儿不良反应少。应用时要注意水温不可过高,以防呼吸道烧伤。雾化的方法是将水变为直径 1~10 μm 大小的雾粒,以利进入呼吸道深部。通常应用的是以高压气体为动力的喷射式雾化器,可在给氧同时应用。雾化器内还可加入药物,最常用的是支气管扩张剂,进行呼吸道局部治疗。但同时可能增加将感染带入呼吸道深部的机会,故必须注意雾化液的无菌和雾化器的消毒。对呼吸道局部进行以药物治疗为目的的雾化吸入只需短时间间断应用,以湿化呼吸道为目的时持续应用加湿器较好。超声波雾化器雾量大,有较好的促进排痰作用,由于治疗时水雾的刺激,发生咳喘机会较多,不宜长时间应用,每次应用 0.5 小时,每天数次即可。为了有效地引流黏痰,湿化吸入必须与翻身、拍背、鼓励咳嗽或吸痰密切配合,才能充分发挥作用。

胸部物理治疗包括体位引流、勤翻身、拍击胸背、吸痰等内容。翻身、拍背对防止肺不张,促进肺循环,改善肺功能有重要作用,方法简单而有效,但常被忽视。重症患儿活动少,尤应注意进行,通常 3～4 小时即应进行一次。湿化呼吸道只有与胸部物理治疗密切配合,才能确实起到保证呼吸道通畅的作用。

(二)控制感染

呼吸道感染常是引起呼吸衰竭的原发病或诱因,也是呼吸衰竭治疗过程中的重要并发症,其治疗成败是决定患儿预后的重要因素。应用呼吸机的患儿,呼吸道感染的病原以革兰阴性杆菌多见。抗生素治疗目前仍是控制呼吸道感染的主要手段。除抗生素治疗外,要采用各种方法增加机体免疫力。近年静脉输注丙种球蛋白取得较好效果。营养支持对机体战胜感染和组织修复都有极重要的作用。此外,还要尽量减少患儿重复受感染的机会,吸痰时工作人员的无菌操作和呼吸机管道的消毒(最好每天进行)必须认真做好,并在条件许可时尽早拔除气管插管。

(三)营养支持

营养支持对呼吸衰竭患儿的预后起重要作用。合理的营养支持有利于肺组织的修复,可增强机体免疫能力,减少呼吸肌疲劳。合理的营养成分还可减少排出 CO_2 的呼吸负担。首先要争取经口进食保证充足的营养,这对保持消化道正常功能有重要作用。呼吸衰竭患儿可因呼吸困难、腹胀、呕吐、消化功能减弱等原因,减少或不能经口进食,对此需通过静脉补充部分或全部营养。可通过外周静脉输入,必要时可经锁骨下静脉向中央静脉输入。

(四)药物治疗

1.呼吸兴奋剂

呼吸兴奋剂的主要作用是兴奋呼吸中枢,增加通气量,对呼吸中枢抑制引起的呼吸衰竭有一定效果,对呼吸道阻塞,肺实质病变或神经、肌肉病变引起的呼吸衰竭效果不大。在重症或晚期呼吸衰竭,呼吸兴奋剂是在没有进行机械呼吸条件时起辅助作用,因其疗效不确实,在急性呼吸衰竭的现代治疗中已不占重要地位。常用的呼吸兴奋剂有尼可刹米和山梗菜碱,二甲弗林也有较好兴奋呼吸中枢的效果,可以皮下、肌肉或静脉注射,应用时若无效则应停止,不可无限制地加大剂量。多沙普仑为较新的呼吸兴奋剂,大剂量时直接兴奋延髓呼吸中枢与血管运动中枢,安全范围宽,不良反应少,可取代尼可刹米。用于镇静、催眠药中毒,0.5～1.5 mg/kg,静脉滴注,不宜用于新生儿。

2.纠正酸中毒药物的应用

呼吸性酸中毒的纠正,主要应从改善通气功能入手,但当合并代谢性酸中毒,血液 pH 低于7.20 时,应适当应用碱性液纠正酸中毒,常用 5% 碳酸氢钠溶液,用量为每次 2～5 mL/kg,必要时可重复 1 次,通常稀释为 1.4% 等渗溶液静脉滴注,只在少数情况下才直接应用。需注意碳酸氢钠只在有相当的通气功能时才能发挥其纠正酸中毒的作用,否则输入碳酸氢钠将使 $PaCO_2$ 更高。使用碱性液纠正代谢性酸中毒时计算药物剂量的公式如下。

$$所需碱性液(mmol)=0.3\times BE(mmol)\times 体重(kg)$$

5% 碳酸氢钠溶液 1.68 mL＝1 mmol,要密切结合临床病情掌握用量,而不能完全照公式计算。最好在开始只用计划总量的 1/2 左右,在治疗过程中再根据血液酸碱平衡检查结果随时调整,以免治疗过度。

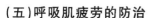

(五)呼吸肌疲劳的防治

目前儿科临床确诊呼吸肌疲劳还不易做到,难以进行针对性的特异治疗,但要在呼吸衰竭治疗的全程中把减少呼吸肌疲劳的发生和增强呼吸肌的能力作为一项重要工作,为此需注意以下几点。

(1)补充足够营养,以利呼吸肌组织的恢复和能源供应。

(2)注意呼吸肌的休息,也要适当锻炼。应用呼吸机也要尽可能发挥自主呼吸的作用。

(3)改善肺的力学特性(减少气道阻力,增加肺顺应性),减少呼吸功,减轻呼吸肌的负担。

(4)改善循环,让呼吸肌能有充足血液供应能源和养料。

(5)增加呼吸肌收缩能力,目前尚无理想药物能有效治疗呼吸肌疲劳,现有药物效果都不确切。氨茶碱和咖啡因类药物作用于骨骼肌细胞,抑制磷酸二酯酶,从而改变 cAMP 代谢,可使膈肌收缩力加强,预防和治疗膈肌疲劳。

八、建立人工呼吸道

当呼吸衰竭时,若一般内科处理难以维持呼吸道通畅时,就要建立人工呼吸道,这是保证正常气体交换的基本措施。根据病情和需要时间的长短,可有不同选择。共同的适应证:①解除上呼吸道梗阻;②引流下呼吸道分泌物;③咽麻痹或深昏迷时防止误吸;④应用呼吸机。常用的人工呼吸道是气管插管或气管切开;应用人工呼吸道时气管直接与外界交通,对患儿不良影响包括吸入气失去上呼吸道的生理保护作用,易于造成下呼吸道感染,不能有效咳嗽,不能讲话。

(一)气管插管

气管插管操作简单,便于急救时应用,对患儿创伤较气管切开小。但因对咽喉刺激强,清醒患儿不易接受,且吸痰和管理不如气管切开方便。插管后要尽量避免触碰导管,减少对咽喉的刺激。导管管腔易被分泌物堵塞,须注意定时吸痰,保护管腔和呼吸道的通畅。要将气管插管和牙垫固定好,保持插管的正确位置,防止其滑入一侧总支气管(插管常滑入右侧总支气管,使左侧呼吸音减弱或消失)或自气管脱出。气管插管可经口或经鼻进行。经口插管操作较简单,但插管较易活动,进食不便。经鼻插管容易固定,脱管机会少,便于口腔护理,但是插管操作和吸痰不如经口插管方便,插管可压迫鼻腔造成损伤,并将鼻部感染带入下呼吸道。决定插管留置时间主要应考虑的是喉损伤,影响因素包括患者一般状况,插管操作是否轻柔,插管的活动及插管质量。应用刺激性小的聚氯乙烯插管可留置1周左右或更长时间。婴儿喉部软骨细胞成分多而间质少,较柔软,而年长儿则纤维性间质多,喉软骨较硬,故婴儿耐受气管插管时间较长。近年我们对新生儿和婴幼儿呼吸衰竭抢救都是进行气管插管,不做气管切开。年长儿呼吸衰竭的抢救,也可用气管插管代替气管切开,但长时间插管发生永久性喉损伤的严重性不容忽视。对于插管时间,由于病情不同,以及呼吸管理技术水平的差异,很难做出统一的、可允许的插管时限,在年长儿以不超过2周为宜。

凡呼吸衰竭病情危重、内科保守治疗无效需进行呼吸机治疗者,气管插管是建立人工呼吸道的首选方法。气管插管材料常用聚氯乙烯(一次性制品),硅橡胶管则可重复应用,过去的橡胶制品因刺激性大已不再用。各年龄选用气管插管大小见表4-3。实际上每个患儿用的号码可略有差别,总的原则是不要管径过大,以免压迫声门,但又不要太细,以防漏气太多。带气囊的气管插管多用于成人,小儿很少应用。经鼻气管插管比经口者略长,其长度大致可按耳屏到鼻孔的2倍计算。为保证气管插管发挥作用和治疗成功,根据多年经验,必须认真、细致地做好日常护理工作,包括呼吸道湿化,吸痰操作轻柔,注意无菌,防止脱管、堵管、插管滑入右侧和喉损伤。

表 4-3　不同年龄患儿气管插管的内径及长度

年龄	气管插管内经(mm)	最短长度(mm)
新生儿	3.0	110
6 月	3.5	120
1 岁半	4.0	130
3 岁	4.5	140
5 岁	5.0	150
6 岁	5.5	160
8 岁	6.0	180
12 岁	6.5	200
16 岁	7.0	210

注:法制号=3.14(Ⅱ)×气管内径。

(二)气管切开

由于成功应用气管插管,气管切开在呼吸急救中的应用较过去减少。与气管插管比较,切开可减少呼吸道解剖无效腔,便于吸痰,可长时间应用,不妨碍经口进食,但是手术创伤较大,肺部感染和气管损伤等并发症机会增多,更不能多次使用。气管切开适应证随年龄和病种不同而异。小婴儿气管切开并发症较多,且易使病程拖延,目前已很少应用。在儿童可望1～2周内病情有明显好转者,也大多用气管插管。若病情虽有好转,仍需继续用呼吸机治疗时,则应考虑气管切开。病情难以在短时间恢复的神经肌肉系统疾病患儿由于气管切开对保持呼吸道通畅和患儿安全有重要作用,切开不宜过迟,以免贻误治疗时机。严重呼吸衰竭患儿最好在气管插管和加压给氧下进行手术,气管切开后即应用呼吸机辅助呼吸,以确保安全。

目前国内大医院较多应用塑料气管切开套管,进口的塑料套管与套囊合而为一,没有内管,质地较柔软,对患儿较舒适,但要防止痰痂堵管。婴儿应用也有不带套囊的塑料套管,包括内、外管的银制套管已很少用。在年长儿机械通气应用时要外加套囊充气,以防漏气。气管切开的并发症较气管插管明显为多,包括感染、出血、气胸等,气管黏膜可因套管长期压迫而水肿、缺血、坏死。

九、呼吸衰竭治疗新进展

(一)肺表面活性物质(PS)治疗

1.成分、作用、制剂

PS是一个极为复杂的系统,它是肺脏本身维持其正常功能而产生的代谢产物,主要成分是饱和卵磷脂,还有少量蛋白,其主要作用是降低肺泡气液界面表面张力,但其作用远不止于此,其他方面的作用还包括防止肺水肿、保持气道通畅和防御感染等。

PS的应用可以从力学结构改善肺功能,使因PS缺乏而萎陷的肺容易扩张,这比现有的方法用呼吸机使肺在正压下吹张,更接近生理要求,从而减少或缩短呼吸机应用时间及并发症。肺表面活性物质治疗还可阻断因其缺乏引起的恶性循环,提供体内合成的原料,为PS缺乏引起的呼吸衰竭提供了全新的治疗途径。

2.临床应用

RDS 早期气管内滴入已成为西方先进国家治疗常规,它能改善氧合,缩短应用呼吸机时间,减少并发症,降低病死率。注入的 PS 能被肺组织吸收再利用,通常只需给药 1～2 次,最多 3 次。给药后由于肺泡扩张,换气功能改善,血氧分压迅速升高,肺的静态顺应性也有所改善,$PaCO_2$下降,胸片肺充气改善是普遍现象;应用呼吸机所需通气压力和吸入氧浓度也因肺部情况好转而下降,使肺损伤机会减少。

由于气道持续正压(CPAP)对 RDS 肯定的治疗作用,且所需设备简单,已有多篇报告肯定了 PS 和 CPAP 联合应用的治疗效果,它可成为减少或不用呼吸机治疗 RDS 的新方法,这对体重较大,中等病情早期患儿更适用。有对照的研究表明,PS＋CPAP 与 PS＋IMV 的治疗方法比较,气胸和颅内出血在前者均较少,需治疗时间也较短。

PS 在其他疾病所致呼吸衰竭患儿的应用效果不如 RDS。肺表面活性物质减少在 ARDS 或其他肺损伤时的改变是继发的,肺Ⅱ型细胞受损害影响 PS 的合成与分泌,肺内渗出成分(血浆蛋白、纤维蛋白原等)和炎性产物对 PS 的抑制也是一个重要原因。

(二)吸入 NO

1.临床应用

通常与呼吸机联合应用,目前的趋势是应用偏低的浓度,为 10～20 ppm,甚至 1～5 ppm 也有效果。治疗反应与吸入浓度是否平行,文献报告结果不一,重要的是根据具体患者的反应调整浓度。

在呼吸衰竭患儿吸入 NO 改善氧合的效果与患儿肺部情况和呼吸机的应用方法有关。通常在早期应用或致病因素较单一者中,效果较好。ARDS 致病因素复杂,低氧血症不是影响预后的唯一因素,其应用效果较差。但吸入 NO 是否有良好反应可作为判断患儿预后的参考指标。肺的通气情况影响治疗效果。在有病变的肺,用高频通气或肺表面活性剂使肺泡扩张,有利于 NO 的进入,能达到较好治疗效果。在有肺病变时,吸入 NO 可有改善通气作用。因 NO 使肺血管扩张,可改善有通气、无血流肺泡的呼吸功能,使无效腔减少。

2.吸入 NO 的不良影响

吸入 NO 的浓度必须严格控制,因为浓度过高会对患儿造成危害。

(1)高铁血红蛋白增加:NO 吸入后,进入体循环与血红蛋白结合而失活,不再有扩张血管作用,同时形成没有携氧能力的高铁血红蛋白。因此,在 NO 吸入时要注意监测高铁血红蛋白的变化。临床应用的 NO 浓度 20～40 ppm 或更低,高铁血红蛋白的生成通常不会超过 1‰～2‰。

(2)对肺的毒性:NO 与 O_2 结合生成 NO_2 红色气体,对肺有明显刺激,可产生肺水肿。NO_2生成速度与吸入 NO 浓度、氧浓度及氧与 NO 接触时间有关,也受呼吸机类型的影响。根据美国职业安全和卫生管理局规定,工作环境中 NO 的安全浓度应小于 6 ppm。

(3)其他毒副作用:进入体循环的 NO 与血红蛋白结合产生高铁血红蛋白,或 NO 与氧结合产生 NO_2,对肺有损伤作用,由于应用技术的改进,目前已大都不成问题,但吸入 NO 可延长出血时间。新生儿肺动脉高压(PPHN)吸入 40 ppm,NO 15 分钟,出血时间延长 1 倍(血小板计数与血小板聚集正常),停用 NO 后可于短时间内恢复。长时间吸入 NO 产生脂类过氧化反应及 NO 浓度过高对肺表面活性物质失活的影响值得重视。

十、并发症及其防治

呼吸衰竭的并发症包括呼吸衰竭时对机体各系统正常功能的影响及各种治疗措施(主要是

呼吸机治疗)带来的危害,以下列举常见并发症:①呼吸道感染。②肺不张。③呼吸肌与肺损伤。④气管插管及气管切开的并发症。⑤肺水肿与水潴留。⑥循环系统并发症。⑦肾脏和酸碱平衡。

十一、婴幼儿呼吸衰竭

本部分介绍发病最多,有代表性的是重症婴幼儿肺炎呼吸衰竭。肺炎是婴幼儿时期重要的常见病,也是住院患儿最重要的死因;主要死于感染不能控制而导致的呼吸衰竭及其并发症。对婴幼儿肺炎呼吸衰竭病理生理的深入认识和以此为基础的合理治疗,是儿科日常急救中的一项重要工作。

(一)通气功能障碍

肺炎患儿呼吸改变的特点首先是潮气量小,呼吸增快、表浅(与肺顺应性下降有关)。病情发展较重时,潮气量进一步减小。因用力加快呼吸,每分通气量虽高于正常,由于生理无效腔增大,实际肺泡通气量却无增加,仅保持在正常水平或略低;动脉血氧饱和度下降,二氧化碳分压稍有增高。病情危重时,患儿极度衰竭,无力呼吸,呼吸次数反减少,潮气量尚不及正常的1/2,生理无效腔更加增大,通气效果更加低下,结果肺泡通气量大幅度下降(仅为正常的1/4),以致严重缺氧,二氧化碳的排出也严重受阻,动脉血二氧化碳分压明显增高,呈非代偿性呼吸性酸中毒,pH 降到危及生命的水平,平均在 7.20 以下。缺氧与呼吸性酸中毒是重症肺炎的主要死因。在危重肺炎的抢救中,关键是改善通气功能,纠正缺氧和呼吸性酸中毒。

(二)动脉血气检查

婴幼儿肺炎急性期动脉血氧下降程度依肺炎种类而不同,以毛细支气管炎最轻,有广泛实变的肺炎最重,4 个月以下小婴儿肺炎由于代偿能力弱、气道狭窄等因素,PaO_2 下降较明显。换气功能障碍是引起 PaO_2 下降最重要的原因,肺内分流引起的缺氧最严重,合并先天性心脏病则 PaO_2 下降更低。肺炎患儿动脉 $PaCO_2$ 改变与 PaO_2 并不都一致,$PaCO_2$ 增加可有肺和中枢两方面原因。

(三)顺应性与肺表面活性物质

肺炎时肺顺应性大多有不同程度下降,病情越重,下降越明显,其原因是多方面的,炎症渗出、水肿、组织破坏均可使弹性阻力增加。另外,炎症破坏肺Ⅱ型细胞,使肺表面活性物质减少和其功能在炎性渗出物中的失活,均可使肺泡气液界面的表面张力增加,降低肺顺应性。我们观察到肺病变的轻重与顺应性及气管吸出物磷脂的改变是一致的,肺病变越重,饱和卵磷脂(肺表面活性物质主要成分)越低,顺应性也越差。顺应性下降是产生肺不张,引起换气障碍和血氧下降,以及肺扩张困难,通气量不足的一个基本原因。肺顺应性明显下降的肺炎患儿提示肺病变严重预后不良。上述改变为这类患儿用肺表面活性物质治疗提供了依据。

(四)两种不同类型的呼吸衰竭

1.呼吸道梗阻为主

这类患儿肺部病变并不一定严重,由于分泌物堵塞和炎症水肿造成细支气管广泛阻塞,呼吸费力导致呼吸肌疲劳,通气量不能满足机体需要。缺氧的同时都合并有较重的呼吸性酸中毒,引起脑水肿,较早就出现中枢性呼吸衰竭,主要表现为呼吸节律的改变或暂停,这种类型多见于小婴儿。

2.肺部广泛病变为主

此类患儿虽然也可能合并严重的呼吸道梗阻,但缺氧比二氧化碳潴留更为突出。因这类患儿肺内病变广泛、严重,一旦应用呼吸机,常需要较长时间维持。

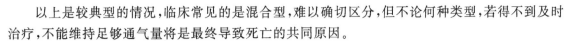

以上是较典型的情况,临床常见的是混合型,难以确切区分,但不论何种类型,若得不到及时治疗,不能维持足够通气量将是最终导致死亡的共同原因。

(五)几个有关治疗的问题

1.针对病情特点的治疗原则

近年来重症肺炎患儿的呼吸衰竭,因广泛严重病变引起者已较少见,而主要是呼吸道梗阻、呼吸肌疲劳引起的通气功能障碍,如果及时恰当处理,大多能经一般内科保守治疗解决,少数需做气管插管进行机械呼吸。对后者应掌握"早插快拔"的原则,即气管插管时机的选择不要过于保守(要根据临床全面情况综合判断,而不能只靠血气分析),这样可及时纠正呼吸功能障碍,保存患儿体力,避免严重病情对患儿的进一步危害。由于通气和氧合有了保证,病情会很快好转,而病情改善后又要尽早拔管,这样可最大限度地减少并发症。

2.应用呼吸机特点

由于重症肺炎患儿肺顺应性差,气道阻力大,应用呼吸机的通气压力偏高,通常在 $2.0 \sim 2.5\ kPa(20 \sim 25\ cmH_2O)$,不宜超过 $3.0\ kPa(30\ cmH_2O)$。为避免肺损伤,潮气量不应过大,为避免气体分布不均匀,机械呼吸频率不宜太快,一般在 $25 \sim 30$ 次/分。为发挥自主呼吸能力,开始即可应用间歇强制通气(IMV 或 SIMV),并加用适当的 PEEP,吸入氧的浓度要根据血氧分压调节,宜在 $30\% \sim 60\%$。由于呼吸机的应用保证了必要的通气量,不需再用呼吸兴奋剂,如患儿烦躁,自主呼吸与机械呼吸不协调,可适当应用镇静剂(安定、水合氯醛),很少需用肌肉松弛剂。

3.肺水肿

肺炎患儿多数有肺水肿,轻者仅见于间质,难以临床诊断,重者液体渗出至肺泡。肺水肿与炎症和缺氧引起的肺毛细血管渗透性改变有关。肺水肿还可发生于输液过多、气胸复张后或支气管梗阻解除后;胸腔积液短时间大量引流也可发生严重肺水肿。应用快速利尿剂(呋塞米 $1\ mg/kg$,肌内注射或静脉注射),可明显减轻症状。严重肺水肿应及时应用呼吸机进行间歇正压呼吸,并加用 PEEP,以利肺泡内水分回吸收。为防止肺水肿,液体摄入量应偏少,尤其静脉入量不宜多,婴幼儿通常以每天总入量在 $60 \sim 80\ mL/kg$ 为好。

4.难治的肺炎

目前难治的肺炎主要是那些有严重并发症的肺炎,其治疗重点应针对病情有所不同。合并先天性心脏病的患儿由于肺血多,伴肺动脉高压,心功能差,感染反复不愈,应积极改善心功能,对肺动脉高压可应用酚妥拉明,必要时试用吸入一氧化氮,其根本问题的解决在于手术矫正畸形。合并营养不良的患儿,由于呼吸肌力弱,呼吸肌疲劳更易发生,同时免疫能力低下,影响机体战胜感染,应特别注意营养支持和增强免疫力。严重感染合并脓气胸者在成功的胸腔引流情况下,必要时仍可应用呼吸机,但压力宜偏低或应用高频通气,以利气胸愈合。强有力的抗生素和一般支持疗法必不可少。病变广泛严重,低氧血症难以纠正的可试用肺表面活性物质,也可试用吸入 NO,但这方面尚缺乏足够经验。

（李　阳）

第五章　儿童循环系统疾病

第一节　高　血　压

小儿血压超过该年龄组平均血压的 2 个标准差以上,即在安静情况下,若动脉血压高于以下限值并确定无人为因素所致,应视为高血压(表 5-1)。

表 5-1　各年龄组血压正常值

年龄组	正常值(kPa)	限值(kPa)
新生儿	10.7/6.7(80/50 mmHg)	13.4/8(100/60 mmHg)
婴儿	12.1/8(90/60 mmHg)	14.7/9.4(110/70 mmHg)
≤8 岁	(12.1~13.4)/(8~9.4)[(90~100)/(60~70)mmHg]	16.1/10.2(120/70 mmHg)
>8 岁	(13.4~14.7)/(9.4~10.2)[(100~110)/(70~80)mmHg]	17.4/12.1(130/90 mmHg)

小儿高血压主要为继发性,肾脏实质病变最常见。其中尤以各种类型的急慢性肾小球肾炎多见,其次为慢性肾盂肾炎、肾脏血管疾病。此外,皮质醇增多症、嗜铬细胞瘤、神经母细胞瘤及肾动脉狭窄等亦是小儿高血压常见的病因。高血压急症指血压(特别是舒张压)急速升高引起的心、脑、肾等器官严重功能障碍甚至衰竭,又称高血压危象。高血压危象发生的决定因素与血压增高的程度、血压上升的速度及是否存在并发症有关,而与高血压的病因无关。危象多发生于急进性高血压和血压控制不好的慢性高血压患儿。如既往血压正常者出现高血压危象往往提示有急性肾小球肾炎,而且血压无须上升太高水平即可发生。如高血压合并急性左心衰,颅内出血时即使血压只有中度升高,也会严重威胁患儿生命。

一、病因

根据高血压的病因,分为原发性高血压和继发性高血压。小儿高血压 80% 以上为继发性高血压。

(一)继发性高血压

小儿高血压继发于其他病因者为继发性高血压。继发性高血压中 80% 可能与肾脏疾病有关,如急性和慢性肾功能不全、肾小球肾炎、肾病综合征、肾盂肾炎。其他涉及心血管疾病,如主动脉缩窄、大动脉炎;内分泌疾病,如原发性醛固酮增多症、库欣综合征、嗜铬细胞瘤、神经母细胞瘤等;中枢神经系统疾病及铅、汞中毒等。

(二)原发性高血压

病因不明者为原发性高血压,与下列因素有关。

1.遗传

根据国内外有关资料统计,高血压的遗传度在 60%~80%,随着年龄增长,遗传效果更明显。检测双亲均患原发性高血压的正常血压子女的去甲肾上腺素、多巴胺浓度明显高于无高血压家族史的相应对照组,表明原发性高血压可能存在有遗传性交感功能亢进。

2.性格

具有 A 型性格(A 型性格行为的主要表现是具有极端竞争性、时间紧迫性、易被激怒或易对他人怀有进攻倾向)行为类型的青少年心血管系统疾病的发生率高于其他类型者。

3.饮食

钠离子具有一定的升压作用,而食鱼多者较少患高血压病。因此,对高危人群应限制高钠盐饮食,鼓励多食鱼。

4.肥胖

肥胖者由于脂肪组织的堆积,使毛细血管床增加,引起循环血量和心排血量增加,心脏负担加重,日久易引起高血压和心脏肥大。另外高血压的肥胖儿童,通过减少体重可使血压下降,亦证明肥胖对血压升高有明显影响。

5.运动

对少儿运动员的研究表明,体育锻炼使心排血量增加、心率减慢、消耗多余的热量,从而有效地控制肥胖、高血脂、心血管适应能力低下等与心脑血管疾病有关的危险因素的形成与发展,为成人期心脑血管疾病的早期预防提供良好的基础。

二、临床表现

轻度高血压患儿常无明显症状,仅于体格检查时发现。血压明显增高时可有头晕、头痛、恶心、呕吐等,随着病情发展可出现脑、心脏、肾脏、眼底血管改变的症状。脑部表现以头痛、头晕常见,血压急剧升高常发生脑血管痉挛而导致脑缺血,出现头痛、失语、肢体瘫痪;严重时引起脑水肿、颅内压增高,此时头痛剧烈,并有呕吐、抽搐或昏迷,这种情况称为高血压脑病。心脏表现有左心室增大,心尖部可闻及收缩期杂音,出现心力衰竭时可听到舒张期奔马律。肾脏表现有夜尿增多、蛋白尿、管型尿,晚期可出现氮质血症及尿毒症。眼底变化,早期见视网膜动脉痉挛、变细,以后发展为狭窄,甚至眼底出血和视盘水肿。某些疾病有特殊症状:主动脉缩窄,发病较早,婴儿期即可出现充血性心力衰竭,股动脉搏动明显减弱或消失,下肢血压低于上肢血压;大动脉炎多见于年长儿,有发热、乏力、消瘦等全身表现,体检时腹部可闻及血管性杂音;嗜铬细胞瘤有多汗、心悸、血糖升高、体重减轻、发作性严重高血压等症状。

三、实验室检查

(1)尿常规、尿培养、尿儿茶酚胺定性。

(2)血常规和心电图、胸部正侧位照片。

(3)血清电解质测定,特别是钾、钠、钙、磷。

(4)血脂测定。总胆固醇、三酰甘油、高密度脂蛋白胆固醇、低密度脂蛋白胆固醇、载脂蛋白 A、载脂蛋白 B。

(5)血浆肌酐、尿素氮、尿酸、空腹血糖测定。

(6)肾脏超声波检查。如血压治疗未能控制,或有继发性高血压的相应特殊症状、体征,经综合分析,可选择性进行下列特殊检查。

(一)静脉肾盂造影

快速序列法,可见一侧肾排泄造影剂迟于对侧,肾轮廓不规则或显著小于对侧(直径相差1.5 cm 以上),造影剂密度大于对侧,或输尿管上段和肾盂有压迹(扩张的输尿管动脉压迫所致)。由于仅能半定量估测肾脏大小和位置,且有假阳性和假阴性,目前已多不用。

(二)放射性核素肾图

^{131}I-Hippuran(^{131}I-马尿酸钠)肾图,测 ^{131}I-Hippuran 从尿中排泄率,反映有效肾血流量。^{99m}Tc-DTPA(^{99m}锝-二乙烯三胺戊乙酸)肾扫描,反映肾小球滤过率。肾动脉狭窄时双肾血流量不对称,一侧大于对侧 $40\%\sim60\%$;一侧同位素延迟出现;双肾同位素浓度一致,排泄一致。

(三)卡托普利-放射性核素肾图

卡托普利为血管紧张素转换酶(ACEI)抑制剂,由于阻止血管紧张素Ⅱ介导的肾小球后出球小动脉的收缩,因此服用卡托普利后行放射性核素肾图检查,可发现患侧肾小球滤过率急剧降低,而血浆流量无明显改变。

(四)肾动脉造影

可明确狭窄是双侧或单侧,狭窄部位在肾动脉或分支,并可同时行球囊扩张肾动脉成形术。如患儿肌酐超过 119 mmol/L,则造影剂总量应限制,并予适当水化和扩充容量。

(五)肾静脉血浆肾素活性比测定

手术前准备:口服呋塞米,成人每次 40 mg,1 天,2 次,小儿每次 1 mg/kg,1 天,2 次,共1~2 天,并给予低钠饮食,停用 β 受体阻滞剂,30 分钟前给予单剂卡托普利,口服。结果患侧肾静脉肾素活性大于对侧1.5 倍以上。

(六)血浆肾素活性测定

口服单剂卡托普利 60 分钟后测定血浆肾素活性,如大于 12 mg/(mL·h),可诊断肾血管性高血压,注意不能服用利尿剂等降压药物。

(七)内分泌检查

血浆去甲肾上腺素、肾上腺素和甲状腺功能测定。

四、诊断

目前我国小儿血压尚缺乏统一的标准,判断儿童高血压的标准常有三种。

(1)国内沿用的标准:学龄前期高于 14.6/9.3 kPa(110/70 mmHg),学龄期高于16.0/10.7 kPa(120/80 mmHg),13 岁及以上则 18.7/12.0 kPa(140/90 mmHg)。

(2)WHO 标准:小于 13 岁者为高于 18.7/12.0 kPa(140/90 mmHg),13 岁及以上者为18.7/12.0 kPa(140/90 mmHg)。

(3)按 Londe 建议,收缩压和舒张压超过各年龄性别组的第 95 百分位数。目前倾向于应用百分位数。百分位是 1996 年美国小儿血压监控工作组推荐的,根据平均身高、年龄、性别组的标准,凡超过第 95 百分位为高血压。具体标准见表 5-2。

表 5-2　小儿高血压的诊断标准 kPa(mmHg)

年龄(岁)	男	女
3	14.5/8.7(109/65)	14.2/9.1(107/68)
5	14.9/9.5(112/71)	14.7/9.5(110/71)
7	15.3/10.1(115/76)	15.1/9.9(113/74)
9	15.3/10.5(115/79)	15.6/10.3(117/77)
11	16.1/10.7(121/80)	16.2/10.5(121/79)
15	17.4/11.1(131/83)	17.1/11.1(128/83)
17	18.1/11.6(136/87)	17.2/11.2(129/84)

诊断高血压后进一步寻找病因,小儿高血压多数为继发性。通过详细询问病史,仔细体格检查,结合常规检查和特殊检查,常能做出明确诊断。经过各种检查均正常,找不出原因者可诊断为原发性高血压。

五、高血压急症处理原则

(1)处理高血压急症时,治疗措施应该先于复杂的诊断检查。

(2)对高血压脑病、高血压合并急性左心衰竭等高血压危象应快速降压,旨在立即解除过高血压对靶器官的进行性损害。恶性高血压等长期严重高血压者需比正常略高的血压方可保证靶器官最低限度的血流灌注,过快过度地降低血压可导致心、脑、肾及视网膜的血流急剧减少而发生失明、昏迷、抽搐、心绞痛或肾小管坏死等严重持久的并发症。故对这类疾病患儿降压幅度及速度均应适度。

(3)高血压危象系因全身细小动脉发生暂时性强烈痉挛引起的血压急骤升高所致。因此,血管扩张剂如钙通道阻滞剂、血管紧张素转换酶抑制剂及 α 受体阻滞剂、β 受体阻滞剂的临床应用,是治疗的重点。这些药物不仅给药方便(含化或口服),起效迅速,而且在降压同时,还可改善心、肾的血流灌注。尤其是降压作用的强度随血压下降而减弱,无过度降低血压之虑。

(4)高血压危象常用药物及高血压危象药物的选择参考,见表 5-3 和表 5-4。

表 5-3　高血压危象常用药物

药物	剂量及用法	起效时间	持续时间	不良反应	相对禁忌
硝苯地平	0.3~0.5 mg/kg	含化 5 分钟;口服 30 分钟	6~8 小时	心动过速,颜面潮红	
卡托普利	1~2 mg/(kg·d)	口服 30 分钟	4~6	皮疹、高钾血症,发热	肾动脉狭窄
柳胺苄心定	20~80 mg 加入葡萄糖注射液中,2 mg/min 静脉滴注(成人剂量)	5~10 分钟		充血性心力衰竭、哮喘心动过速、AVB 二度以上	
硝普钠	1 μg/(kg·min)开始静脉滴注,无效可渐增至 8 μg/(kg·min)	即时	停后 2 分钟	恶心,精神症状,肌肉痉挛	高血压、脑病
氯笨甲噻二臻	每次 5 mg/kg 静脉注射,无效 30 分钟可重复	1~2 分钟	4~24 小时	高血糖呕吐	

续表

药物	剂量及用法	起效时间	持续时间	不良反应	相对禁忌
肼屈嗪（HD）	每次 0.1～0.2 mg/kg 静脉注射或肌内注射	10 分钟	2～6 小时	心动过速，恶心呕吐	充血性心力衰竭，夹层主动脉瘤

表 5-4　高血压急症药物选择

高血压危象	药物选择	高血压危象	药物选择
高血压脑病	NF、CP、LB、diazoxide、NP	急性左心衰竭	NP、CP、NF
脑出血	LB、CP、NF	急进性高血压	CP、NF、HD
蛛网膜下腔出血	NF、LB、CP、diazoxide	嗜铬细胞瘤	PM（酚妥拉明）、LB

六、高血压急症的表现

在儿童期高血压急症的主要表现：①高血压脑病。②急性左心衰。③颅内出血。④嗜铬细胞瘤危象等。现分析如下。

（一）高血压脑病

高血压脑病为一种综合征，其特征为血压突然升高伴有急性神经系统症状。虽任何原因引起的高血压均发生本病，但最常见为急性肾炎。

1.临床表现

头痛并伴有恶心、呕吐，出现精神错乱，定向障碍、谵妄、痴呆；亦可出现烦躁不安，肌肉阵挛性颤动，反复惊厥甚而呈癫痫持续状态。也可发生一过性偏瘫，意识障碍如嗜睡、昏迷；严重者可因颅内压明显增高发生脑疝。眼底检查可见视网膜动脉痉挛或视网膜出血。脑脊液压力可正常亦可增高，蛋白含量增加。

本症应与蛛网膜下腔出血、脑肿瘤、癫痫大发作等疾病鉴别。蛛网膜下腔出血常有脑膜刺激症状，脑脊液为血性而无严重高血压。脑肿瘤、癫痫大发作亦无显著的血压升高及眼底出血。临床确诊高血压脑病最简捷的办法是给予降压药治疗后病情迅速好转。

2.急症处理

一旦确诊高血压脑病，应迅速将血压降至安全范围之内为宜 [17.3/12.1 kPa（130/91 mmHg）左右]，降压治疗应在严密的观察下进行。

（1）降压治疗。①常用的静脉注射药物为柳胺苄心定，是目前唯一能同时阻滞 α、β 受体的药物，不影响心排血量和脑血流量。因此，即使合并心脑肾严重病变亦可取得满意疗效。本品因独具 α 和 β 受体阻滞作用，故可有效地治疗中毒性甲亢和嗜铬细胞瘤所致的高血压危象。二氮嗪：因该药物可引起水钠潴留，可与呋塞米并用增强降压作用。又因本品溶液呈碱性，注射时勿溢到血管外。硝普钠：也颇为有效，但对高血压脑病不做首选。该药降压作用迅速，维持时间短，应根据血压水平调节滴注速度。使用时应避光并新鲜配置，溶解后使用时间不宜超过 6 小时，连续使用不要超过 3 天，当心硫氰酸盐中毒。②常用口服或含化药物为硝苯地平。通过阻塞细胞膜钙离子通道，减少钙内流，从而松弛血管平滑肌使血压下降。神志清醒，合作患儿可舌下含服，意识障碍或不合作者可将药片碾碎加水 0.5～1 mL 制成混悬剂抽入注射器中缓慢注入舌下。硫甲

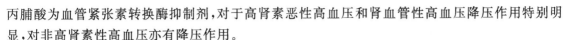

丙脯酸为血管紧张素转换酶抑制剂,对于高肾素恶性高血压和肾血管性高血压降压作用特别明显,对非高肾素性高血压亦有降压作用。

(2)保持呼吸道通畅,镇静,制止抽搐。可用苯巴比妥钠(8~10 mg/kg,肌内注射,必要时6小时后可重复)、地西泮(0.3~0.5 mg/kg肌肉或静脉缓注,注射速度在 3 mg/min 以下,必要时30分钟后可重复)等止惊药物,但须注意呼吸。

(3)降低颅内压:可选用20%甘露醇(每次 1 g/kg,每 4 小时或 6 小时,1 次)、呋塞米(每次1 mg/kg)以及 25%血清蛋白(20 mL,每天1~2次)等,减轻脑水肿。

(二)颅内出血(蛛网膜下腔出血或脑实质出血)

1.临床表现及诊断

蛛网膜下腔出血起病突然,伴有严重头疼、恶心呕吐及不同程度意识障碍。若出血量不大,意识可在几分钟到几小时内恢复,但最后仍可逐渐昏睡或谵妄。若出血严重,可以很快出现颅内压增高的表现,有时可出现全身抽搐,颈项强直是很常见的体征,甚至是唯一的体征,伴有脑膜刺激征。眼底检查可发现新鲜出血灶。腰椎穿刺脑脊液呈均匀的血性,但发病后立即腰穿不会发现红细胞,要等数小时以后红细胞才到达腰部的蛛网膜下腔。1~3 天后可由于无菌性脑膜炎而发热,白细胞增高似与蛛网膜下腔出血的严重程度呈平行关系,因此,不要将诊断引向感染性疾病。CT 脑扫描检查无改变。

脑实质出血起病时常伴头痛呕吐,昏迷较为常见,腰椎穿刺脑脊液压力增高,血性者占80%以上。除此而外,可因出血部位不同伴有如下不同的神经系统症状。

(1)壳核-内囊出血:典型者出现"三偏症",出血对侧肢体瘫痪和中枢性面瘫;出血对侧偏身感觉障碍;出血对侧的偏盲。

(2)脑桥出血:初期表现为交叉性瘫痪,即出血侧面瘫和对侧上、下肢瘫痪,头眼转向出血侧。后迅速波及两侧,出现双侧面瘫痪和四肢瘫痪,头眼位置恢复正中,双侧瞳孔呈针尖大小,双侧锥体束征。早期出现呼吸困难且不规则,常迅速进入深昏迷,多于 24~48 小时死亡。

(3)脑室出血:表现为剧烈头痛呕吐,迅速进入深昏迷,瞳孔缩小,体温升高,可呈去大脑强直,双侧锥体束征。四肢软瘫,腱反射常引不出。

(4)小脑出血:临床变化多样,但是走路不稳是常见的症状。常出现眼震颤和肢体共济失调症状。

颅内出血可因颅内压增高发生心动过缓,呼吸不规则,严重者可发生脑疝。多数颅内出血的患儿心电图可出现巨大倒置 T 波,QT 期间延长。血常规可见白细胞升高,尿常规可见蛋白、红细胞和管型,血中尿素氮亦可见升高。在诊断中尚需注意,颅内出血本身可引起急性高血压,即使患儿以前并无高血压史。此外,尚需与癫痫发作、高血压脑病以及代谢障碍所致昏迷相区别。

2.急症处理

(1)一般治疗:绝对卧床,头部降温,保持气道通畅,必要时做气管内插管。

(2)控制高血压:对于高血压性颅内出血的患儿,应及时控制高血压。但由于颅内出血常伴颅内压增高,因此,投予降压药物应避免短时间内血压下降速度过快和幅度过大,否则脑灌注压将受到明显影响。一般低压不宜低于出血前水平。舒张压较低,脉压过大者不宜用降压药物。降压药物的选择以硝苯地平、卡托普利和柳胺苄心定较为合适。

(3)减轻脑水肿:脑出血后多伴脑水肿并逐渐加重,严重者可引起脑疝。故降低颅内压,控制脑水肿是颅内出血急性期处理的重要环节。疑有继续出血者可先采用人工控制性过度通气、静脉注射呋塞米等措施降低颅内压,也可给予渗透性脱水剂如20%甘露醇(1 g/kg,每4～6小时,1次)以及25%的血清蛋白(20 mL,每天1～2次)。短程大剂量激素有助于减轻脑水肿,但对高血压不利,故必须要慎用,更不宜长期使用。治疗中注意水电解质平衡。

(4)止血药和凝血药:止血药对脑出血治疗尚有争议,但对蛛网膜下腔出血,对羧基苄胺及6-氨基己酸能控制纤维蛋白原的形成,有一定疗效,在急性期可短时间使用。

(5)其他:经检查颅内有占位性病灶者,条件允许时可手术清除血肿,尤其对小脑出血、大脑半球出血疗效较好。

(三)高血压合并急性左心衰竭

1.临床表现及诊断

儿童期血压急剧升高时,造成心脏后负荷急剧升高。当血压升高到超过左心房所能代偿的限度时就出现左心衰竭及急性水肿。急性左心衰竭时,动脉血压,尤其是舒张压显著升高,左室舒张末期压力、肺静脉压力、肺毛细血管压和肺小动脉楔压均升高,并与肺淤血的严重程度呈正相关。当肺小动脉楔压超过4.0 kPa(30 mmHg)时,血浆自肺毛细血管大量渗入肺泡,引起急性肺水肿。急性肺水肿是左心衰竭最重要的表现形式。患儿往往面色苍白、口唇发绀、皮肤湿冷多汗、烦躁、极度呼吸困难,咯大量白色或粉红色泡沫痰,大多被迫采取前倾坐位,双肺听诊可闻大量水泡音或哮鸣音,心尖区特别在左侧卧位和心率较快时常可闻及心室舒张期奔马律等。在诊断中应注意的是,即使无高血压危象的患儿,急性肺水肿本身可伴有收缩压及舒张压升高,但升高幅度不会太大,且肺水肿一旦控制,血压则自行下降。而急性左心衰竭肺水肿患儿眼底检查如有出血或渗出时,考虑合并高血压危象。

2.急症处理

(1)体位:患儿取前倾坐位,双腿下垂(休克时除外),四肢结扎止血带。止血带压力以低于动脉压又能阻碍静脉回流为度,相当于收缩压及舒张压之间,每15分钟轮流将一肢体的止血带放松。该体位亦可使痰较易咳出。

(2)吗啡:吗啡可减轻左心衰竭时交感系统兴奋引起的小静脉和小动脉收缩,降低前、后负荷。对烦躁不安、高度气急的急性肺水肿患儿,吗啡是首选药物,可皮下注射盐酸吗啡0.1～0.2 mg/kg,但休克、昏迷及呼吸衰竭者忌用。

(3)给氧:单纯缺氧而无二氧化碳潴留时,应给予较高浓度氧气吸入,活瓣型面罩的供氧效果比鼻导管法好,提供的FiO_2可达0.3～0.6。肺水肿时肺部空气与水分混合,形成泡沫,妨碍换气。可使氧通过含有乙醇的雾化器,口罩给氧者乙醇浓度为30%～40%,鼻导管给氧者乙醇浓度为70%,1次不宜超过20分钟。但乙醇的去泡沫作用较弱且有刺激性。近年有报道用二甲硅油消泡气雾剂治疗,效果良好。应用时将瓶倒转,在距离患儿口腔8～10 cm处,于吸气时对准咽喉或鼻孔喷雾20～40次。一般5分钟内生效,最大作用在15～30分钟。必要时可重复使用。如低氧血症明显,又伴有二氧化碳潴留,应使用间歇正压呼吸配合氧疗。间歇正压呼吸改善急性肺水肿的原理,可能由于它增加肺泡压与肺组织间隙压,降低右心房充盈压与胸腔内血容量;增加肺泡通气量,有利于清除支气管分泌物,减轻呼吸肌工作,减少组织氧耗量。

(4)利尿剂:宜选用速效强效利尿剂,可静脉注射呋塞米(每次1～2 mg/kg)或依他尼酸钠(1 mg/kg,20 mL液体稀释后静脉注射),必要时2小时后重复。对肺水肿的治疗首先由于呋塞米等药物有直接扩张静脉作用,增加静脉容量,使静脉血自肺部向周围分布,从而降低肺静脉压力,这一重要特点在给药5分钟内即出现,其后才发挥利尿作用,减少静脉容量,缓解肺淤血。

(5)洋地黄及其他正性肌力药物:对急性左心衰竭患儿几乎都有指征应用洋地黄。应采用作用迅速的强心剂如毛花苷 C 静脉注射,1 次注入洋地黄化量的 1/2,余 1/2 分为 2 次,每隔 4～6 小时,1 次。如需维持疗效,可于 24 小时后口服地高辛维持量。如仍需继续静脉给药,每 6 小时注射 1 次 1/4 洋地黄化量。毒毛花苷 K,1 次静脉注射 0.007～0.010 mg/kg,如需静脉维持给药,可 8～12 小时重复 1 次。使用中注意监护,以防洋地黄中毒。

多巴酚丁胺为较新、作用较强、不良反应较小的正性肌力药物。用法:静脉滴注 5～10 mg/(kg·min)。

(6)降压治疗:应采用快速降压药物使血压速降至正常水平以减轻左心室负荷。硝普钠为一种强力短效血管扩张剂,直接使动脉和静脉平滑肌松弛,降低周围血管阻力和静脉贮血。因此,硝普钠不仅降压迅速,还能减低左心室前、后负荷,改善心脏功能,为高血压危象并急性左心衰竭较理想的首选药物。一般从 1 μg/(kg·min)开始静脉滴注,在监测血压的条件下,无效时每 3～5 分钟调整速度渐增至 8 μg/(kg·min)。此外,也可选用硝苯地平或卡托普利,但忌用柳胺苄心定和肼屈嗪,因柳胺苄心定对心肌有负性肌力作用,而后者可反射性增快心率和心排血量,加重心肌损害。

(李　阳)

第二节　心 律 失 常

一、窦性心动过速

(一)临床要点

窦性心动过速指窦房结发出激动的频率超过正常心率范围的上限。其原因有生理性,如哭闹、运动、情绪紧张等;病理性主要有发热、贫血、甲状腺功能亢进、心肌炎、风湿热、心力衰竭等。一般无临床症状,年长儿有时可诉心悸。

(二)心电图特征

窦性心律,心率超过该年龄正常心率范围。婴儿心率每分钟大于 140 次,1～6 岁心率每分钟大于 120 次,6 岁以上心率每分钟大于 100 次。

(三)治疗

心律失常主要针对病因。有症状者可用 β 受体阻滞剂或镇静剂。

二、窦性心动过缓

(一)临床要点

窦性心动过缓指窦房结发出激动的频率低于正常心率。多由于迷走神经张力过高、颅内压增高、甲状腺功能减退、β 受体阻滞剂作用所致,少数为窦房结本身的病变。一般无症状,心率显著缓慢时可有头晕、胸闷,甚至晕厥。

(二)心电图特征

窦性心律,心率低于该年龄正常心率范围;1 岁以内(婴儿)心率每分钟小于 100 次,1～4 岁每分钟小于 80 次,3～8 岁每分钟小于 70 次,8 岁以上每分钟小于 60 次。

(三)治疗

主要针对病因。心率明显缓慢或有症状者,可口服阿托品,剂量每次 0.01～0.02 mg/kg,每天3～4 次。

三、期前收缩

按其过早搏动起源部位的不同分为房性、房室交界区性及室性期前收缩。期前收缩既可见于明确病因,如各种感染、器质性心脏病、缺氧、药物作用及自主神经功能不稳定等,也可见于健康小儿。

(一)临床特点

多数小儿无症状,少数有心悸、胸闷、心前区不适。心脏听诊可听到心跳提早搏动之后有较长的间歇,脉搏短绌。期前收缩于运动后增多,提示同时有器质性心脏病。

(二)心电图特征

1.房性期前收缩

(1)提前出现的房性 P 波(P' 波),P' 波形态与窦性 P 波略有不同。P'R＞0.10 秒。

(2)P' 波后有 QRS 波,一般形态正常,P' 引起 QRS 波有时增宽变形,似右束支传导阻滞图形称房性期前收缩伴室内差异性传导。

(3)P' 波后无 QRS 波时称房性期前收缩未下传,P' 波可出现在前一个窦性 T 波中,T 波形态轻度异常。

(4)期前收缩后代偿间歇多为不完全性。

2.房室交界区性期前收缩

(1)提前出现的 QRS 波,形态正常。

(2)在 QRS 波之前、中或后有逆行 P' 波,但 P'R＜0.10 秒,QRS 波之后则 RP'＜0.20 秒。

(3)代偿间期往往为不完全性。

3.室性期前收缩

(1)提前出现的宽大畸形 QRS-T 波群,期前收缩前无 P' 波;T 波与 QRS 主波方向相反。

(2)代偿间歇常为完全性。

(3)同一导联出现两种或两种以上形态的期前收缩,而配对间期固定者称多形性期前收缩。

(4)若同一导联出现两种或两种以上形态的期前收缩,且配对间期也不相等者称多源性期前收缩。

室性期前收缩有以下情况应视为器质性期前收缩:①先天性或后天性心脏病基础上出现期前收缩或心功能不全出现期前收缩。②室性期前收缩、房性期前收缩或房室交界性期前收缩同时存在。③心电图同时有 QT 间期延长或 RONT 现象(提前的 QRS 波落在 T 波上)。④有症状的多源、频发期前收缩,特别是心肌炎、心肌病等患者。对判断器质性室性期前收缩有困难时,应进行 24 小时动态心电图检测。

(三)治疗

包括病因治疗和应用抗心律失常药。

1.房性期前收缩

大多数偶发、无症状者属良性,不需药物治疗。如频发者可给予普罗帕酮或 β 受体阻滞剂。

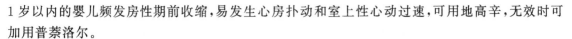

1 岁以内的婴儿频发房性期前收缩,易发生心房扑动和室上性心动过速,可用地高辛,无效时可加用普萘洛尔。

2.房室交界区性期前收缩

不需特殊治疗。

3.室性期前收缩

未发现器质性心脏病又无症状者不需用抗心律失常药。有器质性期前收缩应予治疗。可选用美西律口服,每天 2～5 mg/kg,每 8 小时一次。普罗帕酮每次 5～7 mg/kg,每 6～8 小时一次口服。胺碘酮每天 5～10 mg/kg,分 3 次,口服 1～2 周后逐渐减量至原来的 1/3,每天 1 次,服 5 天,停 2 天。普萘洛尔每天 1～3 mg/kg,分 3 次。洋地黄中毒和心脏手术后发生的室性期前收缩,选用苯妥英钠每次 2～4 mg/kg,缓慢静脉注射,可于 15～20 分钟后重复一次,总量为 15 mg/kg。肥厚性心肌病的室性期前收缩,用钙通道阻滞剂维拉帕米,每天 1～3 mg/kg,分3次口服。

四、阵发性室上性心动过速

阵发性室上性心动过速,其发生机制多数为折返激动,其次为心房或房室结自律性增高。室上性心动过速多见于无器质性心脏病者,可因呼吸道感染、疲劳、情绪激动等诱发。室上性心动过速也可发生于某些器质性心脏病、心肌炎、洋地黄中毒、电解质紊乱、心导管检查及心脏手术后。预激综合征的患儿 50%～90% 可发生阵发性室上性心动过速。

(一)临床要点

1.症状

阵发性室上性心动过速突然发生突然停止,婴儿常烦躁不安、拒食、呕吐、面色灰白、呼吸急速,肺部有啰音,心率每分钟 200～300 次,一次发作数秒钟或数小时,如发作时间长达 24 小时以上可导致心力衰竭或休克,易误诊为重症肺炎。儿童常诉心悸、头晕、疲乏、烦躁,伴有恶心、呕吐、腹痛,少数可有短暂昏厥,但较少发生心力衰竭和休克。

2.心电图特征

(1)心室率快而匀齐,婴儿常为每分钟 230～300 次,儿童常为每分钟 160～200 次,R-R 间期绝对匀齐。

(2)P' 波可与 QRS 波重叠,若见到 P' 波形态异常,为逆行 P' 波。

(3)QRS 波群绝大多数形态正常,少数合并室内差异传导或逆向型房室折返心动过速时 QRS 波增宽。

(4)可有继发 ST-T 改变。

(二)治疗

包括终止发作和预防复发。

1.终止发作

(1)用兴奋迷走神经的方法:小婴儿用冰水毛巾敷面部,每次 10～15 秒。儿童可深吸气屏住呼吸;刺激咽后壁,使作呕;或压迫一侧颈动脉窦。

(2)抗心律失常药:①普罗帕酮。对折返性心动过速和自律性增高均有效,剂量为 1～2 mg/kg加入 10%葡萄糖溶液 10 mL 中缓慢静脉注射。首剂未转复者,隔 10 分钟可重复,不可超过 3 次。有心力衰竭或传导阻滞者忌用。②维拉帕米。为钙通道阻滞剂,通过延长房室结不应期而阻断折返。若年龄＞1岁，未并发心力衰竭者可选用。剂量为0.1～0.2 mg/kg,一次量不超过5 mg,加入葡萄糖溶液中缓慢静脉注射。未转复者隔15～20分钟可重复一次,有心力衰竭、低血压、房室传导阻滞者忌用。③三磷酸腺苷(ATP)。婴儿每次3～5 mg,儿童每次7～15 mg,加入10%葡萄糖1～5 mL中于2秒内快速静脉推注。有时此药伴严重不良反应,如心脏停搏。④地高辛。有心力衰竭者宜选用,用量与治疗急性心力衰竭相同。⑤普萘洛尔。剂量为0.1 mg/kg加10%葡萄糖溶液稀释,缓慢静脉注射。

(3)同步直流电击复律。

(4)射频消融术:对上述药物治疗难奏效或频繁复发者可用射频消融术治疗。

2.预防复发

在终止发作后继续口服药物,常用药物有地高辛、普萘洛尔、普罗帕酮、胺碘酮等,口服维持量6～12个月。

五、阵发性室性心动过速

阵发性室性心动过速(ventricular tachycardia,VT)是一种严重的快速心律失常,可导致血流动力学障碍。根据波形特征,分单形和多形性室性心动过速。每次发作时间30秒内自行终止为非持续性室性心动过速;大于30秒或患者发生晕厥者为持续性室性心动过速。

(一)临床意义

室性心动过速急性多见于缺氧、酸中毒、感染、药物、高(低)血钾,慢性多见于有器质性心脏病者,如心肌炎、心肌病、二尖瓣脱垂、原发心脏肿瘤、Q-T间期延长、心导管检查及心脏手术后、冠状动脉起源异常、右心室发育不全。少数小儿原因不明。特发性室性心动过速无器质性心脏病的临床证据,用射频消融治疗有效。

(二)诊断

1.临床表现

临床表现有突发、突止的特点,症状常有发作性头晕、心悸、疲乏、心前区疼痛,严重者可晕厥、抽搐或猝死。婴儿易出现心力衰竭或休克。

2.心电图特征

(1)连续3次或3次以上的期前QRS波群,时限增宽,形态畸形,心室率每分钟150～250次,R-R间期可略有不齐。

(2)房室分离,可见窦性P'波与QRS波各自独立,无固定时间关系,呈干扰性房室脱节,心室率快于心房率。

(3)常出现心室夺获及室性融合波。

3.治疗

包括终止室性心动过速发作,预防室性心动过速复发。

(1)消除病因:如药物不良反应、电解质紊乱等。

(2)危重患儿首选同步直流电击复律,用量为2～5 ws/kg,婴儿每次＜50 ws,儿童每次＜100 ws,无效者隔20～30分钟重复一次。洋地黄中毒者忌电击治疗。

(3)抗心律失常药物。①利多卡因:首选,剂量1 mg/kg,稀释后缓慢静脉注射。无效者隔5～10分钟可重复一次,总量3～5 mg/kg。室性心动过速纠正后每分钟20～30 μg/kg静脉滴注维持。②普罗帕酮:1～2 mg/kg,稀释后缓慢静脉注射。无效可重复1～3次。③苯妥英钠:

2～4 mg/kg 加生理盐水稀释后缓慢静脉注射,无效可重复 1～3 次,总量为 15 mg/kg。其对洋地黄中毒及心脏手术者效果较好。④胺碘酮:对上述药物无效的顽固性室性心动过速可采用胺碘酮,每次 1 mg/kg,静脉注射 10 分钟,无效隔 5～10 分钟重复同样剂量,总量 24 小时＜10 mg/kg。或用负荷量 2.5～5 mg/mg,静脉注射 30～60 分钟,可重复 1 次,总量 24 小时≤10 mg/kg。

(4)射频消融术:对顽固病例并被证实为折返激动所致,尤其是特发性室性心动过速可用射频消融治疗。

(5)预防复发:对有复发倾向者可口服普罗帕酮、普萘洛尔、胺碘酮等有效药物。

六、房室传导阻滞

房室传导阻滞(atrial-ventricular block,AVB)是小儿较常见的缓慢性心律失常,按房室传导阻滞的程度可分为一、二、三度房室传导阻滞。病因有急性感染、心肌炎、心肌病、电解质紊乱、洋地黄或其他药物中毒及心脏手术等。少数为先天性房室结发育畸形或胎儿期房室结病变所致,称先天性完全性房室传导阻滞。一度和二度Ⅰ型可为迷走神经张力增高所致。

(一)一度房室传导阻滞

1.临床要点

一度房室传导阻滞临床一般无症状,听诊第一心音低钝。有时健康小儿亦可出现一度房室传导阻滞。

2.心电图特征

PR 间期超过正常最高值,即 1 岁内 PR＞0.14 秒,学龄前 PR＞0.16 秒,学龄期 PR＞0.18 秒,青春期 PR＞0.20 秒。其正常值与心率有关。

3.治疗

针对病因治疗,不需用抗心律失常药。随着病因的消除,一度房室传导阻滞可消失。

(二)二度房室传导阻滞

1.临床要点

二度房室传导阻滞的临床症状视传导阻滞的严重程度及心室率的快慢而定,可无症状或有心悸、头晕等。

2.心电图特征

二度房室传导阻滞分为Ⅰ型(莫氏Ⅰ型)和Ⅱ型(莫氏Ⅱ型)。

(1)二度Ⅰ型:①PR 间期随每次心搏逐次延长,直至 P'波后脱落一个 QRS 波群(心室漏搏)。周而复始,呈规律性改变。②PR 间期逐次延长的同时,R-R 间期逐次缩短,继以一个较长的 R-R 间期。③伴有心室漏搏的长 R-R 间期小于任何 2 个 R-R 间期之和。

(2)二度Ⅱ型:①PR 间期正常或稍延长,但固定不变。②P'波按规律出现,QRS 波呈周期性脱落,伴有心室漏搏的长 R-R 为短 R-R 间隔的倍数。③房室间传导比例多为 2∶1 或 3∶1 下传。

3.治疗

主要针对病因治疗,二度Ⅰ型是暂时的,多可恢复,而二度Ⅱ型可逐渐演变为三度房室传导阻滞。

(三)三度(完全性)房室传导阻滞

1.临床特征

三度(完全性)房室传导阻滞除有原发病、病毒性心肌炎、先天性心脏病等的表现外,婴儿心率每分钟<80次,儿童每分钟<60次。当心室率每分钟<40次时有疲乏、无力、眩晕,严重者可发生阿-斯综合征或心力衰竭。

2.心电图特征

(1)P波与QRS波无固定关系,心室率慢于心房率。

(2)QRS波群形态与阻滞部位有关。若起搏点在房室束分支以上,QRS波群不宽。若起搏点在希氏束以下,QRS波群增宽。

3.治疗

(1)无症状先天性者不需治疗。

(2)病因治疗:如心肌炎或手术暂时损伤者,用肾上腺皮质激素治疗。

(3)提高心率:阿托品每次0.01~0.03 mg/kg,每天3~4次,口服或皮下注射。异丙基肾上腺素加入5%葡萄糖溶液按每分钟0.1~0.25 μg/kg,静脉滴注,或用5~10 mg舌下含服。

(4)放置人工起搏器的适应证:①阿-斯综合征或伴心力衰竭。②心室率持续显著缓慢,新生儿每分钟<55次,婴儿每分钟<50次,儿童每分钟<45次。③室性心动过速心律失常,阻滞部位在希氏束以下。④对运动耐受量低的患儿。

(李　阳)

第三节　心　肌　梗　死

小儿心肌梗死(myocardial infarction,MI)由Stryker于1946年首先描述。近年来,小儿MI实际发病率及检出率均较前显著增加,已成为小儿猝死的重要病种之一。从出生后第一天至青少年期,健康儿或有基础疾病者,均可发生MI。有资料表明,未经手术的先天性心脏病患儿尸解证实近75%有MI的证据,无先天性心脏病小儿尸解发现冠状动脉病变为主要死因者占总数的2%以上。

一、病因

病因与年龄相关。

(一)新生儿期

先天性心脏病,特别是冠状动脉起源异常是此期致MI最重要的因素。冠状动脉起源异常发生率1%~2%,多数患儿无临床表现。有学者分析7 857例重要冠状动脉异常(ACAS)死亡小儿后指出,最常见的ACAS为冠状动脉异位起源于主动脉(43%)与冠状动脉左前降支发自肺主动脉(ALCAPA,Bland-White-Garland综合征)(40%),ALCAPA小儿常在出生后第1年内发生充血性心力衰竭,多于出生后14年内死亡。ACAS死亡病例中45%为猝死,部分存活至青少年期者遗留陈旧性MI,全部病例均有前外侧壁近端的铊201(TL-201)灌注异常。右冠状动脉异常以先天性瘘管多见。

次常见原因有肺动脉闭锁而室间隔完整者、永存动脉干、大动脉转位及修复后等;少见原因如心内膜弹力纤维增生症、冠状动脉中层钙质沉着。日本 105 755 例川崎病患儿中 1‰～2‰猝死,猝死主要原因为 MI,尸检证明为冠状动脉血栓性脉管炎和动脉瘤破裂,年龄≤30 天龄者 6 例,最小发病日龄为 20 天。

(二)一岁至青春期前

川崎病很可能是此期 MI 的最重要病因,亚裔小儿更易罹患。发病的第 7 天起即可检出冠状动脉异常扩张,其中的 15％～25％患儿发展为冠状动脉瘤,近 70％小儿的动脉瘤在 1～2 年消退。MI 发生率为 1.9％,通常发生于患病后第一年(72.8％),其中 39.5％发生在患病后 3 个月内。63％于休息或睡眠时发病,14％于玩耍、活动、走路时发病。22％的患者在第一次 MI 期间死亡。发病 10 天内大剂量免疫球蛋白联合阿司匹林治疗较单用阿司匹林使冠状动脉病变发生率由 20％降至 4％,10％的个体对该方案无效应。日本全国范围的调查发现,本病复发率约 3％,12.2％的复发者伴心脏并发症,以男性、首次发病有心脏并发症者为主,但复发者无一例为 MI。

其他非外科病因常见有心肌病、心肌炎(含风湿性心肌炎)、胶原血管性疾病(特别是系统性红斑狼疮、高安病、结节性动脉炎);次常见者包括肾病综合征、隐伏的恶性肿瘤(尤其是淋巴瘤纵隔放疗后)、败血症、William 综合征(主动脉瓣上狭窄)、感染性心内膜炎、同型半胱氨酸血症,以及甲型血友病以凝血酶原复合物浓缩剂或 Ⅷ 因子抑制物旁路活性(FEIBA)治疗者、特发性心内膜下 MI。某些非常罕见的病因有遗传性疾病如早老症、弹性纤维假黄瘤、黏多糖病、Fabry 病、尿黑尿酸症、Hurler 综合征、糖原累积病 Ⅱ 型及冠状动脉肌纤维发育不良、主动脉瓣乳头肌弹性纤维瘤继发 MI、衣原体肺炎、幽门螺杆菌感染,有报道一名 11 岁西班牙裔男童因痉挛性喉炎(croup)吸入消旋肾上腺素后 20 分钟发生 MI。

部分手术或创伤后导致 MI 的原因包括在体外循环时冠状动脉灌注不良、心脏移植并发症如排异、钝性胸部创伤。曾报告一接受骨髓移植的 7 岁小儿发生曲菌性全心炎,其冠状动脉见曲菌栓塞而继发急性大面积 MI。

(三)青少年

MI 的病因除下列三点外与儿童类似:①川崎病在该年龄组发病较少;②应考虑有无吸食可卡因或嗅吸胶水的可能;③冠状动脉粥样硬化是否致小儿 MI 仍有争议,但已知纯合子型家族性高胆固醇血症(发病率为 1/100 万)、家族性混合性高脂血症、低仅脂蛋白血症、高载脂 B 脂蛋白血症者,其冠状动脉病变早发,并在 20 岁前即可发生 MI。对青少年(平均 16 岁)杂合子型高胆固醇血症(发病率 1/500)患者以 TL-201 扫描提示 22％的病例伴 MI。某些烟雾病患儿也可发生 MI。

二、临床表现

常见症状:哭闹、难以哺喂、呼吸困难、呕吐、绞痛、易激惹、休克等。4 岁以下患儿 17％、而 4 岁以上 83％主诉有胸痛、胸部压榨感。研究发现小儿胸痛部位及放射较疼痛性质对心绞痛诊断有帮助,因为小儿往往将疼痛描述为锐痛,且对此复述时有出入。疼痛放射至左肩者则更可能是心源性。摩擦音、颈静脉扩张被认为是有高度特异性的体征,而发绀、大汗、灌注不良、心动过速、啰音、焦虑等提示 MI 的敏感程度尚难确定。MI 小儿常伴发心律失常,可有上腹痛、腹部压痛、晕厥及易疲劳等不同的表现形式。由于移植后的心脏已失去神经支配,故缺血不表现为胸痛,而是咳嗽、充血性心力衰竭、心律失常或猝死。

三、辅助检查

(一)心电图(ECG)检查

小儿 MI 的 ECG 表现与成人并无大异,但正常变异时的 T 波改变、先天性心脏病者的 ECG 可类似于 MI。小儿 MI 的 ECG 诊断指标:①除 aVR 外任一导联,尤其是 Ⅰ、aVL、V_5、V_6 导联,ST 段改变>2 mV,ST 在任一导联抬高,其对应导联 ST 段压低;②异常 Q 波;③异常 T 波倒置;④室性心律失常,特别是室性心动过速;⑤QTc>0.48 秒;⑥心肌肥厚可能提示先天性心脏病,且是 MI 的一个危险因子。

川崎病小儿 MI 的 Q 波振幅和持续时间(≥0.04 秒)对诊断特异性为 97%～100%,Q 波振幅单项指标有 86% 的特异性,Q 波间期因 MI 发生部位不同其灵敏度及特异性有差异,如下壁者较低,前壁则可高达 88%。但要与非缺血的病理状态时的 Q 波改变相鉴别,如"容量负荷过重"所致左心室肥厚者的 V_5～V_6 导联、所致右心室肥厚者的 V_1～V_2 导联均可有宽大 Q 波。婴幼儿 Ⅰ、aVL 或 V_5～V_7 任一导联出现宽大 Q 波均提示左冠状动脉的起源异常,其他 Q 波>0.12 秒者尚须考虑心肌炎、心肌纤维化、肥厚型心肌病、Duchenne 肌营养不良性心肌病、心内膜弹力纤维增生症,尤其是特发性主动脉下闭锁等。

ST 段除 avR 导联抬高>2 mV 应考虑急性 MI,小儿急性 MI,ST 段与 T 波前肢形成弓背向上抬高 ST 段压低通常特异性较低,但出现与对应导联呈近乎 180°相反方向"镜像"关系时对确定梗死部位有重要意义,强烈提示 MI。后壁心梗可无 ST 段抬高,而仅有 V_{4R}～V_2 导联的 ST 段压低。

Ⅱ、Ⅲ、aVF 倒置对下壁心梗诊断有很高的特异性和敏感性,如在同时见深的 Q 波,伴或不伴 T 波倒置,亦能提示 MI。

小儿 MI 室性心律失常较之成人并发症的发生更为常见,以室性心动过速、心室颤动为主,死亡率为 80%。

应用信号平均心电图后电位技术评价小儿心肌缺血及 MI,应用 VCM-3000 系统,用一频带为 40～300 Hz 的滤波器,将 200 次电位叠加、平均与记录,检查经 TI-201 心脏扫描证实的有无心肌缺血及 MI 的滤波后 QRS 间期(f-QRSd,ms)、滤波后均方根电压(RMS,μV)和 QRS 终末 40 μV 以下低振幅的间期(LAS,ms),按体表面积(BSA,m^2)分成 4 组。发现当 BSA<0.3 m^2 时如 f-QRSd>95 ms,RMS<30 μV,LAS>25 ms;当 BSA0.3～0.5 m^2 时 f-QRSd>110 ms,RMS<251 μV,LAS>30 ms;当 BSA0.5～1.2 m^2 时 f-QRSd>115 ms,RMS<20 μV,LAS>30 ms;当 BSA≥1.2 m^2 时 f-QRSd>125 ms,RMS<20 μV,LAs>30 ms 时,均可认为是阳性后电位。其阳性率在无冠脉损害组为 0,缺血组为 56.3%,陈旧性 MI 组为 69.2%,特异性及灵敏度远高于以成人标准用于小儿者,且重复性为 100%。对难以行心血管造影检查的婴幼儿患者不失为替代方法之一。

(二)实验室检查

1.心肌酶谱(CK-MB、SGOT、LDH)

CK-MB 在评估 MI 有一定参考价值。有报道 CK-MM3/MM1 异构体在 MI 胸痛发作时即升高,2～6 小时达峰值,且易于检测。

2.心肌钙蛋白Ⅰ及T

均有显著升高,尤以前者更特异、更灵敏(两者均近乎100%)、窗口期更长。

(三)器械检查

(1)TL-201闪烁照相或TL-201单光子发射体层成像(SPECT)即使在小婴儿亦能提示心脏某部位的灌注或摄取缺欠、心肌坏死,且可鉴别充血性心肌病的病因。若由AL-CAPA所致者,则有灌注异常;若为其他因素所致,则灌注正常或造影剂不规则广泛分布。宫川等提出双嘧达莫-TI-201SPECT对川崎病心脏并发症(含MI)的诊断与长期随访安全、有效。

(2)电影磁共振(cinenm)通过快速连续放映,可了解心脏及瓣膜的活动情况。MRI亦可作出MI诊断。

(3)二维/三维心脏超声:借以了解心室壁的运动情况及是否存在室壁瘤、二尖瓣反流。仔细观察也可发现冠状动脉的异常和乳头肌梗死。

(4)心血管造影能提示冠状动脉有无栓塞、闭锁、扩张及冠状动脉瘤和心脏的情况,儿科尤其是婴幼儿应用有一定局限性。

四、诊断与鉴别诊断

目前尚无小儿MI统一的诊断标准,根据文献,宜从以下诸方面考虑本病的诊断。①病史:有无提示MI的基础疾病,如既往有心力衰竭样表现,既往如有胸部创伤及创伤后ECG表现,免疫紊乱及是否服用肾上腺皮质激素或免疫抑制剂,是否接受过雄激素治疗,有无相关手术史(如房室分流术后引流管闭塞致颅内压增高),有无毒蜘蛛(如黑寡妇蜘蛛或棕色寡妇蜘蛛)叮咬史;②家族史:有无心血管病危险因素(脂蛋白异常、高血压、肥胖、Ⅰ级亲属心绞痛、MI病史等);③症状、体征;④相关检查:ECG、心肌酶谱、心肌钙蛋白、心脏超声、TL-201及心血管造影。

符合1~3者可拟诊,结合4中至少2项以上阳性可确诊,注意排除假性MI。

屡有报告病毒性心肌炎临床、ECG、甚至TL-201结果与MI近似而误诊为MI。但前者胸痛较轻,心血管造影无异常。其他假性MI有肥厚性心肌病、Duchenne型肌营养不良等。

五、治疗

对小儿治疗的研究不多,故治疗多模仿成人,包括静脉补液及多巴酚丁胺、保证心排血量、给氧、纠正电解质紊乱、缓解疼痛、溶栓(华法林、链激酶)。及时处理呼吸衰竭、心律失常、心源性休克、充血性心力衰竭等并发症。有人对15例川崎病并发巨大冠状动脉血管瘤患儿,以尿激酶8 000~10 000 U/kg行冠脉内插管溶栓治疗,10分钟给药完毕,结果3例完全、5例部分溶栓,最快者给药完毕即部分溶栓。15例中4例再栓,随访2~8年(平均3.3年)无一例再发MI及死亡。禁食以保护缺血肠管。治疗中,尚应探寻小儿的病因以便针对性治疗。

六、预后

小儿MI后康复的概率大于成人,预后与心肌损伤及治疗措施、治疗效果有关。小儿MI尚难确定与基础心脏疾病类型的关系。Johnsrude对96例心脏病伴发MI的存活者,平均随访4.9年,无一例表现严重的复发性室性心律失常及猝死。

再梗死的死亡率很高,加藤对152例MI存活者观察,24例再发MI,再发死亡15例(死亡率

62.5%),再发后存活的9例中又有6例第三次发MI,仅1例幸存(死亡率83.3%)。提示预防再梗死是MI后长期存活的关键。治疗与小儿MI相关的基础疾病可能更有效地预防MI。

(李　阳)

第四节　风湿性心脏病

一、概述

风湿性心脏病是风湿热反复发作造成的心脏损害,是后天获得性心脏病的主要疾病之一。急性期表现为风湿性心肌炎,如累及心脏瓣膜而引起瓣膜的炎症反应,经过渗出期、增生期和瘢痕期,可造成瓣膜永久性的病变,导致瓣膜口狭窄和关闭不全,继而引起心脏扩大、心力衰竭和心律失常,二尖瓣最常受累,其次为主动脉瓣,为慢性风湿性心瓣膜病。

二、病因

风湿性心脏病是由A族溶血性链球菌感染后所发生的自身免疫性疾病。不断的链球菌感染、风湿热反复发作或持续时间长,风湿性心脏病的发生率明显增加。一般认为本病的发生与三个因素的相互作用有关:①A族β溶血性链球菌致病的抗原性:链球菌M蛋白与人体组织特别是心肌组织的抗原有交叉的免疫反应。②易感组织器官的特性及免疫机制:通过急性风湿热患者瓣膜表面的内皮细胞研究发现,除了抗体和补体触发炎症之外,还发现T淋巴细胞通过活化瓣膜表面的内皮细胞浸润,在组织内参与了炎症反应。③宿主易感性:以往的研究发现,即使是较严重的A族链球菌感染流行,也仅有1%～3%未治疗的A族链球菌感染咽炎患者患病,提示存在宿主易感性。

三、诊断

根据病史、临床表现及辅助检查即可做出诊断。在诊断过程中,要注意评判是否伴发风湿活动。注意发现并发症,如心力衰竭、感染性心内膜炎、心律失常、栓塞等。

(一)病史

风湿性心脏病多有风湿热病史,部分呈隐匿经过。

(二)临床表现

1.二尖瓣关闭不全

二尖瓣关闭不全是儿童期风湿性心脏病最常见的瓣膜病,轻度关闭不全可无症状,中重度关闭不全可出现疲倦,乏力等症状,疾病进展可出现心力衰竭症状。查体心前区隆起,心尖冲动弥散,可触及收缩期震颤,心界向左下扩大,第一心音降低,第二心音亢进且明显分裂,可闻及第三心音。心尖区闻及Ⅲ/Ⅵ级全收缩期粗糙的吹风样杂音,向左腋部及背部、肩脚下传导,左室扩大者产生二尖瓣相对狭窄,心尖部可闻及舒张中期杂音。

2.二尖瓣狭窄

由于瓣膜口狭窄的程度、病情进展速度及代偿的差异,临床表现可有不同,主要症状包括呼

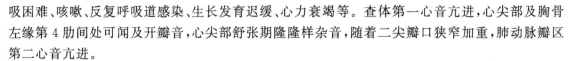

吸困难、咳嗽、反复呼吸道感染、生长发育迟缓、心力衰竭等。查体第一心音亢进,心尖部及胸骨左缘第 4 肋间处可闻及开瓣音,心尖部舒张期隆隆样杂音,随着二尖瓣口狭窄加重,肺动脉瓣区第二心音亢进。

3.主动脉瓣关闭不全

往往伴有二尖瓣病变,很少单独存在。轻度患者可无症状,重度患者在病变多年后出现症状。心悸为早期症状,严重者可出现心绞痛症状,多在左心衰竭后出现。体征包括周围血管征及主动脉瓣听诊区或胸骨左缘 3、4 肋间闻及叹气样高频舒张期杂音,呈递减型;严重关闭不全时心尖部可闻及低频、舒张早期隆隆样杂音,即 Austin-Flint 杂音。

4.主动脉瓣狭窄

轻症可无症状,中重度可出现发育迟缓、易疲劳、活动后气促、胸痛、晕厥等。查体主动脉瓣区可触及收缩期震颤,闻及喷射性收缩期杂音,伴有收缩期喀喇音。

(三)辅助检查

1.心电图

可明确患者的心律,有无心肌缺血改变,是否合并有心房颤动等。

2.胸部 X 线

可以了解心脏大小和肺部的改变。

3.超声心动图

作为一种无创方法,已经是评价各瓣膜病变的主要手段之一,不仅可以测定心腔大小、心室功能,也可以测定跨瓣膜压差、瓣膜开口面积、肺动脉压力等指标。

4.心导管造影

目前超声心动图技术已能比较全面地观察瓣膜的厚度、活动度及狭窄等情况,如合并重度肺动脉高压,或者心脏复杂畸形,可行心导管检查了解肺动脉高压的性质以及协助明确诊断。

四、鉴别诊断

风湿性心脏病应与以下几种疾病鉴别。

(1)左心房黏液瘤:本病可出现与风湿性心脏病相似体征,但杂音往往呈间歇性出现,随体位而改变,无风湿热史,有昏厥史,易出现反复动脉栓塞现象。超声心动图可见左心房内有云雾状光团往返于左心房和二尖瓣口。

(2)尚需与左向右分流型先天性心脏病、贫血性心脏病、扩张型心脏病等所致的相对性二尖瓣狭窄相鉴别。根据病史、体格检查及超声心动图检查,不难做出鉴别。

五、治疗

(一)一般治疗

慢性心脏瓣膜病轻者可不必严格限制活动,中重度者需严格限制活动,避免剧烈活动诱发的心力衰竭、心绞痛及晕厥。

饮食方面,除高热量膳食外,应给予足够的蛋白质及维生素 A 和维生素 C。

(二)抗生素治疗

(1)风湿热诊断明确后尽早开始治疗,应立即给予 1 个疗程的青霉素治疗(对青霉素无变态反应者)以清除链球菌。

(2)长期足疗程的抗生素治疗,预防风湿热复发,抗生素疗程不少于5年,最好到成人期。

(三)抗风湿治疗

对于风湿活动者,抗风湿治疗是必要的。常用药物为水杨酸制剂及肾上腺皮质激素。

(四)充血性心力衰竭的治疗

除给予吸氧、镇静外,可给予利尿剂、血管扩张剂和强心剂的治疗,洋地黄制剂的剂量应偏小(1/3～1/2量)。

(五)心律失常的药物治疗

根据病情选用胺碘酮、洋地黄、β受体阻滞剂等。合并慢性心房颤动者,宜长期口服阿司匹林以抗血小板聚集。

(六)外科治疗

风湿性心瓣膜病变内科治疗无效者应行外科手术或介入手术,包括瓣膜修复成形术、瓣膜置换术或球囊扩张术等。手术一般在心力衰竭症状有所改善、病情稳定后进行,风湿活动或感染性心内膜炎者在治愈后3～6个月才能手术。

(李　阳)

第五节　原发性心肌病

原发性心肌病分为扩张(充血)型心肌病、肥厚型心肌病和限制型心肌病。扩张型以心肌细胞肥大、纤维化为主,心脏和心腔扩大,心肌收缩无力。肥厚型以心肌肥厚为主,心室腔变小,舒张期容量减少。若以心室壁肥厚为主,为非梗阻性肥厚型心肌病;以室间隔肥厚为主,左心室流出道梗阻,为梗阻性肥厚型心肌病。限制型以心内膜及心内膜下心肌增厚、纤维化,心室以舒张障碍为主,此型小儿少见。

一、诊断要点

(一)扩张(充血)型心肌病

1.临床表现

多见于学龄前及学龄儿童,部分病例可能是病毒性心肌炎发展而来。缓慢起病,早期活动时感乏力,头晕,进而出现呼吸困难、咳嗽、心慌、胸闷、水肿、肝大等心力衰竭症状。心动过速,心律失常,心尖部第一心音减弱,有奔马律,脉压低。易出现脑、肺及肾栓塞。

2.X线检查

心影增大如球形,心搏减弱,肺淤血。

3.心电图

左心室肥大最多,ST段、T波改变,可有室性期前收缩、房室传导阻滞等。

4.超声心动图

心腔普遍扩大,左心室为著。左心室壁运动幅度减低。

(二)肥厚型心肌病

1.临床表现

可有家族史,缓慢起病,非梗阻型症状较少,以活动后气喘为主。梗阻型则有气促、乏力、头晕、心绞痛或昏厥,可致猝死。心脏向左扩大,胸骨左缘 2～4 肋间有收缩期杂音。

2.X 线检查

心影稍大,以左心室增大为主。

3.心电图

左心室肥厚及 ST 段、T 波改变,Ⅰ、aVL 及 V_5、V_6 导联可出现 Q 波(室间隔肥厚所致),室性期前收缩等心律失常。

4.超声心动图

心肌非对称性肥厚,向心腔突出;室间隔厚度与左心室后壁厚度的比值大于 1.3∶1;左心室流出道狭窄,左心室内径变小;收缩期二尖瓣前叶贴近增厚的室间隔。

(三)限制型心肌病

1.临床表现

缓慢起病,活动后气促。以右心室病变为主者,出现类似缩窄性心包炎表现,如肝大、腹水、颈静脉怒张及水肿;以左心室病变为主者,有咳嗽、咳血、端坐呼吸等。

2.X 线检查

心影扩大,肺淤血。

3.心电图

P 波高尖,心房肥大,房性期前收缩,心房颤动,ST-T 改变,PR 间期延长及低电压。

4.超声心动图

示左、右心房扩大;心室腔正常或略变小;室间隔与左心室后壁有向心性增厚;心内膜回声增粗;左心室舒张功能异常。

二、鉴别诊断

(1)扩张(充血)型心肌病应与风湿性心脏病、先天性心脏病、心包积液相鉴别。风心病有风湿热及瓣膜性杂音;先心病常较早出现症状,心脏杂音大多较响;心包积液在超声心动图检查时可见积液。

(2)肥厚型心肌病应与主动脉瓣狭窄相鉴别。主动脉瓣狭窄有主动脉瓣区收缩期喷射性杂音,第二心音减弱,X 线升主动脉可见主动脉瓣狭窄后扩张,超声心动图检查示主动脉瓣开口小。

(3)限制型心肌病应与缩窄性心包炎相鉴别。缩窄性心包炎有急性心包炎病史,X 线心包膜钙化,超声心动图示心包膜增厚。

三、治疗

(1)有感染时应积极控制感染。

(2)有心律失常时,治疗心律失常。

(3)促进心肌能量代谢药如三磷酸腺苷、辅酶 A、细胞色素 C、辅酶 Q_{10}、维生素 C、极化液(10％葡萄糖注射液 250 mL、胰岛素 6 U、10％氯化钾 5 mL),有辅助治疗作用。

(4)心力衰竭时按心力衰竭处理,但洋地黄类药剂量宜偏小(用一般量的 1/2～2/3),并宜长期服用维持量。

(5)对发病时间较短的早期患儿,或并发心源性休克、严重心律失常或严重心力衰竭者,可用泼尼松开始量 2 mg/(kg·d),分 3 次口服,维持 1～2 周逐渐减量,至 8 周左右减量至 0.3 mg/(kg·d),并维持此量至 16～20 周,然后逐渐减量至停药,疗程半年以上。

(6)梗阻性肥厚型心肌病,可用 β-受体阻滞药降低心肌收缩力,以减轻流出道梗阻,并有抗心律失常作用,可选用普萘洛尔 3～4 mg/(kg·d),分 3 次口服,根据症状及心律调节剂量,可增加到每天 120 mg,分 3 次服。一旦确诊,调节适当剂量后,应长期服用。因洋地黄类药及异丙肾上腺素等可加重流出道梗阻,应避免使用,利尿药和血管扩张药物均不宜用。流出道梗阻严重的可行手术治疗或心脏移植。

(李　阳)

第六节　病毒性心肌炎

病毒性心肌炎是病毒侵犯心脏所致的以心肌炎性病变为主要表现的疾病,可伴有心包或心内膜炎症改变。近年来国内发病有增多趋势,是小儿常见的心脏疾病。本病临床表现轻重不一,预后大多良好,少数可发生心力衰竭、心源性休克,甚至猝死。

一、病因

近年来动物试验及临床观察表明,可引起心肌炎的病毒有 20 余种,其中以柯萨奇 B 组病毒 (1～6 型)最常见。另外,柯萨奇 A 组病毒、埃可病毒、脊髓灰质炎病毒、腺病毒、传染性肝炎病毒、流感和副流感病毒、麻疹病毒、单纯疱疹病毒及流行性腮腺炎病毒等也可引起本病。

二、发病机制

本病的发病机制尚不完全清楚。一般认为与病毒直接侵犯心脏和免疫反应有关:①疾病早期,病毒及其毒素可经血液循环直接侵犯心肌细胞,产生变性、坏死。临床上可从心肌炎患者的鼻咽分泌物或粪便中分离出病毒,并在恢复期血清中检出相应的病毒中和抗体有 4 倍以上升高;从心肌炎死亡病例的心肌组织中可直接分离出病毒,用荧光抗体染色技术可在心肌组织中找到特异性病毒抗原,电镜检查可发现心肌细胞有病毒颗粒。这些均强有力地支持病毒直接侵犯心脏的学说。②病毒感染后可通过免疫反应造成心肌损伤。临床观察,往往在病毒感染后经过一定潜伏期才出现心脏受累征象,符合变态反应规律;患者血清中可测到抗心肌抗体增加;部分患者表现为慢性心肌炎,部分可转成扩张性心肌病,符合自身免疫反应;尸体解剖病例免疫荧光检查在心肌组织中有免疫球蛋白(IgG)及补体沉积。以上现象说明本病的发病机制中还有变态反应或自身免疫参与。

三、临床表现

发病前 1～3 周常有呼吸道或消化道病毒感染史,患者多有轻重不等的前驱症状,如发热、咽痛、肌痛等。

临床表现轻重不一,轻型患儿一般无明显自觉症状,仅表现心电图异常,可见期前收缩或ST-T 改变。心肌受累明显时,可有心前区不适、胸闷、气短、心悸、头晕及乏力等症状,心脏有轻度扩大,伴心动过速、心音低钝或奔马律,心电图可出现频发期前收缩、阵发性心动过速或二度以上房室传导阻滞,可导致心力衰竭及昏厥等。反复心力衰竭者,心脏明显扩大,可并发严重心律失常。重症患儿可突然发生心源性休克,表现为烦躁不安、面色苍白、皮肤发花、四肢湿冷、末梢发绀、脉搏细弱、血压下降、闻及奔马律等,可在数小时或数天内死亡。

体征主要为心尖区第一音低钝,心动过速,部分有奔马律,一般无明显器质性杂音,伴心包炎者可听到心包摩擦音,心界扩大。危重病例可有脉搏微弱、血压下降、两肺出现啰音及肝脏肿大,提示循环衰竭。

四、辅助检查

(一)心电图检查

常有以下几种改变:①ST 段偏移,T 波低平、双向或倒置。②QRS 低电压。③房室传导阻滞或窦房传导阻滞、束支传导阻滞。④各种期前收缩,以室性期前收缩最常见,也可见阵发性心动过速、房性扑动等。

(二)X 线检查

轻者心脏大小正常,重者心脏向两侧扩大,以左侧为主,搏动减弱,可有肺淤血或肺水肿。

(三)心肌酶测定

血清肌酸磷酸激酶(CK)早期多有增高,其中以来自心肌的同工酶(CK-MB)特异性强,且较敏感。血清谷草转氨酶(AST)、d-羟丁酸脱氢酶(d-HBDH)、乳酸脱氢酶(LDH)在急性期也可升高,但恢复较快,其中乳酸脱氢酶特异性较差。

(四)病原学诊断

疾病早期可从咽拭子、咽冲洗液、粪便、血液、心包液中分离出病毒,但需结合血清抗体测定才有意义。恢复期血清抗体滴度比急性期增高 4 倍以上或病程早期血中特异性 IgM 抗体滴度在 1∶128 以上均有诊断意义。应用聚合酶链反应(PCR)或病毒核酸探针原位杂交法自血液中查到病毒核酸可作为某一型病毒存在的依据。

五、诊断

全国小儿心肌炎心肌病学术会议对病毒性心肌炎诊断标准进行了重新修订。

(一)临床诊断依据

(1)心功能不全、心源性休克或心脑综合征。

(2)心脏扩大(X 线、超声心动图检查具有表现之一)。

(3)心电图改变:以 R 波为主的 2 个或 2 个以上主要导联(Ⅰ、Ⅱ、aVF,V₅)ST-T 改变持续4 周以上伴动态变化,出现窦房、房室传导阻滞,完全性右束支或左束支传导阻滞,成联律、多形、多源、成对或并行期前收缩,非房室结及房室折返引起的异位心动过速,低电压(新生儿除外)及异常 Q 波。

(4)血清 CK-MB 升高或心肌肌钙蛋白(cTnI 或 cTnT)阳性。

(二)病原学诊断依据

1.确诊指标

自患儿心内膜、心肌、心包(活检、病理)或心包穿刺液中发现以下之一者可确诊为病毒性心肌炎:①分离到病毒。②用病毒核酸探针查到病毒核酸。③特异性病毒抗体阳性。

2.参考指标

有以下之一者结合临床可考虑心肌炎系病毒引起:①自患儿粪便、咽拭子或血液中分离到病毒,且恢复期血清同型抗体滴度较第 1 份血清升高或降低 4 倍以上。②病程早期患儿血清型特异性 IgM 抗体阳性。③用病毒核酸探针自患儿血中查到病毒核酸。

如具备临床诊断依据 2 项,可临床诊断。发病同时或发病前 2～3 周有病毒感染的证据支持诊断:①同时具备病原学确诊依据之一者,可确诊为病毒性心肌炎。②具备病原学参考依据之一者,可临床诊断为病毒性心肌炎。③凡不具备确诊依据,应给予必要的治疗或随诊,根据病情变化,确诊或除外心肌炎;④应除外风湿性心肌炎、中毒性心肌炎、先天性心脏病、结缔组织病,以及代谢性疾病的心肌损害、甲状腺功能亢进症、原发性心肌病、原发性心内膜弹力纤维增生症、先天性房室传导阻滞、心脏自主神经功能异常、β 受体功能亢进及药物引起的心电图改变。

六、治疗

本病目前尚无特效疗法,可结合病情选择下列处理措施。

(一)休息

急性期至少应休息到热退后 3～4 周,有心功能不全及心脏扩大者应绝对卧床休息,以减轻心脏负担。

(二)营养心肌及改善心肌代谢药物

1.大剂量维生素 C 和能量合剂

维生素 C 能清除氧自由基,增加冠状动脉血流量,增加心肌对葡萄糖的利用及糖原合成,改善心肌代谢,有利于心肌炎恢复,一般每次 100～150 mg/kg 加入 10％葡萄糖液静脉滴注,1 次/天,连用 15 天。能量合剂有加强心肌营养、改善心肌功能的作用,常用三磷酸腺苷(ATP)、辅酶 A、维生素 B_6 与维生素 C 加入 10％葡萄糖液中一同静脉滴注。因 ATP 能抑制窦房结的自律性,抑制房室传导,故心动过缓、房室传导阻滞时禁用。

2.泛癸利酮(辅酶 Q_{10})

有保护心肌作用,每次 10 mg,3 岁以下 1 次/天,3 岁以上 2 次/天,肥胖年长儿 3 次/天,疗程 3 个月。部分患者长期服用可致皮疹,停药后可消失。

3.1,6-二磷酸果糖(FDP)

FDP 是一种有效的心肌代谢酶活性剂,有明显保护心肌代谢作用。150～250 mg/(kg·d)静脉滴注,1 次/天,10～15 天为 1 个疗程。

(三)维生素 E

维生素 E 为抗氧化剂,小剂量短疗程应用,每次 5 mg,3 岁以下 1 次/天,3 岁以上 2 次/天,疗程 1 个月。

(四)抗生素

急性期应用青霉素清除体内潜在细菌感染病灶,20×10^4 U/(kg·d)静脉滴注,疗程 7～10 天。

(五)肾上腺皮质激素

在病程早期(2周内),一般病例及轻型病例不主张应用,因其可抑制体内干扰素的合成,促进病毒增殖及病变加剧。对合并心源性休克、心功能不全、心脏明显扩大、严重心律失常(高度房室传导阻滞、室性心动过速)等重症病例仍需应用,有抗炎、抗休克作用,可用地塞米松 $0.2\sim1$ mg/kg 或氢化可的松 $15\sim20$ mg/kg 静脉滴注,症状减轻后改用泼尼松口服, $1\sim1.5$ mg/(kg·d),逐渐减量停药,疗程 $3\sim4$ 周。对常规治疗后心肌酶持续不降的病例可试用小剂量泼尼松治疗, $0.5\sim1$ mg/(kg·d),每 2 周减量 1 次,共 6 周。

(六)积极控制心力衰竭

由于心肌炎患者对洋地黄制剂极为敏感,易出现中毒现象,故多选用快速或中速制剂,如毛花苷 C 或地高辛等,剂量应偏小,饱和量一般用常规量的 1/2~2/3,洋地黄化量时间不能短于 24 小时,并需注意补充氯化钾,因低钾时易发生洋地黄中毒和心律失常。

(七)抢救心源性休克

静脉推注大剂量地塞米松 $0.5\sim1$ mg/kg 或大剂量维生素 C $200\sim300$ mg/kg 常可获得较好效果。及时应用血管活性药物,如多巴胺[(1 mg/kg 加入葡萄糖液中用微泵 3~4 小时输完,相当于 $5\sim8$ mg/(kg·min)]、间羟胺等可加强心肌收缩力、维持血压及改善微循环。持续氧气吸入,烦躁者给予苯巴比妥、地西泮或水合氯醛等镇静剂。适当输液,维持血液循环。

(八)纠正心律失常

对严重心律失常除上述治疗外,应针对不同情况及时处理。①房性或室性期前收缩:可口服普罗帕酮每次 $5\sim7$ mg/kg,每隔 6~8 小时服用 1 次,足量用 2~4 周。无效者可选用胺碘酮, $5\sim10$ mg/(kg·d),分 3 次口服。②室上性心动过速:普罗帕酮每次 $1\sim1.5$ mg/kg 加入葡萄糖液中缓慢静脉推注,无效者 10~15 分钟后可重复应用,总量不超过 5 mg/kg。③室性心动过速:多采用利多卡因静脉滴注或推注,每次 $0.5\sim1.0$ mg/kg,10~30 分钟后可重复使用,总量不超过 5 mg/kg。对病情危重,药物治疗无效者,可采用同步直流电击复律。④房室传导阻滞:可应用肾上腺皮质激素消除局部水肿,改善传导功能,地塞米松 $0.2\sim0.5$ mg/kg,静脉注射或静脉滴注。心率慢者口服山莨菪碱(654-2)、阿托品或静脉注射异丙肾上腺素。

(李　阳)

第七节　感染性心内膜炎

一、病因及发病机制

(一)病因

1.心脏的原发病变

感染性心内膜炎患儿中绝大多数均有原发性心脏病,其中以先天性心脏病最为多见。室间隔缺损最易罹患心内膜炎,其他依次为法洛四联症、主动脉瓣狭窄、主动脉瓣二叶畸形,动脉导管未闭、肺动脉瓣狭窄等。后天性心脏病中,风湿性瓣膜病占 14%,通常为主动脉瓣及二尖瓣关闭不全。二尖瓣脱垂综合征也可并发感染性心内膜炎。发生心内膜炎的心脏病变常因心室或血管内有较大的压力阶差,产生高速的血液激流,而经常冲击心膜面使之遭受损伤所致。心内膜下胶原组织暴露,血小板及纤维蛋白在此凝聚、沉积,形成无菌性赘生物。当菌血症时,细菌在上述部位黏附、定居并繁殖,形成有菌赘物,受累部位多在压力低的一例,如室间隔缺损感染性赘生物在缺损的右缘,三尖瓣的隔叶与肺动脉瓣、动脉导管未闭在肺动脉侧,主动脉关闭不全在左心室等。约8%的患儿无原发性心脏病变,通常由于毒力较强的细菌或真菌感染引起,如金黄色葡萄状球菌、念珠菌等,见于2岁以下婴儿及长期应用免疫抑制剂者。

2.病原体

过去以草绿色(即溶血性)链球菌最多见,占半数以上。近年来,葡萄球菌有增多趋势;其次为肠球菌、肺炎双球菌、β溶血性链球菌,还有大肠埃希菌、绿脓杆菌及嗜血杆菌。真菌性心内膜炎的病原体以念珠菌属、曲霉菌属及组织胞浆菌属较多见。人工瓣膜及静脉注射麻醉剂的药瘾者,以金黄色葡萄球菌、绿脓杆菌及念珠菌属感染多见。

3.致病因素

在约1/3的患儿的病史中可追查到致病因素,主要为纠治牙病及扁桃体摘除术。口腔及上呼吸道手术后发生的心内膜炎多为草绿色链球菌感染;脓皮病、甲髌炎、导管检查及心脏手术之后的心内膜炎,常为金黄色或白色葡萄球菌感染;而肠道手术后的心内膜炎,则多为肠球菌或大肠埃希菌感染。

(二)发病机制

1.喷射和文丘里效应

机械和流体力学原理在发病机制中似乎很重要。试验证明,将细菌气溶胶通地文丘里管喷至气流中,可见高压源将感染性液体推向低压槽中,形成具有特征性的菌落分布。在喷出高压源小孔后的低压槽中总是出现最大的沉淀环。这一模型有助于解释发生在不同心瓣膜和室间隔病损分布,亦可解释二尖瓣关闭不全发生感染性心内膜炎时瓣膜心房面邻近部位的特征性改变。当血流从左心室通过关闭不全的二尖瓣膜时,可发生文丘里效应,即血流通过狭窄的瓣膜孔后,压强降低,射流两侧产生涡流,悬浮物沉积两侧,使心房壁受到损害。主动脉瓣关闭不全时赘生物易发生在主动脉小叶心室面或腱索处。小型室内隔缺损,损害常发生右室面缺损处周围或与缺损相对的心室壁,后者为高速血流喷射冲击引起的损伤。其他如三尖瓣关闭不全、动静脉瘘、动脉导管未闭亦可根据文丘里效应预测其心内膜受损的部位。心脏先天性缺损血液分流量小或充血性心力衰竭时,因缺损两侧压力阶差不大,故不易发生心内膜炎,这可能就是为什么单纯性房间隔缺损罕见心内膜炎,而小型室间隔缺损较易发生的原因。

2.血小板-纤维素栓

喷射文丘里效应损伤心脏心内膜面。在此基础上发生血小板-纤维素栓,而形成无菌性赘生物。

3.菌血症和凝集抗体

正常人可发生一过性菌血症,多无临床意义。但当侵入细菌的侵袭力强,如有循环抗体凝集素可有大量细菌黏附于已有的血小板-纤维素血栓上定居、繁殖,即可发病。

4.免疫学因素

感染性心内膜炎的发病与免疫学因素有关。许多感染性心内膜患者血液中 IgG、IgM、巨球蛋白、冷球蛋白升高,类风湿因子阳性。肾脏损害,动脉内膜炎均支持免疫发病机制。有人对该症的淤血、条纹状出血、皮下小结作镜检,发现血管用围有细胞浸润及其他血管炎的表现,认为可能为过敏性血管炎。

二、临床表现及辅助检查

(一)临床表现

1.病史

大多数患者有器质性心脏病,部分患者发病前有龋齿、扁桃体炎、静脉插管或心内手术史。

2.临床症状

可归纳为三方面:①全身感染症状;②心脏症状;③栓塞及血管症状。

(1)一般起病缓慢,开始时仅有不规则发热,患者逐渐感觉疲乏、食欲减退,体重减轻,关节痛及肤色苍白。病情进展较慢,数天或数周后出现栓塞征象,淤点见于皮肤与黏膜,指甲下偶尔见线状出血,或偶尔在指、趾的腹面皮下组织发生小动脉血栓,可摸到隆起的紫红色小结节,略有触痛,称欧氏小结。病程较长者则见杵状指、趾,故非青紫型先天性心脏病患儿出现杵状指、趾时,应考虑本病。

(2)心脏方面若原有杂音的,其性质可因心瓣膜的赘生物而有所改变,变为较响较粗;原无杂音者此时可出现杂音,杂音特征为乐音性且易多变。约一半患者由于心瓣膜病变、中毒性心肌炎、心肌脓肿等而导致充血性心力衰竭。

(3)其他症状:视栓塞累及的器官而异,一般为脾脏增大、腹痛、便血、血尿等,脾增大有时很显著,但肝的增大则不明显。并发于先天性心脏病时,容易发生肺栓塞,则有胸部剧痛、频咳与咯血,叩诊有实音或浊音,听诊时呼吸音减弱,须与肺炎鉴别。往往出现胸腔积液,可呈血色,并在短期内屡次发作上述肺部症状,约 30% 的患者发生脑动脉栓塞,出现头痛、呕吐,甚至偏瘫、失语、抽搐及昏迷等。由脑栓塞引起的脑膜炎,脑脊液细曲培养往往阴性,糖及氯化物也可正常,与结核性或病毒性脑膜炎要仔细鉴别。神经症状的出现一般表示患者垂危。

(4)毒力较强的病原体如金黄色葡萄球菌感染,起病多急骤,有寒战、高热、盗汗及虚弱等全身症状,以脓毒败血症为主:肝、肾、脾、脑及深部组织可发生脓疡,或并发肺炎、心包炎、脑膜炎、腹膜炎及骨髓炎等,累及心瓣膜时可出现新杂音、心脏扩大及充血性心力衰竭,栓塞现象较多见。病情进展急剧时,可在数天或数周危及生命。如早期抢救,可在数周内恢复健康。心瓣膜损伤严重者,恢复后可遗留慢性心脏瓣膜病。

(二)辅助检查

1.一般血液检查

常见的血常规结果为进行性贫血与白细胞增多,中性粒细胞升高。血沉增快,C-反应蛋白阳性。血清球蛋白常常增多,甚至清蛋白、球蛋白比例倒置,免疫球蛋白升高,循环免疫复合物及类风湿因子阳性。

2.血培养

血液培养是确诊的关键,对疑诊者不应急于用药,宜于早期重复地做血培养,并保留标本至 2 周之久,从而提高培养的阳性率,并做药敏试验。有人认为,在体温上升前 1~2 小时,10~15 分钟采血 1 次,连续 6 次,2 天内多次血培养的阳性率较分散于数天做血培养为高。血培养阳性率可达 90%,如已用抗生素治疗,宜停用抗生素 3 天后采取血标本做培养。

3.超声心动图

能检出赘生物的额外回波,大于 2 mm 的赘生物可被检出。应用 M 型超声心动图仪或心脏

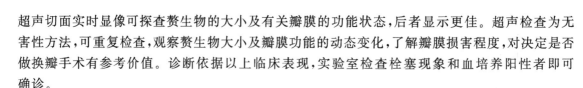

超声切面实时显像可探查赘生物的大小及有关瓣膜的功能状态,后者显示更佳。超声检查为无害性方法,可重复检查,观察赘生物大小及瓣膜功能的动态变化,了解瓣膜损害程度,对决定是否做换瓣手术有参考价值。诊断依据以上临床表现,实验室检查栓塞现象和血培养阳性者即可确诊。

三、治疗

(一)抗生素

应争取及早应用大剂量抗生素治疗,不可因等待血培养结果而延期治疗,但在治疗之前必先做几次血培养,因培养出的病原菌及其药物敏感试验的结果,对选用抗生素及剂量有指导意义;抗生素选用杀菌力强,应两种抗生素联合使用,一般疗程为 4～6 周。对不同的病原菌感染应选用不同的抗生素,参考如下。

1.草绿色链球菌

首选青霉素 G$(20～30)\times10^4$ U/(kg・d),最大量 20×10^6 U/d,分 4 次静脉滴注,6 小时 1 次,疗程 4～6 周。并加用庆大霉素 4～6 mg/(kg・d),静脉滴注,8 小时 1 次,疗程 2 周。疗效不佳,可于 5 天后加大青霉素用量。对青霉素过敏者,可换用头孢菌素类或万古霉素。

2.金黄色葡萄球菌

对青霉素敏感者选用青霉素 20×10^6 U/d,加庆大霉素,用法同草绿色链球菌治疗,青霉素疗程 6～8 周。耐药者用新青霉素 B 或新青霉素Ⅲ200～300 mg/(kg・d),分 4 次静脉滴注,6 小时 1 次,疗程 6～8 周,加用庆大霉素静脉滴注 2 周。或再加利福平口服 15～30 mg/(kg・d),分 2 次,疗程 6 周。治疗不满意或对青霉素过敏者可用头孢菌素类,选用头孢菌素Ⅰ(头孢噻吩)、头孢菌素Ⅴ(头孢唑啉)或头孢菌素Ⅳ(头孢雷定)200 mg/(kg・d),分 4 次,每 6 小时静脉滴注,疗程 6～9 周,或用万古霉素 40～60 mg/(kg・d),每天总量不超过 2 g,1 次/(8～12 小时),分 2～3 次静脉滴注,疗程 6～8 周。表皮葡萄球菌感染治疗同金黄色葡萄球菌。

3.革兰阴性杆菌或大肠埃希菌

用氨苄西林 300 mg/(kg・d)。分 4 次静脉滴注,6 小时 1 次,疗程 4～6 周;或用第 2 代头孢菌素类,选用头孢哌酮或头孢曲松 200 mg/(kg・d),分 4 次静脉滴注,6 小时 1 次;头孢曲松可分 2 次注射,疗程 4～6 周;并加用庆大霉素 2 周,绿脓杆菌感染也可加用羟苄西林 200～400 mg/(kg・d),分 4 次静脉滴注。

4.肠球菌

用青霉素 20×10^6 U/d,或氨苄西林 300 mg/(kg・d),分 4 次,6 小时 1 次静脉滴注,疗程 6～8周,并加用庆大霉素。对青霉素过敏者,可换用万古霉素或头孢菌素类。

5.真菌

用两性霉素 B,开始用量 0.1～0.25 mg/(kg・d),以后每天逐渐增加 1 mg/(kg・d),静脉滴注 1 次。可合用 5-氟胞嘧啶 50～150 mg/(kg・d),分 3～4 次服用。

6.病菌不明或术后者

用新青霉素Ⅲ加氨苄西林及庆大霉素;或头孢菌素类头孢曲松或头孢哌酮;用万古霉素。

(二)其他治疗

其他治疗包括休息、营养丰富的饮食、铁剂等,必要时可输血。并发心力衰竭时,应用洋地黄、利尿剂等。并发于动脉导管未闭的感染性动脉内膜炎病例,经抗生素治疗仍难以控制者,手术矫正畸形后,继续抗生素治疗常可迅速控制并发动脉内膜炎。

在治疗过程中,发热先退,自觉症状好转,瘀斑消退,尿中红细胞消失较慢,约需 1 个月或更久;白细胞恢复也较慢,血沉恢复需 1.5 个月左右,终止治疗的依据:体温、脉搏正常,自觉情况良好,体重增加,栓塞现象消失,血常规及血沉恢复正常等,如血培养屡得阴性,则更可靠。停止治疗后,应随访 2 年。以便对复发者及时治疗。

(李　阳)

第八节　心力衰竭

心力衰竭是由于多种病因所致的综合征。正常心脏不断收缩和舒张以维持血液循环的动态平衡,由于某些因素破坏了这种平衡,同时心脏负荷过重,超越了心脏代偿功能时,出现体循环、肺循环淤血,心排血量降低,则产生一系列临床症状和体征,称之为心力衰竭。是儿科的急症之一,如不及时诊断和处理,可危及患儿的生命。

一、病因

引起心力衰竭的原因很多,分类如下。

(一)心源性

各种先天性心脏病及后天的风湿性心脏病、心肌炎、心肌病、心包炎及各种心律失常等。

(二)肺源性

重症肺炎、毛细支气管炎、喘息性支气管炎、哮喘、支气管扩张等。

(三)肾源性

急性肾炎、慢性肾炎与肾血管畸形等所致的高血压。

(四)其他

大量输血、输液、电解质紊乱、维生素 B_1 缺乏症、严重贫血、甲状腺功能亢进、缺氧等皆可引起心力衰竭。

二、病理生理

(一)心肌收缩力减低

在心肌有病变、缺血、肥厚、炎症等时,使心肌收缩力减低,则心室排血量减少。

(二)心前负荷过重

心前负荷过重又称容量负荷,是指心肌收缩前所承受的负荷,与心室开始收缩前的血容量有关。如房间隔缺损、动脉导管未闭等。

(三)心后负荷过重

心后负荷过重亦称压力负荷或阻力负荷,是指心室收缩时所遇到的阻力。如肺动脉瓣狭窄、主动脉缩窄、梗阻型心肌病、高血压、肺动脉高压等。

(四)心律失常

如心率加快如甲状腺功能亢进;过慢、节律不齐等。

三、临床表现

由于发生心力衰竭的部位不同,临床表现亦有差别,为便于叙述,常分为左心衰竭、右心衰竭。临床上婴幼儿全心衰竭多见,年长儿可左心、右心单独发生,但左心衰竭终将导致右心衰竭。

(一)左心衰竭

以肺循环淤血为主而产生肺水肿。

1.咳嗽

先干咳后有泡沫样痰,年长儿可有血痰。

2.呼吸困难

表现为呼吸急促、短而快,每分钟可达 60 次以上,平卧时加重,直抱或俯肩上则好转。年长儿可有端坐呼吸及心源性喘息。

3.发绀

为肺水肿、氧交换量降低所致,有些先天性心脏病为右向左分流,属于中心性发绀。

4.体征

有哮鸣音,晚期可有各种湿啰音,以肺底明显。

5.其他

面色苍白、四肢发凉、血压下降等。

(二)右心衰竭

以体循环淤血为主的表现。

1.肝大

短期内较前增大 1.5 cm 以上,边缘钝,常有触痛。

2.颈静脉怒张

婴幼儿颈短,皮下脂肪丰满,多不易见到,年长儿较易发现。

3.水肿

婴幼儿血管床容量大而分布均匀,皮下脂肪丰满,皮肤弹性好,常不易见到指凹性水肿。有时可见到面部、手背、足背部水肿。婴幼儿以体重迅速增加、尿量减少作为水肿的指标。年长儿可有下肢及骶尾部水肿,重症可有胸腔积液、腹水及心包积液。

4.发绀

因血流淤滞于末梢,组织摄氧量增加,还原血红蛋白增加所致,属周围性发绀。唇、指、趾、鼻尖等处明显。

(三)心脏体征

心界大、心率快、有奔马律、心音低钝及其他原发病的相应杂音或脉搏细弱、血压下降等。

(四)新生儿及小婴儿心力衰竭特点

起病急、病情重、进展快,左、右心同时衰竭。有烦躁不安、面色苍白、面色发灰或发绀、呻吟、拒乳、多汗、呼吸急促、喘息、心率快、奔马律及肝大等。

四、辅助检查

(一)胸部 X 线

心影扩大,搏动弱,肺纹理增多及肺淤血。

(二)心电图

可提示心房、心室有肥大劳损、心律的变化及洋地黄作用等。

(三)超声心动图

可见心室及心房的扩大,心室收缩时间延长,射血分数降低,另外对心力衰竭的病因也有帮助。

五、诊断标准

(一)具备以下4项可考虑心力衰竭

(1)呼吸急促:婴儿>60次/分,幼儿>50次/分,儿童>40次/分。

(2)心动过速:婴儿>180次/分,幼儿>160次/分,儿童>120次/分。

(3)心扩大(体检、X线或超声心动图)。

(4)烦躁、喂哺困难、体重增加、尿少、水肿、发绀、呛咳、阵发性呼吸困难(2项以上)。

(二)确诊心力衰竭

具备以上4项加以下1项或具备以上2项加以下2项,即可确诊心力衰竭。

(1)肝大:婴幼儿肋下≥3 cm,儿童>1 cm;进行性肝大或伴有触痛者更有意义。

(2)肺水肿。

(3)奔马律。

六、治疗

(一)一般治疗

1.休息

卧床休息可减轻心脏负担和减少心肌耗氧量,年长儿可取半卧位,小婴儿可抱起,使下肢下垂,减少静脉回流。

2.镇静

对烦躁和哭闹的患儿,可适当应用巴比妥类、氯丙嗪、地西泮等镇静剂。

3.吸氧

有气急和青紫者应给予吸氧,采用40%～50%氧气湿化后经鼻导管或面罩吸入。

4.饮食

应限制盐量,一般每天饮食中的钠量应减至0.5～1.0 g。给予容易消化及富于营养的食物,宜少量多餐。

5.限制液体入量

每天总液量不应超过60 mL/kg,以10%葡萄糖溶液为主,电解质入量应根据生理需要及血液电解质浓度而定。有酸中毒者,碱性药一般用常规计算量的一半。

(二)洋地黄类药物

洋地黄通过抑制心力衰竭心肌细胞膜 Na^+-K^+-ATP 酶的活性,使心肌细胞内钠水平增高,促进 Na^+/Ca^{2+} 交换,使细胞内 Ca^{2+} 水平增高,发挥正性肌力作用。使心排血量增加,心室舒张末期压力下降,尿量增加,从而改善心排血量不足和静脉瘀血,同时副交感传入神经、Na^+-K^+-ATP 酶受抑制,使中枢神经下达的兴奋性减弱,使心率减慢。

1.剂型选择及用法

小儿时期以急性心力衰竭常见,应选用快速洋地黄制剂,使迅速洋地黄化。首选地高辛,急救用毛花苷 C 静脉注射,但毒毛花苷 K 更方便,适用于基层,用法简单,一次静脉注射即可达全效量。小儿常用剂量及用法(见表 5-5)。

表 5-5　洋地黄药物的临床应用

洋地黄类制剂	给药方法	洋地黄化总量(mg/kg)	每天维持剂量	显效时间(分)	效力最大时间	中毒作用消失时间	药力完全消失时间
地高辛	口服	<2 岁 0.05~0.06;>2 岁 0.03~0.05(总量不超过 1.5 mg)	1/5 化量	120	4~8 小时	1~2 天	4~7 天
	静脉	口服量 1/2~2/3		10	1~2 小时		
毛花苷 C	静脉	<2 岁 0.03~0.04;>2 岁 0.02~0.03	1/4 化量	10~30	1~2 小时	1 天	2~4 天
毒毛花苷 K	静脉	0.007~0.01					

用药的基本原则是首先达到洋地黄化量,然后根据病情需要继续用维持量。小儿心力衰竭大多急而重,故一般采用快速饱和量法,即首次给洋地黄化量的 1/2,余量分成两次,每隔 4~6 小时一次,多数患儿可于 8~12 小时达到洋地黄化。通常从首次给药 24 小时后(或洋地黄化后 12 小时)给维持量,维持量为饱和量的 1/4~1/5。对轻度或慢性心力衰竭患儿,也可开始就采用地高辛每天维持量法,经 5~7 天以后缓慢洋地黄化。

2.心力衰竭获得基本控制的临床表现

(1)心率、呼吸减慢。

(2)肝脏缩小,边缘变锐。

(3)尿量增加,水肿消退或体重减轻。

(4)食欲、精神好转。

3.使用洋地黄的注意事项

(1)了解患儿在 2~3 周内洋地黄使用情况,所有剂型、用量及用法等,以防药物过量中毒。

(2)各种病因引起的心肌炎患儿对洋地黄耐受性差,一般按常规剂量减去 1/3,且饱和时间不宜过快。

(3)未成熟儿及<2 周的新生儿,因肝肾功能发育尚未完全,洋地黄剂量应减小,可按婴儿量的 1/3~1/2 计算。

(4)钙对洋地黄有协同作用,故在用药过程中不应与钙剂同时应用。

(5)低血钾可促使洋地黄中毒,应予注意。

4.洋地黄的毒性反应如下

(1)心律失常:心率过缓、节律不齐、传导阻滞、二联律等。

(2)胃肠道反应:恶心、呕吐及腹泻。

(3)神经系统症状:嗜睡、头晕、色视等。发现洋地黄中毒时应立即停用洋地黄及利尿剂,同时补充钾盐,小剂量的钾盐能控制洋地黄引起的多种快速型心律失常。但肾功能不全及传导阻滞禁用静脉补钾。

(三)利尿剂

钠、水潴留为心力衰竭的一个重要病理生理改变,故合理应用利尿剂为治疗心力衰竭的一项

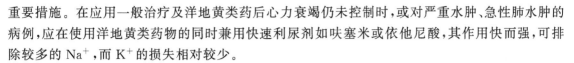

重要措施。在应用一般治疗及洋地黄类药后心力衰竭仍未控制时,或对严重水肿、急性肺水肿的病例,应在使用洋地黄类药物的同时兼用快速利尿剂如呋塞米或依他尼酸,其作用快而强,可排除较多的 Na^+,而 K^+ 的损失相对较少。

(四)血管扩张剂

其机制是扩张小动脉,使外周阻力下降,以减轻心脏后负荷,增加心排血量;同时扩张小静脉使回心血量减少,以减轻心脏的前负荷,从而达到改善心功能,治疗心力衰竭的目的。目前较常用的有酚妥拉明、哌唑嗪、硝普钠、卡托普利等,均有一定疗效。与正性心肌收缩力作用药物配伍如多巴胺、间羟胺等能提高疗效。目前认为血管扩张药物无正性心肌收缩力作用,所以单用血管扩张药物不能代替洋地黄类药物对心力衰竭的治疗。

(五)β 受体激动剂

此类药物通过作用于 β 交感神经受体而产生强烈正性肌力作用,使心肌收缩力加强,心排血量增加。多用于紧急情况,尤其是心力衰竭伴有低血压时。常用药物有多巴胺,每分钟 $5\sim10\ \mu g/kg$。必要时剂量可适量增加,一般不超过每分钟 $30\ \mu g/kg$。

(六)其他

能量合剂及极化液、激素、大剂量维生素 C 等,可改善心肌代谢,可作为辅助治疗。近年应用辅酶 Q_{10} 治疗充血性心力衰竭有一定效果。

(七)病因治疗

心力衰竭为急症,首先是治疗,同时要查出心力衰竭的原因和诱因,如治疗肺炎、风湿热、心肌炎等。有些先天性心脏病心力衰竭好转后应做外科手术解除病因,否则难以避免心力衰竭再发。

（夏　晓）

第六章 儿童消化系统疾病

第一节 口 炎

口炎是指口腔黏膜的炎症,如病变仅限于舌、齿龈或口角亦可称为舌炎、齿龈炎或口角炎。本病在小儿时期较多见,尤其是婴幼儿,可单独发生,亦可继发于全身性疾病,如急性感染、腹泻和营养不良。多由病毒、细菌、真菌或螺旋体等引起。

一、鹅口疮

鹅口疮又名雪口疮,为白色念珠菌引起的慢性炎症,多见于新生儿、营养不良、腹泻、长期使用广谱抗生素或激素的患儿,使用污染的喂乳器具及新生儿出生时经产道感染。

(一)临床表现

本病特征是在口腔黏膜上出现白色或灰白色乳凝块样物,此物略高于黏膜表面,粗糙无光,最常见于颊黏膜,亦可蔓延至口腔其他部位。干燥、不红、不流涎是本病不同于其他口炎的特点,有时灰白色物融合成片,很像乳块。若有怀疑,可用棉签蘸水轻轻拭揩,鹅口疮不易揩去。本病一般无全身症状,若累及食管、肠道、气管、肺等,出现呕吐、吞咽困难、声音嘶哑或呼吸困难。

(二)治疗

局部涂1‰甲紫溶液,每天 1～2 次。病变广泛者,可用制霉菌素每次 100 000 U 加水 1～2 mL涂患处,每天 3～4 次,或口服制霉菌素 50 000～100 000 U,每天 3 次。

(三)预防

预防以口腔卫生为主,注意乳瓶、乳头、玩具等的清洁消毒。不要经常为小儿揩洗口腔,因为易揩伤口腔黏膜,并将致病菌带入。

二、疱疹性口炎

疱疹性口炎为单纯疱疹病毒所致,多见于 1～3 岁小儿,全年均可发生,无季节性,传染性较强,在集体托幼机构可引起小流行。

(一)临床表现

有低热或高热达 40 ℃,齿龈红肿,舌、腭等处散布黄白色小溃疡,周围黏膜充血。口唇可红肿裂开,近唇黏膜的皮肤可有疱疹,颈淋巴结肿大。病程较长,发热常在 3 天以上,可持续

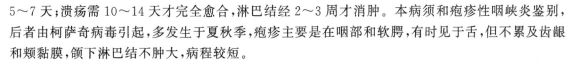

5～7天;溃疡需10～14天才完全愈合,淋巴结经2～3周才消肿。本病须和疱疹性咽峡炎鉴别,后者由柯萨奇病毒引起,多发生于夏秋季,疱疹主要是在咽部和软腭,有时见于舌,但不累及齿龈和颊黏膜,颌下淋巴结不肿大,病程较短。

(二)治疗

保持口腔清洁,勤喂水,局部可撒冰硼散或锡类散等中药,为预防感染可涂2.5%～5%金霉素甘油。疼痛重者,在食前用2%利多卡因涂局部,食物以微温或凉的流质为宜。对发热者可给退热剂,对体弱者需补充营养和复合B族维生素及维生素C,后期疑有继发细菌感染者,选用抗菌药物。

三、溃疡性口炎

溃疡性口炎主要致病菌有链球菌、金黄色葡萄球菌、肺炎双球菌、铜绿假单胞菌、大肠埃希菌等,多见于婴幼儿,常发生于急性感染,长期腹泻等机体抵抗力降低时,口腔不洁更利于细菌繁殖而致病。

(一)临床表现

口腔各部位均可发生,常见于舌、唇内侧及颊黏膜等处,可蔓延到咽喉部。开始时口腔黏膜充血水肿,随后发生大小不等的糜烂或溃疡,可融合成片,表面有较厚的纤维素性炎症渗出物形成的假膜,呈灰白色,边界清楚,易拭去,涂片染色可见大量细菌。局部疼痛、流涎、拒食、烦躁,常有发热,高达39～40℃,局部淋巴结肿大,白细胞增高,饮食少者可出现失水和酸中毒。

(二)治疗

及时控制感染,加强口腔护理。用3%过氧化氢清洗溃疡面后涂1%甲紫或2.5%～5%金霉素甘油,局部止痛用2%利多卡因涂抹。较大儿童可用含漱剂如0.1%雷凡奴尔溶液。一般需用抗菌药物。高热者给药物或物理降温,注意热量和液体的补充;宜用微温或凉的流质饮食,出现失水和酸中毒者应及时纠正。

(夏 晓)

第二节 胃食管反流

胃食管反流(gastroesophageal reflux,GER)是指胃内容物,包括从十二指肠流入胃的胆盐和胰酶等反流入食管甚至口咽部,分生理性和病理性两种。生理情况下,由于小婴儿食管下端括约肌(lower esophageal sphincter,LES)发育不成熟或神经肌肉协调功能差,可出现反流,往往出现于日间餐时或餐后,又称"溢乳"。病理性反流是由于LES的功能障碍和/或与其功能有关的组织结构异常,以致LES压力低下而出现的反流,常常发生于睡眠、仰卧位及空腹时,引起一系列临床症状和并发症,即胃食管反流病(gastroesophageal reflux disease,GERD)。随着直立体位时间和固体饮食的增多,到2岁时60%患儿的症状可自行缓解,部分患儿症状可持续到4岁以后。脑瘫、21-三体综合征及其他原因的发育迟缓患儿,有较高的GER发生率。

一、病因和发病机制

(一)抗反流屏障功能低下

(1)LES 压力降低,是引起 GER 的主要原因。正常吞咽时 LES 反射性松弛,压力下降,通过食管蠕动推动食物进入胃内,然后压力又恢复到正常水平,并出现一个反应性的压力增高以防止食物反流。当胃内压和腹内压升高时,LES 会发生反应性主动收缩使其压力超过增高的胃内压,起到抗反流作用。如因某种因素使上述正常功能发生紊乱时,LES 短暂性松弛即可导致胃内容物反流入食管。

(2)LES 周围组织作用减弱,如缺少腹腔段食管,致使腹内压增高时不能将其传导至 LES 使之收缩达到抗反流的作用;小婴儿食管角(由食管和胃贲门形成的夹角,即 His 角)较大(正常为30°~50°);膈肌食管裂孔钳夹作用减弱;膈食管韧带和食管下端黏膜瓣解剖结构存在器质性或功能性病变时;以及胃内压、腹内压增高等,均可破坏正常的抗反流功能。

(二)食管廓清能力降低

正常情况下,食管廓清能力是依靠食管的推动性蠕动、唾液的冲洗、对酸的中和作用、食物的重力和食管黏膜细胞分泌的碳酸氢盐等多种因素发挥其对反流物的清除作用,以缩短反流物和食管黏膜的接触时间。当食管蠕动减弱、消失或出现病理性蠕动时,食管清除反流物的能力下降,这样就延长了有害的反流物质在食管内停留时间,增加了对黏膜的损伤。

(三)食管黏膜的屏障功能破坏

屏障作用是由黏液层、细胞内的缓冲液、细胞代谢及血液供应共同构成。反流物中的某些物质,如胃酸、胃蛋白酶及十二指肠反流入胃的胆盐和胰酶使食管黏膜的屏障功能受损,引起食管黏膜炎症。

(四)胃、十二指肠功能失常

胃排空能力低下,使胃内容物及其压力增加,当胃内压增高超过 LES 压力时可使 LES 开放。胃容量增加又导致胃扩张,致使贲门食管段缩短,使其抗反流屏障功能降低。十二指肠病变时,幽门括约肌关闭不全则导致十二指肠胃反流。

二、临床表现

一般情况下,除非反流的内容物到达口腔,否则反流是难以被注意的。

(一)呕吐

新生儿和婴幼儿以呕吐为主要表现。多数患儿于生后第一周即出现呕吐,另有部分患儿于生后 6 周内出现症状。呕吐程度轻重不一,多发生在进食后,有时在夜间或空腹时,严重者呈喷射状。呕吐物为胃内容物,有时含少量胆汁,也有表现为溢乳、反刍或吐泡沫。年长儿以反胃、反酸、嗳气等症状多见。

(二)反流性食管炎

1.胃灼热

见于有表达能力的年长儿,位于胸骨下端,饮用酸性饮料可使症状加重,服用抗酸剂症状减轻。

2.咽下疼痛

婴幼儿表现为喂奶困难、烦躁、拒食,年长儿诉吞咽时疼痛,如并发食管狭窄则出现严重呕吐和持续性吞咽困难。

3.呕血和便血

食管炎严重者可发生糜烂或溃疡,出现呕血或黑便症状。严重的反流性食管炎可发生缺铁性贫血。

(三)Barrett 食管

由于慢性 GER,食管下端的鳞状上皮被增生的柱状上皮所替代,抗酸能力增强,但更易发生食管溃疡、狭窄和腺癌。溃疡较深者可发生食管气管瘘。

(四)食管外症状

1.与 GERD 相关的呼吸系统疾病

(1)呼吸道感染:反流物直接或间接引发反复呼吸道感染。

(2)哮喘:反流物刺激食管黏膜感受器反射性地引起支气管痉挛而出现哮喘。部分发病早、抗哮喘治疗无效、无特应性疾病家族史的哮喘患儿更可能为 GERD 引起。

(3)窒息和呼吸暂停:多见于早产儿和小婴儿。原因为反流所致喉痉挛引起呼吸道梗阻,表现为青紫或苍白、心动过缓,甚至发生婴儿猝死综合征。

2.营养不良

营养不良因呕吐及食管炎引起喂食困难而摄食不足所致,主要表现为体重不增和生长发育迟缓,贫血。

3.其他

如声音嘶哑、中耳炎、鼻窦炎、反复口腔溃疡、龋齿等。部分患儿可出现精神、神经症状。①Sandifer综合征:是指病理性 GER 患儿呈现类似斜颈样的一种特殊"公鸡头样"的姿势。此为一种保护性机制,以期保持气道通畅或减轻酸反流所致的疼痛,同时伴有杵状指、蛋白丢失性肠病及贫血;②婴儿哭吵综合征:表现为易激惹、夜惊、进食时哭闹等。

三、辅助检查

(一)食管钡餐造影

可对食管的形态、运动状况、钡剂的反流和食管与胃连接部的组织结构做出判断,并能观察到是否存在食管裂孔疝等先天性疾病,以及严重病例的食管黏膜炎症改变。

(二)食管 pH 动态监测

24 小时连续监测食管下端 pH,如有酸性 GER 发生则 pH 下降。通过计算机软件分析可反映 GER 的发生频率、时间、反流物在食管内停留的状况,以及反流与起居活动、临床症状之间的关系,借助一些评分标准,可区分生理性和病理性反流,是目前最可靠的诊断方法。特别是用于一些症状不典型的患者,或用于查找一些症状如咳嗽、哽噎、喘鸣、呼吸暂停的原因。还可以同时检测食管、胃双 pH,以判断食管下端 pH 不下降时的碱性 GER 和十二指肠胃食管反流。

(三)食管胆汁反流动态监测

应用便携式 24 小时胆红素监测仪,将监测探头经鼻孔插入,放置在食管括约肌上方,监测 24 小时,记录平卧、直立、进餐及症状发生的时间,数据以专用软件处理,可提示胆汁反流至食管的十二指肠胃食管反流。

(四)食管动力功能检查

应用低顺应性灌注导管系统和腔内微型传感器导管系统等测压设备,了解食管运动情况及

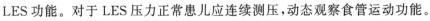

LES功能。对于LES压力正常患儿应连续测压,动态观察食管运动功能。

(五)食管内镜检查及黏膜活检

内镜诊断及分级标准。0级,食管黏膜无异常;Ⅰ级,黏膜点状或条状发红、糜烂、无融合现象;Ⅱ级,黏膜有条状发红、糜烂并有融合但小于周径的2/3;Ⅲ级,黏膜广泛发红、糜烂融合成全周性或有溃疡。食管黏膜组织活检可发现鳞状上皮基底层细胞增生、肥厚,黏膜固有层乳头延伸进入上皮,上皮层内中性粒细胞、嗜酸性粒细胞、淋巴细胞浸润,甚至黏膜糜烂、溃疡,肉芽组织形成和/或纤维化。Barrett食管:鳞状上皮由腺上皮取代,出现杯状细胞的肠上皮化生。

(六)胃-食管核素闪烁扫描

口服或胃管内注入含有^{99m}Tc标记的液体,应用γ摄像系统测定食管反流量,可了解食管运动功能。

四、诊断

GER临床表现复杂且缺乏特异性,仅凭临床症状有时难以与其他引起呕吐的疾病相鉴别,即使是GER也难以区分是生理性或病理性。凡临床发现不明原因反复呕吐、咽下困难、反复发作的慢性呼吸道感染、难治性哮喘、生长发育迟缓、营养不良、原因不明的哭吵、贫血、反复出现窒息、呼吸暂停等症状时都应考虑到GER的可能,针对不同情况,选择必要的辅助检查以明确诊断。

五、鉴别诊断

(1)贲门失弛缓症又称贲门痉挛,是指食管下括约肌松弛障碍导致的食管功能性梗阻。婴幼儿表现为喂养困难、呕吐,重症可伴有营养不良、生长发育迟缓。年长儿诉胸痛和胃灼热感,反胃。通过X线钡餐造影、内镜和食管测压等可确诊。

(2)以呕吐为主要表现的新生儿、小婴儿应排除消化道器质性病变,如肠旋转不良、先天性幽门肥厚性狭窄、肠梗阻、胃扭转等。

(3)对反流性食管炎伴并发症的患儿,必须排除由于物理性、化学性、生物性等致病因素所引起组织损伤而出现的类似症状。

六、治疗

凡诊断为GER的患儿,特别是有并发症或影响生长发育者必须及时进行治疗。包括体位治疗、饮食治疗、药物治疗和手术治疗。

(一)体位治疗

将床头抬高30°,小婴儿的最佳体位为前倾俯卧位,但为防止婴儿猝死综合征的发生,睡眠时应采取左侧卧位。儿童在清醒状态下最佳体位为直立位和坐位,睡眠时保持左侧卧位及上体抬高,减少反流频率及反流物误吸。

(二)饮食疗法

以稠厚饮食为主,少量多餐,婴儿增加喂奶次数,缩短喂奶间隔时间。年长儿亦应少量多餐,以高蛋白低脂肪饮食为主,睡前2小时不予进食,保持胃处于非充盈状态,避免食用降低LES张力和增加胃酸分泌的食物,如酸性饮料、高脂饮食、巧克力和辛辣食品。此外,应控制肥胖,不能吸烟及避免被动吸烟。

(三)药物治疗

主要基于降低胃内容物酸度和促进上消化道动力,包括促胃肠动力药、抗酸或抑酸药、黏膜保护剂等,但使用时应注意药物的适用年龄及不良反应。

1.促胃肠动力药

能提高 LES 张力,增加食管和胃蠕动,提高食管廓清能力,促进胃排空,从而减少反流和反流物在食管内的停留。

(1)多巴胺受体拮抗剂:多潘立酮(吗丁啉)为选择性周围性多巴胺 D_2 受体拮抗剂,可增强食管蠕动和 LES 张力,增加胃窦和十二指肠运动,协调幽门收缩,促进胃排空,常用剂量为每次 $0.2\sim0.3$ mg/kg,每天 3 次,饭前半小时及睡前口服。

(2)通过乙酰胆碱起作用的药物:西沙必利,主要作用于肠肌层神经丛运动神经原的 5-羟色胺受体,增加乙酰胆碱释放,从而促进胃排空和增加 LES 压力。常用剂量为每次 $0.1\sim0.2$ mg/kg,3 次/天,口服。莫沙必利为选择性 5-羟色胺受体激动剂,作用机制同西沙必利,化学结构有所改进,无严重心律失常等心脏不良反应。作为全消化道促动力剂,被广泛用于胃肠动力不足的疾病。

2.抗酸和抑酸药

抑酸药主要作用为抑制酸分泌、中和胃酸以减少反流物对食管黏膜的损伤,提高 LES 张力。

(1)抑酸药:H_2 受体拮抗剂如西咪替丁、雷尼替丁、法莫替丁、尼扎替丁,质子泵抑制剂(proton pump inhibitors,PPI)如奥美拉唑、兰索拉唑、埃索美拉唑等,可依据年龄特点选择使用。

(2)中和胃酸药:如氢氧化铝凝胶,多用于年长儿。

3.黏膜保护剂

硫糖铝、硅酸铝盐、磷酸铝等。

(四)外科治疗

及时采用体位、饮食、药物等治疗方法后,大多数患儿症状能明显改善或痊愈。具有下列指征可考虑外科手术。

(1)内科治疗 6~8 周无效,有严重并发症(消化道出血、营养不良、生长发育迟缓)。

(2)严重食管炎伴溃疡、狭窄或发现有食管裂孔疝者。

(3)有严重的呼吸道并发症,如呼吸道梗阻、反复发作吸入性肺炎或窒息、伴支气管肺发育不良者。

(4)合并严重神经系统疾病。手术治疗的目的是加强食管下括约肌的功能。

(夏　晓)

第三节　先天性肥厚性幽门狭窄

先天性肥厚性幽门狭窄是新生儿期常见的消化道畸形,由于新生儿幽门环肌肥厚、增生使幽门管腔狭窄而引起的上消化道不完全梗阻性疾病。发病率为 10/10 万~33/10 万,占消化道畸形的第 3 位。第一胎多见,男孩多于女孩,男女发病率之比约为 5∶1,多为足月儿,未成熟儿较少见。

一、诊断

(一)临床表现

呕吐是本症主要的症状,一般在出生后2~4周,少数于生后1周发病,也有迟至生后2~3个月发病者。开始为溢乳,逐渐加重呈喷射性呕吐,几乎每次奶后均吐,多于喂奶后半小时内即吐,自口鼻中涌出;吐出物为带凝块的奶汁,不含胆汁,少数患儿因呕吐频繁使胃黏膜毛细血管破裂出血,吐出物含咖啡样物或带血。患儿食欲旺盛,呕吐后即饥饿欲食。呕吐严重时,大部分食物被吐出,致使大便次数减少,尿少。

(二)体格检查

1.胃蠕动波

常见,但非本症特有体征。蠕动波从左季肋下向右上腹部移动,到幽门即消失。在喂奶时或呕吐前较易看到,轻拍上腹部常可引出。

2.右上腹肿块

为本症特有体征,具有诊断意义。检查方法是用指端在右季肋下腹直肌外缘处轻轻向深部按摸,可触及橄榄大小、质地较硬的肿块,可以移动。

3.黄疸

少数患儿可以伴有黄疸。可能与饥饿和肝功能不成熟,胆红素肝肠循环增加等有关。

(三)并发症

1.消瘦

反复呕吐、营养物质及水分摄入不足,致使患儿体重不增,以后下降,逐渐出现营养不良、消瘦。

2.脱水和电解质紊乱

由于呕吐使 H^+ 和 Cl^- 大量丢失,造成脱水、酸碱平衡失调及电解质紊乱等。

3.继发感染

由于呕吐营养物质摄入不足使患儿免疫功能下降,同时呕吐易造成患儿胃内容物误吸,易出现反复感染,特别是下呼吸道感染等。

(四)辅助检查

1.腹部超声

腹部B超可发现幽门肥厚肌层为一环形低回声区,相应的黏膜层为高密度回声,并可测量肥厚肌层的厚度、幽门直径和幽门管长度,如果幽门肌层厚度≥4 mm、幽门前后径≥13 mm、幽门管长≥17 mm,即可诊断为本症。

2.腹部X线检查及钡餐造影

透视下可见胃扩张,钡剂通过幽门排出时间延长,胃排空时间延长。仔细观察可见幽门管延长,向头侧弯曲,幽门胃窦呈典型的鸟嘴状改变,管腔狭窄如线状,为诊断本病特有的X线征象。

3.内镜检查

可见幽门管呈菜花样狭窄,镜头不能通过幽门管,有胃潴留等。

二、鉴别诊断

(一)幽门痉挛

多在出生后即出现间歇性不规则呕吐,非喷射性,量不多,无进行性加重,偶见幽门蠕动波,但右上腹摸不到肿块。一般情况较好,无明显脱水、营养不良,B超检查幽门层不肥厚,用阿托品、氯丙嗪等解痉镇静药治疗有效。

(二)胃扭转

出生后数周内出现呕吐,移动体位时呕吐加剧。X线钡餐检查可见:食管与胃黏膜有交叉现象;胃大弯位于小弯之上;幽门窦位置高于十二指肠球部;双胃泡、双液平面;食管腹段延长,且开口于胃下方。胃镜检查可达到诊断和治疗目的(胃镜下整复)。

(三)胃食管反流

呕吐为非喷射性,上腹无蠕动波,无可触及的右上腹橄榄样肿块。采用体位疗法和稠厚食物喂养可减轻症状。X线钡餐检查、食管24小时pH监测和食管动力功能检查可协助确诊。

(四)贲门松弛和食管裂孔疝

出生后几天即出现呕吐,非喷射性、呕吐量不大,呕吐与体位有关,竖立位不吐。腹部无阳性体征,钡餐造影有助于诊断。

(五)喂养不当

由于喂奶过多、过急;人工喂养时将奶瓶倾斜将奶瓶内气体吸入胃内;喂奶后小儿放置不当等,均为新生儿呕吐的常见原因。

三、治疗

(一)外科治疗

诊断明确,早期行幽门环肌切开术。手术前应先纠正水、电解质紊乱,治疗贫血,改善全身状况。腹腔镜治疗创伤小、疗效好。

(二)内科治疗

对诊断未明确,或发病晚,有其他并发症暂时不能手术者,可试用内科治疗。①抗痉挛治疗:用1:1000新配制的阿托品溶液,奶前30分钟口服,每次自1滴增加到2~6滴,至皮肤发红为止,应注意其不良反应;②适当减少奶量,使用稠厚奶汁;③纠正水、电解质紊乱;④预防感染;⑤内镜气囊扩张术治疗。

四、预后

(1)能及早诊断,未合并其他器官畸形,经手术治疗后预后良好。

(2)诊断治疗不及时,可合并营养不良及肺部感染,严重者可导致死亡。

(夏　晓)

第四节　胃　炎

胃炎是指由各种物理性、化学性或生物性有害因子引起的胃黏膜或胃壁炎症性改变的一种疾病。在我国小儿人群中胃炎的确切患病率不清。根据病程分为急性和慢性两种,后者发病率高。

一、诊断依据

(一)病史

1.发病诱因

对于急性胃炎应首先了解患儿近期有无急性严重感染、中毒、创伤及精神过度紧张等,有无误服强酸、强碱及其他腐蚀剂或毒性物质等。对于慢性胃炎而言不良的饮食习惯是主要原因,应了解患儿饮食有无规律、有无偏食、挑食;了解患儿有无过冷、过热饮食,有无食用辣椒、咖啡、浓茶等刺激性调味品,有无食用粗糙的难以消化的食物;了解患儿有无服用非甾体抗炎药或肾上腺皮质激素类药物等;还要了解患儿有无对牛奶或其他奶制品过敏等。

2.既往史

有无慢性疾病史,如慢性肾炎、尿毒症、重症糖尿病、肝胆系统疾病、儿童结缔组织疾病等;有无家族性消化系统疾病史;有无十二指肠-胃反流病史等。

(二)临床表现

1.急性胃炎

多急性起病,表现为上腹饱胀、疼痛、嗳气、恶心及呕吐,呕吐物可带血呈咖啡色,也可发生较多出血,表现为呕血及黑便。呕吐严重者可引起脱水、电解质及酸碱平衡紊乱。失血量多者可出现休克表现。有细菌感染者常伴有发热等全身中毒症状。

2.慢性胃炎

常见症状有腹痛、腹胀、呃逆、反酸、恶心、呕吐、食欲缺乏、腹泻、无力、消瘦等。反复腹痛是小儿就诊的常见原因,年长儿多可指出上腹痛,幼儿及学龄前儿童多指脐周不适。

(三)体格检查

1.急性胃炎

可表现为上腹部或脐周压痛。呕吐严重者可出现脱水、酸中毒体征,如呼吸深快、口渴、口唇黏膜干燥且呈樱红色、皮肤弹性差、尿少等。并发较大量消化道出血时可有贫血或休克表现。

2.慢性胃炎

一般无明显特殊体征,部分患儿可表现为消瘦、面色苍黄、舌苔厚腻、腹胀、上腹部或脐周轻度压痛等。

(四)并发症

长期慢性呕吐、食欲缺乏可引起消瘦或营养不良,严重呕吐可引起脱水、酸中毒和电解质紊乱,长期慢性小量失血可引起贫血,大量失血可引起休克。

(五)辅助检查

1.胃镜检查

可见黏膜广泛充血、水肿、糜烂、出血,有时可见黏膜表面的黏液斑或反流的胆汁。幽门螺杆菌感染性胃炎时,可见到胃黏膜微小结节形成(又称胃窦小结节或淋巴细胞样小结节增生)。同时可取病变部位组织进行幽门螺杆菌或病理学检查。

2.X线上消化道钡餐造影

胃窦部有浅表炎症者有时可呈胃窦部激惹征,黏膜纹理增粗、迂曲、锯齿状,幽门前区呈半收

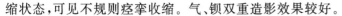

缩状态,可见不规则痉挛收缩。气、钡双重造影效果较好。

3.实验室检查

(1)幽门螺杆菌检测方法有胃黏膜组织切片染色与培养、尿素酶试验、血清学检测、核素标记尿素呼吸试验。

(2)胃酸测定:多数浅表性胃炎患儿胃酸水平与胃黏膜正常小儿相近,少数慢性浅表性胃炎患儿胃酸降低。

(3)胃蛋白酶原测定:一般萎缩性胃炎中影响其分泌的程度不如盐酸明显。

(4)内因子测定:检测内因子水平有助于萎缩性胃炎和恶性贫血的诊断。

二、诊断中的临床思维

典型的胃炎根据病史、临床表现、体检、X线钡餐造影、纤维胃镜及病理学检查基本可确诊。但由于引起小儿腹痛的病因很多,急性发作的腹痛必须与外科急腹症、肝、胆、胰、肠等腹内脏器的器质性疾病以及腹型过敏性紫癜等鉴别。慢性反复发作的腹痛应与肠道寄生虫、肠痉挛等鉴别。

(一)急性阑尾炎

该病疼痛开始可在上腹部,常伴有发热,部分患儿呕吐,典型疼痛部位以右下腹为主,呈持续性,有固定压痛点、反跳痛及腹肌紧张、腰大肌试验阳性等体征,白细胞总数及中性粒细胞增高。

(二)过敏性紫癜

腹型过敏性紫癜由于肠壁水肿、出血、坏死等可引起阵发性剧烈腹痛,常位于脐周或下腹部,可伴有呕吐或吐咖啡色物,部分患儿可有黑便或血便。但该病患儿可出现典型的皮肤紫癜、关节肿痛、血尿及蛋白尿等。

(三)肠蛔虫症

常有不固定腹痛、偏食、异食癖、恶心、呕吐等消化道功能紊乱症状,有时出现全身过敏症状。往往有吐、排虫史,粪便查找虫卵,驱虫治疗有效等可协助诊断。

(四)肠痉挛

婴儿多见,可出现反复发作的阵发性腹痛,腹部无特异性体征,排气、排便后可缓解。

(五)心理因素所致非特异性腹痛

心理因素所致非特异性腹痛是一种常见的儿童期身心疾病。病因不明,与情绪改变、生活事件、精神紧张、过度焦虑等有关。表现为弥漫性、发作性腹痛,持续数十分钟或数小时而自行缓解,可伴有恶心、呕吐等症状。临床及辅助检查往往无阳性发现。

三、治疗

(一)急性胃炎

1.一般治疗

病儿应注意休息,进食清淡流质或半流质饮食,必要时停食1～2餐。药物所致急性胃炎首先停用相关药物,避免服用一切刺激性食物。及时纠正水、电解质紊乱。有上消化道出血者应卧床休息,保持安静,检测生命体征及呕吐与黑便情况。

2.药物治疗

分4类。

(1)H$_2$受体拮抗药:常用西咪替丁,每天 10～15 mg/kg,分 1～2 次静脉滴注或分 3～4 次每餐前或睡前口服;雷尼替丁,每天 3～5 mg/kg,分 2 次或睡前 1 次口服。

(2)质子泵抑制剂:常用奥美拉唑,每天 0.6～0.8 mg/kg,清晨顿服。

(3)胃黏膜保护药:可选用硫糖铝、十六角蒙脱石粉、麦滋林-S 颗粒剂等。

(4)抗生素:合并细菌感染者应用有效抗生素。

3.对症治疗

主要针对腹痛、呕吐和消化道出血的情况。

(1)腹痛:腹痛严重且除外外科急腹症者可酌情给予抗胆碱能药,如 10％颠茄合剂、甘颠散、溴丙胺太林、山莨菪碱、阿托品等。

(2)呕吐:呕吐严重者可给予爱茂尔、甲氧氯普胺、多潘立酮等药物止吐。注意纠正脱水、酸中毒和电解质紊乱。

(3)消化道出血:可给予卡巴克洛或凝血酶等口服或灌胃局部止血,必要时内镜止血。注意补充血容量,纠正电解质紊乱等。有休克表现者,按失血性休克处理。

(二)慢性胃炎

1.一般治疗

慢性胃炎又称特发性胃炎,缺乏特殊治疗方法,以对症治疗为主。养成良好的饮食习惯及生活规律,少吃生冷及刺激性食物。停用能损伤胃黏膜的药物。

2.病因治疗

对感染性胃炎应使用敏感的抗生素。确诊为幽门螺杆菌感染者可给予阿莫西林、庆大霉素等口服治疗。

3.药物治疗

分 4 类。

(1)对症治疗:有餐后腹痛、腹胀、恶心、呕吐者,用胃肠动力药。如多潘立酮,每次 0.1 mg/kg,3～4 次/天,餐前 15～30 分钟服用。腹痛明显者给予抗胆碱能药,以缓解胃肠平滑肌痉挛。可用硫酸阿托品,每次 0.01 mg/kg,皮下注射。或溴丙胺太林,每次 0.5 mg/kg,口服。

(2)黏膜保护药:枸橼酸铋钾,6～8 mg/(kg·d),分 2 次服用。大剂量铋剂对肝、肾和中枢神经系统有损伤,故连续使用本剂一般限制在 4～6 周之内为妥。硫糖铝,10～25 mg/(kg·d),分 3 次餐前 2 小时服用,疗程 4～8 周,肾功能不全者慎用。麦滋林-S,每次 30～40 mg/kg,口服 3 次/天,餐前服用。

(3)抗酸药:一般慢性胃炎伴有反酸者可给予中和胃酸药,如氢氧化铝凝胶、复方氢氧化铝片,于餐后 1 小时服用。

(4)抑酸药:仅用于慢性胃炎伴有溃疡病、严重反酸或出血时,疗程不超过 2 周。H$_2$ 受体拮抗药,西咪替丁 10～15 mg/(kg·d),分 2 次口服,或睡前一次服用。雷尼替丁 4～6 mg/(kg·d),分 2 次服或睡前一次服用。质子泵抑制药,如奥美拉唑 0.6～0.8 mg/kg,清晨顿服。

四、治疗中的临床思维

(1)绝大多数急性胃炎患儿经治疗在 1 周左右症状消失。

(2)急性胃炎治愈后若不注意规律饮食和卫生习惯,或在服用能损伤胃黏膜的药物时仍可急性发作。在有严重感染等应急状态下更易复发,此时可短期给予 H$_2$ 受体拮抗药预防应急性胃炎的发生。

（3）慢性胃炎患儿因缺乏特异性治疗,消化系统症状可反复出现,造成患儿贫血、消瘦、营养不良、免疫力低下等。可酌情给予免疫调节药治疗。

（4）小儿慢性胃炎胃酸分泌过多者不多见,因此要慎用抗酸药。主要选用饮食治疗。避免医源性因素,如频繁使用糖皮质激素或非甾体抗炎药等。

（夏　晓）

第五节　消化性溃疡

消化性溃疡是指胃和十二指肠的慢性溃疡,也可发生在与酸性胃液相接触的其他胃肠道部位。各年龄儿童均可发病,以学龄儿童多见。婴幼儿多为急性、继发性溃疡,常有明确的原发疾病,胃溃疡和十二指肠溃疡发病率相近。年长儿多为慢性、原发性溃疡,以十二指肠溃疡多见,男孩多于女孩,可有明显的家族史。

一、病因和发病机制

原发性消化性溃疡的病因与诸多因素有关,确切发病机制至今尚未完全阐明,目前认为溃疡的形成是由于对胃和十二指肠黏膜有损害作用的侵袭因子(酸、胃蛋白酶、胆盐、药物、微生物及其他有害物质)与黏膜自身的防御因素(黏膜屏障、黏液重碳酸盐屏障、黏膜血流量、细胞更新、前列腺素等)之间失去平衡的结果。一般认为,与酸增加的有关因素对十二指肠溃疡的意义较大,而组织防御机制减弱对胃溃疡有更重要的意义。

(一)胃酸和胃蛋白酶的侵袭力

酸和胃蛋白酶是对胃和十二指肠黏膜有侵袭作用的主要因素。十二指肠溃疡患者基础胃酸、壁细胞数量及壁细胞对刺激物质的敏感性均高于正常人,且胃酸分泌的正常反馈抑制机制亦发生缺陷,故酸度增高是形成溃疡的重要原因。新生儿生后1～2天胃酸分泌高,与成人相同,4～5天时下降,以后又逐渐增高,故生后2～3天亦可发生原发性消化性溃疡,因胃酸分泌随年龄而增加,因此年长儿消化性溃疡的发病率较婴幼儿为高。

(二)胃和十二指肠黏膜的防御功能

决定胃黏膜抵抗损伤能力的因素包括黏膜血流、上皮细胞的再生、黏液分泌和黏膜屏障的完整性。在各种攻击因子的作用下,黏膜血循环及上皮细胞的分泌与更新受到影响,屏障功能受损,发生黏膜缺血、坏死而形成溃疡。

(三)幽门螺杆菌感染

有调查表明80%以上的十二指肠溃疡与50%以上的胃溃疡存在幽门螺杆菌感染,幽门螺杆菌被根除后溃疡的复发率立即下降,说明幽门螺杆菌在溃疡病发病机制中起重要作用。

(四)遗传因素

消化性溃疡的发生具有遗传因素的证据,部分患儿可以有家族史,胃溃疡和十二指肠溃疡同胞患病比一般人群分别高1.8和2.6倍,单卵双胎发生溃疡的一致性也较高,O型血的人十二指肠溃疡发病率较其他血型的人高;2/3的十二指肠溃疡患者家族成员血清胃蛋白酶原升高,但其家族史也可能与幽门螺杆菌感染的家族聚集倾向有关。

（五）其他

精神创伤、中枢神经系统病变、外伤、手术后、饮食习惯不当如过冷、油炸食品、气候因素、对胃黏膜有刺激性的药物如非甾体抗炎药、类固醇激素等均可降低胃黏膜的防御能力，引起胃黏膜损伤。

继发性溃疡是由于全身疾病引起的胃、十二指肠黏膜局部损害，见于各种危重疾病所致的应激反应。

二、病理

十二指肠溃疡好发于球部，偶尔位于球后以下的部位称球后溃疡，多为单发，也可多发。胃溃疡多发生在胃窦、胃窦-胃体交界的小弯侧，少数可发生在胃体、幽门管内。溃疡大小不等，深浅不一，胃镜下观察呈圆形、不规则圆形或线形，底部有灰白苔，周围黏膜充血、水肿。十二指肠球部因黏膜充血、水肿，或因多次复发后，纤维组织增生和收缩而导致球部变形，有时出现假憩室。胃和十二指肠同时有溃疡时称复合溃疡。光镜下溃疡的基底可分 4 层：①急性炎性渗出物由白细胞、红细胞和纤维蛋白组成；②嗜酸性坏死层为无组织结构的坏死物；③肉芽组织含丰富的血管和结构组织的各种成分；④瘢痕组织。

三、临床表现

由于溃疡在各年龄阶段的好发部位、类型和演变过程不同，临床症状和体征也有所不同，年龄愈小，症状愈不典型，不同年龄患者的临床表现有各自的特点。

（一）新生儿期

继发性溃疡多见，常见原发病：早产、出生窒息等缺血缺氧、败血症、低血糖、呼吸窘迫综合征和中枢神经系统疾病等，常表现急性起病，呕血、黑便，生后 2～3 天亦可发生原发性溃疡。

（二）婴儿期

继发性溃疡多见，发病急，首发症状可为消化道出血和穿孔。原发性以胃溃疡多见，表现为食欲差、呕吐、进食后啼哭、腹胀、生长发育迟缓，也可表现为呕血、黑便。

（三）幼儿期

胃和十二指肠溃疡发病率相等，常见进食后呕吐，间歇发作脐周及上腹部疼痛，烧灼感少见，夜间及清晨痛醒，可发生呕血、黑便甚至穿孔。

（四）学龄前及学龄期

以原发性十二指肠溃疡多见，主要表现为反复发作脐周及上腹部胀痛、烧灼感，饥饿时或夜间多发。严重者可出现呕血、便血、贫血。并发穿孔时疼痛剧烈并放射至背部或左右上腹部。也有仅表现为贫血，少数患儿表现为无痛性黑便、晕厥，甚至休克。

四、并发症

并发症主要为出血、穿孔和幽门梗阻，常可伴发缺铁性贫血。消化道出血可以是小儿消化性溃疡的首发症状，重症可出现失血性休克。如溃疡穿孔至腹腔或邻近器官，可出现腹膜炎、胰腺炎等；如炎症和水肿较广泛，可出现急、慢性梗阻。

五、辅助检查

(1)消化道出血相关的实验室检查,如血常规示失血性贫血,便潜血试验阳性等。

(2)上消化道内镜检查是诊断溃疡病准确率最高的方法。内镜观察不仅能准确诊断溃疡、观察病灶大小、周围炎症的轻重、溃疡表面有无血管暴露,同时又可采取黏膜活检作病理组织学和细菌学检查,还可以在内镜下控制活动性出血。内镜下溃疡可呈圆形或椭圆形病灶,边界清楚,中央有灰白色苔状物,可分为活动期(A)、愈合期(H)和瘢痕期(S),其中每个病期又可分为1~2个阶段。

(3)胃肠X线钡餐造影虽然应用较广泛,但不够敏感和特异。①直接征象:发现胃和十二指肠壁龛影可确诊。②间接征象:溃疡对侧切迹,十二指肠球部痉挛、畸形对本病有诊断参考价值。因儿童溃疡浅表,钡餐通过快,检出率较成人低,且假阳性率较高,气钡双重对比造影效果较佳。

(4)幽门螺杆菌检测。

六、诊断和鉴别诊断

儿童消化性溃疡的症状和体征不如成人典型,故对出现剑突下有烧灼感或饥饿痛;反复发作、进食后缓解的上腹痛,夜间及清晨症状明显;与饮食有关的呕吐;粪便潜血试验阳性的贫血患儿;反复胃肠不适,且有溃疡病尤其是十二指肠溃疡家族史者;原因不明的呕血、便血者等,均应警惕消化性溃疡病的可能性,及时进行内镜检查,尽早明确诊断。以下症状应与其他疾病鉴。

(一)腹痛

腹痛应与肠痉挛、蛔虫症、腹内脏器感染、结石、腹型过敏性紫癜等疾病鉴别。

(二)呕血

新生儿和小婴儿呕血可见于新生儿自然出血症、食管裂孔疝等;年长儿需与肝硬化致食管静脉曲张破裂及全身出血性疾病鉴别,有时还应与咯血相鉴别。

(三)便血

消化性溃疡出血多为柏油样便,鲜红色便仅见于大量出血者。便血应与肠套叠、梅克尔憩室、息肉、腹型过敏性紫癜及血液病所致出血鉴别。

七、治疗

目的是缓解和消除症状,促进溃疡愈合,防止复发,并预防并发症。

(一)一般治疗

培养良好的生活习惯,饮食定时定量,避免过度疲劳及精神紧张,消除有害因素如避免食用刺激性、对胃黏膜有损害的食物和药物。如有出血时,应积极监护治疗,以防止失血性休克。应监测生命体征如血压、心率及末梢循环。禁食,同时注意补充足够血容量。消化道局部止血(如喷药、胃镜下硬化、电凝治疗)及全身止血,如失血严重时应及时输血。

(二)药物治疗

药物治疗原则为抑制胃酸分泌和中和胃酸,强化黏膜防御能力,抗幽门螺杆菌治疗。

1.抑制胃酸治疗

抑制胃酸治疗是消除侵袭因素的主要途径。

(1)H_2受体拮抗剂(H_2RI):可直接抑制组织胺、阻滞乙酰胆碱分泌,达到抑酸和加速溃疡愈合的目的。可用西咪替丁每天 10～15 mg/kg,分 4 次于饭前 10 分钟至 30 分钟口服,或分 1～2 次/天静脉滴注;雷尼替丁每天 3～5 mg/kg,每 12 小时一次,或每晚一次口服,或分 2～3 次/天静脉滴注,疗程均为 4～8 周。法莫替丁 0.9 mg/kg,睡前一次口服,或 1 次/天(严重者每 12 小时一次)静脉滴注,疗程 2～4 周。

(2)质子泵抑制剂(PPI):作用于胃黏膜壁细胞,降低壁细胞中的 H^+-K^+-ATP 酶活性,阻抑 H^+ 从细胞质内转移到胃腔而抑制胃酸分泌。常用奥美拉唑,剂量为每天 0.6～0.8 mg/kg,清晨顿服,疗程 2～4 周。

(3)中和胃酸的抗酸剂:起缓解症状和促进溃疡愈合的作用。

2.胃黏膜保护剂

(1)硫糖铝:在酸性胃液中与蛋白形成大分子复合物,凝聚成糊状物覆盖于溃疡表面起保护作用,还可增强内源性前列腺素合成,促进溃疡愈合。常用剂量为每天 10～25 mg/kg,分 4 次口服,疗程 4～8 周。

(2)枸橼酸铋钾:在酸性环境中沉淀,与溃疡面的蛋白质结合,覆盖其上形成一层凝固的隔离屏障。促进前列腺素分泌。铋剂还具抗幽门螺杆菌的作用。枸橼酸铋钾剂量为每天 6～8 mg/kg,分 3 次口服,疗程 4～6 周。本药有导致神经系统不可逆损害和急性肾衰竭等不良反应,长期大剂量应用时应谨慎,最好有血铋监测。

3.抗幽门螺杆菌治疗

有幽门螺杆菌感染的消化性溃疡,需用抗菌药物治疗。临床常用的药物有枸橼酸铋钾,阿莫西林 50 mg/(kg·d),克拉霉素 15～20 mg/(kg·d),甲硝唑 20～30 mg/(kg·d),呋喃唑酮 5～10 mg/(kg·d),分 3 次口服。目前多主张联合用药,以下方案可供参考:即以 PPI 为中心的"三联"药物方案,PPI＋上述抗生素中的 2 种,持续 1～2 周;以铋剂为中心的"三联""四联"药物治疗方案,枸橼酸铋钾 4～6 周＋2 种抗生素(阿莫西林 4 周、克拉霉素 2 周、甲硝唑 2 周、呋喃唑酮 2 周),或同时＋H_2RI 4～8 周。

(三)手术治疗

消化性溃疡一般不需手术治疗。但如有以下情况,应根据个体情况考虑手术治疗。

(1)溃疡合并穿孔。

(2)难以控制的出血,失血量大,48 小时内失血量超过血容量的 30%。

(3)有幽门完全梗阻,经胃肠减压等保守治疗 72 小时仍无改善。

(4)慢性难治性疼痛。

(夏 晓)

第六节 炎症性肠病

炎症性肠病(inflammatory bowel disease,IBD)是指原因不明的一组非特异性慢性胃肠道炎症性疾病,包括溃疡性结肠炎(ulcerative colitis,UC)、克罗恩病(Crohn disease,CD)和未定型结肠炎(indeterminate colitis,IC)。近年来,儿童炎症性肠病发病率有上升趋势,严重影响着本病患儿的生长发育和生活质量。IBD 特别是 CD 多在青少年期起病,据统计约 20%IBD 在儿童

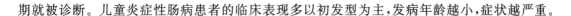

期就被诊断。儿童炎症性肠病患者的临床表现多以初发型为主,发病年龄越小,症状越严重。

一、病因和发病机制

IBD病因与发病机制至今仍未完全明确,但公认是遗传、环境及免疫等多种因素综合作用的结果。目前认为其发病机制是由大量肠道细菌诱发的过度肠黏膜免疫反应,在具有遗传易感性的人群中导致肠黏膜损伤。

(一)遗传因素

流行病学资料表明,本病发病呈明显种族差异和家族聚集性。不同种族人群中IBD发病率存在较大差异,其中白种人发病率最高,其次为美洲黑人,亚洲人种发病率最低。随着免疫学、遗传学、分子生物学的迅速发展,特别是全基因组关联研究、基因芯片等技术的应用,目前已经发现多达40个基因位点与CD易感性有关,至少17个基因位点与UC易感性有关。

(二)环境因素

工业化国家儿童IBD的发病率高于非工业化国家,城市儿童的发病率高于农村和山区,迁居欧美的亚洲移民及其后代的IBD易感性明显增加,提示各种环境因素如感染、吸烟、饮食、肠道菌群、居住地气候等均可能参与了IBD的发病。

(三)免疫因素

肠黏膜上皮细胞、基质细胞、肥大细胞、内皮细胞等与免疫细胞间相互作用,调节肠黏膜免疫的动态平衡,维持肠黏膜结构的稳定。上述的相互作用失调,即可造成组织损伤和慢性炎症,导致IBD发生。中性粒细胞、巨噬细胞、T淋巴细胞和B淋巴细胞等免疫细胞释放的抗体、细胞因子和炎症介质均可引起组织破坏和炎性病变。

二、病理

UC主要累及结肠及直肠,偶尔累及回肠末端,亦可能累及阑尾,极少累及上消化道,病变呈弥漫性、连续性分布,多位于黏膜层,浆膜层无明显异常。镜下为非特异性炎症,多局限于黏膜层及黏膜下层,固有层内可见淋巴细胞、浆细胞、单核细胞浸润,急性期常伴有多量中性粒细胞及嗜酸性粒细胞浸润。腺体破坏是该病的重要特征,肠黏膜隐窝处多见隐窝脓肿形成,腺体上皮细胞坏死、腺体破坏,同时杯状细胞减少,潘氏细胞化生,腺上皮增生,核分裂增多。

CD可侵犯整个消化道,最常累及末端回肠,病变呈节段性分布。镜下可见单核细胞、浆细胞、嗜酸性粒细胞、肥大细胞、中性粒细胞等急、慢性炎症细胞浸润肠壁全层,有时形成裂隙样溃疡,上皮样细胞及多核巨细胞形成非干酪样坏死性肉芽肿,黏膜下层水肿,淋巴管、血管扩张,部分血管周围可见粗大、扭曲神经纤维,神经节细胞增生,伴有纤维组织增生。

三、临床表现

(一)共同临床特征

两者多呈亚急性或慢性起病,也有部分以急性暴发型起病者。均可表现有腹胀、腹痛、腹泻;大便呈黏液稀便、黏膜脓便或脓血便,甚至血水样便,可伴有里急后重。可以出现有不同程度发热及各种肠外表现,如关节炎、强直性脊柱炎、皮疹、虹膜睫状体炎等。病程较长或反复发作对患儿营养和生长发育造成很大影响。两者都可能有肠出血、肠狭窄、肠梗阻、肠穿孔等并发症。

(二)不同临床特点

CD 患儿因常累及回盲部,腹痛多在右下腹,多表现为绞痛或痉挛性锐痛,呈阵发性发作,绞痛多发生在餐后。可以出现便秘与腹泻交替现象。因为累及小肠的消化吸收功能,对生长发育影响更明显。早期病例容易误诊为阑尾炎,迁慢过程又容易误诊为肠结核。与成人不同,儿童CD 患者因病程短,很少有腹部包块形成,但可有肛周病变,包括肛门直肠周围瘘管、脓肿形成、肛裂及皮赘等病变。UC 患儿的肠道损害多先出现在远端结肠和乙状结肠,因此腹痛多在左下腹,以持续性隐痛或钝痛为主要特征,腹泻后腹痛可缓解。大便多呈黏液或脓血,甚至血水样便,伴里急后重多见,容易误诊为痢疾或感染性结肠炎。CD 与 UC 鉴别见表 6-1。

表 6-1　CD 与 UC 的鉴别

鉴别点	CD	UC
病变范围	全消化道	主要在结肠
病变特点	跳跃式	连续性
病变累及深度	全层,不对称	黏膜和黏膜下层,环周
内镜特征	纵行深溃疡,肉芽	弥漫性浅溃疡,假息肉
并发症	梗阻,瘘管,出血,营养吸收障碍,全身多脏器受累	出血,结肠扩张(巨结肠),癌变,狭窄
预后	差	相对好
对治疗的反应	可控制,不可治愈	可控制,可治愈
治疗难度	更大	大

四、辅助检查

(一)实验室检查

实验室检查包括全血细胞计数、血沉、C 反应蛋白(CRP)、血清蛋白等。活动期白细胞计数可升高,CRP 可升高,血沉可加快。严重或病情持续病例血清蛋白下降。粪便常规与培养对非IBD 的肠道感染可起鉴别作用。血清标志物:抗中性粒细胞胞质抗体和抗酿酒酵母抗体分别为UC 和 CD 的相对特异性抗体,有助于 UC 和 CD 的诊断和鉴别诊断。

(二)胃肠道内镜检查

疑似 IBD 患儿就诊时均应完善全面的内镜检查及活检,包括食管胃十二指肠镜和结肠镜检。小肠镜检查对发生在小肠的 CD 有独特的诊断价值。镜下改变及病理结果见表 6-2。胶囊内镜亦可用于年长儿观察小肠 CD,但缺点是不能活体组织检查。

表 6-2　IBD 的内镜和组织学表现

	CD	UC
内镜(胃镜/肠镜)	溃疡(阿弗他、线形、裂隙状)	溃疡
	鹅卵石样改变	红斑
	狭窄	血管纹理模糊
	瘘管	质脆
	口腔或肛周病变	自发性出血

续表

	CD	UC
组织学	跳跃性病变	持续性病变(从直肠到近端结肠)
	节段性分布	假性息肉
	累及黏膜下层或全层	累及黏膜层
	隐窝扭曲、变形	隐窝扭曲、变形
	隐窝脓肿	隐窝脓肿
	溃疡	杯状细胞减少
	肉芽肿(非干酪样、非黏液性)	黏液性肉芽肿(罕见)
	局部病变、灶性分布	连续性分布

(三)X 线钡剂灌肠检查

胃肠钡剂造影和气钡双重造影可显示 IBD 病变及肠管的狭窄、僵硬和内瘘。CD 时可见黏膜呈鹅卵石样改变、溃疡、小肠袢分离、病变呈跳跃性节段性分布。

(四)腹部 CT 扫描

腹部 CT 扫描可以发现节段性肠壁增厚(肠壁＞3 mm);肠壁强化显示为多层,或肠壁分为两层伴有显著黏膜强化和黏膜下低密度现象;肠系膜血管呈扭曲,扩张,增多;肠系膜淋巴结肿大;并发症如瘘管、窦道、脓肿、肠穿孔、狭窄等。

(五)MRI 或 MRI 双重造影

以气体和等渗液体扩张肠道,并静脉注射钆剂增强,使肠腔内、肠壁和肠腔外的结构得以显示。MRI 具有极好的对比、多平面成像和无辐射的特点,在儿童 CD 的诊断中得到越来越多的应用。

五、诊断和鉴别诊断

对于腹痛、腹泻、便血和体重减轻等症状持续 4 周以上或 6 个月内类似症状反复发作 2 次以上的患儿,临床上应高度怀疑 IBD,结合患儿的肠外表现、实验室检查、内镜检查、病理检查、影像学检查等做出诊断。由于本病治疗上的特殊性,需与下述疾病相鉴别。

(一)肠结核

回盲部肠结核与 CD 鉴别相当困难。肠镜下两病无特征性区别,一般来说,纵行溃疡多见于 CD,而横向溃疡多见于结核。肠结核不常见瘘管及肛周病变。对鉴别有困难者,建议先行诊断性抗结核治疗。

(二)急性阑尾炎

起病急,病史短,腹泻少见,常有转移性右下腹痛,血常规白细胞计数增高更为显著。

(三)其他

如慢性细菌性痢疾、阿米巴肠炎、出血坏死性肠炎、腹型过敏性紫癜、白塞病、肠道淋巴瘤等,在鉴别诊断中亦需考虑。

六、治疗

儿童 IBD 治疗目标与成人一致:诱导并维持临床缓解及黏膜愈合,防治并发症,改善患儿生

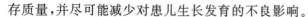

存质量,并尽可能减少对患儿生长发育的不良影响。

(一)营养支持

IBD患儿的发病高峰年龄是儿童生长发育的关键时期,除了生长发育对营养物质的需求量增加之外,IBD患儿常有食欲下降、营养物质吸收障碍和丢失增多等现象,营养治疗是IBD治疗的重要措施之一。在轻中度儿童CD的诱导缓解中,尤其强调营养治疗的重要性。有研究显示全肠内营养甚至可以取代激素治疗用于CD的诱导缓解。

(二)药物治疗

1.氨基水杨酸类药物

5-氨基水杨酸(5-ASA)是临床治疗IBD并预防其复发的最常用药物之一,具有抑制局部炎症、清除自由基和抑制免疫反应等作用。儿童5-ASA类药物常用剂量:艾迪莎(美沙拉嗪缓释颗粒剂)一天$20\sim30$ mg/kg,分$2\sim3$次服用;颇得斯安(由乙基纤维素制成包被的美沙拉嗪控释微小胶囊剂)一天$30\sim50$ mg/kg,分$2\sim3$次服用;安萨科(Eudragit-S包裹的美沙拉嗪制剂)一天$30\sim50$ mg/kg,分$2\sim3$次使用。5-ASA口服和/或直肠给药,是目前轻中度UC患者诱导缓解及维持治疗的一线药物。5-ASA用于CD患儿的诱导及缓解治疗尚存争议。目前认为,对于儿童轻度或轻中度回肠CD、回结肠CD及结肠CD的患者可选择5-ASA,剂量与UC患儿相同。

2.糖皮质激素

糖皮质激素可以通过降低毛细血管通透性,稳定细胞膜,减少白三烯、前列腺素及血栓素等炎症因子的释放,抑制炎症反应,从而缓解临床症状,有效控制急性活动性炎症。一般适用于IBD急性发作期且足量5-ASA治疗无效时,通常不用于维持缓解治疗。儿童泼尼松口服从高剂量一天$40\sim60$ mg开始,症状改善后,逐渐减少用量,直到彻底停药。其他还可采用氢化可的松一天10 mg/kg或甲泼尼松龙一天$1\sim1.5$ mg/kg静脉给予。IBD患儿不宜长期接受糖皮质激素治疗,部分患儿对糖皮质激素有依赖性,逐渐减量时,有些患儿的症状会复发,尤其是发病年龄早的患儿。

3.免疫调节剂

临床常用硫代嘌呤包括6-巯基嘌呤(6-MP),硫唑嘌呤(AZA),甲氨蝶呤,钙依赖磷酸酶抑制剂(环孢素用于UC,他克莫司用于CD)等。

(1)硫代嘌呤能减少CD患者术后临床和内镜检查复发,但起效较慢,不作为急性治疗用药,初次给药3个月左右见效。因此中重度CD患儿治疗早期即应考虑该药的应用。硫代嘌呤和甲氨蝶呤适用于以下情况。①氨基水杨酸类难以维持缓解时;②氨基水杨酸及激素类药物治疗无效或效果不佳;③CD复发激素治疗后替代用药,用于激素依赖病例的维持缓解及激素撤药;④减轻或消除IBD激素依赖;⑤瘘管治疗首选。

(2)AZA剂量$1.5\sim2.0$ mg/(kg·d),6-MP剂量为$0.75\sim1.50$ mg/(kg·d)。常见的不良反应有骨髓抑制、肝功能损害和胰腺炎等。所以初次用药一般从1/3或半量开始,4周左右逐渐增加到足剂量,期间需监测血常规和肝功能。

4.生物治疗

研究认为IBD患者TNF-α表达水平增高在疾病过程中起重要作用,故针对TNF-α表达过程的生物治疗,如英夫利昔单抗(infliximab,IFX)(肿瘤坏死因子单克隆抗体)已应用于临床,其效果已获得大量临床研究证实,认为是目前诱导和维持缓解CD最有效的药物。IFX适用于以下几种。

(1)常规糖皮质激素或免疫抑制药物治疗无效的中重度活动性 CD 或 UC 患者。

(2)传统治疗如抗生素、外科引流和/或免疫抑制药物治疗无效的瘘管型 CD 患者。

本品用于 IBD 患儿的初始剂量为 5 mg/kg,在第 0、2、6 周给予作为诱导缓解;3 剂无效者不再继续使用本品。有效者随后每隔 8 周给予相同剂量作长程维持治疗。目前尚无足够资料提出何时可以停用 IFX。IFX 的不良反应为可增加感染、肿瘤和免疫反应的发生率。

5.抗生素

甲硝唑和环丙沙星为 CD 治疗中最常用的抗生素。有严重感染者(并发有腹腔、盆腔脓肿)应给予广谱抗生素积极抗感染治疗。甲硝唑用法:15 mg/(kg·d),每天 2 次。环丙沙星用法:20 mg/(kg·d),每天 2 次,最大剂量 400 mg/d。

6.其他

还有将益生菌、沙利度胺等用于本病治疗的报道。沙利度胺具有免疫抑制和免疫刺激的双重作用,能抑制单核细胞产生 TNF-α 及 IL-12,改变黏附分子的水平,从而影响炎症组织的自细胞外渗并抑制炎性反应,此外还具有抗血管生成及抑制氧自由基等作用。

(三)手术治疗

1.急诊手术

当 IBD 患儿出现危及生命的并发症,如肠穿孔、顽固性出血或中毒性巨结肠,而药物治疗无效者应及时手术。

2.择期手术

内科治疗后症状顽固不缓解、长期药物治疗不能耐受者,或者出现难治性瘘管和窦道等情况时。

(四)心理辅导

IBD 患儿常伴有情绪低落、抑郁、自我评价降低等心理问题,进而影响其社会功能。长期疾病的困扰、糖皮质激素治疗的不良反应、生长发育迟缓及青春期延迟对儿童青少年心理均产生较大的影响。因此在积极治疗原发病的同时,应尽量减轻患儿的心理负担,必要时寻求心理科医师的帮助。

儿童 IBD 治疗需要一个专业的治疗团队协同完成,包括儿科、儿外科、营养科、心理科、专业护理队伍(如瘘管的特殊护理)及成人消化科(后继治疗)医师等。在这个专业团队的共同努力下,才能确保 IBD 患儿的最佳预后。

(夏　晓)

第七节　腹　泻　病

一、概述

婴幼儿腹泻或称腹泻病,是一组由多病原、多因素引起的,以大便次数增多和大便性状改变为特点的消化道综合征,是我国婴幼儿最常见的疾病之一。6 个月至 2 岁婴幼儿发病率高,1 岁以内患儿约占半数,是造成儿童营养不良、生长发育障碍的主要原因之一。

婴幼儿容易患腹泻病,主要与下列易感因素有关。

(1)消化系统发育尚未成熟,胃酸和消化酶分泌少,酶活力偏低,不能适应食物质和量的较大变化。婴幼儿水代谢旺盛,婴儿每天水的交换量为细胞外液量的 $1/2$,而成人仅为 $1/7$,对缺水的耐受力差,一旦失水容易发生体液紊乱。婴儿时期神经、内分泌、循环、肝、肾功能发育不成熟,容易发生消化道功能紊乱。

(2)婴幼儿生长发育快,所需营养物质相对较多,且食物以液体为主,摄入量较多,胃肠道负担重。

(3)机体防御功能差。①婴儿胃酸偏低,胃排空较快,对进入胃内的细菌杀灭能力较弱;②血清免疫球蛋白(尤其是 IgM、IgA)和胃肠道分泌型 IgA(SIgA)均较低。肠黏膜的免疫防御反应及口服耐受机制均不完善。

(4)肠道菌群失调正常肠道菌群对入侵的致病微生物有拮抗作用,新生儿出生后尚未建立正常肠道菌群、改变饮食使肠道内环境改变、或滥用广谱抗生素,均可使肠道正常菌群平衡失调,而患肠道感染。同时,维生素 K 的合成有赖于肠道正常菌群的参与,故肠道菌群失调时除易患腹泻外,还可有呕吐物或大便中带血。

(5)人工喂养母乳中含有大量体液因子(SIgA、乳铁蛋白)、巨噬细胞和粒细胞、溶菌酶、溶酶体,有很强的抗肠道感染作用。家畜乳中虽有某些上述成分,但在加热过程中被破坏,而且人工喂养的食物和食具易受污染,故人工喂养儿肠道感染发生率明显高于母乳喂养儿。

二、病因

引起儿童腹泻病的病因分为感染性及非感染性原因。

(一)感染因素

肠道内感染可由病毒、细菌、真菌、寄生虫引起,以前两者多见,尤其是病毒。

1.病毒感染

寒冷季节的婴幼儿腹泻 80% 由病毒感染引起。病毒性肠炎主要病原为轮状病毒(rotavirus,RV),属于呼肠病毒科 RV 属;其次有星状病毒、杯状病毒科的诺如病毒,曾被称为诺沃克病毒、札如病毒属;肠道病毒包括柯萨奇病毒、埃可病毒、肠道腺病毒等;冠状病毒科的环曲病毒等。

(1)RV 是秋冬季婴幼儿腹泻病的主要病原,流行广泛,呈全世界性分布。

(2)诺如病毒:偶可引起地方性暴发流行,多为成人及年长儿发病。

(3)肠腺病毒:其胃肠型(血清型)40 或 41 型是引起婴幼儿腹泻病的常见病原,发病率仅次于轮状病毒。

(4)其他星状病毒:杯状病毒、埃可病毒、小圆病毒、巨细胞病毒也可引起腹泻病。

2.细菌感染

(1)致腹泻大肠埃希菌:根据引起腹泻的大肠埃希菌不同致病性和发病机制,已知菌株可分为 5 大组。①致病性大肠埃希菌(enteropathogenic *E. coli*,EPEC)为最早发现的致腹泻大肠埃希菌。EPEC 侵入肠道后,黏附在肠黏膜上皮细胞,引起肠黏膜微绒毛破坏,皱襞萎缩变平,黏膜充血、水肿而致腹泻,可累及全肠道。②产毒性大肠埃希菌(enteroxigenic *E. coli*,ETEC)可黏附在小肠上皮刷状缘,在细胞外繁殖,产生不耐热肠毒素(labile toxin,LT)和耐热肠毒素(stable toxin,ST)而引起腹泻。③侵袭性大肠埃希菌(enteroinvasive *E. coli*,EIEC)可直接侵入肠黏膜引起炎症反应,也可黏附和侵入结肠黏膜,导致肠上皮细胞炎症和坏死,引起痢疾样腹泻。该菌与志贺菌相似,两者 O 抗原有交叉反应。④出血性大肠埃希菌(enterohemorrhagia *E. coli*,EGEC):黏附于结肠产生与志贺杆菌相似的肠毒素(vero 毒素),引起肠黏膜坏死和肠液分泌,致出血性肠炎。⑤黏附-集聚性大肠埃希菌(enteroadherent-aggregative *E. coli*,EAEC):以集聚方式黏附于下段小肠和结肠黏膜致病,不产生肠毒素,亦不引起组织损伤。

(2)空肠弯曲菌:与肠炎有关的弯曲菌有空肠型、结肠型和胎儿亚型 3 种,95%~99%弯曲菌肠炎是由胎儿弯曲菌空肠亚种(简称空肠弯曲菌)所引起。致病菌直接侵入空肠、回肠和结肠黏膜,引起侵袭性腹泻。某些菌株亦能产生肠毒素。

(3)耶尔森菌:除侵袭小肠、结肠黏膜外,还可产生肠毒素,引起侵袭性和分泌性腹泻。

(4)其他:沙门菌(主要为鼠伤寒沙门菌和其他非伤寒沙门菌、副伤寒沙门菌)、嗜水气单胞菌、难辨梭状芽孢杆菌、金黄色葡萄球菌、铜绿假单胞菌、变形杆菌等均可引起腹泻。

3.真菌

致腹泻的真菌有念珠菌、曲霉、毛霉,婴儿以白色念珠菌性肠炎多见。在机体抵抗力低下、正常菌群紊乱时可引起腹泻病。

4.寄生虫

常见为蓝氏贾第鞭毛虫、阿米巴原虫和隐孢子虫等。

肠道外感染:有时亦可产生腹泻症状,如患中耳炎、上呼吸道感染、肺炎、尿路感染、皮肤感染或急性传染病时,可由于发热、感染原释放的毒素、抗生素治疗、直肠局部激惹(如膀胱炎、阑尾周围脓肿等)作用而并发腹泻。有时病原体(主要是病毒)可同时感染肠道。

使用抗生素引起的腹泻:除了一些抗生素可降低碳水化合物的转运和乳糖酶水平之外,肠道外感染时长期、大量地使用广谱抗生素可引起肠道菌群紊乱,肠道正常菌群减少,耐药性金黄色葡萄球菌、变形杆菌、铜绿假单胞菌、艰难梭菌或白色念珠菌等可大量繁殖,引起药物较难控制的肠炎,排除其他(病程中发生的病毒或者细菌感染,应用泻剂等)诱发因素,称之为抗生素相关性腹泻(antibiotic-associated diarrhea,AAD),通常发生在抗生素治疗 2~6 周时。

(二)非感染因素

1.饮食因素

(1)喂养不当可引起腹泻,多为人工喂养儿,原因为:喂养不定时,饮食量不当,突然改变食物品种,或过早喂给大量淀粉或脂肪类食品;果汁,特别是含高果糖或山梨醇的果汁,可产生高渗性腹泻;肠道刺激物(调料、富含纤维素的食物)也可引起腹泻。

(2)过敏性腹泻,如对牛奶或大豆制品过敏而引起腹泻。

(3)原发性或继发性双糖酶(主要为乳糖酶)缺乏或活性降低,肠道对糖的消化吸收不良而引起腹泻。

2.气候因素

气候突然变化、腹部受凉使肠蠕动增加,天气过热消化液分泌减少或由于口渴饮奶过多等都可能诱发消化功能紊乱致腹泻。

三、发病机制

导致腹泻的机制:肠腔内存在大量不能吸收的具有渗透活性的物质——"渗透性腹泻",肠腔内电解质分泌过多——"分泌性"腹泻,炎症所致的液体大量渗出——"渗出性"腹泻,及肠道蠕动功能异常——"肠道功能异常性"腹泻等。但在临床上不少腹泻并非由某种单一机制引起,而是在多种机制共同作用下发生的。

(一)感染性腹泻

病原微生物多随污染的食物或饮水进入消化道,亦可通过污染的日用品、手、玩具或带菌者传播。病原微生物能否引起肠道感染,决定于宿主防御机能的强弱、感染病原微生物的量大小及毒力。

(1)病毒性肠炎各种病毒侵入肠道后,在小肠绒毛顶端的柱状上皮细胞上复制,使细胞发生空泡变性和坏死,其微绒毛肿胀,排列紊乱和变短,受累的肠黏膜上皮细胞脱落,遗留不规则的裸露病变,致使小肠黏膜回吸收水分和电解质的能力受损,肠液在肠腔内大量积聚而引起腹泻。同时,发生病变的肠黏膜细胞分泌双糖酶不足且活性降低,使食物中糖类消化不全而积滞在肠腔内,并被细菌分解成小分子的短链有机酸,使肠液的渗透压增高。微绒毛破坏亦造成载体减少,上皮细胞钠转运功能障碍,水和电解质进一步丧失(图 6-1)。新近的研究表明,轮状病毒的非结构蛋白 4(NSP4)亦与发病机制关系密切。NSP4 是具有多种功能的液体分泌诱导剂,可以通过以下方式发挥作用:作用于固有层细胞,激活 Cl^- 分泌和水的外流;改变上皮细胞的完整性,从而影响细胞膜的通透性;本身可能形成一个通道或是激活一种潜在的 Ca^{2+} 激活通道,导致分泌增加;通过旁分泌效应作用于未感染的细胞,扩大了被感染的黏膜上皮细胞的感染效应;直接作用于肠道神经系统(ENS),产生类似于霍乱毒素引起的腹泻。

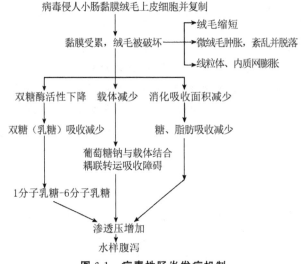

图 6-1 **病毒性肠炎发病机制**

(2)细菌性肠炎肠道感染的病原菌不同,发病机制亦不同。①肠毒素性肠炎:各种产生肠毒素的细菌可引起分泌性腹泻,如霍乱弧菌、产肠毒素性大肠埃希菌等,如图 6-2 所示。病原体侵入肠道后,一般仅在肠腔内繁殖,黏附在肠上皮细胞刷状缘,不侵入肠黏膜。细菌在肠腔释放 2 种肠毒素,即不耐热肠毒素(LT)和耐热肠毒素(ST),LT 与小肠上皮细胞膜上的受体结合后激活腺苷酸环化酶,致使三磷酸腺苷(ATP)转变为环磷酸腺苷(cAMP),cAMP 增多后即抑制小肠绒毛上皮细胞吸收 Na^+、Cl^- 和水,并促进肠腺分泌 Cl^-;ST 则通过激活鸟苷酸环化酶,使三磷酸鸟苷(GTP)转变为环磷酸鸟苷(cGMP),cGMP 增多后亦使肠上皮细胞减少 Na^+ 和水的吸收、促进 Cl^- 分泌。两者均使小肠液总量增多,超过结肠的吸收限度而发生腹泻,排出大量水样便,导致患儿脱水和电解质紊乱。②侵袭性肠炎:各种侵袭性细菌感染可引起渗出性腹泻,如志贺菌属、沙门菌属、侵袭性大肠埃希菌、空肠弯曲菌、耶尔森菌和金黄色葡萄球菌等均可直接侵袭小肠或结肠肠壁,使黏膜充血、水肿,炎症细胞浸润引起渗出和溃疡等病变。此时可排出含有大量白细胞和红细胞的菌痢样粪便,并出现全身中毒症状。结肠由于炎症病变而不能充分吸收来自小肠的液体,并且某些致病菌还会产生肠毒素,故亦可发生水样腹泻。

（二）非感染性腹泻

主要是由饮食不当引起,如图 6-3 所示。当进食过量或食物成分不恰当时,消化过程发生障碍,食物不能被充分消化和吸收而积滞在小肠上部,使肠腔内酸度降低,有利于肠道下部的细菌上移和繁殖;食物发酵和腐败,分解产生的短链有机酸使肠腔内渗透压增高,腐败性毒性产物刺激肠壁使肠蠕动增加导致腹泻,进而发生脱水和电解质紊乱。

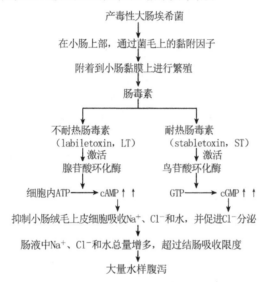

图 6-2 肠毒素引起的肠炎发病机制(产毒性大肠埃希菌)

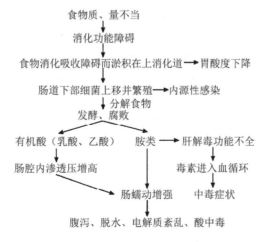

图 6-3 饮食不当性腹泻发生机制

四、临床表现

不同病因引起的腹泻常各具临床特点和不同临床过程,故在临床诊断中常包括病程、严重程度及可能的病原。连续病程在 2 周以内的腹泻为急性腹泻,病程 2 周～2 个月为迁延性腹泻,慢性腹泻的病程为 2 个月以上。国外学者亦有将病程持续 2 周以上的腹泻统称为慢性腹泻或难治性腹泻。

(一)急性腹泻

1.腹泻的共同临床表现

(1)轻型:常由饮食因素及肠道外感染引起。起病可急可缓,以胃肠道症状为主,表现为食欲缺乏,偶有溢乳或呕吐,大便次数增多,但每次大便量不多,稀薄或带水,呈黄色或黄绿色,有酸味,常见白色或黄白色奶瓣和泡沫。无脱水及全身中毒症状,多在数天内痊愈。

(2)重型:多由肠道内感染引起。常急性起病,也可由轻型逐渐加重、转变而来,除有较重的胃肠道症状外,还有较明显的脱水、电解质紊乱和全身感染中毒症状,如发热或体温不升、精神烦躁或萎靡、嗜睡,面色苍白,意识模糊甚至昏迷、休克。

胃肠道症状包括食欲低下,常有呕吐,严重者可吐咖啡色液体;腹泻频繁,大便每天 10 余次至数 10 次,多为黄色水样或蛋花样便,含有少量黏液,少数患儿也可有少量血便。

水、电解质及酸碱平衡紊乱:由于吐泻丢失体液和液体摄入量不足,使体液总量尤其是细胞外液量减少,导致不同程度(轻、中、重)脱水。由于腹泻患儿丧失的水和电解质的比例不尽相同,可造成等渗、低渗或高渗性脱水,以前两者多见。出现眼窝、囟门凹陷,尿少泪少,皮肤黏膜干燥、弹性下降,甚至血容量不足引起末梢循环的改变。

重型腹泻病时常出现代谢性酸中毒、低钾血症等离子紊乱。腹泻伴代谢性酸中毒的发生原因:①腹泻丢失大量碱性物质;②进食少,肠吸收不良,热能不足使机体得不到正常能量供应导致脂肪分解增加,产生大量酮体;③脱水时血容量减少,血液浓缩使血流缓慢,组织缺氧导致无氧酵解增多而使乳酸堆积;④脱水使肾血流量不足,其排酸、保钠功能低下使酸性代谢产物滞留体内。在脱水合并代谢性酸中毒时,虽然体内钾含量降低,由于血液浓缩,酸中毒时钾由细胞内向细胞外转移,尿少而致钾排出量减少等原因,体内钾总量虽然减少,但血清钾多数正常。随着脱水、酸中毒被纠正、排尿后钾排出增加、大便继续失钾及输入葡萄糖合成糖原时需钾离子参与等因素使血钾迅速下降,出现不同程度的缺钾症状,如精神不振、无力、腹胀、心律失常、碱中毒等。

腹泻病时还可合并低钙和低镁血症:腹泻患儿进食少,吸收不良,从大便丢失钙、镁,可使体内钙镁减少,此症在活动性佝偻病和营养不良患儿更多见。但是脱水、酸中毒时由于血液浓缩、离子钙增多等原因,不出现低钙的症状,待脱水、酸中毒纠正后则出现低钙症状(手足抽搐和惊厥)。极少数久泻和营养不良患儿输液后出现震颤、抽搐,用钙治疗无效时应考虑有低镁血症可能。

2.几种常见类型肠炎的临床特点

(1)轮状病毒肠炎是秋、冬季婴儿腹泻最常见的病原,故曾被称为秋季腹泻。呈散发或小流行,经粪-口传播,也可通过气溶胶形式经呼吸道感染而致病。潜伏期 1～3 天,多发生在 6～24 个月婴幼儿,4 岁以上者少见。起病急,常伴发热和上呼吸道感染症状,多数无明显感染中毒症状。病初 1～2 天常发生呕吐,随后出现腹泻。大便次数及水分多,呈黄色水样或蛋花样便带少量黏液,无腥臭味。常并发脱水、酸中毒及电解质紊乱。轮状病毒感染亦可侵犯多个脏器,可产生神经系统症状,如惊厥等;有的患儿可表现为血清心肌酶谱异常,提示心肌受累。本病为自限性疾病,数天后呕吐渐停,腹泻减轻,不喂乳类的患儿恢复更快,自然病程3~8天,少数较长。大便显微镜检查偶有少量白细胞,感染后1~3天即有大量病毒自大便中排出,最长可达6天。血清抗体一般在感染后3周上升。病毒较难分离,有条件者可直接用电镜检测病毒,或PCR及核酸探针技术检测病毒抗原。临床常用ELISA或胶体金方法检测病毒抗原。

(2)诺如病毒性肠炎:全年散发,无明显季节性,暴发易见冬季和冬春季(11月至下年2月)。在轮状病毒疫苗高普及的国家,诺如病毒感染甚至超过了轮状病毒,成为了小儿急性胃肠炎的首要元凶。该病毒是集体机构急性暴发性胃肠炎首要致病原,发生诺如病毒感染最常见的场所是餐馆,托幼机构和医院,其次还有游船、学校、养老院、军营、家庭等地点,因为常呈暴发性,从而造成突发公共卫生问题。潜伏期1~2天,急性起病。首发症状多为阵发痉挛性腹痛、恶心、呕吐和腹泻,全身症状有畏寒、发热、头痛、乏力和肌痛等。可有呼吸道症状。吐泻频繁者,可脱水及酸中毒、低钾。本病为自限性疾病,症状持续1~3天。

(3)肠腺病毒肠炎:本病全年均可感染,以夏季稍多见。其常侵犯2岁以下婴幼儿,潜伏期3~10天。以水样泻为主要临床表现,半数患儿伴有脱水和酸中毒。病程长,可达14天。粪便排病毒可持续1~2周。外周血常规检查一般无特殊发现。

(4)致病性大肠埃希菌肠炎:本病多见于1岁以下的小儿,5~8月份为发病的高峰季节。潜伏期1~2天。起病较缓,大便次数每天可达5~10次,大便呈黄绿色蛋花汤样,有发霉臭味和较多黏液。镜检有少量白细胞,偶有脓细胞。常伴呕吐,多数患者无发热及全身中毒症状。重者可出现程度不等的脱水表现及代谢性酸中毒;病程7~14天。

(5)黏附性大肠埃希菌肠炎:该菌黏附于小肠黏膜细胞,并大量繁殖,引起微绒毛损伤,虽不产生肠道及细胞毒素,亦无侵袭能力,但可引起与产毒性大肠埃希菌同样的水样泻。目前认为,该菌可导致肠黏膜刷状缘消失、基底变平,与迁延性腹泻病密切相关,其致病作用尚待深入研究。

(6)产毒性细菌引起的肠炎:多发生在夏季。潜伏期1~2天,起病较急。轻症仅大便次数稍增,性状轻微改变。重症腹泻频繁,量多,呈水样或蛋花样混有黏液,镜检无白细胞。伴呕吐,常发生脱水、电解质和酸碱平衡紊乱。自限性疾病,自然病程一般3~7天,亦可较长。

(7)侵袭性细菌(包括侵袭性大肠埃希菌、空肠弯曲菌、耶尔森菌、鼠伤寒沙门菌等)引起的肠炎:全年均可发病,多见于夏季。潜伏期长短不等。常引起志贺杆菌性痢疾样病变。根据病原菌侵袭的肠段部位不同,临床特点各异。一般表现为急性起病,高热甚至可以发生热惊厥。腹泻频繁,大便呈黏液状,带脓血,有腥臭味。常伴恶心、呕吐、腹痛和里急后重,可出现严重的中毒症状,如高热、意识改变,甚至感染性休克。大便镜检有大量白细胞及数量不等的红细胞。粪便细菌培养可找到相应的致病菌。其中空肠弯曲菌常侵犯空肠和回肠,有脓血便,腹痛甚剧烈,易误诊为阑尾炎,亦可并发严重的小肠结肠炎、败血症、肺炎、脑膜炎、心内膜炎和心包炎等疾病。另有研究表明吉兰-巴雷综合征与空肠弯曲菌感染有关。耶尔森菌小肠结肠炎,多发生在冬季和早春,可引起淋巴结肿大,亦可产生肠系膜淋巴结炎,症状可与阑尾炎相似,也可引起咽痛和颈淋巴结炎。鼠伤寒沙门菌小肠结肠炎,有胃肠炎型和败血症型,新生儿和<1岁婴儿尤易感染,新生儿多为败血症型,常引起暴发流行。可排深绿色黏液脓便或白色胶冻样便。

(8)出血性大肠埃希菌肠炎:大便次数增多,开始为黄色水样便,后转为血水便,有特殊臭味。大便镜检有大量红细胞,常无白细胞。伴腹痛,个别病例可伴发溶血尿毒综合征和血小板减少性紫癜。

（9）抗生素诱发的肠炎。①金黄色葡萄球菌肠炎：多继发于使用大量抗生素后，病程与症状常与菌群失调的程度有关，有时继发于慢性疾病的基础上。表现为发热、呕吐、腹泻、不同程度中毒症状、脱水和电解质紊乱，甚至发生休克。典型大便为暗绿色，量多带黏液，少数为血便。大便镜检有大量脓细胞和成簇的革兰阳性球菌，培养有葡萄球菌生长，凝固酶阳性。②假膜性小肠结肠炎：由艰难梭菌引起。除万古霉素和胃肠道外用的氨基糖苷类抗生素外，几乎各种抗生素均可诱发本病，可在用药1周内或迟至停药后4～6周发病。亦见于外科手术后，或患有肠梗阻、肠套叠、巨结肠等病的体弱患者。此菌大量繁殖，产生毒素A（肠毒素）和毒素B（细胞毒素）致病，表现为腹泻，轻症大便每天数次，停用抗生素后很快痊愈。重症频泻，黄绿色水样便，可有假膜排出，为坏死毒素致肠黏膜坏死所形成的伪膜。黏膜下出血可引起大便带血，可出现脱水、电解质紊乱和酸中毒。伴有腹痛、腹胀和全身中毒症状，甚至发生休克。对可疑病例可行结肠镜检查。大便厌氧菌培养、组织培养法检测细胞毒素可协助确诊。③真菌性肠炎：多为白色念珠菌所致，2岁以下婴儿多见。常并发于其他感染，或肠道菌群失调时。病程迁延，常伴鹅口疮。大便次数增多，黄色稀便，泡沫较多带黏液，有时可见豆腐渣样细块（菌落）。大便镜检有真菌孢子和菌丝，如孢子数量不多，应进一步以沙氏培养基作真菌培养确诊。

（二）迁延性和慢性腹泻

病因复杂，感染、营养物质过敏、酶缺陷、免疫缺陷、药物因素、先天畸形等均可引起。以急性腹泻未彻底治疗或治疗不当、迁延不愈最为常见。人工喂养、营养不良婴幼儿患病率高，其原因：①重症营养不良时胃黏膜萎缩，胃液酸度降低，使胃杀菌屏障作用明显减弱，有利于胃液和十二指肠液中的细菌和酵母菌大量繁殖；②营养不良时十二指肠、空肠黏膜变薄，肠绒毛萎缩、变性，细胞脱落增加，双糖酶尤其是乳糖酶活性及刷状缘肽酶活性降低，小肠有效吸收面积减少，引起各种营养物质的消化吸收不良；③重症营养不良患儿腹泻时小肠上段细菌显著增多，十二指肠内厌氧菌和酵母菌过度繁殖，由于大量细菌对胆酸的降解作用，使游离胆酸浓度增高，损害小肠细胞，同时阻碍脂肪微粒形成；④营养不良患儿常有肠动力的改变；⑤长期滥用抗生素引起肠道菌群失调；⑥重症营养不良儿免疫功能缺陷，抗革兰阴性杆菌有效的IgM抗体、起黏膜保护作用的分泌型IgA抗体、吞噬细胞功能和补体水平均降低，因而增加了对病原的易感性，同时降低了对食物蛋白抗原的口服耐受。故营养不良儿患腹泻时易迁延不愈，持续腹泻又加重了营养不良，两者互为因果，最终引起免疫功能低下，继发感染，形成恶性循环，导致多脏器功能异常。

对于迁延性、慢性腹泻的病因诊断，必须详细询问病史，全面体格检查，正确选用有效的辅助检查：①粪便常规、肠道菌群分析、大便酸度、还原糖和细菌培养；②小肠黏膜活检了解慢性腹泻病理生理变化；③食物过敏方面的检查，如变应原、皮肤点刺实验等。必要时还可做蛋白质、碳水化合物和脂肪的吸收功能试验、消化道造影或CT等影像学检查、结肠镜等检查综合分析判断。

五、诊断和鉴别诊断

可根据发病季节、病史（包括喂养史和流行病学资料）、临床表现和大便性状可以做出临床诊断。必须判定有无脱水（程度和性质）、电解质紊乱和酸碱失衡。注意寻找病因，从临床诊断和治疗需要考虑，可先根据大便常规有无白细胞将腹泻分为两组。

（一）大便无或偶见少量白细胞者

为侵袭性细菌以外的病因（如病毒、非侵袭性细菌、寄生虫等肠道内、外感染或喂养不当）引起的腹泻，多为水泻，有时伴脱水症状，除感染因素外应注意下列情况。

(1)生理性腹泻多见于6个月以内婴儿,生后不久即出现腹泻,除大便次数增多外,无其他症状,食欲好,不影响生长发育。近年来发现此类腹泻可能为乳糖不耐受的一种特殊类型,添加辅食后大便即逐渐转为正常。

(2)小肠吸收不良综合征:小肠吸收不良综合征是导致小肠消化吸收功能障碍的各种疾病的总称,可分为原发性和继发性两种。①原发性吸收不良:多由于小肠双糖酶缺乏引起。如乳糖酶缺乏、蔗糖-异麦芽糖缺乏、葡萄糖-半乳糖吸收不良、肠激酶缺乏等,其中以乳糖酶缺乏症最为多见。由于缺乏乳糖酶使乳糖不能分解,导致肠腔内呈高渗状态,肠腔内水分增加出现腹泻。食入不含乳糖的食物,则症状明显改善。乳糖耐量试验可协助确诊。另外原发性胆酸吸收不良,蛋白质、脂肪吸收不良,均可导致腹泻。②继发性吸收不良:如全身性疾病(营养不良、重度贫血、免疫功能障碍、药物反应)、胃肠部分切除、寄生虫感染及食物过敏(牛奶蛋白、大豆蛋白、小麦蛋白)等均可导致继发性吸收不良,出现腹泻。

导致小肠消化吸收功能障碍的各种疾病:如乳糖酶缺乏,葡萄糖-半乳糖吸收不良,失氯性腹泻,原发性胆酸吸收不良,食物过敏性腹泻等,可根据各病特点进行粪便酸度、还原糖试验、食物变应原(特异性免疫球蛋白)等检查方法加以鉴别。

(二)大便有较多的白细胞者

表明结肠和回肠末端有侵袭性炎症病变,常由各种侵袭性细菌感染所致,仅凭临床表现难以区别,必要时应进行大便细菌培养,细菌血清型和毒性检测,尚需与下列疾病鉴别。

(1)细菌性痢疾:常有流行病学病史,起病急,全身症状重。便次多,量少,排脓血便伴里急后重,大便镜检有较多脓细胞、红细胞和吞噬细胞,大便细菌培养有志贺痢疾杆菌生长可确诊。

(2)坏死性肠炎:中毒症状较严重,腹痛、腹胀、频繁呕吐、高热,大便暗红色糊状,渐出现典型的赤豆汤样血便,常伴休克。腹部立卧位X线检查呈小肠局限性充气扩张,肠间隙增宽,肠壁积气等。

(3)婴儿过敏性直肠炎是一种摄入外源蛋白所引起的暂时性,预后良好的疾病,发病平均年龄在2个月,多为纯母乳或合并混合喂养婴儿。其表现为大便表面带有血丝,轻度腹泻(粪便含黏液/水样)或大便仍为软便。症状常无诱因突然出现,无全身其他器官系统受累。大便常规检查见红细胞数增多,潜血阳性,偶见白细胞。

六、治疗

治疗原则:调整饮食,预防和纠正脱水,合理用药,加强护理,预防并发症。不同时期的腹泻病治疗重点各有侧重,急性腹泻多注意维持水、电解质平衡及抗感染;迁延及慢性腹泻则应注意肠道菌群失调及饮食疗法。

(一)急性腹泻的治疗

1.饮食疗法

腹泻时进食和吸收减少,而肠黏膜损伤的恢复,发热时代谢旺盛,侵袭性肠炎丢失蛋白等因素使得营养需要量增加,如限制饮食过严或禁食过久常造成营养不良,并发酸中毒,以致病情迁延不愈影响生长发育。故应强调继续饮食,满足生理需要,补充疾病消耗,以缩短腹泻后的康复时间,根据疾病的特殊病理生理状况、个体消化吸收功能和平时的饮食习惯进行合理调整。有严重呕吐者可暂时禁食4~6小时(不禁水),待好转后继续喂食,由少到多,由稀到稠。病毒性肠炎多有继发性双糖酶(主要是乳糖酶)缺乏,对疑似病例可暂停乳类喂养,改为豆类、淀粉类代乳品,或去乳糖配方奶粉以减轻腹泻,缩短病程。腹泻停止后逐渐恢复营养丰富的饮食,并每天加餐一次,共 2 周。

2.纠正水、电解质紊乱及酸碱失衡

重度脱水时静脉补液见图 6-4。

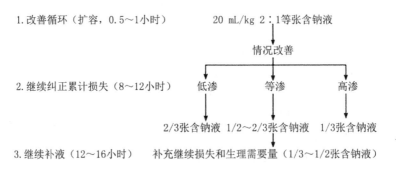

1.改善循环(扩容,0.5～1小时) 　　20 mL/kg 2：1等张含钠液

情况改善

2.继续纠正累计损失(8～12小时) 　低渗　　等渗　　高渗

　　　2/3张含钠液 1/2～2/3张含钠液 1/3张含钠液

3.继续补液(12～16小时) 补充继续损失和生理需要量(1/3～1/2张含钠液)

图 6-4　重度脱水时静脉补液

3.补钙、补镁治疗

(1)补钙补液过程中如出现惊厥、手足抽搐,可用 10％葡萄糖酸钙 5～10 mL,用等量葡萄糖液稀释后静脉滴注。心力衰竭患者在用洋地黄制剂时慎用。

(2)补镁在补钙后,手足抽搐不见好转反而加重时要考虑低镁血症,可测定血镁浓度。同时用 25％硫酸镁,每次 0.2～0.4 mL/Kg,深部肌内注射,每天 2～3 次,症状消失后停用。

4.药物治疗

(1)控制感染:①水样便腹泻患者(在排除霍乱后,约占 70％)多为病毒及非侵袭性细菌所致,一般不用抗生素。如伴有明显中毒症状不能用脱水解释者,尤其是对重症患儿、新生儿、小婴儿和衰弱患儿(免疫功能低下)应选用抗生素治疗。②黏液、脓血便患者(约占 30％)多为侵袭性细菌感染,应根据临床特点,针对病原经验性选用抗菌药物,再根据大便细菌培养和药敏试验结果进行调整。大肠埃希菌、空肠弯曲菌、耶尔森菌、鼠伤寒沙门菌所致感染常选用抗革兰阴性杆菌的及大环内酯类抗生素。金黄色葡萄球菌肠炎、假膜性肠炎、真菌性肠炎应立即停用原使用的抗生素,根据症状可选用新青霉素、万古霉素、利福昔明、甲硝唑或抗真菌药物治疗。③寄生虫引起的腹泻:健康儿童不需要进行抗寄生虫治疗。但是症状严重者可酌情考虑。严重贾地鞭毛虫病例可以用甲硝唑、硝唑尼特、阿苯达唑或者磺甲尼立达唑治疗;隐孢子虫病主要发生在免疫低下儿童中,用硝唑尼特治疗;阿米巴性结肠炎应该用甲硝唑治疗。

(2)肠道微生态疗法:有助于恢复肠道正常菌群的生态平衡,抑制病原菌定植和侵袭,控制腹泻。常用布拉酵母、鼠李糖乳杆菌、双歧杆菌、嗜酸乳杆菌、需氧芽孢杆菌、蜡样芽孢杆菌制剂。益生元是一类消化性食物,在胃、小肠内不被消化吸收,到达结肠后被双歧杆菌发酵分解利用,能促进双歧杆菌的增长并激发其活性。常用者有寡果糖,亦称双歧因子。

(3)肠黏膜保护剂:能吸附病原体和毒素,维持肠细胞的吸收和分泌功能,与肠道黏液糖蛋白相互作用可增强其屏障功能,阻止病原微生物的攻击,如蒙脱石粉。

(4)抗分泌治疗:脑啡肽酶抑制剂消旋卡多曲可以通过加强内源性脑啡肽来抑制肠道水、电解质的分泌,治疗分泌性腹泻。

(5)避免用止泻剂,如洛哌丁醇,因为它抑制胃肠动力的作用,增加细菌繁殖和毒素的吸收,对感染性腹泻有时是很危险的。

（6）补锌治疗：腹泻患儿补锌可减少腹泻的持续时间和严重程度，能潜在阻止部分腹泻病的复发。除了能有效缩短病程和降低发病率，补锌及应用口服补液盐增多，同时减少了抗菌药物的应用；世界卫生组织/联合国儿童基金会建议，对于急性腹泻患儿，应每天给予元素锌 20 mg（＞6 个月），6 个月以下婴儿每天 10 mg，疗程 10～14 天。元素锌 20 mg 相当于硫酸锌 100 mg，葡萄糖酸锌 140 mg。

（二）迁延性和慢性腹泻治疗

因迁延性和慢性腹泻常伴有营养不良和其他并发症，病情较为复杂，必须采取综合治疗措施。积极寻找引起病程迁延的原因，针对病因进行治疗（图 6-5），切忌滥用抗生素，避免顽固的肠道菌群失调。预防和治疗脱水，纠正电解质及酸碱平衡紊乱。此类病儿多有营养障碍，继续喂养对促进疾病恢复，如肠黏膜损伤的修复、胰腺功能的恢复、微绒毛上皮细胞双糖酶的产生等是必要的治疗措施。

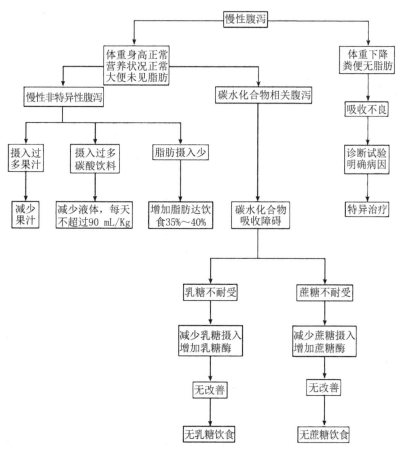

图 6-5　慢性腹泻一般治疗方法

（1）调整饮食：应继续母乳喂养。人工喂养儿应调整饮食，保证足够热卡。

（2）双糖不耐受患儿由于有不同程度的原发性或继发性双糖酶缺乏，食用含双糖（包括蔗糖、乳糖、麦芽糖）的饮食可使腹泻加重，其中以乳糖不耐受最多见，治疗宜采用去双糖饮食，如采用豆浆或去乳糖配方奶粉。

（3）过敏性腹泻的治疗：如果在应用无双糖饮食后腹泻仍不改善时，应考虑食物过敏（如对牛奶或大豆蛋白过敏）的可能性，应回避过敏食物或水解蛋白配方饮食。

（4）要素饮食是肠黏膜受损伤患儿最理想的食物，是由氨基酸、葡萄糖、中链甘油三酯、多种维生素和微量元素组合而成。应用时的浓度和量视患儿临床状态而定。

（5）静脉营养：少数患儿不能耐受口服营养物质者，可采用静脉高营养。推荐方案：脂肪乳剂每天 2～3 g/kg，复方氨基酸每天 2～3 g/kg，葡萄糖每天 12～15 g/kg，电解质及多种微量元素适量，液体每天 120～150 mL/kg，热卡每天50～90 cal/kg。好转后改为口服。

（6）药物治疗：抗生素仅用于分离出特异病原的感染患儿，并根据药物敏感试验选用。补充微量元素和维生素：如锌、铁、烟酸、维生素 A、维生素 B_{12}、维生素 B_1、维生素 C 和叶酸等，有助于肠黏膜的修复。应用微生态调节剂和肠黏膜保护剂。

（7）中医辨证论治有良好疗效，并可配合中药、推拿、捏脊、针灸和磁疗等。

七、预防

（1）合理喂养，提倡母乳喂养，及时添加辅助食品，每次限一种，逐步增加，适时断奶。人工喂养者应根据具体情况选择合适的代乳品。

（2）积极防治营养不良：对于生理性腹泻的婴儿应避免不适当的药物治疗、同时注意避免由于婴儿便次多而怀疑其消化能力，而不按时添加辅食。

（3）养成良好的卫生习惯，注意乳品的保存和奶具、食具、便器、玩具及设备的定期消毒。

（4）感染性腹泻患儿，尤其是大肠埃希菌、鼠伤寒沙门菌、轮状病毒肠炎的传染性强，集体机构如有流行，应积极治疗患者，做好消毒隔离工作，防止交叉感染。

（5）避免长期滥用广谱抗生素，对即使没有消化道症状的婴幼儿，在因败血症、肺炎等肠道外感染必须使用抗生素，特别是广谱抗生素时，也应加用微生态制剂，防止由于难治性肠道菌群失调所致的腹泻。

（6）轮状病毒肠炎流行甚广，接种疫苗为理想的预防方法，口服疫苗国内已有应用，但持久性尚待研究。

（夏　晓）

第八节　肠　套　叠

肠套叠是指一部分肠管及其肠系膜套入与其相连的肠腔内，并导致肠内容物通过障碍，主要症状包括腹痛（小儿阵发性哭闹）、呕吐、腹胀、腹部腊肠样包块、粉红色、果酱样或血性大便等。临床上常见的是急性肠套叠，慢性肠套叠一般为继发性。急性肠套叠最多见于婴儿期，以 4～10 个月婴儿多见，2 岁以后随年龄增长发病逐年减少。肠套叠一年四季均有发病，以春末夏初发病率最高，可能与上呼吸道感染及病毒感染有关。本病在我国发病率较高，占婴儿肠梗阻的首位。在大多数婴儿中，肠套叠是由回肠通过回盲瓣套入盲肠引起的。由于肠套叠限制了相应肠段的血液供应，如果肠套叠不能及时缓解，就会引起血运障碍甚至发生肠穿孔，同时未经治疗的肠套叠很可能是致命的。

一、病因和发病机制

肠套叠发病原因尚不十分明确,目前可分为原发性和继发性两大类。

(一)原发性(急性)肠套叠

原发性肠套叠可能与小儿胃肠功能发育不健全,饮食改变,如添加辅食时间过早、早期添加量过大,肠道感染等多种原因有关。末端回肠淋巴组织增生可导致发病,因小儿回盲部系膜固定不完善,移动度较大,易引起复杂性肠套叠;且该部位血供差,容易较早期发生肠壁缺血坏死。另外,已有研究认为轮状病毒与肠套叠有密切关系,肠道病毒感染后引起肠蠕动不协调及功能紊乱。

(二)继发性(慢性)肠套叠

少部分病例为继发性肠套叠,多见于3岁以上,多有明显的机械因素,如梅克尔憩室、腹型过敏性紫癜所致的肠壁水肿、肿瘤、肠息肉、肠重复畸形等。由于年长儿肠管较粗大,肠套叠时不易造成完全性肠梗阻,且有可能自行松解整复,故症状不典型,病程长,一旦套叠较紧则整复较为困难,也易复发。

二、临床表现

小儿肠套叠分为婴儿肠套叠(1岁以内者)和儿童肠套叠,临床上以前者多见。

(一)婴儿肠套叠

婴儿肠套叠为原发性肠套叠,临床特点如下。

1.阵发性哭吵

既往健康肥胖的婴儿,突然出现阵发性有规律的哭闹,持续约20分钟,伴有手足乱动、面色苍白、拒食、异常痛苦表现,然后有5~10分钟或更长时间的暂时安静,如此反复发作。此种阵发性哭闹与肠蠕动间期相一致,由于肠蠕动将套入肠段向前推进,肠系膜被牵拉,肠套叠鞘部产生强烈收缩而引起的剧烈疼痛,当蠕动波过后,患儿即转为安静。肠套叠晚期合并肠坏死和腹膜炎后,患儿表现萎靡不振,反应低下。

2.呕吐

初为奶汁及乳块或其他食物,以后转为胆汁样物,1~2天后转为带臭味的肠内容物,提示病情严重。

3.腹部包块

在2次哭闹的间歇期检查腹部,可在右上腹肝下触及腊肠样、稍活动并有轻压痛的包块,右下腹一般有空虚感,肿块可沿结肠移动,严重者可在肛门指诊时,在直肠内触到子宫颈样肿物,即为套叠头部。

4.果酱样血便

婴儿肠套叠发生血便者达80%,为首要症状就诊,多在发病后6~12小时排血便,早者在发病后3~4小时即可出现,为稀薄黏液或胶冻样果酱色血便,数小时后可重复排出。

5.肛门指诊

肛门指诊有重要临床价值,有些来诊较早患儿,虽无血便排出,但通过肛门指诊可发现直肠内有黏液血便,对诊断肠套叠极有价值。

6.全身状况

依就诊早晚而异,早期除面色苍白,烦躁不安外,营养状况良好。晚期患儿可有脱水,电解质紊乱,精神萎靡不振、嗜睡、反应迟钝等表现。发生肠坏死时,有腹膜炎表现,可出现中毒性休克等症状。

(二)儿童肠套叠

儿童肠套叠临床症状与婴儿肠套叠相比较,症状不典型。起病较为缓慢,多表现为不完全性肠梗阻,肠坏死发生时间相对比较晚。患儿也有阵发性腹痛,但发作间歇期较婴儿为长,呕吐较少见。据统计儿童肠套叠发生便血者只有 40％左右,而且便血往往在套叠后几天才出现,或者仅在肛门指诊时指套上有少许血迹。儿童较合作时,腹部查体多能触及腊肠型包块。很少有严重脱水及休克表现。

三、检查

(一)腹部超声

腹部超声为常用检查方法,可以通过肠套叠的特征性影像协助临床确定诊断。超声探查腹部时重点在右下腹、回盲部、结肠肝区及脾区。发现有可疑声像时应多个方向探查分辨。肠套叠的声像图表现为横断见环状低回声区包绕高低相间的混合回声区,或呈一致性高回声的圆形中心,即"同心圆"征;纵切声像与横切类似,其套入端呈圆头结构周围为低回声区,即"套筒"征,近端肠腔扩张。

(二)空气(或钡)灌肠

空气(或钡)灌肠可以在明确诊断的同时进行复通整复。在空气灌肠前先作腹部正侧位全面透视检查,观察肠内充气及分布情况。注气后可见在套叠顶端有致密软组织肿块呈半圆形,向结肠内突出,气体前端形成明显杯口影,有时可见部分气体进入鞘部形成不同程度钳状阴影。钡灌肠时,套入部背端呈杯口状,杯口朝向近侧;少量钡剂进入鞘部呈弹簧状或套环状改变,钡剂不易通过套叠处,随着压力增加而逐渐推进。

四、诊断与鉴别诊断

当患儿出现阵发性哭闹不安(病变段邻近正常肠管蠕动时腹痛)、呕吐、果酱样血便,腹部检查触到腊肠样包块时,即可确定诊断。但临床有 10％～15％的病例,来院就诊时缺乏急性肠套叠的典型表现,或只有其中 1～2 个症状,此时应仔细检查腹部是否可触及包块,右下腹是否有空虚感,肛门指诊观察指套上是否有果酱样黏液便,以便进一步确诊。对 2 岁以下婴幼儿,特别是肥胖儿,突然出现可疑症状,排除嵌顿性斜疝后,尽管未出现血便或因种种原因未触及肿块,仍应高度怀疑肠套叠,必要时做腹部超声等辅助检查协助诊断。肠套叠的误诊率很高,往往误诊为细菌性痢疾、肠炎、急性坏死性肠炎、低钾性肠麻痹、过敏性紫癜等;超声诊断肠套叠应与闭孔疝、肠重复畸形合并肠套叠、单纯性阑尾炎鉴别。

五、治疗

小儿急性肠套叠分非手术疗法和手术疗法两种。

(一)非手术疗法

在非手术疗法中有空气灌肠、钡灌肠和 B 超下水压灌肠复位疗法,其中空气灌肠复位已被长期广泛应用。

1.灌肠疗法

(1)适应证:肠套叠在48小时内,全身情况良好,腹部不胀,无明显脱水及电解质紊乱。

(2)禁忌证:①病程已超过48小时,全身情况差,如有脱水、精神萎靡、高热、休克等症状者,对3个月以下婴儿尤应注意;②高度腹胀,腹部腹膜刺激征者且X线腹部平片可见多数液平面;③套叠头部已达脾曲,肿物硬而且张力大者;④多次复发疑有器质性病变者;⑤小肠型肠套叠。

(3)方法:①B超监视下水压灌肠;②空气灌肠;③钡剂灌肠复位。

(4)灌肠复位成功的表现:①拔出肛管后排出大量带臭味的黏液血便和黄色粪水;②患儿很快入睡,不再哭闹及呕吐;③腹部平软,触不到原有的包块;④灌肠复位后给予0.5~1 g活性炭口服,6~8小时后有炭末排出,表示复位成功。

空气灌肠复位肠套叠:采用自动控制压力的结肠注气机,肛门插入Foley管,肛门注入气体后即见肠套叠肿块各种影像,逐渐向回盲部退缩,直至完全消失,此时可闻及气过水声,腹部中央突然隆起,可见网状或圆形充气回肠,说明肠套已复位。空气灌肠复位率可达95%。对于首次灌肠失败且一般情况较好的患儿,可进行二次灌肠整复,尽量避免患儿受手术创伤。

空气灌肠复位并发症:严重并发症为结肠穿孔,透视下出现腹腔"闪光"现象,即空气突然出现充满整个腹腔,立位见膈下游离气体,拔出肛管无气体自肛门排出,患儿呼吸困难,心跳加快,面色苍白,病情突然恶化,应立即用消毒针在剑突和脐中间刺入排出腹腔内气体。

2.手术疗法

手术治疗指征包括以下几种。

(1)肠套叠经空气加压灌肠等非手术复位未成功者。

(2)发病超过48小时,临床疑有肠坏死者。

(3)复发性肠套叠,尤其发生于儿童者。

手术前应纠正脱水和电解质紊乱,禁食水、胃肠减压,必要时采用退热、吸氧、备血等措施。麻醉多采用全麻气管插管。较小婴儿可采用上腹部横切口,若经过灌肠已知肠套叠达到回盲部,也可采用麦氏切口。开腹后显露肠套叠包块,检查有无肠坏死。如无肠坏死,用压挤法沿结肠框进行肠套叠整复。肠套叠复位后要仔细检查肠管有无坏死,肠壁有无破裂,肠管本身有无器质性病变等,如无上述征象,切除阑尾,将肠管纳入腹腔,按层缝合腹壁。对不能复位及肠坏死的病例,应行坏死肠段切除吻合术。胸腹部手术术后均有继发肠套叠可能。患儿术后出现肠梗阻表现时,往往首先使人想到绞窄性肠梗阻,因此很少在再次探查术前明确肠套叠诊断。大多术后肠套叠发生于术后1个月内,平均10天左右。造影检查有助于诊断,可表现为小肠梗阻。术后肠套叠多为回回型,需手术复位,但无须肠切除。

六、预后

婴幼儿原发性回结型肠套叠如能早期诊断,早期应用灌肠复位均可治愈。如病程超过2天尤其是已有严重脱水、中毒或休克等症状,多需手术复位或肠切除,其病死率显著提高,达5%。

(魏玉萍)

第九节 肠 梗 阻

肠梗阻指肠内容物的正常运行受阻,通过肠道发生障碍,为小儿外科常见的急腹症。由于它变化快,需要早期作出诊断、处理。诊治的延误可使病情发展加重,甚至出现肠坏死、腹膜炎,甚至中毒性休克、死亡等严重情况。

一、病因

(一)机械性肠梗阻

机械性肠梗阻是肠管内或肠管外器质性病变引起的肠管堵塞,梗阻原因包括先天性畸形及后天性因素。梗阻类型分为肠腔内梗阻及肠腔外梗阻。

1.肠腔内梗阻

多由先天性肠闭锁及肠狭窄、先天性肛门闭锁等先天性疾病引起。也可由肠套叠、蛔虫性肠梗阻、肠管内异物及粪石、肠壁肿瘤等后天性疾病造成。

2.肠腔外梗阻

引起肠梗阻的先天性疾病包括先天性肠旋转不良、嵌顿性腹股沟斜疝、腹内疝、先天性纤维索条、梅克尔憩室索条、胎粪性腹膜炎后遗粘连等。后天性疾病包括手术后粘连、腹膜炎后粘连、结核性粘连、胃肠道外肿瘤压迫、肠扭转等。

(二)动力性肠梗阻

为胃肠道蠕动功能不良致使肠内容传递运转作用低下或丧失,多因中毒、休克、缺氧及肠壁神经病变造成,常见于重症肺炎、肠道感染、腹膜炎及败血症的过程中。梗阻类型分为麻痹性肠梗阻及痉挛性肠梗阻,前者发生在腹腔手术后、腹部创伤或急性腹膜炎患儿,后者可见于先天性巨结肠患儿。

二、病理

肠梗阻发生后,肠腔内因积聚大量气体和液体而致使肠膨胀,引起肠腔内压增高,肠壁变薄,肠壁血循环受到严重障碍。梗阻持久时,肠壁张力持续升高,导致肠坏死、肠穿孔。

三、临床表现

各种类型肠梗阻虽有不同的病因,但共同的特点是肠管的通畅性受阻,肠内容物不能正常地通过,因此,有程度不同的临床表现。

(一)症状

1.腹痛

机械性肠梗阻呈阵发性剧烈绞痛,腹痛部位多在脐周,发作时年长儿自觉有肠蠕动感,且有肠鸣,有时见到隆起的肠形。婴儿表现为哭闹不安、手足舞动、表情痛苦。绞窄性肠梗阻由于有肠管缺血和肠系膜箝闭,腹痛往往是持续性伴有阵发性加重,疼痛较剧烈。绞窄性肠梗阻也常伴有休克及腹膜炎症状。麻痹性肠梗阻的腹胀明显,腹痛不明显,阵发性绞痛尤为少见。

2.腹胀

腹胀发生于腹痛之后。高位小肠梗阻常表现上腹部饱满;低位梗阻的腹胀较高位梗阻为明显,表现为全腹膨胀;闭袢式肠梗阻出现局限性腹胀;麻痹性肠梗阻呈全腹膨胀。

3.呕吐

高位梗阻的呕吐出现较早且频繁,呕吐物为食物或胃液,其后为十二指肠液和胆汁;低位梗阻呕吐出现迟,初为胃内容物,静止期较长,后期的呕吐物为积蓄在肠内并经发酵、腐败呈粪样带臭味的肠内容物;绞窄性肠梗阻呕吐物呈血性或咖啡样;麻痹性肠梗阻呕吐次数少,呈溢出性。低位小肠梗阻的呕吐出现较晚。

4.排便排气停止

排便排气停止是完全性肠梗阻的表现,梗阻早期,梗阻部位以下肠内积存的气体或粪便可以排出。绞窄性肠梗阻可排出血性黏液样便。

(二)体征

1.全身情况

单纯梗阻的早期,患者除阵发性腹痛发作时出现痛苦表情外,生命体征等无明显变化。待发作时间较长,呕吐频繁,腹胀明显后,可出现脱水现象,患者虚弱甚至休克。当有绞窄性梗阻时可较早地出现休克。

2.腹部检查

可观察到腹部有不同程度的膨胀,在腹壁较薄的患者,尚可见到肠形及肠蠕动波。单纯性肠梗阻的腹部虽胀气,但腹壁柔软,按之有如充气的球囊,有时在梗阻的部位可有轻度压痛,特别是腹壁切口部粘连引起的梗阻,压痛点较为明显。当梗阻上部肠管内积存的气体与液体较多时,稍加振动可听到振水声。腹部叩诊多呈鼓音。肠鸣音亢进,且可有气过水声及高声调的金属声。

绞窄性肠梗阻或单纯性肠梗阻的晚期,肠壁已有坏死、穿孔,腹腔内已有感染、炎症时,则体征表现为腹膜炎的体征,腹部膨胀,腹部压痛、肌紧张及反跳痛,有时可叩出移动性浊音,腹壁有压痛,肠鸣音微弱或消失。

直肠指检可见直肠空虚无粪便,且有裹手感,提示完全性肠梗阻;指套上染有血迹,提示肠管有血运障碍。

四、诊断

(一)病史及临床表现

典型的肠梗阻有阵发性腹部绞痛、腹胀、呕吐、排便排气停止等自觉症状,腹部检查呈现腹胀、肠形、压痛、肠鸣音亢进等征象。在粘连性肠梗阻,多数患者都有腹部手术史,或者曾有过腹痛史。

(二)X 线检查

1.X 线平片检查

典型的完全性肠梗阻 X 线表现是肠袢胀气,腹立位片出现多个肠袢内有呈阶梯状气液面,出现排列成阶梯状的液平面,气液面是因肠腔内既有胀气又有液体积留形成,只有在患者直立位或侧卧位时才能显示,平卧位时不显示这一现象。如腹腔内已有较多渗液,直立位时尚能显示下腹、盆腔部的密度增高。空肠黏膜的环状皱襞在肠腔充气时呈"鱼骨刺"样,而结肠、直肠内无气。

不完全性肠梗阻 X 线征象为不连续的轻、中度肠曲充气,结肠、直肠内有气。绞窄性肠梗阻 X 线可见单独胀大的肠袢不随时间改变位置,或有假肿瘤征、咖啡豆状阴影。麻痹性肠梗阻 X 线征象是小肠和结肠全部充气扩张。

2.消化道造影检查

钡灌肠检查用于鉴别肠梗阻的程度。结肠扩张为麻痹性肠梗阻或不全性肠梗阻,结肠干瘪细小可确定为完全性肠梗阻,但在临床上较少应用。钡灌肠还可用于疑有结肠梗阻的患者,它可显示结肠梗阻的部位与性质。

钡餐造影检查,即口服钡剂或水溶性造影剂,观察造影剂下行过程,可明确梗阻部位、性质、程度。若钡剂下行受阻或显示肠腔狭窄则明确肠梗阻的诊断。但因造影剂可加重梗阻故宜慎用。梗阻明显时禁用。

（三）化验检查

肠梗阻早期化验指标变化不明显。晚期由于失水和血液浓缩,白细胞计数、血红蛋白、血细胞比容都可增高,血电解质与酸碱平衡发生紊乱。高位梗阻,可出现低钾、低氯、代谢性碱中毒。低位梗阻,则可有电解质普遍降低与代谢性酸中毒。绞窄性梗阻或腹膜炎时。血常规、血液生化测定指标改变明显。

（四）腹腔穿刺

可了解有无腹膜炎及肠壁血供障碍。腹腔液浑浊脓性表明有腹膜炎,血性腹腔液说明已有绞窄性肠梗阻。当肠管有明显胀气或肠管与腹膜粘连时,不宜进行腹腔穿刺。

五、治疗

急性肠梗阻的治疗包括非手术治疗和手术治疗,治疗方法的选择根据梗阻的原因、性质、部位以及全身情况和病情严重程度而定。不论采用何种治疗均首先纠正梗阻带来的水、电解质与酸碱紊乱,改善患者的全身情况。

（一）非手术治疗

1.胃肠减压

胃肠减压为治疗肠梗阻的主要措施之一,目的是减轻胃肠道的积留的气体、液体,减轻肠腔膨胀,有利于肠壁血液循环的恢复,减少肠壁水肿,使某些原有部分梗阻的肠袢因肠壁肿胀而致的完全性梗阻得以缓解,也可使某些扭曲的肠袢得以复位。胃肠减压还可减轻腹内压,改善因膈肌抬高而导致的呼吸与循环障碍。

2.纠正水、电解质与酸碱失衡

血液生化检查结果尚未获得前,可先给予平衡盐液(乳酸钠林格液)。待有测定结果后,再添加电解质与纠正酸碱紊乱,在无心、肺、肾功能障碍的情况下,最初输入液体的速度可稍快一些,但需做尿量监测,必要时作中心静脉压(CVP)监测,以防液体过多或不足。在单纯性肠梗阻的晚期或是绞窄性肠梗阻,常有大量血浆和血液渗出至肠腔或腹腔,需要补充血浆和全血。

3.抗感染

肠梗阻后,肠壁循环有障碍,肠黏膜屏障功能受损而有肠道细菌易位,或是肠腔内细菌直接穿透肠壁至腹腔内产生感染。肠腔内细菌亦可迅速繁殖。同时,膈肌升高引起肺部气体交换与分泌物的排出受限,易发生肺部感染。因而,肠梗阻患者应给予抗菌药物以预防或治疗腹部或肺部感染,常用的有以杀灭肠道细菌与肺部细菌的广谱头孢菌素或氨基糖苷类抗生素,以及抗厌氧菌的甲硝唑等。

4.其他治疗

腹胀后影响肺的功能,患者宜吸氧。回盲部肠套叠可试用钡剂灌肠或充气灌肠复位。

采用非手术方法治疗肠梗阻时,应严密观察病情的变化,绞窄性肠梗阻或已出现腹膜炎症状的肠梗阻,经过短暂的非手术治疗,实际上是术前准备,纠正患者的生理失衡状况后即进行手术治疗。单纯性肠梗阻经过非手术治疗 24～48 小时,梗阻的症状未能缓解或在观察治疗过程中症状加重或出现腹膜炎症状时,应及时改为手术治疗。但是在手术后发生的炎症性肠梗阻除有绞窄发生,应继续治疗等待炎症的消退。

(二)手术治疗

手术的目的是解除梗阻、去除病因,手术的方式可根据患者的情况与梗阻的部位、病因加以选择。

1.单纯解除梗阻的手术

这类手术包括为粘连性肠梗阻的粘连分解,去除肠扭转,切断粘连束带;为肠内堵塞的切开肠腔,去除粪石、蛔虫团等;为肠扭转、肠套叠的肠袢复位术等。

2.肠切除肠吻合术

肠梗阻是由于肠肿瘤所致,切除肿瘤是解除梗阻的首选方法。在其他非肿瘤性病变,因肠梗阻时间较长,或有绞窄引起肠坏死,或是分离肠粘连时造成较大范围的肠损伤,则需考虑将有病变的肠段切除吻合。在绞窄性肠梗阻,如腹股沟疝、肠扭转,绞窄解除后,血运有所恢复,但肠袢的活力如何判断,方法:①肠管的颜色转为正常,肠壁保持弹性并且蠕动活跃,肠系膜边缘动脉搏动可见说明肠管有生机;②应用超声多普勒沿肠管对肠系膜缘探查是否有动脉波动;③从周围静脉注入荧光素,然后以紫外线照射疑有循环障碍的肠管部,如有荧光出现,表示肠管有生机;④肠管已明显坏死,切除缘必须有活跃的动脉出血。

肠管的生机不易判断且是较长的一段,可在纠正血容量不足与供氧的同时,在肠系膜血管根部注射 1% 普鲁卡因或酚妥拉明以缓解血管痉挛,将肠管标志后放回腹腔,观察 15～30 分钟后,如无生机可重复一次,当确认无生机后始可考虑切除。经处理后肠管的血运恢复,也显示有生机,则可保留,必要时在24 小时后应再次剖腹观察,如发现有局灶性坏死应再行切除。为此,第一次手术关腹时,可采用全层简单缝合的方法。

3.肠短路吻合

当梗阻的部位切除有困难,如肿瘤向周围组织广泛侵犯,或是粘连广泛难以剥离,但肠管无坏死现象,为解除梗阻,可分离梗阻部远近端肠管作短路吻合,旷置梗阻部,但应注意旷置的肠管尤其是梗阻部的近端肠管不宜过长,以免引起盲袢综合征。

4.肠造口术或肠外置术

肠梗阻部位的病变复杂或患者的情况差,不允许行复杂的手术,可在膨胀的肠管上,亦即在梗阻部的近端肠管作肠造口术以减压,解除因肠管高度膨胀而带来的生理紊乱。小肠可采用插管造口的方法,可先在膨胀的肠管上切一小口,放入吸引管进行减压,但应注意避免肠内容物污染腹腔及腹壁切口。有时当有梗阻病变的肠袢已游离或是肠袢已有坏死,但患者的情况差不能耐受切除吻合术,可将该段肠袢外置,关腹。待患者情况复苏后再在腹腔外切除坏死或病变的肠袢,远、近两切除端固定在腹壁上,近端插管减压、引流,以后再行二期手术,重建肠管的连续性。

六、预后

预后与早期诊断、早期治疗密切相关。一般单纯性肠梗阻患儿在矫正脱水酸中毒后,手术治疗效果良好。但绞窄性肠梗阻则取决于手术治疗的时机,若抢救不及时,可危及生命,切除坏死肠管过多,后遗短肠综合征,影响患儿的生长发育,预后较差。

（魏玉萍）

第七章　儿童内分泌系统疾病

第一节　生长激素缺乏症

生长激素缺乏症(GHD)又称垂体性侏儒症,是由于垂体前叶合成和分泌的生长激素部分或完全缺乏,或由于生长激素分子结构异常、受体缺陷等所致的生长发育障碍性疾病,其身高低于同年龄、同性别正常健康儿童生长曲线第 3 百分位数以下或低于正常儿两个标准差。

一、病因及发病机制

(一)病因

生长激素缺乏症是由于生长激素分泌不足所致,其原因如下。

1.原发性(特发性)

占绝大多数:①遗传因素,约有 5% 的 GHD 患儿由遗传因素造成;②特发性下丘脑、垂体功能障碍,下丘脑、垂体无明显病灶,但分泌功能不足;③发育异常:垂体不发育或发育异常。

2.继发性(器质性)

继发于下丘脑、垂体或其他颅内肿瘤、感染、放射性损伤、头颅外伤、细胞浸润等病变,其中产伤是国内生长激素缺乏症的最主要原因,这些病变侵及下丘脑或垂体前叶时都可引起生长迟缓。

3.暂时性

体质性青春期生长延迟、社会心理性生长抑制、原发性甲状腺功能减退等均可造成暂时性生长激素分泌不足,当不良刺激消除或原发疾病治疗后,这种功能障碍即可恢复。

(二)发病机制

生长激素由垂体前叶细胞合成和分泌,其释放受下丘脑分泌的生长激素释放激素(GHRH)和生长激素释放抑制激素(GHRIH)的调节,前者刺激垂体释放生长激素,后者则对生长激素的合成和分泌有抑制作用。垂体在这两种激素的交互作用下以脉冲方式释放生长激素。儿童时期每天生长激素的分泌量超过成人,在青春发育期更为明显。

生长激素的基本功能是促进生长。人体各种组织细胞增大和增殖,骨骼、肌肉和各系统器官生长发育都有赖于生长激素的作用。当生长激素缺乏时,患儿表现出身材矮小。

二、临床表现

(一)原发性生长激素缺乏症

1.身材矮小

出生时身高和体重都正常,1~2岁后呈现生长缓慢,身高增长速度每年<4 cm,故随着年龄增长,其身高明显低于同龄儿。患儿头颅圆形,面容幼稚,脸圆胖,皮肤细腻,头发纤细,下颌和颏部发育不良。患儿虽然身材矮小,但身体各部比例正常,体形匀称,与实际年龄相符。

2.骨成熟延迟

出牙及囟门闭合延迟,恒齿排列不整,骨化中心发育迟缓,骨龄小于实际年龄2岁以上。

3.伴随症状

生长激素缺乏症患儿可同时伴有一种或多种其他垂体激素的缺乏,从而出现相应伴随症状。若伴有促肾上腺皮质激素缺乏容易发生低血糖;若伴有促甲状腺激素缺乏可有食欲缺乏、不爱活动等轻度甲状腺功能低下的症状;若伴有促性腺激素缺乏,性腺发育不全,到青春期仍无性器官发育和第二性征,男孩出现小阴茎(拉直的阴茎长度<2.5 cm),睾丸细小,多伴有隐睾症,女孩表现为原发性闭经、乳房不发育。

(二)继发性生长激素缺乏症

可发生于任何年龄,发病后生长发育开始减慢。因颅内肿瘤引起者多有头痛、呕吐等颅内高压和视神经受压迫等症状和体征。

三、辅助检查

(一)生长激素刺激试验

生长激素缺乏症的诊断依靠生长激素测定。正常人血清GH值很低且呈脉冲式分泌,受各种因素的影响,因此随意取血测血GH对诊断没有意义,须做测定反应生长激素分泌功能的试验。

1.生理性试验

运动试验、睡眠试验。可用于对可疑患儿的筛查。

2.药物刺激试验

所用药物包括胰岛素、精氨酸、可乐定、左旋多巴。由于各种GH刺激试验均存在一定局限性,所以必须2种以上药物刺激试验结果都不正常时,才可确诊为GHD。一般多选择胰岛素加可乐定或左旋多巴试验。对于年龄较小的儿童,特别注意有无低血糖症状,以防引起低血糖惊厥等反应。

(二)其他检查

1.X线检查

常用左手腕掌指骨片评定骨龄。生长激素缺乏症患儿骨龄落后于实际年龄2岁或2岁以上。

2.CT或MRI检查

对已确诊为生长激素缺乏症的患儿,根据需要选择此项检查,以了解下丘脑和垂体有无器质性病变,尤其对肿瘤有重要意义。

四、诊断要点

(1)身材矮小：低于同年龄、同性别正常健康儿生长曲线第 3 百分位以下或低于 2 个标准差（-2SD）。

(2)学龄期年生长速率<5 cm。

(3)骨龄延迟，一般低于实际年龄 2 岁以上。

(4)GH 激发实验峰值<10 μg/L。

(5)综合分析：了解母孕期情况、出生史、喂养史、疾病史，结合体格检查和实验室检查结果综合判断。

五、鉴别诊断

(一)家族性矮身材

父母身高均矮，小儿身高在第 3 百分位数左右，但骨龄与年龄相称，智力和性发育均正常。父母中常有相似的既往史。

(二)体质性青春期延迟

男孩多见，有遗传倾向。2~3 岁时身高低矮，3 岁后生长速度又恢复至每年≥5 cm。GH 正常，骨龄落后，骨龄和身高一致。青春期发育延迟 3~5 年，但最终达正常成人身高。

(三)宫内生长迟缓

出生时身高、体重均低于同胎龄儿第 10 百分位，约 8% 患儿达不到正常成人身高。

(四)内分泌疾病及染色体异常

甲状腺功能低下、21 三体综合征、Turner 综合征等均有身材矮小，根据特殊体态、面容可作出诊断。

(五)全身性疾病

全身性疾病包括心、肝、肾疾病，重度营养不良，慢性感染，长期精神压抑等导致身材矮小者，可通过病史、全面查体及相应的实验室检查作出诊断。

六、治疗

(一)生长激素替代治疗

目前广泛使用基因重组人生长激素（r-hGH），每天 0.1 U/kg，每晚睡前皮下注射。治疗后身高和骨龄均衡增长，其最终身高与开始治疗的年龄有关，治疗愈早效果愈好。治疗后第 1 年效果最显著，以后疗效稍有下降。GH 可持续使用至骨骺融合，骨骺闭合后禁用。治疗过程中，应密切观察甲状腺功能，若血清甲状腺素低于正常，应及时补充甲状腺激素。

(二)合成代谢激素

可增加蛋白合成，促进身高增长。可选用氧甲氢龙、氟甲睾酮或苯丙酸诺龙。由于此类药可促使骨骺提前融合，反而影响最终身高，故应谨慎使用。疗程不能长于 6 个月。

(三)性激素

同时伴有性腺轴功能障碍的患儿在骨龄达 12 岁时可开始用性激素治疗，促进第二性征发育。男孩用长效庚酸睾酮，女孩用妊马雌酮（一种天然合成型雌激素）。

(四)可乐定

可乐定为一种 α 受体兴奋剂,可促使 GHRH 分泌,使生长激素分泌增加。剂量为每天 $75\sim150\ \mu g/m^2$,每晚睡前服用,$3\sim6$ 个月为 1 个疗程。

(五)左旋多巴

可刺激垂体分泌生长激素。剂量为每天 10 mg/kg,早晚各 1 次。

(六)其他

适当使用钙、锌等辅助药物。

(吴春美)

第二节　甲状腺功能亢进症

甲状腺功能亢进症是由于甲状腺激素分泌过多,导致全身各系统代谢率增高的一种综合征。临床上包括两种主要病变:弥漫性甲状腺肿伴突眼者又称毒性弥漫性甲状腺肿,也称 Graves 病;另一种为甲状腺呈结节性肿大,以后继发甲状腺功能亢进症状,称毒性结节性甲状腺肿。目前,儿童甲亢有增多趋势。

一、病因

Graves 病是一种器官特异性自身免疫性疾病,为自身免疫性甲状腺疾病中的一种。其发病与遗传有关,亲属中可有同样疾病者,且抗甲状腺抗体阳性。另外与免疫系统功能紊乱有关,在环境因素及应激等条件下,激发细胞免疫及体液免疫功能紊乱,其体内有针对甲状腺细胞上 TSH 受体的自身抗体(TRAb),TSH 受体抗体能刺激甲状腺增生,甲状腺素合成和分泌增多而导致甲亢的发生。同时在 Graves 病中还可测出甲状球蛋白抗体(TGAb)、甲状腺微粒体抗体(TMAb)以及甲状腺过氧化物酶抗体(TPOAb)。另外精神刺激、情绪波动、思想负担过重以及青春发育、感染等均可诱发本病。

二、临床表现

(一)症状

1.基础代谢率增高

产热多,食欲亢进,易饥饿,但体重反而下降。大便次数增多、消瘦、乏力、怕热、多汗。

2.交感神经兴奋症状

常感到心悸,两手有细微震颤,脾气急躁,心率加快,心音亢进,可伴有心律失常。

3.眼球突出

多数为轻、中度突眼,恶性突眼少见。还可伴有上眼睑退缩、眼睑不能闭合、瞬目减少、辐辏反应差,少数伴眼肌麻痹。

4.甲亢危象

常因急性感染、创伤、手术、应激及不恰当停药而诱发。起病突然且急剧进展,表现为高热、大汗淋漓、心动过速、频繁呕吐及腹泻,严重者可出现谵妄、昏迷。常死于休克、心肺功能衰竭及

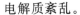

电解质紊乱。

(二)体征

甲状腺肿大,多数为整个腺体弥漫性肿大、两侧对称(部分患儿甲状腺肿大可不对称)、质地中等、无结节、无疼痛,在肿大时甲状腺上可闻及血管杂音或扪及震颤。

三、诊断和鉴别诊断

(一)诊断

典型甲亢病例根据病史、症状和体征诊断并不难。如下辅助检查有助确诊。

1.甲状腺功能测定

血清甲状腺激素总 T_3(TT$_3$)、总 T_4(TT$_4$)、游离 T_3(FT$_3$)、游离 T_4(FT$_4$)均可升高,特别是 FT$_4$ 升高对早期诊断价值更高。TT$_3$ 和 FT$_3$ 升高对 T$_3$ 型甲亢诊断有特殊意义。促甲状腺激素(TSH)水平则明显降低。

2.抗体测定

TRAb、TGAb、TMAb、TPOAb 等抗体升高,提示自身免疫引起的甲亢。

3.RH 兴奋试验

甲亢患者 TSH 无反应,少数患者反应减低。

4.其他检查

血生化可有肝功能损害。心电图提示窦性心动过速或心律失常。

5.甲状腺 B 超检查

B 超示弥漫性肿大,血流丰富。

(二)鉴别诊断

1.单纯性甲状腺肿

多发生在青春期前和青春期,女性多于男性,临床除甲状腺轻度肿大外,一般无其他临床表现。甲状腺功能检查大多正常。

2.慢性淋巴细胞性甲状腺炎

慢性淋巴细胞性甲状腺炎又称自身免疫性甲状腺炎或桥本病,临床表现多样。甲状腺功能可正常、减低或出现一过性甲亢表现。有自然发生甲状腺功能减低的趋势。甲状腺呈弥漫性增大伴质地坚韧,无结节及触痛。TGAb、TPOAb 阳性,血沉增快,γ-球蛋白升高。

3.甲状腺结节及肿瘤

可通过甲状腺功能检测及甲状腺扫描和 B 超检查帮助明确甲状腺结节或肿块的性质。儿童甲状腺癌非常少见。必要时可穿刺活检助诊。

4.其他疾病所致突眼

除眼部本身疾病外,血液病(绿色瘤、黄色瘤)所致突眼应同时伴有其他骨质破坏和血常规异常。

5.心脏疾病

心肌炎、心律失常等心脏疾病可表现心动过速,但甲状腺功能正常。故心动过速者应常规检查甲状腺功能,以除外甲亢的可能。

四、治疗和预后

(一)治疗

甲亢有 3 种治疗方法,即抗甲状腺药物,甲状腺次全切除术和放射性核素¹³¹I 治疗,后两种方法在儿科很少应用,主要采用药物治疗。

1.一般治疗

甲亢急性期注意卧床休息,减少体力活动。加强营养,多食蛋白质、糖类食物,特别是富含维生素的新鲜蔬菜和水果。避免食用含碘高的食物,如海带、紫菜等。最好用无碘盐,若没有无碘盐,可将含碘盐热炒后去除碘再用。

2.药物治疗

(1)咪唑类:甲巯咪唑,又名他巴唑,每天 0.5~1.0 mg/kg,治疗 2~3 个月待甲状腺功能正常后须减量,逐渐减到维持量,每天 0.3~0.6 mg/kg。注意剂量个体化,以期获得最佳疗效。

(2)硫脲类衍生物:丙硫氧嘧啶每天 4~6 mg/kg,维持量每天 1~3 mg/kg。需注意以上药物的毒性作用,定期复查血常规、肝功能,遇有皮肤变态反应者,酌情更换药物。大剂量时还需注意对肝肾功能的损害。一般总疗程在 2~5 年。

(3)β 受体阻滞剂:心动过速者可加用普萘洛尔(心得安)治疗。

(4)甲亢危象治疗:①立即鼻饲丙硫氧嘧啶每次 200~300 mg,6 小时 1 次。②1 小时后静脉输入碘化钠每天 1~2 g。③地塞米松每次 1~2 mg,6 小时 1 次。④静脉注射普萘洛尔每次 0.1 mg/kg,最大量 5 mg,每 10 小时 1 次,共 4 次。⑤肌内注射利舍平,每次 0.07 mg/kg,最大量 1 mg,必要时 4~6 小时重复。⑥高热者积极物理降温,必要时采用人工冬眠疗法、给氧。⑦纠正脱水,补充电解质,供给热量及大量维生素。⑧有感染者给予抗生素治疗。

(二)预后

本病为自身免疫性疾病,有一定自限性。儿童应用抗甲状腺药物治疗的永久缓解率报道不一,一般在 38%~60%。

(吴春美)

第三节　糖　尿　病

糖尿病(DM)是由于胰岛素绝对或相对缺乏所造成的糖、脂肪、蛋白质代谢紊乱,致使血糖增高、尿糖增加的一种疾病。糖尿病可分为 1 型、2 型和其他类型糖尿病,儿童糖尿病大多为 1 型。

一、病因及发病机制

(一)病因

1 型糖尿病的发病机制目前尚未完全阐明,认为与遗传、自身免疫反应及环境因素等有关。其中,环境因素可能有病毒感染(风疹、腮腺炎、柯萨奇病毒)、化学毒素(如亚硝铵)、饮食(如牛奶)、胰腺遭到缺血损伤等因素的触发。机体在遗传易感性的基础上,病毒感染或其他因子触发

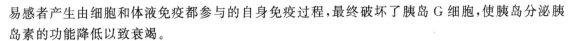

易感者产生由细胞和体液免疫都参与的自身免疫过程,最终破坏了胰岛 G 细胞,使胰岛分泌胰岛素的功能降低以致衰竭。

(二)发病机制

人体中有 6 种涉及能量代谢的激素:胰岛素、胰高糖素、肾上腺素、去甲肾上腺素、皮质醇和生长激素。胰岛素是其中唯一降低血糖的激素(促进能量储存),其他 5 种激素在饥饿状态时均可升高血糖,为反调节激素。1 型糖尿病患儿 β 细胞被破坏,致使胰岛素分泌不足或完全丧失,是造成代谢紊乱的主要原因。

胰岛素能够促进糖的利用,促进蛋白质、脂肪合成,抑制肝糖原和脂肪分解等。当胰岛素分泌不足时,葡萄糖的利用量减少,而增高的胰高糖素、生长激素和氢化可的松等又促进肝糖原分解和糖异生作用,脂肪和蛋白质分解加速,使血液中的葡萄糖增高,当血糖浓度超过肾糖阈值时(10 mmol/L 或 180 mg/dL)导致渗透性利尿,引起多尿,可造成电解质紊乱和慢性脱水;作为代偿,患儿渴感增加,导致多饮;同时由于组织不能利用葡萄糖,能量不足而使机体乏力、软弱,易产生饥饿感,引起多食;同时由于蛋白质合成减少,体重下降,生长发育延迟和抵抗力降低,易继发感染。胰岛素不足和反调节激素增高促进了脂肪分解,使血中脂肪酸增高,机体通过脂肪酸供能来弥补不能有效利用葡萄糖产生能量,而过多的游离脂肪酸在体内代谢,导致乙酰乙酸、β-羟丁酸和丙酮酸等在体内堆积,形成酮症酸中毒。

二、临床表现

(一)儿童糖尿病特点

起病较急剧,部分患儿起病缓慢,表现为精神不振、疲乏无力、体重逐渐减轻等。多数患儿表现为多尿、多饮、多食和体重下降等"三多一少"的典型症状。学龄儿可因遗尿或夜尿增多而就诊。

约有 40% 的患儿首次就诊即表现为糖尿病酮症酸中毒,常由于急性感染、过食、诊断延误或突然中断胰岛素治疗等而诱发,且年龄越小者发生率越高。表现为恶心、呕吐、腹痛、食欲缺乏等胃肠道症状及脱水和酸中毒症状:皮肤黏膜干燥,呼吸深长,呼吸中有酮味(烂苹果味),脉搏细速,血压下降,随即可出现嗜睡、昏迷甚至死亡。

(二)婴幼儿糖尿病特点

遗尿或夜尿增多,多饮多尿不易被察觉,很快发生脱水和酮症酸中毒。

三、辅助检查

(一)尿液检查

尿糖阳性,通过尿糖试纸的呈色强度或尿常规检查可粗略估计血糖水平;尿酮体阳性提示有酮症酸中毒;尿蛋白阳性提示可能有肾脏的继发损害。

(二)血糖

空腹全血或血浆血糖分别≥6.7 mmol/L(120 mg/dL)、≥7.8 mmol/L(140 mg/dL)。1 天内任意时刻(非空腹)血糖≥11.1 mmol/L(200 mg/dL)。

(三)糖耐量试验

本试验适用于空腹血糖正常或正常高限,餐后血糖高于正常而尿糖偶尔阳性的患儿。试验方法:试验前避免剧烈运动、精神紧张,停服氢氯噻嗪、水杨酸等影响糖代谢的药物,试验当天自

0 时起禁食;清晨按 1.75 g/kg 口服葡萄糖,最大量不超过 75 g,每克加温水 2.5 mL,于 3～5 分钟内服完;喝糖水时的速度不宜过快,以免引起恶心、呕吐等胃肠道症状;在口服前(0 分钟)和服后 60 分钟、120 分钟、180 分钟各采血测定血糖和胰岛素含量。结果判定见表 7-1。

表 7-1 糖耐量试验结果判定

	0 分钟	60 分钟	120 分钟
正常人	<6.2 mmol/L(110 mg/dL)	<10 mmol/L(180 mg/dL)	<7.8 mmol/L(140 mg/dL)
糖尿病患儿	≥6.2 mmol/L(110 mg/dL)	—	>11 mmol/L(200 mg/dL)

(四)糖化血红蛋白(HbA1c)检测

该指标反应患儿抽血前 2～3 个月血糖的总体水平。糖尿病患儿此指标明显高于正常(正常人<7%)。

(五)血气分析

pH<7.30,HCO_3<15 mmol/L 时证实患儿存在代谢性酸中毒。

(六)其他

胆固醇、甘油三酯及游离脂肪酸均增高,胰岛细胞抗体可呈阳性。

四、诊断

典型病例根据"三多一少"症状,结合尿糖阳性,空腹血糖≥7.0 mmol/L(126 mg/dL)即可诊断。糖化血红蛋白等测定有助于诊断。

五、鉴别诊断

(一)婴儿暂时性糖尿病

病因不明。多数在出生后 6 周左右发病。表现为发热、呕吐、体重不增、脱水等症状。血糖升高,尿糖和酮体阳性。经补液等一般处理后即可恢复。

(二)非糖尿病性葡萄糖尿症

Fanconi 综合征、肾小管酸中毒等患儿都可发生糖尿,鉴别主要靠空腹血糖测定,肾功能检查,必要时行糖耐量试验。

(三)与酮症酸中毒昏迷相鉴别的疾病

如重度脱水、低血糖、某些毒物的中毒等。可根据原发病及病史鉴别。

六、治疗

(一)治疗原则与目标

治疗原则与目标:①消除糖尿病症状;②防止酮症酸中毒、避免低血糖;③保证患儿正常生长发育和青春期发育,防止肥胖;④早期诊断与预防急性并发症,避免和延缓慢性并发症的发生和发展;⑤长期、系统管理和教育,包括胰岛素的应用、计划饮食、身体锻炼和心理治疗,并使患儿和家属学会自我管理,保持健康心理,保证合理的学习生活能力。

(二)胰岛素的应用

1 型糖尿病患儿必须终身使用胰岛素治疗。

1.常用制剂及用法

有短效的正规胰岛素(RI),中效的珠蛋白胰岛素(NPH)和长效的鱼精蛋白锌胰岛素(PZI)
3类制剂。PZI在儿童中很少单独使用。

应用方法。初始用法:①短效胰岛素(RI)初剂量 0.5～1.0 U/(kg·d),年龄<3 岁用
0.25 U/(kg·d),分 3～4 次,于早、中、晚餐前 30 分钟及睡前皮下注射(睡前最好用 NPH);
②NPH 与 RI 混合(NPH 占 60%,RI 占 40%)在早餐前 30 分钟分 2 次注射,早餐前注射总量的
2/3,晚餐前用 1/3。根据尿糖定性,每 2～3 天调整剂量 1 次,直至尿糖定性不超过＋＋。每次
调整 2～4 个单位为宜。也有人主张年幼儿使用每天 2 次的方法,年长儿每天注射 3～4 次。

2.胰岛素笔

为普通注射器的改良,用喷嘴压力和极细的针头将胰岛素推入皮下,操作简便,注射剂量
准确。

3.胰岛素泵

胰岛素泵即人工胰岛,通过模拟正常人胰岛 β 细胞,按照不同的速度向体内持续释放胰岛
素,适用于血糖波动较大、分次胰岛素注射不易控制者。

4.胰岛素治疗中易发生的问题

(1)注射部位萎缩:由于反复在同一部位注射所致,影响胰岛素的治疗效果。应选用双上臂
前外侧、双下肢大腿前外侧、脐两侧和臀部轮换注射,每针间距 2 cm,1 个月内不应在同一部位重
复注射。

(2)低-高血糖反应(Somogyi 现象):由于慢性胰岛素过量,夜间低血糖后引发的高血糖现
象。此时应逐步减少胰岛素用量使血糖稳定。

(3)黎明现象:是一种在早晨 5～9 时空腹血糖升高,而无夜间低血糖发生的情况,为晚间胰
岛素用量不足所致。可加大晚间胰岛素剂量或将 NPH 注射时间稍往后移即可。

(4)低血糖:胰岛素用量过大,或使用胰岛素后未按时进食,或剧烈运动后,均易发生低血糖。
久病者肾上腺素分泌反应延迟,也是易发生低血糖的因素。严重的低血糖很危险,可造成永久性
脑组织损伤,如不及时抢救,可危及生命。一旦发生,立即给予葡萄糖口服或静脉注射。

(三)饮食管理

合理的饮食是治疗糖尿病的重要环节之一,在制订饮食计划时,既要使血糖控制在正常范
围,又要满足小儿生长发育的需要。每天所需热量(kcal)为 1 000＋(年龄×80～100)。饮食供
热量按蛋白质占 15%～20%,碳水化合物占 50%～55%,脂肪占 30%。蛋白质宜选用动物蛋白,
脂肪应以植物油为主,碳水化合物最好以米饭为主。全天热量分 3 餐供应,分别占 1/5、2/5、
2/5,并由每餐中留少量食物作为餐间点心。

(四)运动疗法

胰岛素注射、计划饮食和运动锻炼被称为糖尿病治疗的三要素。运动可使热量平稳并控制
体重,减少冠心病的发生。但糖尿病患儿必须在血糖得到控制后才能参加运动,运动应安排在胰
岛素注射及进餐后 2 小时之间,防止发生低血糖。若发生视网膜病变时应避免头部剧烈运动,以
防发生视网膜出血。

(五)糖尿病的长期管理和监控

由于本病需要终身饮食控制和注射胰岛素,给患儿带来各种压力和心理负担,因此医务人员
应介绍有关知识,定期讲座,帮助患儿树立信心,使其坚持有规律的治疗和生活。国内有举办糖

尿病夏令营的经验,证实这种活动有助于患儿身心的康复。

对患儿的监控内容主要包括以下几项。

1.建立病历

定期复诊,做好家庭治疗记录。

2.监控内容和时间

监控内容和时间如下。①血糖或尿糖和尿酮体:尿糖应每天查4次(三餐前和睡前,至少2次),每周1次凌晨2～3点钟的血糖。无血糖仪者测尿糖同时测酮体。定期测24小时尿糖,至少每年1次。②糖化血红蛋白:每2～3个月1次,1年4～6次。③尿微量清蛋白:病情稳定后2～3个月或每年1～2次。④血脂:最好每半年1次,包括总胆固醇、甘油三酯、HDL、LDL、VLDL。⑤体格检查:每次复诊均应测量血压、身高、体重和青春期发育状况。⑥眼底:病程5年以上或青春期患者每年1次。

3.控制监测

主要目的是使患儿维持尿糖定性在(＋)～(－);尿酮体(－),24小时尿糖≤5 g;保证小儿正常生长发育,并早期发现并发症。予以及时处理;关于血糖的监测见表7-2。

表7-2　糖尿病患儿血糖控制监测

项目	理想	良好	差	需调整治疗
空腹血糖(mmol/L)	3.6～6.1	4.0～7.0	＞8	＞9
餐后2小时血糖(mmol/L)	4.0～7.0	5.0～11.0	11.1～14.0	＞14
凌晨2～4时血糖(mmol/L)	3.6～6.0	≥3.6	＜3.0或＞9	＞9
糖化血红蛋白(%)	＜6.05	＜7.6	7.9～9.0	＞9.0

(六)移植治疗

1.胰腺移植

多采用节段移植或全胰腺移植,文献报道1年成活率可达80%,肾、胰腺联合移植成活率更高。

2.胰岛移植

采用人或猪胚胎胰岛细胞,可通过门静脉或肾被膜下移植于IDDM患者,移植后的胰岛细胞可以生存数月,可停止或减少胰岛素用量。

(七)酮症酸中毒的治疗

原则为纠正脱水,控制高血糖,纠正电解质紊乱和酸碱失衡;消除诱因,防治并发症。

酮症酸中毒是引起儿童糖尿病急症死亡的主要原因。主要治疗措施是补充液体和电解质、胰岛素治疗和重要并发症的处理。

1.液体和电解质的补充

治疗酮症酸中毒最重要的是扩充血容量以恢复心血管功能和排尿。纠正丢失的液体按100 mL/kg计算,输液开始的第一小时,按20 mL/kg输入0.9%氯化钠溶液,在第2～3小时,输入0.45%氯化钠溶液,按10 mL/kg静脉滴注。当血糖＜17 mmol/L时用含有0.2%氯化钠的5%葡萄糖液静脉滴注,治疗最初12小时内补充丢失液体总量的50%～60%,以后的24小时内补充继续丢失量和生理需要量。

钾的补充:在患儿开始排尿后应立即在输入液体中加入氯化钾作静脉滴注,其浓度为

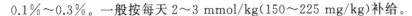

0.1%～0.3%。一般按每天 2～3 mmol/kg(150～225 mg/kg)补给。

纠正酸中毒：碳酸氢钠不宜常规使用，仅在血 pH<7.1、HCO_3^-<12 mmol/L 时，按 2 mmol/kg 给予 1.4%碳酸氢钠溶液静脉滴注，当 pH≥7.2 时即停用。

2.胰岛素治疗

现多数采用小剂量胰岛素静脉滴注，正规胰岛素(RI)最初剂量 0.1 U/kg 静脉注射，继之持续滴注 0.1 U/(kg·h)，即将正规胰岛素 25 U 加入等渗盐水 250 mL 中输入。当血糖<17 mmol/L时，改输含 0.2%氯化钠的 5%葡萄糖液，RI 改为皮下注射，每次 0.25～0.5 U/kg，每 4～6 小时 1 次，根据血糖浓度调整胰岛素用量。

（吴春美）

第四节 低 血 糖 症

低血糖是指某些病理或生理原因使血糖下降至低于正常水平。低血糖症的诊断标准是血糖在婴儿和儿童<2.8 mmol/L，足月新生儿<2.2 mmol/L，当出生婴儿血糖<2.2 mmol/L 就应开始积极治疗。

正常情况下，血糖的来源和去路保持动态平衡，血糖水平在正常范围内波动，当平衡被破坏时可引起高血糖或低血糖。葡萄糖是脑部的主要能量来源，由于脑细胞储存葡萄糖的能力有限，仅能维持数分钟脑部活动对能量的需求，且不能利用循环中的游离脂肪酸作为能量来源，脑细胞所需要的能量几乎全部直接来自血糖。因此，持续时间过长或反复发作的低血糖可造成不可逆性脑损伤，甚至死亡，年龄越小，脑损伤越重，出现低血糖状态时需要紧急处理。

一、诊断

（一）病史采集要点

1.起病情况

临床症状与血糖下降速度、持续时间长短、个体反应性及基础疾病有关。通常血糖下降速度越快，持续时间越长，原发病越严重，临床症状越明显。

2.主要临床表现

（1）交感神经过度兴奋症状：恶心、呕吐、饥饿感、软弱无力、紧张、焦虑、心悸、出冷汗等。

（2）急性脑功能障碍症状：轻者仅有烦躁不安、焦虑、淡漠，重者出现头痛、视物不清，反应迟钝，语言和思维障碍，定向力丧失，痉挛、癫痫样小发作，偶可偏瘫。新生儿和小婴儿低血糖的症状不典型，并且无特异性，常被忽略。

（3）小婴儿低血糖可表现为青紫发作、呼吸困难、呼吸暂停、拒乳，突发的短暂性肌阵挛、衰弱、嗜睡和惊厥，体温常不正常。儿童容易出现行为的异常，如注意力不集中，表情淡漠、贪食等。

（二）体格检查要点

面色苍白、血压偏高、手足震颤，如低血糖严重而持久可出现意识模糊，甚至昏迷，各种反射消失。

(三)门诊资料分析

血糖:婴儿和儿童<2.8 mmol/L,足月新生儿<2.2 mmol/L 时说明存在低血糖症。

(四)进一步检查

1.同时测血糖和血胰岛素

当血糖<2.24 mmol/L(40 mg/dL)时正常人血胰岛素应<5 mU/L,而不能>10 mU/L。如果有 2 次以上血糖低而胰岛素>10 mU/L 即可诊断为高胰岛素血症。

2.血酮体和丙氨酸检测

禁食 8~16 小时出现低血糖症状,血和尿中酮体水平明显增高,并有血丙氨酸降低时应考虑酮症性低血糖。

3.血促肾上腺皮质激素(ACTH)、皮质醇、甲状腺素和生长激素监测

如检测的水平减低说明相应的激素缺乏。

4.酮体、乳酸、丙酮酸及 pH、尿酮体

除低血糖外还伴有高乳酸血症,血酮体增多,酸中毒时要考虑是否为糖原累积病。

5.腹部 CT

发现胰岛细胞腺瘤有助诊断。

6.腹部 B 超

发现腺瘤回声图有助于诊断。

二、诊断

(一)诊断要点

有上述低血糖发作的临床表现,立即检测血糖,在婴儿和儿童<2.8 mmol/L,足月新生儿<2.2 mmol/L,给予葡萄糖后症状消除即可诊断。

(二)病因鉴别诊断要点

低血糖发作确诊后必须进一步查明病因,然后才能针对病因进行治疗和预防低血糖再发。

1.高胰岛素血症

高胰岛素血症可发生于任何年龄,患者血糖低而胰岛素仍>10 mU/L,可因胰岛 β 细胞增生、胰岛细胞增殖症或胰岛细胞腺瘤所引起。胰岛细胞腺瘤的胰岛素分泌是自主性的,胰岛素呈间断的释放,与血糖浓度无相关关系。胰岛细胞增生是分泌胰岛素的 β 细胞增生,胰岛细胞增殖症是胰腺管内含有胰岛的四种细胞,呈分散的单个细胞或是细胞簇存在的腺样组织,为未分化的小胰岛或微腺瘤。腹部 B 超发现腺瘤回声图、腹部 CT 可能发现胰岛细胞腺瘤有助于诊断,确诊需要依靠病理组织检查。

2.酮症性低血糖

为最多见的儿童低血糖,多在晚餐进食过少或未进餐,伴有感染或胃肠炎时发病。次日晨可出现昏迷、惊厥,尿酮体阳性。患儿发育营养较差,不耐饥饿,禁食 12~18 小时就出现低血糖,空腹血丙氨酸降低,注射丙氨酸 2 mg/kg 可使血葡萄糖、丙酮酸盐及乳酸盐上升。至 7~8 岁可能因肌肉发育其中所含丙氨酸增多,可供糖异生之用而自然缓解。

3.各种升糖激素缺乏

生长激素、皮质醇不足以及甲状腺激素缺乏,均可出现低血糖。由于这些激素有降低周围组织葡萄糖利用,动员脂肪酸和氨基酸以增加肝糖原合成,并有拮抗胰岛素的作用。根据症状和体

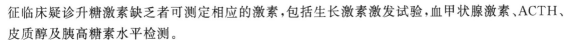

征临床疑诊升糖激素缺乏者可测定相应的激素,包括生长激素激发试验,血甲状腺激素、ACTH、皮质醇及胰高糖素水平检测。

4.糖类代谢障碍

(1)糖原累积病:除低血糖外还有高乳酸血症,血酮体增多和酸中毒。其Ⅰ型、Ⅲ型、Ⅳ型和O型均可发生低血糖,以Ⅰ型较为多见。Ⅰ型为葡萄糖-6-磷酸酶缺乏,该酶是糖原分解和糖异生最后一步产生葡萄糖所需的酶,此酶缺乏使葡萄糖的产生减少而发生严重的低血糖。Ⅲ型为脱酶缺乏,使糖原分解产生葡萄糖减少,但糖异生途径正常,因此低血糖症状较轻。Ⅳ型为肝磷酸化酶缺乏,可发生于糖原分解中激活磷酸化酶的任何一步,偶有低血糖发生,肝功有损害。O型为糖原合成酶缺乏,肝糖原合成减少,易发生空腹低血糖和酮血症,而餐后有高血糖和尿糖。

(2)糖异生的缺陷:糖异生过程中所需要的许多酶可发生缺陷,如果糖-1,6-二磷酸醛缩酶缺乏时可发生空腹低血糖,以磷酸烯醇式丙酮酸羧化酶缺乏时低血糖最为严重,此酶为糖异生的关键酶,脂肪和氨基酸代谢的中间产物都不能转化成葡萄糖,因而发生空腹低血糖。

(3)半乳糖血症:是一种常染色体隐性遗传病,因缺乏 1-磷酸半乳糖尿苷转移酶,使 1-磷酸半乳糖不能转化成 1-磷酸葡萄糖,前者在体内积聚,抑制磷酸葡萄糖变位酶,使糖原分解出现急性阻滞,患儿于食乳后发生低血糖。患儿在食乳制品或人乳后发生低血糖,同时伴有呕吐腹泻、营养差、黄疸、肝大、酸中毒、尿糖及尿蛋白阳性、白内障,给予限制半乳糖饮食后尿糖、尿蛋白转阴,肝脏回缩,轻度白内障可消退,酶学检查有助于确诊。

(4)果糖不耐受症:因缺乏 1-磷酸果糖醛缩酶,1-磷酸果糖不能进一步代谢,在体内积聚。本病主要表现在进食含果糖食物后出现低血糖和呕吐。患儿食母乳时无低血糖症状,在添加辅食后由于辅食中含果糖,不能进行代谢,临床出现低血糖、肝大和黄疸等。血中乳酸、酮体和游离脂肪酸增多,甘油三酯减低。

5.氨基酸代谢障碍

因支链氨基酸代谢中 α-酮酸氧化脱羧酶缺乏,亮氨酸、异亮氨酸和缬氨酸的 α-酮酸不能脱羧,以致这些氨基酸及其 α-酮酸在肝内积聚,引起低血糖和重度低丙氨酸血症。临床多有酸中毒、吐泻、尿味异常,可查血、尿氨基酸确诊。

6.脂肪代谢障碍

各种脂肪代谢酶的先天缺乏可引起肉卡尼汀乏或脂肪酸代谢缺陷,使脂肪代谢中间停滞而不能生成酮体,发生低血糖、肝大、肌张力低下、心肌肥大,除低血糖外可合并有酸中毒,血浆卡尼汀水平降低,酮体阴性,亦可有惊厥。

7.新生儿暂时性低血糖

新生儿尤其早产儿和低出生体重儿低血糖发生率较高,主要原因是糖原贮备不足,体脂储存量少,脂肪分解成游离脂肪酸和酮体均少,因而容易发生低血糖。糖尿病母亲婴儿由于存在高胰岛素血症及胰高糖素分泌不足,内生葡萄糖产生受抑制而易发生低血糖。

8.糖尿病治疗不当

糖尿病患者因胰岛素应用不当而致低血糖是临床最常见的原因,主要是胰岛素过量,其次与注射胰岛素后未能按时进餐、饮食量减少、剧烈活动等因素有关。

9.其他

严重的和慢性的肝脏病变、小肠吸收障碍等亦可引起低血糖。

三、治疗对策

(一)治疗原则

(1)一经确诊低血糖,应立即静脉给予葡萄糖。

(2)针对病因治疗。

(二)治疗计划

1.尽快提高血糖水平

静脉推注 25%(早产儿为 10%)葡萄糖,每次 1～2 mL/kg,继以 10%葡萄糖液滴注,按 5～8 mg/(kg·min)用输液泵持续滴注,严重者可给 15 mg/(kg·min),注意避免超过 20 mg/(kg·min)或一次静脉推注 25%葡萄糖 4 mL/kg。一般用 10%葡萄糖,输糖量应逐渐减慢,直至胰岛素不再释放,防止骤然停止引起胰岛素分泌再诱发低血糖。

2.升糖激素的应用

如输入葡萄糖不能有效维持血糖正常,可用皮质激素增加糖异生,如氢化可的松 5 mg/(kg·d),分 3 次静脉注射或口服,或泼尼松 1～2 mg/(kg·d),分 3 次口服。效果不明显时改用胰高糖素 30 μg/kg,最大量为 1 mg,促进肝糖原分解,延长血糖升高时间。肾上腺素可阻断葡萄糖的摄取,对抗胰岛素的作用,用量为 1:2 000 肾上腺素皮下注射,从小量渐增,每次 <1 mL。二氮嗪 10～15 mg/(kg·d)分 3～4 次口服,对抑制胰岛素的分泌有效。

3.高胰岛素血症的治疗

(1)糖尿病母亲婴儿由于存在高胰岛素血症,输入葡萄糖后又刺激胰岛素分泌可致继发性低血糖,因此葡萄糖的输入应维持到高胰岛素血症消失才能停止。

(2)非糖尿病母亲的新生儿、婴儿或儿童的高胰岛素血症时应进行病因的鉴别,应按以下步骤进行治疗,静脉输入葡萄糖急救后开始服用皮质激素,效果不明显时试用人生长激素每天肌内注射 1 U,或直接改服二氮嗪,连服 5 天。近年报道长效生长抑素治疗能抑制胰岛素的释放和纠正低血糖。药物治疗效果不明显时需剖腹探查,发现胰腺腺瘤则切除,如无胰腺瘤时切除 85%～90%的胰腺组织。

4.酮症性低血糖的治疗

以高蛋白、高糖饮食为主,在低血糖不发作的间期应监测尿酮体,如尿酮体阳性,预示数小时后将有低血糖发生,可及时给含糖饮料,防止低血糖的发生。

5.激素缺乏者治疗

应补充有关激素。

6.糖原代谢病的治疗

夜间多次喂哺或胃管连续喂食,后者予每天食物总热量的 1/3,于 8～12 小时连续缓慢滴入,尚可服用生玉米淀粉液,粉量每次 1.75 g/kg,每 6 小时 1 次,于餐间、睡前及夜间服用,可使病情好转。

7.枫糖尿症患者

饮食中应限制亮氨酸、异亮氨酸及缬氨酸含量,加服硫胺维生素 B_1,遇感染易出现低血糖时予输注葡萄糖。

(吴春美)

第五节　血脂异常

一、概述

儿童青少年血脂异常(dyslipidemia)是指儿童青少年时期血浆脂质代谢紊乱,主要表现为高脂血症,包括血浆总胆固醇(TC)、甘油三酯(TG)、低密度脂蛋白-胆固醇(LDL-C)的升高及高密度脂蛋白-胆固醇(HDL-C)的降低。儿童青少年血脂异常不仅可导致代谢综合征、脂肪肝、胰腺炎、脂质肾病等,还与成人动脉粥样硬化(atherosclerosis,AS)密切相关,是成人心脑血管疾病的独立危险因素。儿童青少年血脂异常并非少见,其发病率在个别发达国家已达 15%～20%,我国也在 10% 左右。北京地区的流行病学调查显示,儿童青少年(6～18 岁)高脂血症的发病率为 9.8%,其中城区发病率为 10.55%(男生 10.16%,女生 10.94%),郊区发病率为 8.62%(男生 6.11%,女生 11.18%)。

二、病因

儿童青少年血脂异常分原发性和继发性两类。原发性者病因尚不明确,目前有两种推测:①遗传因素,占小儿高脂血症的绝大多数。由于先天性遗传基因缺陷,使参与脂蛋白转运和代谢的受体、酶或载脂蛋白异常,影响血浆脂质水平。患儿可以是单基因遗传,如家族性高胆固醇血症系由 LDL-C 受体缺如引起,家族性高乳糜微粒血症系由脂蛋白脂酶(LPL)基因缺陷引发;也可以是多基因遗传,如家族性多基因高胆固醇血症等。②机体与环境因素(饮食习惯、生活方式等)长期相互作用,如长期过量摄入糖类,可影响胰岛素分泌,加速肝脏极低密度脂蛋白的合成,引起高甘油三酯血症;长期过量摄入胆固醇和动物脂肪,则易引起高胆固醇血症。正因为此,原发性高脂血症也可能有一定的种族性、地域性倾向。

继发性血脂异常的病因分为外源性和内源性两种:①外源性因素,包括长期应用影响脂质代谢的药物(如糖皮质激素、抗惊厥药)、酒精(经常过量饮酒)和吸烟(及被动吸烟)等。②内源性因素,主要指全身系统疾病影响血脂代谢。常见有内分泌和代谢性疾病,如肥胖、代谢综合征、甲状腺功能减低、皮质醇增多症、糖尿病等;也可因癌症化疗、肾病综合征或胆道阻塞性疾病如胆管狭窄、胆汁性肝硬化引起。

三、诊断

儿童青少年血脂异常发病隐匿,进展缓慢,症状体征多不明显,其诊断主要依靠实验室检查。

(一)临床表现

严重的家族性高脂血症儿童可能有以下临床表现:①黄色瘤,是脂质在真皮内沉积形成;呈丘疹或结节样皮肤隆起,黄色或橘黄色,直径 2～5 mm,多出现在肘、股、臀部。②脂性角膜弓,是脂质在角膜沉积形成。③肝脾大,由于肝脾巨噬细胞大量吞噬吸收脂蛋白所致;肝脏超声可显示脂肪肝。④早发冠心病或脑卒中,由于脂质在血管内皮沉积引起 AS 所致;儿童青少年时期虽少见,但确有报道。当患儿出现不能解释的胸痛、左肩放射痛或头痛时,应引起警惕。⑤血管超

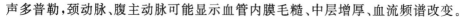

声多普勒,颈动脉、腹主动脉可能显示血管内膜毛糙、中层增厚、血流频谱改变。

(二)高危人群血脂筛查

儿童青少年血脂异常的高危人群:①遗传因素(有心血管疾病或血脂异常的家族史者)。②饮食因素(高脂肪、高胆固醇饮食)。③疾病因素(高血压、肥胖/超重、糖尿病、代谢综合征、川崎病、终末期肾病、癌症化疗等)。④长期应用影响血脂代谢的药物(如糖皮质激素等)。⑤吸烟与被动吸烟者。

对有上述高危因素的儿童青少年,建议每 3～5 年筛查一次血脂,即检测清晨空腹血 TC、TG、LDL-C、HDL-C 水平。如发现异常,2 周内应再次复查。

(三)血脂异常分类

实验室检查确定高脂血症后,应进一步明确系原发性抑或继发性高脂血症,并按临床分类法进行血脂异常分类,以利于选择药物及对因治疗。临床分类法包括以下 4 种。

(1)高胆固醇血症:空腹血 TC 上升。

(2)高甘油三酯血症:空腹血 TG 上升。

(3)混合性高脂血症:空腹血 TC、TG 均上升。

(4)低高密度脂蛋白血症:空腹血 HDL-C 下降。

四、鉴别诊断

儿童血脂异常的鉴别诊断主要是继发性高脂血症的鉴别。引起儿童高脂血症的最常见疾病包括单纯性肥胖症、代谢综合征、肾病综合征等。

(一)单纯性肥胖症

患儿由于进食多、活动少而导致体内脂肪积聚过多,可伴血脂升高,皮下脂肪增厚,体重超过按身高计算的平均标准体重的 20%,或超过按年龄计算的平均标准体重加上两个标准差(SD)以上。

(二)代谢综合征

代谢综合征是一组复杂的代谢紊乱综合征,主要临床表现为中心型肥胖,伴高血压、高血脂及高血糖等。

(三)肾病综合征

肾病综合征是由多种病因引起的以肾小球基膜通透性增加为主要改变的一组临床综合征。典型表现为"三高一低",即大量蛋白尿、低蛋白血症、高度水肿、高脂血症。

五、治疗

(一)饮食干预

针对儿童血脂异常,不论何种原因,饮食干预都是必要和首选的治疗措施。要调整饮食结构,改变饮食习惯,采取合理的营养模式,要减少饱和脂肪酸和胆固醇的摄入。其目的是降低血中胆固醇水平,尽可能实现 LDL-C＜110 mg/dL(2.85 mg/L)、TC＜170 mg/dL(4.40 mg/L)的理想目标。

对饮食干预的种类、程度和开始时间,应考虑患儿的年龄、高脂血症类型、治疗的反应性和顺应性等多种因素,制订个体化方案,并加强监测。必须满足儿童的生长发育所需,不宜过分限制胆固醇的摄取,同时确保供给足够的能量、维生素和矿物质。由于多链不饱和脂肪酸可促进肝内胆固醇氧化为胆酸而排出,故应以食用多链不饱和脂肪酸为主(如亚油酸、亚麻油酸、花生油、玉米油等),这比单纯限制胆固醇摄入量更为重要。实施饮食干预要循序渐进、分步进行。如开始只是减少富含高胆固醇与饱和脂肪酸的食品摄入,少食动物内脏、蛋黄、猪油、洋快餐等;进一步则减少畜肉摄入,改食鱼肉、鸡肉、鸭肉等;重症高脂血症患者,应逐步过渡到谷类、豆类、水果、蔬菜为主。烹调方法则宜采用烘、烤、蒸、煮,尽量不要油煎。

通常不主张对 2 岁以下的婴幼儿进行饮食干预,以防能量摄取不足和脂质维生素缺乏而导致生长发育障碍。但美国血脂异常管理和动脉粥样硬化预防指南认为,婴幼儿如果有肥胖或心血管疾病家族史,可以从 12 个月龄就开始建议饮用低脂牛奶。

(二)运动干预

儿童青少年血脂异常的另一行之有效的非药物治疗方法是规律运动,对于肥胖或代谢综合征伴发的高脂血症,运动干预尤其适用。有氧运动(快走、慢跑、游泳等)不仅能控制体重,还可通过降低血清 TC、TG 和 LDL-C 水平,提高 HDL-C 比例和载脂蛋白 A1 的活性,改善血脂紊乱。国内已制定了适合中国儿童体质、切实可行的运动处方。每天至少锻炼 30 分钟,每周至少活动 5 天,长期坚持。但要注意小儿运动防护,最好在专门教练的带领下进行,避免发生骨骼肌肉损伤。

儿童的饮食干预与运动干预不宜单独实施,两者同时并举,再配合家庭学校教育以改变小儿的不良生活习性,可收到非药物治疗的最佳效果。

(三)药物治疗

既往对儿童青少年血脂异常的药物治疗时期和方法存在较多争议。《儿童青少年血脂异常防治专家共识》提出,儿童青少年高脂血症可以应用药物治疗,但有以下严格适应证。10 岁以上儿童,饮食治疗 6 个月至 1 年无效,LDL-C≥4.92 mmol/L(190 mg/dL)或者 LDL-C≥4.14 mmol/L(160 mg/dL)并伴有:①确切的早发冠心病家族史(一级男性亲属发病时<55 岁,一级女性亲属发病时<65 岁)。②同时存在两个或两个以上的冠心病危险因素儿童,且控制失败,可采用药物治疗。对纯合子型家族性高胆固醇血症,药物降脂治疗的年龄可适当提到 8 岁。

儿童青少年宜采用的降脂药物包括以下几种。

1.他汀类药物

他汀类药物即胆固醇生物合成限速酶抑制剂(HMG-CoA 还原酶抑制剂),对家族性高胆固醇血症患儿尤为适用。其主要作用是抑制肝脏合成内源性胆固醇,不影响酶类和激素分泌,不干扰生长发育和性成熟。用法:从最低剂量开始,睡前服用,4 周后检测空腹血脂水平,治疗目标是 LDL-C<3.35 mmol/L(130 mg/dL)。若治疗目标实现,继续用药,8 周、3 个月后复查;如未实现,则剂量加倍,4 周后复查,逐渐加量至推荐的最大剂量。治疗的理想目标是 LDL-C<2.85 mmol/L(110 mg/dL)。用药过程中要防止药物不良反应,特别是肌病和肝损害,应注意监测磷酸肌酸激酶(CK)和肝功能。

2.胆汁酸螯合剂

胆汁酸螯合剂又称胆酸结合树脂,系一种碱性阴离子交换树脂。其作用是与胆酸结合,影响肝肠循环,增加胆固醇与胆酸排泄,同时增强肝脏 LDL-C 受体活性,降低血中 LDL-C 水平。该药不被机体吸收,高效安全,适合儿童用药。代表药为胆固酰胺(消胆胺),用法:0.3 g/(kg·d),口服,每天 2 次,根据反应,逐步调整剂量,维持量不超过 4 g/d。该药无明显不良反应,口服有点异味,可能影响儿童服用;少数患儿发生脂肪痢;长期服用可能影响脂溶性维生素的吸收,故用药同时应补充维生素 A、维生素 D、维生素 E、维生素 K。

3.烟酸

成人高脂血症防治指南建议常规用药。其在体内烟酰胺腺嘌呤二核苷酸(NAD)辅酶系统中转变为 NAD 后发挥降脂效应,可使 TC、LDL-C 和 TG 水平下降,并使 HDL-C 水平上升。我国《儿童青少年血脂异常防治专家共识》虽未推荐烟酸作为儿童青少年常规降脂药物,但因其临床不良反应较小,《诸福棠实用儿科学》提出儿童可以应用,剂量:0.15 mg/(kg·d)。

(四)原发病治疗

小儿继发性高脂血症,既要治表,更要治本,即积极治疗原发病。常见有内分泌或代谢性疾病,如甲状腺功能减退、皮质醇增多症、糖尿病、肾病综合征、脂肪营养不良等;胆汁阻塞性疾病,如胆管狭窄、胆汁性肝硬化等;肾脏疾病,如肾病综合征、慢性肾衰竭等。

(吴春美)

第六节 性 早 熟

性早熟是一种生长发育异常;表现为青春期特征提早出现。一般认为女孩在 8 岁以前、男孩在 9 岁以前出现第二性征,或女孩月经初潮发生在 10 岁以前即属性早熟。女孩发生性早熟较男孩多 4～5 倍。

正常的青春发育过程是受下丘脑-垂体-性腺轴控制的。下丘脑的神经分泌细胞产生促性腺激素释放激素,刺激垂体分泌促性腺激素,包括卵泡刺激素和黄体生成素,后两者再刺激卵巢分泌雌二醇(E_2)和睾丸分泌睾酮(T),以促进生殖器官及性征的发育。目前认为中枢神经系统通过神经递质调节着下丘脑的神经分泌,如去甲肾上腺素促进 GnRH 的分泌而 γ-氨基丁酸(GABA)及 5 羟色胺(5-HT)则抑制 GnRH 的分泌。松果体产生的褪黑激素也抑制 GnRH 的分泌,而 5-HT 即是松果体合成 MLT 的前体物质。此外,下丘脑分泌 GnRH 还受血中性激素水平的负反馈调节。幼儿至学龄期的儿童下丘脑-垂体-性腺轴处于抑制状态,这主要是由于此时中枢神经系统的抑制因素占优势,以及下丘脑对性激素的负反馈抑制作用高度敏感所致。接近青春期时中枢神经系统的这种抑制性影响逐渐解除,且随着下丘脑的发育成熟,其受体对性激素负反馈抑制的敏感性显著下降,使下丘脑-垂体-性腺轴功能被激活,导致青春发动。青春期早期主要表现为睡眠时出现阵发性脉冲式的 GnRH 及 LH 释放,随着青春期的进程,白天也出现 GnRH 及 LH 的释放,且脉冲式分泌的频率及振幅也逐渐增加,至青春期后期达到成人的型式,一天中大约每 2 小时出现一次脉冲式的 GnRH 及 LH 释放。女性在青春期后期,当血中 E_2 浓度升高到一个临界水平并持续一定时间后,即引起 GnRH、LH 及 FSH 分泌突然剧增,达到峰值,从而诱发排卵,这种正反馈机制的形成是月经周期的基础。不过正反馈机制的成熟及规则的月经周期的建立往往要到初潮后 2～5 年才能实现。

正常青春期开始的年龄,女孩平均为 10～11 岁,男孩平均为 12～13 岁,但个体差异很大,与遗传、营养状况、疾病及心理因素均有关。

青春发动后,在性激素的影响下,生殖器官及性征迅速发育。乳房发育是女孩首先出现的第二性征,继之大小阴唇发育、色素沉着,阴道分泌物增多,阴腋毛出现。月经初潮平均发生在 13 岁左右。睾丸增大则是男孩青春发动的最早征象,继之阴茎增大,阴囊皮肤变松、着色,阴腋毛出现,接着出现胡须、喉结及变声。首次遗精平均发生在 15 岁左右。临床上通常按性征发育的程度作青春发育的分期(Tanner 分期)(见表 7-3,表 7-4)。

表 7-3　女性性征发育分期

青春发育		乳　房		阴　毛	
分期	阶段	分期	形态	分期	形态分布
P_1	期前	B_1	幼儿型	PH1	无
P_2	早期	B_2	芽孢状隆起,乳晕增大	PH_2	稀少,分布于大阴唇
P_3	中期	B_3	乳房、乳晕继续增大	PH3	卷曲,曼向阴阜
P_4	后期	B_4	乳晕突出乳房面	PH4	卷曲,增多、增粗
P_5	成年	B_5	成人型,乳晕与乳房在同一丘面	PH5	成人倒三角形分布

表 7-4　男性性征发育分期

青春期发育		外生殖器				阴　毛	
分期	阶段	分期	睾丸长径(cm)	阴茎长度(cm)	阴囊	分期	形态分布
P_1	期前	G_1	<2.5	3~4	幼儿型	PH1	无
P_2	早期	G_2	2.5~3.3	5	表皮变松、变薄	PH_2	稀少,分布于阴茎根部
P_3	中期	G_3	3.3~4.0	6	增大	PH3	卷曲,曼向阴阜
P_4	后期	G_4	4.0~4.5	7	继续增大,色素变深	PH4	卷曲,增多、增粗
P_5	成年	G_5	>4.5	8	成人型	PH5	成人菱形分布

生长突增也是青春发育的重要标志,表现在体格和体态的发育等诸方面。其中身高的增长最具代表性,经历起始期、快速增长期及减慢增长期,其总增长量男性平均约为 28 cm,女性约为 25 cm。女孩月经初潮是开始性成熟的标志,并意味着身高快速增长期的结束。此外,由于性激素对蛋白质和脂肪合成代谢的不同促进作用,导致男性身材较高、肩部较宽、肌肉发达,而女性身材较矮、臀部较宽、体脂丰满的不同体态。

一、病因与分类

性早熟的病因分类见下表 7-5。

表 7-5　性早熟的病因分类

真性性早熟	假性性早熟	部分性性早熟
1.特发性(体质性)	1.性腺肿瘤	1.单纯性乳房早发育
2.中枢神经系统病变	卵巢肿瘤	2.单纯性阴毛早现
颅内肿瘤	睾丸肿瘤	
脑炎,结核性脑膜炎	2.肾上腺疾病	
脑外伤	先天性肾上腺皮质增生症	
3.原发性甲状腺功能减低	后天性肾上腺皮质增生症	
	肾上腺肿瘤	
	3.异位产生促性腺激素的肿瘤	
	4.摄入外源性激素	
	5.McCune-Albright 综合征	

(一)真性性早熟

由下丘脑-垂体-性腺轴提前发动、功能亢进所致,可导致生殖能力提前出现,其中非器质性病变所致者称为特发性或体质性性早熟。

(二)假性性早熟

由于内源性或外源性性激素的作用,导致第二性征提早出现,在女孩甚至引起阴道出血,但血中存在的大量性激素对下丘脑-垂体产生显著的抑制作用,故患儿并不具备生殖能力。

(三)部分性性早熟

乳房或阴毛提早发育,但不伴有其他性征的发育。第二性征与遗传性别一致者为同性性早熟,相矛盾时则为异性性早熟,如男孩出现乳房发育等女性化表现,或女孩出现阴蒂肥大、多毛、肌肉发达等男性化表现。

二、临床表现

(一)真性性早熟

1.特发性性早熟

以女孩多见,占女孩性早熟的80%以上,男孩性早熟的40%。部分患儿有家族性。绝大多数在4~8岁出现,但也有婴儿期发病者。发育顺序与正常青春发育相似,但提前并加速。女孩首先出现乳房发育,可有触痛,继而外生殖器发育、阴道分泌物增多及阴毛生长,然后月经来潮和腋毛出现。开始多为不规则阴道出血,亦无排卵,以后逐渐过渡到规则的周期性月经,故有妊娠的可能。男孩首先出现睾丸及阴茎增大,以后可有阴茎勃起及排精,并出现阴毛、痤疮和声音低沉,体力较一般同龄儿强壮。

在性发育的同时,患儿的身高及体重增长加快,骨骼生长加速,故身材常较同龄儿高,然而由于其骨骼成熟加速,骨骺提前融合,成年后身材将比正常人矮小,约有1/3的患儿最终身高不足150 cm。患儿的智能及心理状态则与其实际年龄相称。不同患儿临床表现及其发展速度快慢可有较大差异。少数轻症病例,经1~2年自行缓解。

2.颅内肿瘤

男孩远多于女孩。往往先出现性早熟表现,病情发展至一定阶段方出现中枢占位性症状,故应警惕。肿瘤多位于第三脑室底、下丘脑后部,故常可伴有多饮、多尿、过食、肥胖等下丘脑功能紊乱的表现。常见者为下丘脑错构瘤、胶质瘤、颅咽管瘤、松果体瘤等。

3.原发性甲状腺功能减低

部分甲状腺功能减低的女孩乳房发育,男孩睾丸增大,但生长仍缓慢,骨龄仍延迟,可能由于 T_4 分泌减少,负反馈作用减弱,导致下丘脑 TRH 分泌增多,刺激垂体 PRL、TSH 分泌增加,且可能 FSH、LH 分泌也同时增加之故。

(二)假性性早熟

1.卵巢肿瘤

因瘤体自律性分泌大量雌激素所致。患儿乳房发育,乳晕及小阴唇色素沉着,阴道分泌物增多并可有不规则阴道出血。恶性肿瘤有卵巢颗粒细胞瘤及泡膜细胞瘤,良性的多为卵巢囊肿。切除后阴道出血停止,第二性征可完全消退。有的卵巢囊肿也可自行消退。

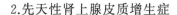

2.先天性肾上腺皮质增生症

在男孩引起同性性早熟,但睾丸不增大,女孩则为异性性早熟(假两性畸形)伴原发性闭经。因肾上腺皮质 21-羟化酶或 11β-羟化酶缺陷引起脱氢异雄酮分泌过多所致。男性患儿用皮质激素替代治疗开始过晚者,往往发展为真性性早熟。

3.后天性肾上腺皮质增生症及肿瘤

除雄激素增多表现外,还伴有库欣征。

4.异位产生促性腺激素的肿瘤

绒毛膜上皮癌或畸胎瘤可产生绒毛膜促性腺激素,肝母细胞瘤可产生类似 LH 样物质,均可引致性激素分泌过多。但患儿并无下丘脑-垂体-性腺轴的真正发动,也不具备生殖能力,故属假性性早熟。

5.外源性

因摄入含性激素的药物或食物,如避孕药,含蜂王浆、花粉、鸡胚、蚕蛹等的制剂所引起,近年来有逐渐增多的趋势。摄入的雌激素过多,可致乳房发育、乳晕色素沉着,女孩还可出现小阴唇色素沉着,阴道分泌物增多,甚至阴道出血。停止摄入后,上述征象会逐渐自行消退。

6.Mc Cune-Albright 综合征

几乎皆为女孩,除性早熟外还伴有单侧或双侧多发性的骨纤维结构不良,同侧肢体皮肤有片状棕褐色色素沉着(牛奶咖啡斑),也可伴有多种内分泌腺的功能异常,如结节性甲状腺肿性甲亢、肾上腺皮质增生症、高泌乳素血症等。其性早熟是由卵巢黄体化的滤泡囊肿自主性产生过多的雌激素所致。本征的发病机制是胚胎早期的体细胞内编码细胞膜上 G_s 蛋白 α 亚基的基因发生点突变,使其内在的 GTP 酶活性显著降低,引起腺苷酸环化酶持续的激活,导致 cAMP 水平的增高与累积,从而诱生激素反应细胞的增殖及自主性的功能亢进。

(三)部分性性早熟

1.单纯性乳房早发育

女孩为主,多在 4 岁以前出现,2 岁以下更多。乳房增大但无乳头、乳晕增大或色素沉着,不伴有其他性征发育及生长加速。可能与此年龄期下丘脑稳定的负反馈机制尚未建立而有 FSH 及 E_2 增高有关。病程呈自限性,大多于数月或数年内回缩,或持续存在,个别的发展为真性性早熟。

2.单纯性阴毛早现

女孩多见,自 5～6 岁即有阴(腋)毛出现,可伴生长加速,但无其他性征发育。可能与肾上腺皮质过早分泌脱氢异雄酮或阴(腋)毛囊受体对后者过早敏感有关。

三、诊断与鉴别诊断

对性征过早出现的患儿,首先应确定是同性还是异性,其次确定性征发育程度及各性征是否相称,再应区分真性还是假性,最后则区分其病因是特发性还是器质性。

详细询问病史,全面体格检查,并选择下列有关的实验室检查做出鉴别诊断。

(一)骨龄

骨龄代表骨骼的成熟度,能较准确地反映青春发育的成熟程度。真性性早熟及先天性肾上腺皮质增生症骨龄往往较实际年龄提前,单纯性乳房早发育骨龄不提前,而原发性甲状腺功能减低则骨龄显著落后。

（二）盆腔 B 超

可观察子宫的形态，测定子宫、卵巢体积，卵泡直径，了解内生殖器官发育情况，并可确定卵巢有无占位性病变。

（三）性激素测定

性激素分泌有显著的年龄特点。男孩血清 T、女孩血清 E_2 均在 2 岁前较高，2 岁后下降并持续维持在低水平，至青春期再度升高，其水平与发育程度密切相关。性早熟者性激素水平较正常同龄儿显著升高，而性腺肿瘤者则性激素往往增加极甚。先天性肾上腺皮质增生者血 17α-羟孕酮及尿 17-酮类固醇显著升高。

（四）促性腺激素测定

测定促性腺激素水平对鉴别真性和假性性早熟意义较大。真性者水平升高，假性者水平低下，而分泌促性腺激素肿瘤者则显著升高。FSH、LH 的分泌也具有与性激素类似的年龄差异，此外，在青春期早期其分泌特点为睡眠诱发的脉冲式释放，因此一次血标本往往不能反映其真正的分泌水平，如留取 24 小时尿标本测定则意义较大。

（五）促性腺激素释放激素（GnRH）兴奋试验

对鉴别真性和假性性早熟很有价值。真性者静脉注射 GnRH 后 15～30 分钟，FSH、LH 水平成倍升高，而假性者无此反应。单纯性乳房早发育者仅稍有增高。

（六）其他

头颅磁共振显像（MRI）及眼底检查可协助鉴别颅内肿瘤，长骨摄片则可鉴别 McCune-Albright 综合征。

四、治疗

（一）药物治疗

1.促性腺激素释放激素拟似剂（GnRH agonist）

是目前治疗真性性早熟最有效的药物。这类药物系将天然的 GnRH 的肽链序列作化学改变后产生，可引起对受体的亲和力增加，并增强对酶降解的抵抗力，从而使活性增高，半衰期延长。用药后最初 2～3 周内刺激促性腺激素分泌，但接着便引起垂体促性腺细胞的 GnRH 受体发生降调节，造成受体位点显著减少，使垂体对内源性 GnRH 失敏，促性腺激素分泌减少，从而使性激素水平下降，性征消退，并能有效地延缓骨骼的成熟，防止骨骺过早融合，有利于改善最终身高，这种抑制作用是高度可逆的。

早期的制剂需每天皮下注射或鼻腔吸入，近年来又研制出长效的控释制剂，可供肌内注射，每月 1 次，较为方便。常用的几种为亮丙瑞林（Leuprorelin），曲普瑞林（Triptorelin）剂量分别为 140～300 μg/kg 和 50～100 μg/kg，每月 1 次肌内注射。布舍瑞林（Buserelin），那法瑞林（Nafarelin）剂量分别为每天 1 200～1 800 μg 和 800～1 600 μg，分次鼻腔吸入。

2.甲孕酮

能反馈抑制垂体分泌促性腺激素，使性激素水平下降，从而使性征消退，但不能控制骨骼生长过速，故不能防止身材矮小。口服剂量为 20～60 mg/d，分次服用，或肌内注射 100～150 mg，每 2 周 1 次。甲地孕酮效价较高，疗效较好，剂量为 4～8 mg/d，分次服用。出现疗效后减量。

3.环丙氯地孕酮

能反馈抑制垂体分泌促性腺激素并拮抗雄激素对靶器官的作用，使性征消退并可能对控制骨骼生长过速有一定效果。剂量为每天 70～150 mg/m²，分次服用。

上述孕酮类药物长期使用可能抑制垂体分泌 ACTH，使皮质激素分泌减少。

4.睾内酯

系芳香化酶的竞争性抑制剂，可阻止雄激素向雌激素转化，使雌激素水平降低，可有效地治疗 Mc Cune-Albright 综合征。剂量为开始用每天 20 μg/kg，4 周后加量至 40 μg/kg。

5.中药

中医认为性早熟的病机为肾阴虚相火旺，给予滋阴泻火中药，如大补阴丸、知柏地黄丸等有一定疗效。

（二）手术治疗

（1）颅内肿瘤所致的真性性早熟，可采用立体定向放射外科技术（X 刀、γ-刀或高能粒子加速器等）治疗。经头颅 MRI 将肿瘤准确定位后，由计算机自动控制的了射线或高能粒子束聚焦在病灶部位。经照射治疗后肿瘤显著缩小、机化，性征明显消退，而对病灶周围正常的中枢神经组织损伤很小。由于这种"手术"安全、不良反应小、并发症少而疗效肯定，因此使此类患儿的预后大为改观。

（2）确诊性腺、肾上腺肿瘤所致的假性性早熟，应尽早手术切除。

（吴春美）

227

第八章　儿童神经系统疾病

第一节　惊　厥

　　惊厥是小儿时期常见的症状,小儿惊厥的发生率是成人的 10～15 倍,是儿科重要的急症。其发生是由于大脑神经元的异常放电引起。临床上多表现为突然意识丧失,全身骨骼肌群阵挛性或强直性或局限性抽搐,一般经数秒至数分钟后缓解,若惊厥时间超过 30 分钟或频繁惊厥中间无清醒者,称为惊厥持续状态。50% 惊厥持续状态发生于 3 岁以内,特别在第一年内最常见。惊厥性癫痫持续所致的惊厥性脑损伤与癫痫发生为 4%～40%。

一、病因

(一)有热惊厥(感染性惊厥)

　　感染性惊厥多数伴有发热,但严重感染及某些寄生虫脑病可以不伴发热。感染性病因又分为颅内感染与颅外感染。

　　1.颅内感染

　　各种病原如细菌、病毒、隐球菌、原虫和寄生虫等所致的脑膜炎、脑炎。惊厥反复发作,年龄越小,越易发生惊厥。常有发热与感染伴随症状、颅内压增高或脑实质受损症状。细菌性脑膜炎、病毒性脑膜炎及病毒性脑炎常急性起病;结核性脑膜炎多亚急性起病,但婴幼儿时期可急性起病,进展迅速,脑神经常常受累;隐球菌脑膜炎慢性起病,头痛明显并逐渐加重;脑寄生虫病特别是脑囊虫病往往以反复惊厥为主要表现。体格检查可发现脑膜刺激征及锥体束征阳性。脑脊液及脑电图等检查异常帮助诊断,特别是脑脊液检查、病原学检测、免疫学及分子生物学检查帮助明确可能的病原。

　　2.颅外感染

　　(1)热性惊厥:为小儿惊厥最常见的原因,其发生率为 4%～8%。热性惊厥是指婴幼儿时期发热 38 ℃以上的惊厥,而无中枢神经系统感染、水及电解质紊乱等异常病因所致者。目前仍使用全国小儿神经病学专题讨论会诊断标准(自贡会议):好发年龄为 4 个月至 3 岁,复发年龄不超过 6 岁;惊厥发作在体温骤升 24 小时内,发作次数为 1 次;表现为全身性抽搐,持续时间在 10～15 分钟内;可伴有呼吸道或消化道等急性感染,热性惊厥也可发生在预防接种后。神经系统无异常体征,脑脊液检查无异常,脑电图 2 周内恢复正常,精神运动发育史正常,多有家族病史。以上典型发作又称之为单纯性热性惊厥。部分高热惊厥临床呈不典型发作表现,称为复杂性高热惊厥。表现为 24 小时内反复多次发作;发作惊厥持续时间超过 15 分钟;发作呈局限性,或左右明显不对称。清醒后可能有神经系统异常体征。惊厥停止 7 天后脑电图明显异常。某一患儿具有复杂性高热惊厥发作的次数越多,今后转为无热惊厥及癫痫的危险性越大。

自贡会议明确指出凡发生以下疾病中的发热惊厥均不要诊断为高热惊厥:①中枢神经系统感染。②中枢神经系统疾病(颅脑外伤、出血、占位性病变、脑水肿和癫痫发作)。③严重的全身性代谢紊乱,如缺氧、水和电解质紊乱、内分泌紊乱、低血糖、低血钙、低血镁、维生素缺乏及中毒等。④明显的遗传性疾病、出生缺陷、神经皮肤综合征(如结节性硬化)、先天性代谢异常(如苯丙酮尿症)及神经结节苷脂病。⑤新生儿期惊厥。

(2)中毒性脑病:颅外感染所致中毒性脑病常见于重症肺炎、中毒性菌痢及败血症等急性感染过程中出现类似脑炎的表现,但并非病原体直接侵入脑组织。惊厥的发生为脑缺氧、缺血、水肿或细菌毒素直接作用等多因素所致。这种惊厥的特点是能找到原发病症,且发生在原发病的极期,惊厥发生次数多,持续时间长,常有意识障碍,脑脊液检查基本正常。

(二)无热惊厥(非感染性惊厥)

1.颅内疾病

小儿时期原发性癫痫最为多见。其他还有颅内出血(产伤、窒息、外伤或维生素缺乏史),颅脑损伤(外伤史),脑血管畸形,颅内肿瘤,脑发育异常(脑积水、颅脑畸形),神经皮肤综合征,脑炎后遗症及脑水肿等。

2.颅外疾病

(1)代谢异常:如低血钙、低血糖、低血镁、低血钠、高血钠、维生素 B_1 和维生素 B_6 缺乏症,均是引起代谢紊乱的病因并有原发疾病表现。

(2)遗传代谢疾病:如苯丙酮尿症、半乳糖血症、肝豆状核变性及黏多糖病等,较为少见。多有不同疾病的临床特征。

(3)中毒性因素:如药物中毒(中枢兴奋药、氨茶碱、抗组胺类药物、山道年、异烟肼、阿司匹林、安乃近及氯丙嗪)、植物中毒(发芽马铃薯、白果、核仁、蓖麻子及地瓜子等)、农药中毒(有机磷农药如 1605、1509、敌敌畏、敌百虫、乐果、666 及 DDT 等)、杀鼠药及有害气体中毒等。接触毒物史及血液毒物鉴定可明确诊断。

(4)其他:全身性疾病如高血压脑病、阿-斯综合征和尿毒症等,抗癫痫药物撤退,预防接种如百白破三联疫苗等均可发生惊厥。

二、临床表现

小儿惊厥多表现为全身性发作,患儿意识丧失,全身骨骼肌不自主、持续地强直收缩,或有节律的阵挛性收缩;也可表现为部分性发作,神志清楚或意识丧失,局限于单个肢体、单侧肢体半身性惊厥,有时半身性惊厥后产生暂时性肢体瘫痪,称为 Todd 麻痹。小婴儿,特别是新生儿惊厥表现不典型,可表现为阵发性眨眼、眼球转动、斜视、凝视或上翻,面肌抽动似咀嚼、吸吮动作,口角抽动,也可以表现为阵发性面部发红、发绀或呼吸暂停而无明显的抽搐。

三、诊断

惊厥是一个症状,通过仔细的病史资料、全面的体格检查及必要的实验室检查,以尽快明确惊厥的病因是感染性或非感染性,原发病在颅内还是在颅外。

(一)病史

有无发热及感染伴随症状,了解惊厥的特点,惊厥发作是全身性还是局限性、惊厥持续时间、有否意识障碍以及大小便失禁,有否误服毒物或药物史。出生时有否窒息抢救史或新生儿期疾病史。既往有否类似发作史。家族中有否惊厥患者。联系发病年龄及发病季节综合考虑。①新生儿时期惊厥发作常见于缺血缺氧性脑病、颅内出血、颅脑畸形、低血糖、低血钙、低血镁、低血钠、高血钠、化脓性脑膜炎、破伤风及高胆红素血症等。②婴儿时期惊厥常见于低血钙、化脓性脑膜炎、热性惊厥(4个月后)、中毒性脑病、低血糖及头部跌伤等。③幼儿及年长儿惊厥常见于癫痫、颅内感染、中毒性脑病及头部外伤等。

(二)体格检查

惊厥发生时注意生命体征 T、R、HR、BP、意识状态及神经系统异常体征、头围测量。检查有否颅内压增高征(前囟是否紧张与饱满、颅缝是否增宽)、脑膜刺激征和阳性神经征,以及全身详细的体格检查,如皮肤有无瘀点、瘀斑,肝、脾是否肿大。有否牛奶咖啡斑、皮肤脱失斑或面部血管瘤;有否毛发或头部畸形;并观察患儿发育进程是否迟缓以帮助明确病因。

(三)实验室检查

(1)血、尿、粪三大常规,有助于中毒性菌痢及尿路感染等感染性疾病诊断。

(2)血生化检查,如钙、磷、钠、钾、肝、肾功能帮助了解有否代谢异常,所有惊厥病例均检查血糖,了解有否低血糖。

(3)选择血、尿、粪及脑脊液等标本培养明确感染病原。

(4)毒物及抗癫痫药物浓度测定。

(5)疑颅内病变,选择腰椎穿刺、眼底检查、头颅 B 超及脑电图等检查。神经影像学检查的指征为局灶性发作、异常神经系统体征及怀疑颅内病变时;疑外伤颅内出血时,首选头颅 CT;疑颅内肿瘤、颞叶病变、脑干及小脑病变和陈旧性出血时,首选 MRI。

四、治疗

(一)一般治疗

保持气道通畅,及时清除咽喉部分泌物;头部侧向一侧,避免呕吐物及分泌物吸入呼吸道;吸氧以减少缺氧性脑损伤发生;退热,应用物理降温或药物降温;保持安静,避免过多的刺激。要注意安全,以免外伤。

(二)止痉药物

首选静脉或肌内注射途径。

1.地西泮(安定)

地西泮(安定)为惊厥首选用药,1~3 分钟起效,每次 0.2~0.5 mg/kg(最大剂量 10 mg),静脉推注,注入速度为 1~1.5 mg/min,作用时间 5~15 分钟,必要时每 15~30 分钟可重复使用 2~3 次。过量可致呼吸抑制及低血压;勿肌内注射,因吸收慢,难以迅速止惊。

2.劳拉西泮(氯羟安定)

劳拉西泮(氯羟安定)与蛋白结合含量仅为地西泮的 1/6,入脑量随之增大,止惊作用显著加强。因外周组织摄取少,2~3 分钟起效,止惊作用可维持 12~24 小时。首量 0.05~0.1 mg/kg,静脉注射,注速 1 mg/min(每次极量 4 mg),必要时可 15 分钟后重复 1 次。降低血压及抑制呼

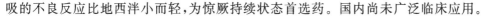

吸的不良反应比地西泮小而轻,为惊厥持续状态首选药。国内尚未广泛临床应用。

3.氯硝西泮

氯硝西泮亦为惊厥持续状态首选用药,起效快,作用比地西泮强 5~10 倍,维持时间长达 24~48 小时。剂量为每次 0.03~0.1 mg/kg,每次极量 10 mg,用原液或生理盐水稀释静脉推注,也可肌内注射。12~24 小时可重复。呼吸抑制发生较少,但有支气管分泌物增多和血压下降等不良反应。

4.苯巴比妥(鲁米那)

苯巴比妥(鲁米那)脂溶性低,半衰期长,起效慢,静脉注射 15~20 分钟开始见效,作用时间 24~72 小时。多在地西泮用药后,首次剂量 10 mg/kg,若首选止惊用药时,应尽快饱和用药,即首次剂量 15~20 mg/kg,在 12 小时后给维持量每天 4~5 mg/kg,静脉(注速为每分钟 0.5~1 mg/kg)或肌内注射。较易出现呼吸抑制和心血管系统异常,尤其是在合用地西泮时。新生儿惊厥常常首选苯巴比妥,起效较快,疗效可靠,不良反应也较少。

5.苯妥英钠

苯妥英钠为惊厥持续状态的常见药,可单用,或一开始就与地西泮合用,或作为地西泮奏效后的维持用药,或继用于地西泮无效后,效果均好。宜用于部分性发作惊厥持续状态或脑外伤惊厥持续状态。对婴儿安全性也较大。负荷量 15~20 mg/kg(注速每分钟 0.5~1 mg/kg),10~30 分钟起效,2~3 小时后方能止惊,必要时,2~3 小时后可重复 1 次,作用维持 12~24 小时,12 小时后给维持量每天 5 mg/kg,静脉注射,应密切注意心率、心律及血压,最好用药同时进行心电监护。Fosphenytoin 为新的水溶性苯妥英钠药物,在体内转化成苯妥英钠,两药剂量可换算(1.5 mg Fosphenytoin=1 mg phenytoin),血压及心血管不良反应相近,但局部注射的反应如静脉炎和软组织损伤在应用 Fosphenytoin 时较少见。

6.丙戊酸

目前常用为丙戊酸钠。对各种惊厥发作均有效,脂溶性高,迅速入脑,首剂 10~15 mg/kg,静脉推注,以后每小时 0.6~1 mg/kg 滴注,可维持 24 小时,注意肝功能随访。

7.灌肠药物

当静脉用药及肌内注射无效或无条件注射时选用直肠保留灌肠:5%副醛每次 0.3~0.4 mL/kg;10%水合氯醛每次 0.3~0.6 mL/kg;其他脂溶性药物如地西泮和氯硝西泮、丙戊酸钠糖均可使用。

8.严重惊厥不止者考虑其他药物或全身麻醉药物

(1)咪达唑仑静脉注射每次 0.05~0.2 mg/kg,1.5~5 分钟起效,作用持续 2~6 小时,不良反应同地西泮。

(2)硫喷妥钠每次 10~20 mg/kg,配制成 1.25%~2.5%溶液,先按 5 mg/kg 静脉缓注、余者静脉滴速为 2 mg/min,惊厥控制后递减滴速,应用时需严密监制呼吸、脉搏、瞳孔、意识水平及血压等生命体征。

(3)异丙酚负荷量为 3 mg/kg,维持量为每分钟 100 μg/kg,近年来治疗难治性惊厥获得成功。

(4)对难治性惊厥持续状态,还可持续静脉滴注苯巴比妥 0.5~3 mg/(kg·h),或地西泮 2 mg/(kg·h),或咪达唑仑,开始 0.15 mg/kg,然后 0.5~1 μg/(kg·min)。

(三)惊厥持续状态的处理

惊厥持续状态的预后不仅取决于不同的病因、年龄及惊厥状态本身的过程,还取决于可能出现的危及生命的病理生理改变,故治疗除有效选择抗惊厥药物治疗外,还强调综合性治疗措施:①20%甘露醇每次 0.5～1 g/kg 静脉推注,每 4～6 小时 1 次;或复方甘油 10～15 mL/kg 静脉滴注,每天 2 次,纠正脑水肿。②25%葡萄糖 1～2 g/kg,静脉推注或 10%葡萄糖静脉注射,纠正低血糖,保证氧和葡萄糖的充分供应,是治疗惊厥持续状态成功的基础。③5% NaHCO₃ 5 mL/kg,纠正酸中毒。④防止多系统损害,如心肌损害、肾衰竭、急性肺水肿及肺部感染。⑤常规给予抗癫痫药物治疗 2 年以上。

(四)病因治疗

尽快找出病因,采取相应的治疗,参考相应章节。积极治疗颅内感染;纠正代谢失常;对复杂性热性惊厥可预防性用药,每天口服苯巴比妥 3 mg/kg,或口服丙戊酸钠每天 20～40 mg/kg,疗程数月至 1～2 年,以免复发;对于癫痫患者强调规范用药。

(魏玉萍)

第二节　癫痫持续状态

癫痫持续状态(status epilepticus,SE)是由各种原因引起的惊厥持续 30 分钟以上或频繁惊厥意识未完全恢复超过 30 分钟者称为癫痫持续状态。而国际抗癫痫协会认为:反复频繁或持续的癫痫发作所导致固定而持续的癫痫状况即为癫痫持续状态。本病是儿科常见且急危重症,病死率甚高,需紧急诊断及处理。有人统计 85%发生在 5 岁以内,1 岁以内的发生率约占 1/3。

一、病因

(一)颅内感染
(1)各种细菌性脑膜炎、脑脓肿、颅内静脉窦炎、结核。
(2)各种病毒性脑炎、脑膜炎,传染后及预防接种后脑炎。
(3)各种脑寄生虫病。

(二)颅外感染
1.全身感染
败血症、高热惊厥、破伤风、猩红热、麻疹及伤寒等。
2.消化道感染
各种细菌性、病毒性肠炎。
3.呼吸道感染
各种上呼吸道感染及重症肺炎。

(三)颅内非感染疾病
(1)癫痫。
(2)脑外伤:颅骨骨折、脑挫裂伤等。
(3)脑血管病:颅内出血、脑血管炎、脑栓塞、高血压脑病。

(4)脑肿瘤,包括脑膜白血病。

(5)颅内畸形。

(6)中枢神经遗传、变性、脱髓鞘性疾病。

(四)颅外非感染性疾病

1.中毒

有毒动植物(如蛇毒、毒蕈、白果、马钱子),细菌性毒素(破伤风、肉毒杆菌、志贺菌及沙门菌),无机、有机毒物(金属铅、汞中毒、一氧化碳中毒),农药(有机磷),杀鼠药(磷化锌、安妥、敌鼠钠盐)及药物中毒(异烟肼、氨茶碱、抗组胺药、樟脑、吩噻嗪类、戊四氮、士的宁等)。

2.缺氧、缺血

各种原因引起的呼吸、循环衰竭、窒息、休克、严重贫血等。

3.代谢性疾病

低血糖、低血钙、低血镁、低血钠、高血糖、高血钠、苯丙酮尿症、半乳糖血症、维生素缺乏和依赖(如维生素 B_6)、脂质代谢病、肝性脑病、尿毒症晚期、核黄疸等。

4.其他

卟啉症、Reye 综合征、系统性红斑狼疮。另外最常见的原因是骤停抗癫痫药。

二、诊断要点

(一)病史

1.年龄

不同年龄组引起癫痫持续状态的病因不同。新生儿期以围生期窒息、颅内出血、低血糖、低钙血症为主;婴幼儿期则以高热惊厥、低钙血症、细菌性痢疾、化脓性脑膜炎、颅内畸形、癫痫、苯丙酮尿症等为主;学龄期常见病因有中毒、颅内感染、癫痫、颅脑外伤、肿瘤、肾性高血压脑病等。

2.发病季节

春天常见流行性脑脊髓膜炎,维生素 D 缺乏性手足搐搦症;夏季常见乙型脑炎、细菌性痢疾;秋季多见肠道病毒性脑炎;冬季多见肺炎、百日咳脑病;癫痫及中毒引起者终年可见。

3.出生史

难产可致新生儿窒息,颅内出血和感染,旧法接生新生儿易患破伤风。

4.喂养史

人工喂养,晒太阳少,又未补充维生素 D 及钙剂者,易引起维生素 D 缺乏性手足搐搦症;若单纯羊乳或牛乳喂养易致低镁血症。

5.既往史

既往有无热性惊厥。若惊厥反复发作且伴智力低下,可见于颅内感染、出血、外伤、缺氧等后遗症,以及先天性脑发育不全。癫痫可发生于各年龄组,注意有无抗癫痫药物不规则使用史及有无进食毒物或误服毒药史。

(二)症状

若持续状态伴发热多为感染性疾病;无热多为癫痫、颅内肿瘤、脑血管病、畸形、代谢紊乱及中毒等;若伴头痛及喷射性呕吐可为颅内感染及颅内占位性病变;而腹泻时可引起水、电解质紊乱。

(三)体征

1.全身性强直-阵挛性癫痫持续状态

其表现为1次或一系列的全身性强直-阵挛性抽搐,持续30分钟以上,发作间期意识不恢复。其常见原因为突然停用抗癫痫药或感染中毒及代谢紊乱。

2.全身性肌阵挛性癫痫持续状态

其表现局限性或广泛性肌肉反复的发作性抽动,可持续半小时至数天,一般不伴意识障碍,本型常并发于脑变性疾病,中毒性、代谢性和缺氧性脑病。

3.全身性失神持续状态

其又称棘慢波性昏睡,其特点为不同程度的意识障碍,表现为单纯的精神错乱、静止不动或缄默不语,但没有强直-阵挛性或肌阵挛性发作。此型最常见于以往有失神小发作的患儿。

4.半身发作持续状态

表现身体一侧连续反复地出现强直-阵挛性抽搐,常伴意识障碍,颅内感染、脑血管病、代谢紊乱或缺氧是其发作原因,多见于婴幼儿,可留有偏瘫后遗症。

5.局限性运动性癫痫持续状态

表现为身体某一部分或一侧的快速阵挛性抽搐,意识无障碍,皮层局部病变或代谢紊乱是其原因。

6.持续性部分性癫痫状态

本型特点是身体某个局部肌肉持续性不规则的阵挛性抽搐,意识存在。

7.复杂性部分性癫痫持续状态

表现为精神错乱或反复发作的自动症。

根据抽搐发作形式,判断类型不难,但应在此基础上注意血压、体温等变化,有无皮疹、脱水、脑膜刺激征及病理反射等,以期获得病因诊断。而原发性癫痫往往缺乏病因,因与遗传有关故又称遗传性癫痫,约占总发病的70%,主要发病年龄在5~15岁。

(四)实验室及特殊检查

(1)根据病情可查血、尿、粪常规,血小板计数,测定血糖、钙、镁、钾、钠及肝功能等。有白细胞增高,核左移示细菌感染或乙型脑炎;嗜酸性粒细胞增高,应考虑脑寄生虫病;血片中发现大量嗜碱性点彩红细胞提示铅中毒;原始、幼稚细胞增多,提示中枢神经白血病。疑为脑型疟疾时应查找疟原虫;疑中毒性菌痢时可行冷盐水灌肠,洗出大便查常规;疑肾盂肾炎时应查尿常规;对于第1次发作特别是2岁以下小儿且伴发热者应常规查脑脊液,对怀疑颅内感染的年长儿亦应查脑脊液常规和检菌;必要时做脑脊液培养。

(2)头颅超声检查和CT检查有助于发现颅内占位性病变及发现脑结构异常;脑电图对癫痫、颅内感染和颅内占位性病变的诊断都有帮助;胸部X线检查可发现肺炎、结核病灶,对结核性脑膜炎的诊断不可缺少。

三、病情判断

在癫痫持续状态中,因热性惊厥引起者占小儿的20%~30%;而癫痫本身引起者均占15%~30%;而症状性占40%~60%,多由急性疾病引起,其病死率及致残率较高。SE预后还与原发病、持续时间、发作类型及患儿年龄有关。近年由于诊治的进步和提高,SE的病死率已从过去的20%~30%下降到5%~10%。原发病、呼吸功能不全、循环衰竭和用药不当均可成为患儿的死亡原因。一般来说,年龄越小,发生严重神经系统后遗症的可能性就越大,如新生儿预后严重。惊厥持续时间越长,预后越差。大发作持续状态在 10 小时以上常留有严重的神经系统后遗症,平均持续时间 13 小时可致死亡。试验证明,惊厥持续 20 分钟后大脑皮质氧分压降低,细胞色素酶减少,引起局部供氧不足;若持续 60 分钟以上,海马、扁桃体、小脑、丘脑、杏仁核、大脑皮质中间层发生永久性细胞损害,并可出现继发性代谢障碍并发症,发生明显的乳酸性酸中毒、电解质紊乱、低血糖、颅内高压和自主神经功能紊乱,包括高热、大汗、脱水、腺体分泌增加、呼吸道梗阻、血压变化,终致休克,因肌肉极度抽搐,发生肌细胞溶解,肌球蛋白尿,并导致下肾单位肾变性,最终发生呼吸、循环及肾、脑功能衰竭而死亡,存活者可因惊厥性脑损害存留严重的后遗症。癫痫持续状态的预后还与发作类型有关,全身强直-阵挛性癫痫持续状态病死率较高,而全身性失神持续状态及复杂性部分性癫痫持续状态预后较好,而其他类型的发作预后不定,取决于原发病。

四、治疗

(一)一般处理

(1)患儿平卧床上,头取侧位,防止呕吐物吸入,解松衣领、裤带,减少一切不必要的刺激,要专人守护,防止舌咬伤和摔伤,保证呼吸道通畅及氧吸入。

(2)监测生命体征,观察心功能状态。

(3)简要采集病史及体格检查,并取血、尿、粪做必要的化验检查。

(二)初步治疗

(1)针刺人中、百会、合谷、涌泉、内关及印堂等穴位以解痉,以上穴位 1 次选 2～3 个。

(2)50％葡萄糖液 2 mL/kg 静脉注射,若无效可再给 10％葡萄糖酸钙 1～2 mL/kg(最大量20 mL)稀释 1 倍后缓慢静脉注射以治疗可能存在的低钙血症。经上处理仍未停止发作,若为新生儿可继续静脉注射维生素 B_6 25～100 mg。

(3)伴有高热者应予头置冰袋、酒精擦浴(新生儿不宜应用)等物理方法降温,肌内注射退热药如赖氨酸阿司匹林等。

(三)抗癫痫药物应用

1.地西泮

为首选药物,其作用机制是抑制癫痫灶活动扩散,抑制杏仁核、海马、丘脑的后放电阈值。

(1)静脉推注:剂量 0.25～0.5 mg/(kg・次),速度 1 mg/min,不经稀释,可将浓度为5 mg/mL 的地西泮直接静脉注射。为减轻对血管的刺激作用,可选择较大的血管注射。儿童用量不得超过 10 mg,用药 1 分钟后浓度即达高峰,约 20 分钟后浓度下降一半。一般 10～30 分钟后抽搐可复发,故 15～20 分钟后可重复应用。

(2)静脉滴注:可把地西泮 20 mg 加于 5％～10％葡萄糖液250 mL中,缓慢静脉滴注,以延长作用时间。

(3)直肠给药:当静脉用药困难时可用此法。剂量为 0.5 mg/(kg・次),地西泮溶液在直肠中能迅速吸收,5 分钟后出现抗癫痫效果,10～20 分钟达高峰,亦可用地西泮栓剂,但作用效果缓慢。肌内注射地西泮效果差,此时一般不主张采用。地西泮的不良反应较少,有嗜睡,偶有血压下降及呼吸抑制,另外地西泮能被塑料导管所吸收,所以不要放到塑料注射器内。

2.苯巴比妥

因其广谱、有效、低毒且价廉等已成为临床应用最广泛的抗癫痫药物之一,对大发作疗效较好。其机制为降低神经元的兴奋性,减轻兴奋性突触后电位,而不改变膜电位,并能阻止钾、钠离子穿透细胞膜,阻止神经元的去极化作用,从而提高了癫痫发作阈,并能抑制癫痫灶异常放电的扩散及保护脑组织免受损害。通常,地西泮能使80%~90%的癫痫持续状态停止发作,但作用时间较短,用药后10~30分钟有相当部分患儿复发,而苯巴比妥起作用缓慢(肌内注射后20~30分钟)但维持时间长,二药联合应用,互补不足,达到更好的解痉效果。因此,不论先用安定是否有效,均应在注射安定后即刻给苯巴比妥10 mg/kg肌内注射,如未控制,可在20分钟或40分钟后重复应用,剂量同上。发作控制后,可改口服量4 mg/(kg·d)维持治疗。不良反应较少且轻,一般仅有嗜睡,偶有呼吸抑制及婴幼儿类似多动症样的过多活动,个别可出现皮疹、高热、血液危象及中毒性肝炎等。

3.苯妥英钠

为较广谱的抗癫痫药物,能减少癫痫灶内异常放电的扩散,增加脑内5-羟色胺及7-氨基丁酸的含量,对大发作疗效较好。静脉注射10~15 mg/kg,速度不超过1~3 mg/(kg·min),静脉注射后15分钟达高峰值,但浓度很快下降,对大多数患儿有效血浓度为10~20 mg/L,有人报道静脉注射速度过快或过量时可引起低血压、房室传导阻滞、心室颤动、呼吸骤停等。此药毒性大且中毒剂量与治疗量相接近,故1岁内小儿不宜应用,即使较大儿童也不作为首选。也有人认为静脉注入负荷量能迅速获得疗效,安全,且对呼吸及觉醒水平抑制差,因此,竭力主张应用。只是对刚出生的新生儿用量要减少而已,一般为5~10 mg/kg,新生儿后期就可按10~15 mg/kg,本药可用盐水稀释后应用,本药与葡萄糖液或其他溶液混合后会发生沉淀,所以应注意。用药时应测血压、心率及做心电图,用毕应注入无菌生理盐水冲洗局部,以免引起静脉炎。口服吸收完全,用后4~8小时达血浆高峰值,一般剂量为5~10 mg/(kg·d),分2次口服,肌内注射吸收缓慢,不宜采用。

4.氯硝西泮

本药抗惊厥作用较地西泮强5~10倍,且安全有效,剂量小,维持时间长,有人认为它可取代地西泮作为癫痫持续状态的首选药物,对癫痫发作放电起传播作用的皮层下结构有抑制作用,使脑内单胺类神经递质增加,对全身性强直-阵挛性癫痫持续状态和肌阵挛性持续状态特别有效。其为高脂溶性药物,易透过血-脑屏障,控制SE静脉注射0.02~0.06 mg/kg,如发作未能控制时,20分钟后可重复注射。必要时静脉缓慢滴注。大多数病例在几分钟内可停止发作,能维持24小时;口服后亦吸收很快,30~60分钟后即可出现对脑功能的影响,1~2小时达高峰血浓度,剂量0.1~0.3 mg/kg,鼻饲效果亦好。较大剂量时对心脏及呼吸抑制作用较强,所以剂量要小,速度不宜过快。不可突然停药,免诱发SE,故停用或改用其他抗癫痫药均应逐渐减量过渡。

5.丙戊酸钠

本药可以提高脑中γ-氨基丁酸的浓度,抑制脑部异常放电的扩散,脂溶性高,易于直肠吸收,口服或直肠栓剂给药10~20 mg/kg,1~4小时达高峰血浓度,有人应用此药栓剂治疗癫痫持续状态取得较好效果。

6.应用上述药物持续发作仍未控制,则可使用下述药物

(1)副醛:用生理盐水配成4%新鲜溶液3.75 mL/kg静脉滴注速度为0.15 mL/(kg·h),停止发作后应将速度调至能维持不发作的最低速度。深部肌内注射0.15~0.3 mL/(kg·次),每

一部位不超过 2.5 mL,20～30 分钟后血浆浓度达高峰。副醛是混悬油剂,直肠吸收缓慢,经光线与空气作用后能变成乙醛进一步变成乙酸,因此需要现用现配,可能对心、肺、肾、肝有毒性作用,但较少见。

（2）水合氯醛:10％溶液 0.5 mL/(kg·次),口服或灌肠。

7.麻醉疗法

经前述方法治疗 30～60 分钟癫痫持续状态不能控制,可选用硫喷妥钠,为快速作用的巴比妥类药物,有引起中枢性呼吸麻痹的不良反应,故要慎用。10～20 mg/(kg·次)静脉或肌内注射,配成 2.5％溶液,按 0.5 mg/(kg·min)静脉注射,发作停止后应立即停药。阿米妥钠 5 mg/(kg·次),速度不超过 10 mg/min,静脉或肌内注射。此二药止惊效果虽好,但均有抑制呼吸之弊,故用药前应做好抢救准备。

(四)对症处理

癫痫持续状态可出现许多并发症,如低血糖、水电解质紊乱、高热、脑水肿及肺水肿等,应及时诊断与处理,此处仅介绍肺水肿的诊断及处理。

癫痫发作后肺水肿多发生于难以控制的慢性全身性运动发作,可发生于首次、多次或长时间发作后,其发生原因有较多的假说,如声门关闭、脑缺氧及惊厥后颅内压增高,前者已由喉痉挛引起肺水肿所证实,后者由动物试验所显示,其体征有呼吸困难、发绀、粉红色泡沫痰及肺部弥散性啰音,而不伴有心脏病或心功能不全的病史及体征,胸片示弥散性双侧性肺泡渗出,不伴有心脏扩大,且通常在 24 小时内迅速消退,但需与吸入性肺炎鉴别。治疗首先是支持疗法,给氧,气管插管,间歇正压吸氧,限制液体入量并利尿,加强止惊药物应用。经以上处理,一般在 48～72 小时缓解,因患儿无心功能不全,一般不需用强心药。及时有效地控制癫痫持续状态,可防止急性肺水肿的发生。

(五)病因治疗

小儿癫痫持续状态的病因有些可以治愈,如低血糖、低血钙、低血镁和硬脑膜下血肿等,应及时治疗,对中枢感染应根据不同病原选用有效抗生素,颅内占位性病变可进行手术切除,癫痫诊断明确者应根据不同发作类型,选择有效药物见表 8-1。对难治性癫痫可用甲状腺素片。近年来有些研究者用胎脑移植加癫痫灶切除对继发性癫痫的治疗获得良好效果。

表 8-1　不同发作类型的抗癫痫药物选择

发作类型	选择药物
大发作,局限性运动性发作	苯巴比妥、苯妥英钠、扑米酮
部分性发作变为全身性发作	卡马西平、丙戊酸钠
精神运动性发作	卡马西平、苯妥英钠、苯巴比妥、扑米酮、氯硝西泮、丙戊酸钠
失神发作	乙琥胺、丙戊酸钠、氯硝西泮、苯巴比妥
肌阵挛性发作	硝西泮、氯硝西泮、丙戊酸钠
失张力性发作	卡马西平
婴儿痉挛症	激素(ACTH,肾上腺皮质类固醇)、硝西泮、氯硝西泮、丙戊酸钠、苯妥英钠
自主神经性发作	苯巴比妥、苯妥英钠、扑米酮、卡马四平

(六)抗癫痫的正规治疗

癫痫持续状态一旦被控制后就应转入抗癫痫的正规治疗,除了采用综合疗法及去病因治疗外,要适当选择抗癫痫药物。用药原则先从一种药小剂量开始,渐调整药量,长期规律服药,一般服药至癫痫发作停止 2～4 年,并逐渐减药以至停药。注意用药的毒性作用,并定期复查,指导完成治疗方案。

(魏玉萍)

第三节　先天性脑积水

先天性脑积水是儿科常见疾病,因脑脊液容量过多导致脑室扩大、皮层变薄,颅内压升高。先天性脑积水的发生率为 0.9/1 000～1.8/1 000,每年病死率约为 1%。

一、脑脊液产生、吸收和循环

脑脊液的形成是一个能量依赖性的,而非颅内压力依赖性的过程,每天产生 450～500 mL,或每分钟产生 0.3～0.4 mL。50% 到 80% 的脑脊液由侧脑室、第三脑室和第四脑室里的脉络丛产生,其余的 20% 到 50% 的脑脊液由脑室的室管膜和脑实质作为脑的代谢产物而产生。

与脑脊液的形成相反,脑脊液的吸收是非能量依赖性的过程,以大流量的方式进入位于蛛网膜下腔和硬膜内静脉窦之间的蛛网膜颗粒内。脑脊液的吸收依赖于从蛛网膜下腔通过蛛网膜颗粒到硬膜静脉窦之间的压力梯度。当颅内压力正常时[如 <0.7 kPa(5 mmHg)],脑脊液以 0.3 mL/min 的速率产生,此时脑脊液还没有被吸收。颅内压增高,脑脊液吸收开始,其吸收率与颅内压成比例。此外,还有一些其他的可能存在的脑脊液吸收途径,如淋巴系统、鼻黏膜、鼻旁窦及颅内和脊神经的神经根鞘,当颅内压升高时,它们也可能参与脑脊液的吸收。

脑脊液的流向是从头端向尾端,流经脑室系统,通过正中孔(Luschka 孔)和左右侧孔(Mágendie 孔)流至枕大池、桥小脑池和脑桥,最后,CSF 向上流至小脑蛛网膜下腔,经环池、四叠体池、脚间池和交叉池,至大脑表面的蛛网膜下腔;向下流至脊髓的蛛网膜下腔;最后被大脑表面的蛛网膜颗粒吸收入静脉系统。

二、发病机制

脑脊液的产生与吸收失衡可造成脑积水,脑积水的产生多数情况下是脑脊液吸收功能障碍引起。只有脉络丛乳头状瘤,至少部分原因是脑脊液分泌过多。脑脊液容量增加引起继发性脑脊液吸收功能损伤,和/或脑脊液产生过多,导致脑室进行性扩张。在部分儿童,脑脊液可通过旁路吸收,从而使得脑室不再进行性扩大,形成静止性或代偿性脑积水。

三、病理表现

脑室通路的阻塞或者吸收障碍使得颅内压力增高,梗阻近端以上的脑室进行性扩张。其病理表现为脑室扩张,通常枕角最先扩张,皮层变薄,室管膜破裂,脑脊液渗入到脑室旁的白质内,白质受损瘢痕增生,颅内压升高,脑疝,昏迷,最终死亡。

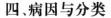

四、病因与分类

脑积水的分类是根据阻塞的部位而定。如果阻塞部位是在蛛网膜颗粒以上,则阻塞部位以上的脑室扩大,此时称阻塞性脑积水或非交通性脑积水。例如,导水管阻塞引起侧脑室和第三脑室扩大,第四脑室没有成比例扩大。相反,如果是蛛网膜颗粒水平阻塞,引起脑脊液吸收障碍,侧脑室、第三脑室和第四脑室均扩张,蛛网膜下腔脑脊液容量增多,此时的脑积水称为非阻塞性脑积水或交通性脑积水。

(一)阻塞性或非交通性脑积水阻塞部位及病因

1.侧脑室受阻

侧脑室受阻见于出生前的室管膜下或脑室内出血;出生前、后的脑室内或侧脑室外肿瘤压迫。

2.孟氏孔受阻

常见原因有先天性的狭窄或闭锁,颅内囊肿如蛛网膜下腔或脑室内的蛛网膜囊肿,邻近脑室的脑穿通畸形囊肿和胶样囊肿,肿瘤如下丘脑胶质瘤,颅咽管瘤和室管膜下巨细胞型星型细胞瘤以及血管畸形。

3.导水管受阻

阻塞的原因包括脊髓、脊膜膨出相关的 Chiari II 畸形引起的小脑向上通过幕切迹疝出压迫导水管,Galen 静脉血管畸形、炎症或出血引起导水管处神经胶质过多,松果体区肿瘤和斜坡胶质瘤。

4.第四脑室及出口受阻

第四脑室在后颅窝流出道梗阻以及第四脑室肿瘤如髓母细胞瘤、室管膜瘤和毛细胞型星形细胞瘤,Dandy-Walker 综合征即后颅窝有一个大的与扩大的四脑室相通的囊肿,造成了流出道梗阻(即 Luschka 侧孔和 Magendie 正中孔的梗阻),以及 Chiari 畸形即由于后颅窝狭小,小脑扁桃体和/或第四脑室疝入到枕骨大孔引起梗阻。

(二)交通性或非阻塞性脑积水阻塞部位及病因

1.基底池水平受阻

梗阻部位可以发生在基底池水平。此时,脑脊液受阻在椎管和脑皮层的蛛网膜下腔,无法到达蛛网膜颗粒从而被吸收。结果侧脑室、第三脑室和第四脑室均扩大。常见原因有先天性的感染,化脓性、结核性和真菌性感染引起的脑膜炎,动脉瘤破裂引起的蛛网膜下腔出血,血管畸形或外伤,脑室内出血,基底蛛网膜炎,软脑脊膜瘤扩散,神经性结节病和使脑脊液蛋白水平升高的肿瘤。

2.蛛网膜颗粒水平受阻

梗阻部位还可以发生在蛛网膜颗粒水平,原因是蛛网膜颗粒的阻塞或闭锁,导致蛛网膜下腔和脑室的扩大。

3.静脉窦受阻

原因为静脉流出梗阻,如软骨发育不全或狭颅症患者合并有颈静脉孔狭窄,先天性心脏病右心房压力增高患者,以及硬膜静脉窦或上腔静脉血栓的患者。静脉流出道梗阻能引起静脉压升高,最终导致脑皮层静脉引流减少,脑血流量增加,颅内压升高,脑脊液吸收减少,脑室扩张。

另外,还有一种积水性无脑畸形是由于两侧大脑前动脉和大脑中动脉供血的脑组织全部或几乎全部缺失,从而颅腔内充满了脑脊液,而非脑组织。颅腔的形态和硬膜仍旧完好,内含有丘脑、脑干和少量的由大脑后动脉供血的枕叶。双侧的颈内动脉梗塞和感染是大脑畸形的最常见原因。脑电图表现为皮层活动消失。这类婴儿过于激惹,停留在原始反射,哭吵,吸吮力弱,语音及微笑落后。脑脊液分流手术有可能控制进行性扩大的头围,但对于神经功能的改善没有帮助。

五、临床表现

婴儿脑积水表现为易激惹、昏睡、生长发育落后、呼吸暂停、心动过缓、反射亢进、肌张力增高、头围进行性增大、前囟饱满、骨缝裂开、头皮薄、头皮静脉曲张、前额隆起、上眼睑不能下垂、眼球向上运动障碍(如两眼太阳落山征)、意识减退、视盘水肿、视神经萎缩引起的视弱甚至失明,以及第Ⅲ、第Ⅳ、第Ⅵ对脑神经麻痹,抬头、坐、爬、讲话、对外界的认知及体力和智能发育均较正常同龄儿落后。在儿童,由于颅缝已经闭合,脑积水可以表现为头痛(尤其在早晨)、恶心、呕吐、昏睡、视盘水肿、视力下降、认知功能和行为能力下降、记忆障碍、注意力减退、学习成绩下降、步态改变、两眼不能上视、复视(特别是第Ⅵ对脑神经麻痹)和抽搐。婴儿和儿童脑积水若有运动障碍可表现为肢体痉挛性瘫,以下肢为主,症状轻者双足跟紧张、足下垂,严重时整个下肢肌张力增高,呈痉挛步态。

六、诊断

根据典型症状体征,不难做出脑积水的临床诊断。病史中需注意母亲孕期情况,小儿胎龄,是否用过产钳或胎头吸引器,有无头部外伤史,有无感染性疾病史。应作下列检查,做出全面评估。

(一)头围测量

新生儿测量头围在出生后1个月内应常规进行,不仅应注意头围的绝对值,而且应注意生长速度,疑似病例多能从头围发育曲线异常而发现。

(二)B超图像

B超图像为一种安全、实用,且可快速取得诊断的方法,对新生儿很有应用价值,特别是对于危重患儿可在重症监护室操作。通过未闭的前囟,可了解两侧脑室及第三脑室大小,有无颅内出血。因无放射线,操作简单,便于随访。

(三)影像学特征

脑积水的颅骨平片和三维CT常常显示破壶样外观和冠状缝、矢状缝裂开。CT和MRI常可见颞角扩张,脑沟、基底池和大脑半球间裂消失,额角和第三脑室球形扩张,胼胝体上拱和/或萎缩及脑室周围脑实质水肿。

七、鉴别诊断

(一)婴儿硬膜下血肿或积液

多因产伤或其他因素引起,可单侧或双侧,以额顶、颞部多见。慢性者,也可使头颅增大,颅骨变薄。前囟穿刺可以鉴别,从硬膜下腔可抽得血性或淡黄色液体。

(二)佝偻病

由于颅骨不规则增厚,致使额骨和枕骨突出,呈方形颅,貌似头颅增大。但本病无颅内压增高症状,而又有佝偻病的其他表现,故有别于脑积水。

(三)巨脑畸形

巨脑畸形是各种原因引起的脑本身重量和体积的异常增加。有些原发性巨脑有家族史,有或无细胞结构异常。本病虽然头颅较大,但无颅内压增高症状,CT 扫描显示脑室大小正常。

(四)脑萎缩性脑积水

脑萎缩可以引起脑室扩大,但无颅内高压症状,此时的脑积水不是真正的脑积水。

(五)良性脑外积水(也称婴儿良性轴外积液)

这是一个很少需要手术的疾病,其特征为两侧前方蛛网膜下腔(如脑沟和脑池)扩大,脑室正常或轻度扩大,前囟搏动明显,头围扩大,超过正常儿头围的百分线。良性脑外积水的婴儿颅内压可以稍偏高,由于头围大,运动发育可以轻度落后。其发病机制尚未不清楚,可能与脑脊液吸收不良有关。通常有明显的大头家族史。在 12～18 月龄,扩大的头围趋于稳定,从而使得身体的生长能够赶上头围的生长。在 3 岁以后,脑外积水自发吸收,不需要分流手术。虽然这一疾病通常不需要手术,但是有必要密切监测患儿的头围、头部 CT 或超声及患儿的生长发育,一旦出现颅高压症状和/或生长发育落后,需要及时行分流手术。

八、处理

治疗的目的是获得理想的神经功能,预防或恢复因脑室扩大压迫脑组织引起的神经损伤。治疗方法为脑脊液分流手术,包括有阀门调节的置管脑脊液分流手术及内镜第三脑室造瘘术,目的是预防因颅内压升高而造成的神经损害。脑积水的及时治疗能改善患儿智力,有效延长生命。只要患有脑积水的婴儿在出生头 5 个月内做分流手术,就有可能达到较理想的结果。

(一)手术方式的选择

脑积水的治疗方法是手术,手术方式的选择依赖于脑积水的病因。例如,阻塞性脑积水的患者,手术方法是去除阻塞(如肿瘤),交通性脑积水的患者或阻塞性脑积水阻塞部位无法手术去除的患者,需要做脑脊液分流手术,分流管的一端放置在梗阻的近端脑脊液内,另一端放置在远处可以吸收脑脊液的地方。最常用的远端部位是腹腔、右心房、胸膜腔、胆囊、膀胱/输尿管和基底池(如第三脑室造瘘),而腹腔是目前选择最多的部位(如脑室腹腔分流术),除非存在腹腔脓肿或吸收障碍。脑室心房分流术是另外一种可以选择的方法。如果腹腔和心房都不能利用,对于7 岁以上的儿童,还可以选择脑室胸腔分流术。

(二)分流管的选择

脑脊液分流系统至少包括 3 个组成部分:脑室端管,通常放置在侧脑室的枕角或额角;远端管,用来将脑脊液引流到远端可以被吸收的地方;阀门。传统的调压管通过打开一个固定的调压装置来调节脑脊液单向流动。这种压力调节取决于阀门的性质,一般分为低压、中压和高压。一旦阀门打开,对脑脊液流动产生一个很小的阻力,结果,当直立位时,由于地心引力的作用,可以产生一个很高的脑脊液流出率,造成很大的颅内负压,此过程称为"虹吸现象"。由于虹吸现象可以造成脑脊液分流过度,因此,某些分流管被设计成能限制脑脊液过分流出,尤其是当直立位时。例如,Delta 阀(Medtronic PS Medical,Goleta,CA)就是一种标准的振动膜型的压力调节阀,内有抗虹吸装置,用来减少直立位时脑脊液的过度分流。Orbis-Sigma 阀(Cordis,Miami)包含一个可变阻力、流量控制系统,当压力进行性升高时,通过不断缩小流出孔达到控制脑脊液过度分流的目的。虽然这一新的阀门被誉为是一种预防过度分流、增进治疗效果的有效装置,然而,最近的随机调查,比较 3 种分流装置(如普通的可调压阀、Delta 阀和 Orbis-Sigma 阀)治疗儿童脑积水的效果,发现这3种分流装置在分流手术的失败率方面并没有显著性差异。最近又出来两种可编程的调压管,当此种分流管被埋入体内后,仍可在体外重新设置压力,此种分流管被广泛地应用在小儿脑积水上。虽然有大量的各种类型的分流管用于治疗脑积水,但是,至今还没有前瞻性的、随机的、双盲的、多中心的试验证明哪一种分流管比其他分流管更有效。

(三)脑室腹腔分流术

脑室腹腔分流术是儿童脑积水脑脊液分流术的首选。

1.手术指征

交通性和非交通性脑积水。

2.手术禁忌证

颅内感染不能用抗菌药物控制者;脑脊液蛋白明显增高;脑脊液中有新鲜出血;腹腔内有炎症、粘连,如手术后广泛的腹腔粘连、腹膜炎和早产儿坏死性小肠结肠炎;病理性肥胖。

3.手术步骤

手术是在气管插管全身麻醉下进行,手术前静脉预防性应用抗生素。患者放置于手术床头端边缘,靠近手术者,头放在凝胶垫圈上,置管侧朝外,用凝胶卷垫在肩膀下,使头颈和躯干拉直,以利于打皮下隧道置管。皮肤准备前,先用记号笔根据脑室端钻骨孔置管的位置(如额部或枕部)描出头皮切口,在仔细的皮肤准备后,再用笔将皮肤切口重新涂描一遍。腹部切口通常在右上腹或腹中线剑突下2~3横指距离。铺消毒巾后,在骨孔周边切开一弧形切口,掀开皮瓣,切开骨膜,颅骨钻孔,电凝后,打开硬脑膜、蛛网膜和软脑膜。

接着,切开腹部切口,打开进入腹腔的通道,轻柔地探查证实已进入腹腔。用皮下通条在头部与腹部切口之间打一皮下通道,再把分流装置从消毒盒中取出,浸泡在抗生素溶液中,准备安装入人体内。分流管远端装置包括阀门穿过皮下隧道并放置在隧道内,隧道外管道用浸泡过抗生素的纱布包裹,避免与皮肤接触。接着,根据术前CT测得的数据,将分流管插入脑室预定位置并有脑脊液流出,再将分流管剪成需要的长度,与阀门连接,用0号线打结,固定接口。然后,提起远端分流管,证实有脑脊液流出后,将管毫无阻力地放入到腹腔内。抗生素溶液冲洗伤口后,二层缝合伤口,伤口要求严密缝合,仔细对合,最后用无菌纱布覆盖。有条件的单位还可以在超声和/或脑室镜的引导下,将分流管精确地插入到脑室内理想的位置。脑室镜还能穿破脑室内的隔膜,使脑脊液互相流通。

4.分流术后并发症的处理

(1)机械故障:近端阻塞(即脑室端管道阻塞)是分流管机械障碍的最常见原因。其他原因包括分流管远端的阻塞或分流装置其他部位的阻塞(如抗虹吸部位的阻塞);腹腔内脑脊液吸收障碍引起的大量腹水,阻止了脑脊液的流出;分流管折断;分流管接口脱落;分流管移位;远端分流管长度不够;近端或远端管道位置放置不妥当。当怀疑有分流障碍时,需做头部CT扫描,并与以前正常时的头部CT扫描相比较,以判断有否脑室扩大。同时还需行分流管摄片,判断分流管接口是否脱落、断裂,脑室内及整个分流管的位置、远端分流管的长度,以及有否分流管移位。

(2)感染:分流管感染发生率为2%~8%。感染引起的后果是严重的,包括智力和局部神经功能损伤、大量的医疗花费,甚至死亡。大多数感染发生在分流管埋置术后的头6个月,约占90%,其中术后第一个月感染的发生率为70%。最常见的病原菌为葡萄球菌,其他为棒状杆菌、链球菌、肠球菌、需氧的革兰阴性杆菌和真菌。6个月以后的感染就非常少见。由于大多数感染是因为分流管与患者自身皮肤接触污染引起,所以手术中严格操作非常重要。

分流术后感染包括伤口感染并累及分流管、脑室感染、腹腔感染和感染性假性囊肿。感染的危险因素包括小年龄、皮肤条件差、手术时间长、开放性神经管缺陷、术后伤口脑脊液漏或伤口裂开、多次的分流管修复手术及合并有其他感染。感染的患者常有低热，或有分流障碍的征象，还可以有脑膜炎、脑室内炎症、腹膜炎或蜂窝织炎的表现。临床表现为烦躁、头痛、恶心和呕吐、昏睡、食欲缺乏、腹痛、分流管处皮肤红肿、畏光和颈强直。头部 CT 显示脑室大小可以有改变或无变化。

一旦怀疑分流感染，应抽取分流管内的脑脊液化验，做细胞计数和分类，蛋白、糖测定，革兰染色和培养及药物敏感试验。脑脊液送化验后，开始静脉广谱抗生素应用。患者还必须接受头部 CT 扫描，头部 CT 能显示脑室端管子的位置、脑室的大小和内容物，包括在严重的革兰阴性菌脑室炎症时出现的局限性化脓性积液。如果患者主诉腹痛或有腹胀表现，还需要给予腹部 CT 或超声检查，以确定有否腹腔内脑脊液假性囊肿。另外，还有必要行外周血白细胞计数和血培养，因为分流感染的患者常有血白细胞数升高和血培养阳性。

如果脑脊液检查证实感染，需手术拔除分流管，脑室外引流并留置中心静脉，全身合理应用抗生素，直到感染得到控制，新的分流管得到重新安置。

(3)过度分流：多数分流管无论是高压还是低压都会产生过度分流。过度分流能引起硬膜下积血、低颅内压综合征或脑室裂隙综合征。硬膜下积血是由于脑室塌陷，致使脑皮层从硬膜上被牵拉下来，桥静脉撕裂出血引起。虽然硬膜下血肿能自行吸收无须治疗，但是，对于有症状的或进行性增多的硬膜下血肿仍需手术，以利于脑室再膨胀。除了并发硬膜下血肿，过度分流还能引起低颅压综合征，产生头痛、恶心、呕吐、心动过速和昏睡，这些症状在体位改变时尤其容易发生。低颅压综合征的患者，当患者呈现直立位时，会引起过度分流，造成颅内负压，出现剧烈的体位性头痛，必须躺下才能缓解。如果症状持续存在或经常发作并影响正常生活、学习，就需要行分流管修复术，重新埋置一根压力较高的分流管，或抗虹吸管或者压力较高的抗虹吸分流管。

过度分流也还能引起裂隙样脑室，即在放置了分流管后，脑室变得非常小或呈裂隙样。在以前的回顾性研究中，裂隙脑的发生率占 80%，有趣的是 88.5% 的裂隙脑患者可以完全没有症状，而在 11.5% 有症状的患者中，仅 6.5% 的患者需要手术干预。裂隙脑综合征的症状偶尔发生，表现为间断性的呕吐、头痛和昏睡。影像学表现为脑室非常小，脑室外脑脊液间隙减少，颅骨增厚，没有颅内脑脊液积聚的空间。此时，脑室壁塌陷，包绕并阻塞脑室内分流管，使之无法引流。最后，脑室内压力升高，脑室略微扩大，分流管恢复工作。由于分流管间断性的阻塞、工作，引起升高的颅内压波动，造成神经功能急性损伤。手术方法包括脑室端分流管的修复，分流阀压力上调以增加阻力，安加抗虹吸管或流量控制阀，分流管同侧的颞下去骨瓣减压。

(4)孤立性第四脑室扩张：脑积水侧脑室放置分流管后，有时会出现孤立性第四脑室扩张，这在早产儿脑室内出血引起的出血后脑积水尤其容易发生，感染后脑积水或反复分流感染/室管膜炎也会引起。这是由于第四脑室入口与出口梗阻，闭塞的第四脑室产生的脑脊液使得脑室进行性扩大，出现头痛、吞咽困难、低位脑神经麻痹、共济失调、昏睡和恶心、呕吐。婴儿可有长吸式呼吸和心动过缓。对于有症状的患者，可以另外行第四脑室腹腔分流术。然而，当脑室随着脑脊液的引流而缩小时，脑干向后方正常位置后移，结果，第四脑室内的分流管可能会碰伤脑干。另外，大约 40% 的患者术后 1 年内需要再次行分流管修复术。还有一种治疗方法是枕下开颅开放性手术，将第四脑室与蛛网膜下腔和基底池打通，必要时还可以同时再放置一根分流管在第四脑室与脊髓的蛛网膜下腔。近年来，内镜手术又备受推崇，即采用内镜下导水管整形术和放置支撑管

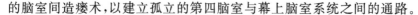
的脑室间造瘘术,以建立孤立的第四脑室与幕上脑室系统之间的通路。

(四)内镜第三脑室造瘘术

1.手术指证

某些类型的阻塞性脑积水,如导水管狭窄和松果体区、后颅窝区肿瘤或囊肿引起的阻塞性脑积水。

2.禁忌证

交通性脑积水。另外,<1 岁的婴幼儿成功率很低,手术需慎重。对于存在有病理改变的患者,成功率也很低,如肿瘤、已经做过分流手术、曾有过蛛网膜下腔出血、曾做过全脑放疗及显著的第三脑室底瘢痕增生,其成功率仅为 20%。

3.手术方法

第三脑室造瘘术方法是在冠状缝前中线旁 2.5～3 cm 额骨上钻一骨孔,将镜鞘插过孟氏孔并固定,以保护周围组织,防止内镜反复进出时损伤脑组织。硬性或软性内镜插入镜鞘,通过孟氏孔进入第三脑室,在第三脑室底中线处,乳头小体开裂处前方造瘘,再用 2 号球囊扩张管通过反复充气和放气将造瘘口扩大。造瘘完成后,再将内镜伸入脚间池,观察蛛网膜,确定没有多余的蛛网膜阻碍脑脊液流入蛛网膜下腔。

4.并发症及处理

主要并发症为血管损伤继发出血。其他报道的并发症有心脏暂停、糖尿病发作、抗利尿激素分泌失调综合征、硬膜下血肿、脑膜炎、脑梗死、短期记忆障碍、感染、周围相邻脑神经损伤(如下丘脑、腺垂体、视交叉)及动脉损伤引起的术中破裂出血或外伤后动脉瘤形成造成的迟发性出血。动态 MRI 可以通过评价脑脊液在第三脑室造瘘口处的流通情况而判断造瘘口是否通畅。如果造瘘口不够通畅,有必要行内镜探查,尝试再次行造瘘口穿通术,若原造瘘处瘢痕增生无法再次手术穿通,只得行脑室腹腔分流术。

九、结果和预后

未经治疗的脑积水预后差,50%的患者在 3 岁前死去,仅 20%到 23%能活到成年。活到成年的脑积水患者中,仅有 38%有正常智力。脑积水分流术技术的发展使得儿童脑积水的预后有了很大的改善。许多做了分流手术的脑积水儿童可以有正常的智力,参加正常的社会活动。50%到 55%脑积水分流术的儿童智商超过 80。癫痫常预示着脑积水分流术的儿童有较差的智力。分流并发症反复出现的脑积水儿童预后差。

(魏玉萍)

第四节　脑　性　瘫　痪

脑性瘫痪(CP)简称脑瘫,自 Little 提出并不断完善了作为 CP 雏形的痉挛性强直概念以来(后称 Little's 病),CP 的定义变得更为复杂。中国康复医学会儿童康复专业委员会和中国残疾人康复协会小儿脑瘫康复专业委员会定义 CP:自受孕开始至婴儿期非进行性脑损伤和发育缺陷所致的综合征,主要表现为运动障碍及姿势异常。该定义强调了 CP 的脑源性、脑损伤非进行性,症状在婴儿期出现,可有较多并发症,并排除进行性疾病所致的中枢运动障碍及正常儿童暂时性运动发育迟缓。本病并不少见,发达国家患病率在1‰～3‰,我国在2‰左右。脑瘫患儿中男孩多于女孩,男：女在1.13：1～1.57：1。

一、分型与病因

(一)根据临床特点 CP 分为 5 型

1.痉挛型

痉挛型最常见,占全部病例的50%～60%。主要因锥体系受累,表现为上肢、肘、腕关节屈曲,拇指内收,手紧握拳;下肢内收交叉呈剪刀腿和尖足(图8-1)。

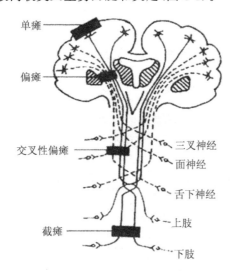

图 8-1　椎体束病损图解

2.不随意运动型

不随意运动型以锥体外系受损为主,不随意运动增多,表现为手足徐动、舞蹈样动作、肌张力不全、震颤等。

3.共济失调型

共济失调型以小脑受损为主。

4.肌张力低下型

肌张力低下型往往是其他类型的过渡形式。

5.混合型

两种或两种以上类型的脑性瘫痪合并存在。

(二)根据瘫痪部位(指痉挛型)分为 5 型

1.单瘫

单个肢体受累。

2.双瘫

四肢受累,上肢轻,下肢重。

3.三肢瘫

三个肢体受累。

4.偏瘫

半侧肢体受累。

5.四肢瘫

四肢受累,上、下肢受累程度相似。

(三)根据病因病理学分 4 型

1.脑损伤型 CP

脑损伤型 CP 指围生期及生后以脑损伤为主,包括异常妊娠、异常分娩、围生期感染、缺氧、窒息、惊厥、低血糖等导致脑损伤。诊断必备下列条件,即妊娠早、中期胚胎发育无异常;围生期有明显导致脑损伤的物理、化学或生物学等致病因素;影像学存在脑损伤及损伤后遗症的依据。

2.脑发育异常型 CP

脑发育异常型 CP 主要指妊娠早、中期感染或妊娠期间持续存在的各种环境、遗传、心理和社会等因素导致。诊断必备下列条件:孕早、中期持续存在导致神经发育阻滞或发育异常的因素;围生期无明显导致脑损伤的物理、化学或生物等致病因素;影像学存在脑发育异常的依据。

3.混合型 CP

混合型 CP 指既有妊娠期间各种环境、遗传因素、心理社会因素等导致胚胎神经发育阻滞或发育异常,又有围生期各种致病因子对脑组织的损害。

4.原因不明 CP

原因不明 CP 指妊娠期和围生期均没有任何明确导致 CP 的危险因素,此型可能与遗传和某些原因不明的先天性因素有关。脑性瘫痪要与下运动神经元性瘫痪鉴别(表 8-2)。

表 8-2　上、下运动神经元性瘫痪的鉴别

鉴别项目	上运动神经元性(中枢性)瘫痪	下运动神经元性(周围性)瘫痪
病变部位	皮层运动投射区或锥体束	脊髓前角、前根和周围神经的运动纤维
瘫痪的范围	常为广泛的	常为局限的
肌张力	张力过强,痉挛	张力减退,弛缓
肌萎缩	晚期失用性肌萎缩	有
反射	深反射增强,浅反射减弱或消失	深、浅反射均减弱或消失
病理反射	阳性	阴性
连带运动	有	无
肌电变性反应	无	有

二、临床表现

(一)基本表现

脑瘫以出生后非进行性运动发育异常为特征,一般都有以下 4 种表现。

1.运动发育落后和瘫痪肢体主动运动减少

患儿不能完成相同年龄正常小儿应有的运动发育进程,包括竖颈、坐、站立、独走等粗大运动,以及手指的精细动作。

2.肌张力异常

因不同临床类型而异,痉挛型表现为肌张力增高;肌张力低下型则表现为瘫痪肢体松软,但

仍可引出腱反射;而手足徐动型表现为变异性肌张力不全。

3.姿势异常

受异常肌张力和原始反射消失等不同情况影响,患儿可出现多种肢体异常姿势,并因此影响其正常运动功能的发挥。体检中将患儿卧位、直立位及由仰卧牵拉成坐位时,即可发现瘫痪肢体的异常姿势和非正常体位。

4.反射异常

多种原始反射消失延迟。痉挛型脑瘫患儿腱反射活跃,可引出踝阵挛和阳性 Babinski 征(图 8-2)。

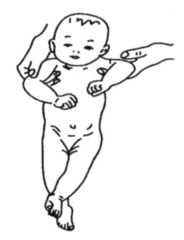

图 8-2　痉挛型脑瘫直立位姿

(二)伴随症状和疾病

作为脑损伤引起的共同表现,一半以上脑瘫患儿可能合并智力低下、听力和语言发育障碍,其他如视力障碍、过度激惹、小头畸形、癫痫等。有的伴随症状如流涎、关节脱位则与脑瘫自身的运动功能障碍相关。

(三)头颅影像学检查

脑发育不全最常见部位以颞叶、额叶及脑室周围多见;脑萎缩、头颅出血、胼胝体发育不良、脑积水等较常见;白质软化、巨脑回、皮质裂等少见。头颅影像学无特异性,且严重程度与脑瘫临床表现的严重程度并不一致,不能仅以头颅影像作为脑瘫治疗效果和预后的评价指标。

近年来,国外学者利用 MRI 技术对脑瘫患儿进行影像学研究,报道其 MRI 异常在80%～100%,MRI 异常表现与脑瘫类型、病因、出生胎龄等均有密切关系。不随意运动型脑瘫异常率68.2%。早产儿仍以脑室周围 TW_2 相低信号(PVL)改变为主,阳性率达87%;而足月儿则以双侧丘脑、壳核和苍白球改变为主,与窒息和黄疸有关,异常率仅有17%。胆红素脑病引起的不随意运动型脑瘫患儿,颅脑 MRI 特征与缺氧性损伤所致者有所不同,前者主要损伤苍白球,后者则主要损伤丘脑和壳核。

三、诊断与鉴别诊断

脑瘫有多种类型,使其临床表现复杂,容易与婴幼儿时期其他神经肌肉性瘫痪相混淆。然而,只要认真问清病史和体格检查,遵循脑瘫的定义,正确确立诊断并不困难。1/2～2/3 的患儿可有头颅 CT、MRI 异常,但正常者不能否定本病的诊断。脑电图可能正常,也可表现异常背景活动,伴有痫性放电波者应注意合并癫痫的可能性。诊断脑瘫同时,需对患儿同时存在的伴随症状和疾病如智力低下、癫痫、语言听力障碍、关节脱位等做出判断,为本病的综合治疗创造条件。

诊断条件:①引起脑瘫的脑损伤为非进行性。②引起运动障碍的病变部位在脑部。③症状在婴儿期出现。④有时合并智力障碍、癫痫、感知觉障碍及其他异常。⑤除外进行性疾病所致的中枢性运动障碍及正常小儿暂时性的运动发育迟缓。

四、治疗

采用损伤、残能、残障的国际分类(ICIDH)和粗大运动功能分类系统(GMFCS)对脑瘫患儿进行评价,运动障碍与肌张力障碍型脑瘫属于中、重度残疾,患儿的移动运动、手功能、言语、社交技能等随意运动都受到不同程度的影响。目前的治疗措施仍以神经发育学治疗为主,以运动康复为主流,兼顾所有受累功能区以及相关障碍。不但应及早进行物理治疗、作业治疗,而且应重视口运动、进食技能、语言与言语功能的早期干预。

(一)治疗原则

(1)早期发现和早期治疗,婴儿运动系统正处发育阶段,早期治疗容易取得较好疗效。

(2)促进正常运动发育,抑制异常运动和姿势。

(3)采取综合治疗手段,除针对运动障碍外,同时控制其癫痫发作,以阻止脑损伤的加重。对同时存在的语言障碍、关节脱位、听力障碍等也需同时治疗。

(4)医师指导和家庭训练相结合,以保证患儿得到持之以恒的正确治疗。

(二)主要治疗措施

物理治疗(PT)主要通过制订治疗性训练方案来实施,常用的技术:软组织牵拉、抗异常模式的体位性治疗、调整肌张力技术、功能性运动强化训练、肌力和耐力训练、平衡和协调控制、物理因子辅助治疗等。具体治疗方法有作业治疗、支具或矫形器的应用、语言治疗、心理行为治疗、特殊教育。

(三)药物治疗

目前,还没发现治疗脑瘫的特效药物,可用小计量苯海索缓解手足徐动症的多动,改善肌张力;注射肉毒毒素 A 可缓解肌肉痉挛,配合物理治疗可治疗痉挛性脑瘫。

(四)手术治疗

手术治疗主要用于痉挛型,目的是矫正畸形,恢复或改善肌力与肌张力的平衡。

(五)其他

如高压氧舱,水疗,电疗等。

(魏玉萍)

第五节　颅内高压综合征

颅内压为颅腔内容物所产生的压力。颅腔内容物包括脑、脑膜、颅内血管(约占 7%)、脑脊液(约占 10%),以及病损物,如血肿、肿瘤等。当颅内容物任何一部分增加时,颅内压将会增高,若颅内压的增高超过颅腔代偿能力(全颅腔代偿空间仅 8%～15%)时,即出现颅内压增高的临床表现,称为颅内高压综合征。严重时使颅腔内容物变形,部分脑组织移位而致脑血流中断和脑疝等严重后果。脑水肿是脑实质液体增加引起的脑容积增大,是中枢神经系统受内源或外在有害刺激所产生的一种非特异性反应。脑细胞内液体蓄积称为脑肿胀,脑细胞组织间隙中游离液体蓄积则称脑水肿。脑水肿直接使颅腔内容物增加,导致颅内压增高,颅内压增高会进一步使血-脑屏障功能、脑细胞代谢及脑脊液循环发生障碍,又可加重脑水肿形成恶性循环颅内高压综合征。

一、诊断

(一)临床表现
临床表现与病因、发展速度、有无占位性病变及其所在部位有密切关系。

1.精神症状及意识改变

细胞毒性脑水肿因神经元受累,较早出现神经精神症状,可有性格改变,如烦躁不安、不认识家人、哭闹、精神萎靡或嗜睡等,大脑皮质广泛损害及脑干上行网状结构受累时,患儿不能维持觉醒状态,出现程度不等的意识障碍,并有迅速加深倾向,可于短期内昏迷,而血管源性脑水肿累及神经元较晚,出现症状亦较晚,常在颅内高压明显时方出现症状。

2.头痛与呕吐

头痛特点为弥漫性和持续性,清晨较重,用力、咳嗽、身体前屈或颠簸、大量输液可使之加剧。婴幼儿则表现为烦躁不安、尖声哭叫,有时拍打头部。呕吐与饮食无关,不伴恶心,常频繁出现,有时可表现为非喷射性。婴幼儿出现无其他诱因的频繁呕吐,往往提示第四脑室或后颅凹占位性病变。

3.惊厥

惊厥也是脑水肿与颅内高压常见症状,甚至可出现癫痫样发作或癫痫持续状态。新生儿常见肌张力减低。脑疝时肌张力减低。脑干、基底节、大脑皮层和小脑某些部位的锥体外系受压迫,表现为肌张力显著增高,可出现去大脑强直(伸性强直、伸性痉挛、角弓反张)和去皮层强直(病变在中脑以上,患儿一侧和双侧上肢痉挛,呈半屈曲状,伴下肢伸性痉挛)。

4.呼吸不规则和血压升高

严重颅内高压时,脑干受压可引起呼吸节律不规则,如呼吸暂停、潮式呼吸、下颌呼吸、抽泣样呼吸,多为脑疝前驱症状。新生儿常见呼吸减慢。颅内高压时,交感神经兴奋性增强或脑干缺血、受压、移位,可使延髓血管运动中枢发生代偿性加压反应,引起血压升高,收缩压常升高2.7 kPa(20 mmHg)以上,可有脉压增宽,血压音调增强,也可伴缓脉。

5.头部体征与眼部改变

婴儿可出现前囟膨隆、张力增高,有明显脱水的婴儿前囟不凹陷,往往提示颅内高压的存在。在亚急性或慢性颅内高压婴幼儿常出现颅缝裂开(<10 岁的儿童也可出现,常使早期颅内高压症状不典型)、头围增大、头面部浅表静脉怒张、破壶音等体征。眼部改变多提示中脑受压。可有眼球突出、球结膜充血水肿、眼外肌麻痹、眼内斜(展神经麻痹)、眼睑下垂(提上睑肌麻痹)、落日眼(颅前凹压力增高)、视野缺损、瞳孔改变(双侧不等大、扩大、忽大忽小、形态不规则、对光反应迟钝或消失)。其中瞳孔改变具有重要临床意义。眼底检查,视盘水肿在急性脑水肿时很少见,尤其在婴幼儿更为罕见,有时仅见视网膜反光增强,眼底小静脉淤张,小动脉变细。慢性颅内高

压时易出现典型视盘水肿。

6.脑疝

脑疝是因颅内压明显增高,迫使较易移位的脑组织在颅腔内的位置发生改变,导致一系列临床病理状态。若发生嵌顿,则压迫邻近脑组织及脑神经,引起相应症状和体征,属颅内高压危象。典型的先兆表现为意识障碍、瞳孔扩大及血压增高伴缓脉,称 Cushing 三联征。小脑幕切迹疝(又称沟回疝、天幕疝或颞叶疝)和枕骨大孔疝(又称小脑扁桃体疝)为常见的脑疝类型。前者临床主要表现为双侧瞳孔不等大,病侧瞳孔先缩小后扩大,对光反应迟钝或消失,伴昏迷加深或呼吸不规则等。后者主要表现为昏迷迅速加深,双侧瞳孔散大,对光反应消失,眼球固定,甚至呼吸心搏骤停。下丘脑体温调节中枢受累,惊厥或肌张力增高致产热增加,交感神经麻痹致汗腺分泌减弱、散热减少等原因,可引起高热或超高热。

与成人颅内高压综合征以头痛、呕吐、视盘水肿为三大主征不同,小儿急性颅内高压综合征以呼吸不规则、意识障碍、惊厥、瞳孔改变、血压升高、呕吐等临床表现更为常见。因小儿不能自述,头痛似乎出现较少。在婴幼儿急性颅内高压视盘水肿亦很少见。

(二)诊断标准

临床存在导致脑水肿的病因,小儿急性脑水肿诊断标准包括五项主要指标和五项次要指标,具备一项主要指标及两项次要指标,即可诊断。

1.主要指标

(1)呼吸不规则。

(2)瞳孔不等大或扩大。

(3)视盘水肿。

(4)前囟隆起或紧张。

(5)无其他原因的高血压[血压(mmHg)>年龄×2+100]。

2.次要指标

(1)昏睡或昏迷。

(2)惊厥和/或四肢肌张力明显增高。

(3)呕吐。

(4)头痛。

(5)给予甘露醇 1 g/kg 静脉注射 4 小时后,血压明显下降,症状、体征随之好转。

3.辅助检查

(1)颅内压测定:临床常用的颅内压测定方法为脑脊液压力直接测定法,可采用腰椎或脑室穿刺测压法。脑脊液循环正常情况下,侧卧位脑脊液与脊髓腔终池脑脊液压力相等,故可用腰穿所测脑脊液压力代表颅内压,因而腰椎穿刺测压在临床最常用,具有简便、易于操作之优点。但在脑脊液循环梗阻时,所测压力不能代表颅内压力。且颅内压增高时,引流脑脊液过快可导致脑疝。临床应用时应慎重掌握指征和方法,术前 30 分钟静脉推注甘露醇,可防止脑疝的发生。脑室穿刺测压具有安全、准确,并可行控制性脑脊液引流、控制颅压增高之优点。但弥漫性脑水肿时,脑室被挤压变窄,穿刺不易成功,临床应用受到一定限制。其他测颅内压方法还有在硬膜外植入传感器或前囟非损伤性测压方法。

直接测压法颅内压正常值:新生儿低于 0.1 kPa(14 mmH$_2$O),婴儿低于 0.8 kPa(80 mmH$_2$O),儿童低于 1.0 kPa(100 mmH$_2$O)。颅内高压诊断标准:新生儿高于 0.8 kPa(80 mmH$_2$O),婴幼

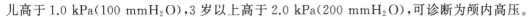

儿高于 1.0 kPa(100 mmH$_2$O),3 岁以上高于 2.0 kPa(200 mmH$_2$O),可诊断为颅内高压。

(2)CT 与 MRI:电子计算机断层扫描(CT)与核磁共振(MRI)是目前临床早期诊断脑水肿最可靠的方法。

(3)B 超在前囟未闭的婴儿,经前囟行头颅 B 超扫描,可诊断较重的脑水肿,并可测到侧脑室及第三脑室的大小。

(4)TCD:经颅多普勒超声(TCD)可床边、无创、连续观察患儿脑血流频谱变化,间接判断脑水肿的存在。

二、治疗

(一)降颅压

1.渗透性脱水剂

利用静脉注射高渗物质使血浆渗透压骤然增加形成血脑和血-脑脊液渗透压梯度,使脑与脑脊液中水分进入血浆,由肾排泄,达到脑组织脱水和降颅压目的。

(1)甘露醇:对轻度颅内高压用 0.25～0.5 g/kg 小剂量甘露醇即可;对颅内高压危象或脑疝者应用 1～2 g/kg,再增加剂量也无效。给药后 10 分钟起效,30 分钟作用最强,维持 3～6 小时,故宜 4～6 小时给药 1 次,减量停用原则为先减剂量再减次数至完全停用。久用或剂量过大可致脱水、电解质紊乱、过性血尿、甘露醇肾病、颅内压反跳现象等。

(2)甘油氯化钠:脱水作用较强而很少引起电解质紊乱和反跳,静脉注射 30～60 分钟起作用,但维持时间短,故应 2～4 小时给药 1 次,剂量 0.5～1 g/kg,多用 10% 溶液,避免高浓度产生静脉炎、溶血和肾衰竭,口服可用于恢复期,可用 50% 溶液,最大量 5 g/kg,可发生呕吐和腹泻等胃肠道反应。

(3)其他:高渗盐水可用于伴有低钠血症和水中毒时,清蛋白用于伴有低蛋白血症者,山梨醇可用于预防反跳。

2.利尿剂

利尿剂可降低细胞内水分、降低颅内压和减少脑脊液的形成。

3.过度通气

在气管插管条件下应用呼吸机进行控制性人工通气,使二氧化碳排出体外,维持 PaCO$_2$ 于 3.3～4.0 kPa(25～30 mmHg),达到脑血管收缩和脑血流减少,缓解颅腔容积的增加,并使脑血容量减少,从而降低颅内压。一般过度通气数分钟即起作用,持续使用时间每次不超过 1 小时,作用维持 2～3 小时。若 PaCO$_2$<2.7 kPa(20 mmHg)时可引起脑缺血缺氧,应尽力避免。

4.肾上腺皮质激素

对血管源性脑水肿疗效较好,主要稳定细胞膜、有减少脑脊液生成、利尿、抗氧化和抗炎抗毒作用。一般用药 6～8 小时后才有缓慢持续降颅内压作用,12～24 小时后较明显,4～5 天出现最大效果,6～9 天作用才消失。正常情况下激素降颅压率为 20%,无反跳现象,以地塞米松 0.1～0.5 mg/(kg·d)每天 3～4 次,倍他米松疗效较好。

5.巴比妥类药物

巴比妥类药物具有止惊、降低颅内压、改善脑代谢的作用,主要发挥收缩脑血管、降低脑耗氧量、加强钠钾 ATP 酶的功能、减少脑脊液生成、清除自由基、保护脑毛细血管内皮细胞的完整性。硫喷妥钠的疗效显著,首剂 15 mg/kg,继而 4～6 mg/(kg·h)维持。注意呼吸抑制,需生命体征监护和人工呼吸配合。

(二)脑营养代谢促进剂的应用

1.胞磷胆碱

增强与意识有关的脑干网状结构功能,对锥体系有兴奋作用,增加脑个体容量,改善脑代谢,促进受损的运动功能得以恢复。应用时不增高颅内压,也不造成抽搐,或长期反复使用,不良反应小,意识障碍时可用 50～200 mg 加入葡萄糖液中静脉滴注。

2.1,6-二磷酸果糖(FDP)

其为一种能量制剂,在缺氧情况下参与激活多种酶系,促进无氧糖代谢,转成为 ATP。如脑缺氧时 1 mol 糖可产生 2 mol ATP,使用 FDP 后则可产生 4 mol ATP。脑复苏时 FDP 70～250 mg/kg 每天静脉滴注 1 次,1 周为 1 个疗程。

3.砒硫醇

其为维生素 B_2 衍生物,增加脑血流,尤其是代谢率较高的灰质脑血流增加明显,从而增加了脑细胞对抗氧的能力,使生理功能抑制的脑细胞恢复功能。脑复苏时成人应用 1 g 加入 10%葡萄糖液 1 000 mL 中每天静脉滴注 1 次,连用 3 周为 1 个疗程。对全身主要脏器无严重不良反应,偶有皮疹反应,停药后即痊愈。

(三)抗脑细胞损伤

1.钙通道阻滞剂

改变脑缺血后脑内 Ca^{2+} 的移行,使细胞内代谢和释放游离脂肪酸,产生氧自由基及使脑微循环不再流现象造成的神经元损害得到保护。脑完全缺血后血流恢复可在短暂 10～20 分钟高灌注后有 6～18 小时的低灌流,钙通道阻滞剂作为强脑血管扩张剂可降低这种缺血后的低灌流状态。由于脑缺血缺氧后再灌流不足和神经元部分死亡起因于 Ca^{2+} 进入血管平滑肌和神经元,故应用钙通道阻滞剂如维拉帕米(0.1 mg/kg)、硫酸镁(100 mg/kg)、利多氟嗪及氟桂利嗪等在复苏后初期 90 分钟有助于维持脑血流。尼群地平和参麦注射液能促进脑缺血再灌流脑电图幅度的有效恢复,抑制再灌流损伤的程度。东莨菪碱能减缓缺血期 ATP 耗竭速度及 Ca^{2+} 内流,有利于再灌注期 ATP 的恢复,从而减轻脑缺血缺氧的损伤程度,有利于脑复苏。

2.巴比士酸盐

自提出大脑缺血后用巴比士酸盐负荷治疗可减轻脑损害以来已有较多报道。多中心研究资料表明,应用硫喷妥钠 30 mg/kg 与对照组比较其复苏效果无明显区别和特别益处,故不宜常规应用。在长时间停搏后具有一定的效果,用以控制抽搐利于改善呼吸和降低颅内压。

3.铁离子

缺血及再灌注时细胞内铁离子脱位可能与过氧化的组织损伤有关,缺血后脑内游离铁增加,注射 $FeCl_2$ 可加重组织损伤,给予去铁胺可预防组织损伤。去铁胺可快速通过血-脑屏障。

(四)其他

高压氧治疗可缓解脑水肿,目前对过度通气疗效的评价尚有争议。药物除甘露醇、呋塞米及地塞米松外,也可根据病情选择甘油、高渗盐水。

(五)对症支持治疗

(1)高热可引起脑组织代谢增加,加重脑缺氧,使已损伤的脑组织损害进一步加重,需持续监护、及时处理。中枢性发热的体温升高幅度较大,常为高热或超高热,不易控制,处理以物理降温为主,必要时行冬眠疗法。周围性发热多由合并感染所致,有效控制感染则容易控制。降温措施多采取物理、药物相结合。

(2)注意呼吸幅度和节律改变,呼吸表浅、不规则,预示颅内高压严重。心血管调节中枢受压,可引起心率波动,出现心动过速或过缓。严重颅内高压时,常出现心率缓慢。颅内高压时血压过高、过低均对病情不利,应使血压维持在保证有效脑血流灌注的最佳范围。对颅内高压引起的血压增高,不可盲目用降压药,应以降颅内压、利尿治疗为主。

(3)液体疗法:应边脱边补,使患儿处于轻度脱水状态,但需维持正常皮肤弹性、血压、尿量及血清电解质。

(六)监护

1.意识监护

意识是指患儿对语言或疼痛刺激所产生的反应程度,意识状态和意识改变是判断病情轻重的重要标志之一,可直接反应中枢神经系统受损及颅内压增高的程度。可利用声、光、语言、疼痛刺激对小儿的意识状态进行判断。格拉斯哥评分有利于对昏迷程度进行动态观察,总分为15分,分数越低意识障碍程度越重,8分以下即为重度。但应用镇静剂、气管插管或气管切开等情况时,可使一些项目无法完成。

2.瞳孔监护

对瞳孔进行动态观察,有助于判断病情、评估治疗效果和及早发现脑疝。在病情危重的患儿,或瞳孔已出现异常时,应在短时间内反复观察瞳孔大小及对光反应。

3.颅内压监护

方法主要有脑室内测压、硬膜外测压及硬膜下测压3种方法,其中硬膜外测压法由于硬脑膜保持完整,感染机会较少,比较安全,监测时间可较长。但3种方法均为有创性,儿科应用受到一定限制。应根据患儿病情,权衡利弊,而决定是否监护及采取的方法。近年来对无创性颅内压监护仪的研究取得一定进展,对前囟未闭的婴幼儿,可进行无创性前囟测压。还有根据颅压升高时视觉诱发电位的间接反应测颅内压的方法,但其准确性尚待临床总结和验证。在颅压监测过程中,如颅压高于 2.0 kPa(15 mmHg),持续 30 分钟以上时需作降颅内压处理。

4.脑血流监护

可利用经颅多普勒超声(TCD)仪探测脑内动脉收缩、舒张及平均血流速度,间接推算出脑血流情况。脑血流持续处于低流速状态,提示颅高压。当颅内压增高致脑灌注压为零时,TCD可表现为 3 种形式:①收缩/舒张期的交替血流。②尖小收缩波。③信号消失。交替血流和尖小收缩波频谱为脑死亡患儿最常见的 TCD 改变。

5.脑电图监护

床旁脑电图利用便携式笔记本电脑监护脑电图,临床转归与脑电图变化的严重程度有密切关系,轻度脑电图异常者均可治愈;中度异常者多数可完全或基本恢复,后遗症和病死率较低(10%左右);高度异常者,预后差,后遗症和病死率均高(57%)。脑电图出现平坦波(高增益下<2 μV提示脑死亡)。录像脑电图不仅能连续监测脑电活动变化,还可同时观察到患儿惊厥发作的形式,在排除非痉挛性发作、确定癫痫性发作类型、评价脑电与临床的关系,可提供准确而可靠的证据。

(魏玉萍)

第六节　重症肌无力

重症肌无力(MG)是神经-肌肉接头间传递功能障碍所致的慢性疾病,与其自身的免疫异常有关,所以又认为是一种自身免疫疾病,患病者轻则眼睑下垂、复视或斜视,眼球转动不灵;重则四肢无力,合身倦怠,颈软头倾,吞咽困难,饮水反呛,咀嚼无力,呼吸气短,语言障碍不清,生活不能自理,甚至呼吸困难发生危象。

一、诊断

(一)病史
病史与遗传因素、免疫功能异常等因素有关。

(二)临床表现
1.症状

症状:①眼睑下垂,晨轻晚重,眼睑下垂多伴有复视、斜视、视物不清,眼睛闭合不全,眼球活动受限。②四肢无力,难以连续高举双臂或难以连续蹲下与站起,或难以连续握拳与舒展开,故生理功能下降。③颈软抬头无力或咀嚼无力,呼吸气短、无力,吞咽不顺利等症状互相关联,而吞咽困难与之相关的症状有发音不清,声音嘶哑,饮水呛咳,咀嚼无力等。

2.体征

眼外肌麻痹、肢体肌耐力减弱,疲劳试验阳性,对受累肌肉反复作同一动作或连续叩击某一反射,可见反应逐渐减弱或消失。

3.儿童重症肌无力(MG)分型

(1)少年型重症肌无力(JMG):临床最常见,除发病年龄不同外,与成人 MG 病理及发病机制均相同。起病多在 2 岁以后,最小年龄 6 个月,平均年龄 3 岁。女多于男。肌无力特点为休息后好转,重复用力则加重,并有晨轻暮重现象。JMG 分为以下几种。①眼肌型:最多见,患儿仅表现眼外肌受累症状,而无其他肌群受累的临床和电生理表现。首发症状是单侧或双侧上睑下垂,可伴眼球活动障碍,从而引起复视、斜视。重症者双眼几乎不动。②全身型:躯干及四肢受累,可伴眼外肌或球肌麻痹。轻者步行或上阶梯极易疲劳,重症者肢体无运动功能,常有呼吸肌及球肌麻痹。患儿腱反射多减弱或消失,无肌纤颤及明显肌萎缩,感觉正常。③脑干型:有明显吞咽、咀嚼及言语障碍,除伴眼外肌受累外,无躯干及肢体受累。

(2)新生儿暂时性重症肌无力:患重症肌无力母亲所生新生儿约 1/7 患本病。母亲的乙酰胆碱受体抗体(AchR-Ab)通过血-胎盘屏障进入胎儿血循环,作用于新生儿神经肌肉接头处 AchR 而表现 MG 临床特征。患儿生后数小时至 3 天内,出现全身肌张力低下、哭声弱,吸吮、吞咽、呼吸均显困难,腱反射减弱或消失;患儿很少有眼外肌麻痹。如未注意家族史,易与围生期脑损伤、肌无力综合征等相混淆。肌内注射甲基硫酸新斯的明后,症状明显减轻。重复神经刺激(RNS)检测对确诊有重要意义。患儿血中 AchR-Ab 可增高。轻症可自行缓解,2~4 周完全恢复。重症者如不治疗,可在数小时内死于呼吸衰竭。

(3)先天性重症肌无力(CMG):发生于母亲未患重症肌无力所娩出的新生儿或小婴儿。血中无 AchR-Ab,常有阳性家族史。患儿在宫内胎动减少,出生后表现肌无力,哭声微弱,喂养困难,双上睑下垂,眼球活动受限。早期症状并不严重,故确诊较困难。少数患儿可有呼吸肌受累。病程一般较长,对胆碱酯酶抑制药有效,但对眼外肌麻痹效果较差。CMG 主要有 4 种缺陷即乙酰胆碱合成缺陷、乙酰胆碱释放障碍、胆碱酯酶缺乏、终板 AchR 缺陷。

(三)辅助检查

(1)新斯的明试验:目前诊断重症肌无力的最简单方法。新斯的明,每次 0.04 mg/kg,肌内注射。新生儿 0.1~0.15 mg,儿童常用量 0.25~0.5 mg,最大量不超过 1 mg。观察 30 分钟,肌力改善为阳性。一旦发现新斯的明的毒蕈碱样反应,可肌内注射阿托品 0.5~1 mg。

(2)免疫功能检查:可有异常。

(3)血清胆碱酯酶、免疫球蛋白、乙酰胆碱受体抗体效价测定升高。

(4)胸部 X 线检查或 CT 检查:可有胸腺肿大或肿瘤。

(5)心电图可异常。

(6)电生理检查:感应电持续刺激受累肌肉反应迅速消失。EMG 重复频率刺激,低频刺激有波幅递减,高频刺激有波幅递增现象,如递减超过起始波幅 10% 以上或递增超过 50% 为阳性。肌电图检查是诊断重症肌无力的重要依据,尤其延髓型,不以眼睑下垂为首发症状的患者,新斯的明无法观察眼睑的变化,因此进行肌电图检查十分必要。

(四)诊断标准

(1)受累骨骼肌无力,朝轻暮重。

(2)肌疲劳试验阳性。

(3)药物试验阳性:新斯的明,每次 0.04 mg/kg,肌内注射。新生儿 0.1~0.15 mg,儿童常用量 0.25~0.5 mg,最大量不超过 1 mg。观察 30 分钟,肌力改善为阳性。

(4)肌电图重复电刺激:低频刺激(通常用 3 Hz)肌肉动作电位幅度很快地递减 10% 以上为阳性。

(5)血清抗乙酰胆碱抗体阳性。

(6)单纤维肌电图:可见兴奋传导延长或阻滞,相邻电位时间差(Jitter)值延长。

以上 6 项标准中,第(1)项为必备条件,其余 5 项为参考条件,必备条件加参考条件中的任何一项即可诊断。

二、治疗

(一)抗胆碱酯酶(ChE)药物

1.新斯的明

(1)溴化新斯的明,5 岁以内 0.5 mg/(kg·d),5 岁以上 0.25 mg/(kg·d),每 4 小时 1 次,逐渐加量,一旦出现不良反应则停止加量。10~20 分钟生效,持续 3~4 小时,极量为 0.1 g/d。作用时间短,胃肠道不良反应明显。

(2)甲基硫酸新斯的明,每岁 0.05~0.1 mg 或每次 0.012 5 mg/kg,皮下注射、肌内注射、静脉滴注。作用较迅速,但持续时间短(2~3 小时)。一般用于诊断和急救。

2.溴吡斯的明(吡啶斯的明)

化学结构类似新斯的明,但毒性仅为其 1/8~1/4,治疗量与中毒量距离大,作用时间 3.5~4.5 小时。且对延髓支配肌、眼肌的疗效比新斯的明强。新生儿每次 5 mg,婴幼儿每次

10～15 mg,年长儿 20～30 mg,最大量每次不超过 60 mg,每天 3～4 次。根据症状控制需求及有无不良反应,适当增减每次剂量及间隔时间。

3.依酚氯铵(腾喜龙)

0.2 mg/(kg·d),静脉注射,先注射 1/5 量,如无反应再注射余量。20～30 秒发生作用,持续 2～4 分钟。仅用于诊断及确定危象的性质。

(二)免疫治疗

1.胸腺摘除术

术后有效率(完全缓解与好转)44%～90%。特别对非胸腺瘤术后缓解好转率较高;但75%～80%胸腺瘤可恶变,仍应尽早切除。对 15 岁以上的全身型 MG,胸腺摘除术是常规治疗方法,术后继续用泼尼松 1 年。有胸腺瘤者可静脉滴注地塞米松或环磷酰胺后进行手术切除,但疗效比胸腺增生和正常者差,术后需进行放射治疗和长期免疫抑制药治疗。无胸腺瘤的眼肌型MG,即使肢体肌电图(EM)阳性,也非胸腺切除术适应证。

2.激素疗法

激素疗法的适应证:①病程在 1 年以内各型 MG。②单纯用抗 ChE 药物不能控制 MG。③单纯眼肌型 MG。④已行胸腺摘除术,但疗效不佳或恶化的 MG。⑤MG 胸腺摘除术术前准备。

具体疗法:①泼尼松长期维持疗法。泼尼松 1～2 mg/(kg·d)小剂量开始逐渐增加,症状明显缓解后,持续服用 8～12 周后逐渐减量,至每天或隔天顿服,总疗程 2 年。②大剂量甲泼尼龙冲击疗法。甲泼尼龙 20 mg/(kg·d),静脉滴注 3 天;再以泼尼松维持治疗。其优点是起效时间和达最佳疗效时间比泼尼松长期维持疗法短。适用于肌无力危象,胸腺摘除术前准备。应有气管切开和辅助呼吸的准备。如病情严重,应服用大剂量抗 ChE 药物,在开始大剂量激素治疗时适当减少抗 ChE 药剂量,以减少一过性肌无力加重现象。

3.其他免疫抑制疗法

其他免疫抑制疗法:①环磷酰胺,2 mg/(kg·d)分 2 次服用。多半于 2 个月内见效,有效率为 73%。EMG 证明治疗有效。应注意白细胞减少、出血性膀胱炎、口腔炎、恶心、呕吐、皮疹和脱发等不良反应,疗程不超过 12 周,以免损伤性腺。②嘌呤拮抗药,6-巯基嘌呤 1.5 mg/(kg·d),分 1～3 次。硫唑嘌呤 1.5～3 mg/(kg·d),分 2 次。③环孢素(环孢霉素 A),5 mg/(kg·d),8～16 周后增至 10 mg/(kg·d),分 2 次服。4 周见效,8～12 周明显改善。④血浆置换法,去除Ach 受体抗体,见效快,显效率几乎是 100%,但疗效持续短,价格昂贵,仅用于重症。不良反应有低血压、出血和电解质紊乱。⑤大剂量静脉注射丙种球蛋白,0.4～0.6 g/(kg·d)静脉滴注,4～6 小时输完,连续 5 天为 1 个疗程。急性或复发病例有效率 75%～100%。显效较快,绝大多数在 3～10 天见效,最短者次日即见效;缓解后维持 20～120 天,大多 40～60 天。间断 3～4 周重复用药,可能有更长的缓解期。因价格昂贵,主要用于 MG 危象,或其他治疗无效者。

(三)辅助性药物

(1)氯化钾片剂或 10%氯化钾溶液:2～3 g/d,分 2～3 次。

(2)螺旋内酯胶囊:2 mg/(kg·d),分 2～4 次。

(3)麻黄碱片剂:每次 0.5～1 mg/kg,3 次/d。

(四)换血疗法

对新生儿一过性肌无力有呼吸困难者可考虑换血疗法。

（五）肌无力危象与胆碱能危象的处理

各种危象发生时，首要的抢救措施是设法保持呼吸道通畅，必要时气管切开辅以人工辅助呼吸。同时根据危象的类型予以处理，如为肌无力危象需用新斯的明 1 mg 肌内注射或静脉滴注，然后在依酚氯铵（腾喜龙）试验的监护下每隔半小时注射 0.5 mg，至病情好转后改为口服。如考虑为胆碱能危象，立即停用抗胆碱酯酶药物，并静脉注射阿托品直至症状消失，以后在依酚氯铵试验阳性后再慎用抗胆碱酯酶药。

（孙利芬）

第七节　化脓性脑膜炎

化脓性脑膜炎亦称细菌性脑膜炎，是由各种化脓菌引起的以脑膜炎症为主的中枢神经系统感染性疾病。婴幼儿多见，2 岁以内发病者约占该病的 75%，发病高峰年龄是 6～12 个月，冬春季是本病的好发季节。本病的主要临床特征是发热、头痛、呕吐、惊厥、意识障碍、精神改变、脑膜刺激征阳性及脑脊液的化脓性改变等。近年来，该病的治疗虽有很大进展，但仍有较高的死亡率和致残率，早期诊断和及时治疗是改善预后的关键。

一、病因

（一）病原学

许多化脓菌都可引起脑膜炎，但在不同的年代，不同的地区，引起脑膜炎的各种细菌所占比例有很大差异。在我国脑膜炎双球菌、肺炎链球菌和流感嗜血杆菌引起者占小儿化脑的 2/3 以上。近年来国内有人统计流感嗜血杆菌引起的本病比肺炎链球菌引起的还多，而国外由于 B 型流感嗜血杆菌菌苗接种工作的开展，近年来该菌引起的本病明显减少。不同年龄小儿感染的致病菌也有很大差异，新生儿及出生 3 个月以内的婴儿化脓性脑膜炎，常见的致病菌是大肠埃希菌、B 组溶血性链球菌和葡萄球菌，此外还有其他肠道革兰阴性杆菌、李氏单胞菌等。出生 2～3 个月后的小儿化脓性脑膜炎多由 B 型流感嗜血杆菌、肺炎链球菌和脑膜炎双球菌引起，5 岁以上儿童患者的主要致病菌是脑膜炎双球菌和肺炎链球菌。

（二）机体的免疫与解剖缺陷

小儿机体免疫力较弱，血-脑屏障功能也差，因而小儿，特别是婴幼儿化脓性脑膜炎的患病率高。如果患有原发性或继发性免疫缺陷病，则更易感染，甚至平时少见的致病菌或条件致病菌也可引起化脓性脑膜炎，如表皮葡萄球菌、绿脓杆菌等。另外颅底骨折、颅脑手术、脑脊液引流、皮肤窦道、脑脊膜膨出等，均易继发感染而引起化脓性脑膜炎。

二、发病机制

多数化脓性脑膜炎是由于体内感染灶（如上呼吸道、皮肤）的致病菌通过血行播散至脑膜。脑膜炎的产生通常需要以下 4 个环节：①上呼吸道或皮肤等处的化脓菌感染。②致病菌由局部感染灶进入血流，产生菌血症或败血症。③致病菌随血流通过血-脑屏障到达脑膜。④致病菌大量繁殖引起蛛网膜和软脑膜为主要受累部位的化脓性脑膜炎。小儿化脓性脑膜炎最常见的前驱感染是上呼吸道感染,多数病例局灶感染的症状轻微甚至缺如。

细菌由局部病灶进入血循环后能否引起持续性的菌血症取决于机体的抵抗力和细菌致病力的相对强弱。机体抵抗力包括特异抗体的产生、单核巨噬细胞系统和补体系统功能是否完善等。随年龄增长,机体特异性抗体如抗 B 型流感嗜血杆菌荚膜多核糖磷酸盐(PRP)抗体水平增加,因而脑膜炎的发生随之减少。细菌的致病力主要决定于其数量及是否具有荚膜。荚膜是细菌对抗机体免疫反应的主要因子,对于巨噬细胞的吞噬作用和补体活性等可发挥有效的抑制作用,有利于细菌的生存和繁殖。婴幼儿抵抗力弱,且往往缺乏抗荚膜抗体 IgA 或 IgM,因而难以抵抗病原的侵入。病原体通过侧脑室脉络丛及脑膜播散至蛛网膜下腔,由于小儿脑脊液中补体成分和免疫球蛋白水平相对低下,使细菌得以迅速繁殖。革兰阴性菌细胞壁的脂多糖(LPS)和肺炎链球菌细胞壁成分磷壁酸、肽聚糖等均可刺激机体引起炎症反应,并可促使局部肿瘤坏死因子(TNF)、白细胞介素-1(IL-1)、血小板活化因子(platelet activating factor,PAF)、前列腺素 E_2(PGE$_2$)等细胞因子的释放,从而导致中性粒细胞浸润、血管通透性增加、血-脑屏障的改变和血栓形成等病理改变。由细胞因子介导的炎症反应在脑脊液无菌后仍可持续存在,这可能是化脓性脑膜炎发生慢性炎症性后遗症的原因之一。

少数化脓性脑膜炎可由于邻近组织感染扩散引起,如鼻窦炎、中耳炎、乳突炎、头面部软组织感染、皮毛窦感染、颅骨或脊柱骨髓炎、颅脑外伤或脑脊膜膨出继发感染等。此外,脉络丛及大脑皮质表面的脓肿破溃也可引起化脓性脑膜炎。

三、病理

患儿蛛网膜下腔增宽,蛛网膜和软脑膜普遍受累。血管充血,脑组织表面、基底部、脑沟、脑裂等处均有不同程度的炎性渗出物覆盖,脊髓表面也受累,渗出物中有大量的中性粒细胞、纤维蛋白和部分单核细胞、淋巴细胞,用革兰染色可找到致病菌。病变严重时,动静脉均可受累,血管周围及内膜下有中性粒细胞浸润,可引起血管痉挛、血管炎、血管闭塞、坏死出血或脑梗死。感染扩散至脑室内膜则形成脑室膜炎,在软脑膜下及脑室周围的脑实质亦可有细胞浸润、出血、坏死和变性,形成脑膜脑炎。脓液阻塞、粘连及纤维化,可使马氏孔、路氏孔或大脑导水管流通不畅,引起阻塞性脑积水。大脑表面或基底部蛛网膜颗粒因炎症发生粘连、萎缩而影响脑脊液的回吸收时,则形成交通性脑积水。颅内压的增高,炎症的侵犯,或有海绵窦栓塞时,可使视神经、动眼神经、面神经和听神经等受损而引起功能障碍。由于血管的通透性增加及经脑膜间的桥静脉发生栓塞性静脉炎,常见硬膜下积液,偶有积脓。

由于炎症引起的脑水肿和脑脊液循环障碍可使颅内压迅速增高,如有抗利尿激素的异常分泌或并发脑脓肿、硬膜下积液等,更加重脑水肿和颅内高压,甚至出现脑疝。由于血管通透性增加,可使脑脊液中蛋白增加;由于葡萄糖的转运障碍和利用增加,使脑脊液中葡萄糖含量降低,甚至出现乳酸酸中毒。

由于脊神经及神经根受累可引起脑膜刺激征。血管病变可引起脑梗死、脑缺氧,加之脑实质炎症,颅内高压,乳酸酸中毒,脑室炎及中毒性脑病等,可使化脓性脑膜炎患儿在临床上出现意识障碍、惊厥、运动障碍及感觉障碍等。

四、临床表现

(一)起病

多数患儿起病较急,发病前数天常有上呼吸道感染或胃肠道症状。暴发型流行性脑脊髓膜炎则起病急骤,可迅速出现进行性休克、皮肤出血点或瘀斑、弥漫性血管内凝血及中枢神经系统功能障碍。

(二)全身感染中毒症状

全身感染或菌血症,可使患儿出现高热、头痛、精神萎靡、疲乏无力、关节酸痛、皮肤出血点、瘀斑或充血性皮疹等。小婴儿常表现为拒食、嗜睡、易激惹、烦躁哭闹、目光呆滞等。

(三)神经系统表现

1.脑膜刺激征

表现为颈项强直、Kernig 征和 Brudzinski 征阳性。

2.颅内压增高

主要表现为头痛和喷射性呕吐,可伴有血压增高、心动过缓。婴儿可出现前囟饱满且紧张,颅缝增宽。重症患儿可有呼吸、循环功能受累,昏迷,去脑强直,甚至脑疝。眼底检查一般无特殊发现。若有视盘水肿,则提示颅内压增高时间较长,可能已有颅内脓肿、硬膜下积液或静脉栓塞等发生。

3.惊厥

20%～30%的患儿可出现全身性或部分性惊厥,以 B 型流感嗜血杆菌及肺炎链球菌脑膜炎多见。惊厥的发生与脑实质的炎症、脑梗死及电解质代谢紊乱等有关。

4.意识障碍

颅内压增高、脑实质病变均可引起嗜睡、意识模糊、昏迷等意识改变,并可出现烦躁不安、激惹、迟钝等精神症状。

5.局灶体征

部分患儿可出现第Ⅱ、Ⅲ、Ⅳ、Ⅵ、Ⅶ、Ⅷ对颅神经受累、肢体瘫痪或感觉异常等,多由血管闭塞引起。

新生儿特别是早产儿化脓性脑膜炎常缺乏典型的症状和体征,颅内压增高和脑膜刺激征常不明显,发热可有可无,甚至体温不升。主要表现为少动、哭声弱或呈高调、拒食、呕吐、吸吮力差、黄疸、发绀、呼吸不规则,甚至惊厥、休克、昏迷等。

五、并发症

(一)硬膜下积液

30%～60%的化脓性脑膜炎患儿出现硬膜下积液,1 岁以内的流感嗜血杆菌或肺炎链球菌脑膜炎患儿较多见。其发生机制尚未完全明确,可能与以下 2 个因素有关:①化脓性脑膜炎时,血管通透性增加,血浆成分易进入硬膜下腔而形成积液。②在化脓性脑膜炎的发病过程中,硬脑膜及脑组织表浅静脉发生炎性栓塞,尤其是以穿过硬膜下腔的桥静脉炎性栓塞的影响更大,可引起渗出或出血,局部渗透压增高,因此水分进入硬膜下腔形成积液。

硬膜下积液多发生在化脓性脑膜炎起病 7～10 天后,其临床特征:①化脓性脑膜炎在积极的治疗过程中体温不降,或退而复升。②病程中出现进行性前囟饱满、颅缝分离、头围增大、呕吐、惊厥、意识障碍，或叩诊有破壶音等。怀疑硬膜下积液时可做头颅透光检查，必要时行 B 超检查或 CT 扫描，前囟穿刺可以明确诊断。正常小儿硬膜下腔液体小于 2 mL，蛋白质定量在0.4 g/L以下。并发硬膜下积液时，液体量增多，蛋白含量增加，偶可呈脓性，涂片可找到细菌。

(二)脑室管膜炎

致病菌经血行播散、脉络膜裂隙直接蔓延或经脑脊液逆行感染等均可引起脑室管膜炎。临床多见于诊断治疗不及时的革兰阴性杆菌引起的小婴儿脑膜炎。一旦发生则病情较重，发热持续不退、频繁惊厥，甚至出现呼吸衰竭。临床治疗效果常不满意，脑脊液始终难以转为正常，查体前囟饱满，CT 扫描显示脑室扩大。高度怀疑脑室管膜炎时可行侧脑室穿刺，如果穿刺液白细胞数≥50×10^6/L，糖<1.6 mmol/L，蛋白质>0.4 g/L，或细菌学检查阳性，即可确诊。

(三)抗利尿激素分泌异常综合征

如果炎症累及下丘脑或垂体后叶，可引起抗利尿激素不适当分泌，即抗利尿激素分泌异常综合征(SIADH)。SIADH 引起低钠血症和血浆渗透压降低，可加重脑水肿，促发惊厥发作并使意识障碍加重。

(四)脑积水

炎性渗出物粘连堵塞脑脊液之狭小通道可引起梗阻性脑积水，颅底及脑表面蛛网膜颗粒受累或静脉窦栓塞可导致脑脊液吸收障碍，引起交通性脑积水。严重脑积水可使患儿头围进行性增大，骨缝分离，前囟扩大而饱满，头皮静脉扩张，叩颅呈破壶音，晚期出现落日眼，神经精神症状逐渐加重。

(五)其他

如颅神经受累可引起耳聋、失明等；脑实质受损可出现继发性癫痫、瘫痪、智力低下等。

六、辅助检查

(一)外周血常规

白细胞总数明显增高，分类以中性粒细胞为主。重症患儿特别是新生儿化脓性脑膜炎，白细胞总数也可减少。

(二)脑脊液检查

1.常规检查

典型化脓性脑膜炎的脑脊液压力增高、外观浑浊；白细胞总数明显增多，多在 1 000×10^6/L以上，分类以中性粒细胞为主；糖含量明显降低，常在 1.1 mmol/L 以下；蛋白质含量增高，多在1 g/L以上。脑脊液沉渣涂片找菌是明确化脓性脑膜炎病原的重要方法，将脑脊液离心沉淀后涂片，用革兰染色，检菌阳性率可达 70%～90%。脑脊液涂片是否阳性取决于其细菌含量，每毫升细菌数<10^3 cfu 时阳性率仅 25%，若>10^5 cfu/mL 则阳性率可达 95%。脑脊液培养是确定病原菌的可靠方法，在患儿情况许可的情况下，尽可能地于抗生素使用前采集脑脊液标本，以提高培养阳性率。

2.脑脊液特殊检查

(1)特异性细菌抗原测定：利用免疫学方法检查患儿脑脊液中的细菌抗原，有助于快速确定致病菌。如对流免疫电泳法(CIE)，可快速确定脑脊液中的流感嗜血杆菌、肺炎链球菌和脑膜炎双球菌等。乳胶凝集试验，可检测 B 组溶血性链球菌、流感嗜血杆菌和脑膜炎双球菌。免疫荧光试验也可用于多种致病菌抗原检测，特异性及敏感性均较高。

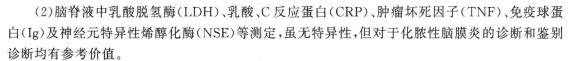

（2）脑脊液中乳酸脱氢酶（LDH）、乳酸、C反应蛋白（CRP）、肿瘤坏死因子（TNF）、免疫球蛋白（Ig）及神经元特异性烯醇化酶（NSE）等测定，虽无特异性，但对于化脓性脑膜炎的诊断和鉴别诊断均有参考价值。

（三）其他检查

（1）血培养：早期未用抗生素的患儿，血培养阳性的可能性大；新生儿化脓性脑膜炎时血培养的阳性率较高。

（2）皮肤瘀点涂片检菌是流行性脑脊髓膜炎重要的病原诊断方法之一。

（3）局部病灶分泌物培养：如咽培养、皮肤脓液或新生儿脐部分泌物培养等，对确定病原均有参考价值。

（4）影像学检查：急性化脓性脑膜炎一般不常规做CT扫描，但对于出现异常定位体征、治疗效果不满意、持续发热、头围增大或有显著颅内压增高等情况而疑有并发症的患儿，应尽早进行颅脑CT检查。

七、诊断

因为早期诊断及时治疗对化脓性脑膜炎患儿非常重要，所以发热患儿，一旦出现神经系统的异常症状和体征时，应尽快进行脑脊液检查，以明确诊断。有时在疾病早期脑脊液常规检查可无明显异常，此时若高度怀疑化脓性脑膜炎，可在24小时后再复查脑脊液。另外经过不规则抗生素治疗的化脓性脑膜炎，其脑脊液改变可以不典型，涂片与细菌培养均可为阴性，此时必须结合病史、症状、体征及治疗过程综合分析判断。

对于化脓性脑膜炎的诊断和致病菌的确认，脑脊液检查是非常重要的。但是对于颅内压增高明显、病情危重的患儿做腰穿应特别慎重。如颅内压增高的患儿必须做腰穿时，应先静脉注射20%甘露醇，待颅内压降低后再行穿刺，以防发生脑疝。

八、鉴别诊断

各种致病微生物如细菌、病毒、真菌等引起的脑膜炎，在临床表现上都有许多相似之处，其鉴别主要靠脑脊液检查（表8-3）。经过治疗的化脓性脑膜炎患儿或不典型病例，有时与病毒性脑膜炎或结核性脑膜炎容易混淆，应注意鉴别。

表8-3 神经系统常见感染性疾病的脑脊液改变

	压力 kPa	外观	潘氏试验	白细胞数 (×10⁶/L)	蛋白质 (g/L)	糖 (mmol/L)	氯化物 (mmol/L)	其他
正常	0.69～1.96 新生儿 0.29～0.78	清	—	0～10 小婴儿 0～20	0.2～0.4 新生儿 0.2～1.2	2.8～4.5 婴儿 3.9～5.0	117～127 婴儿 110～122	
化脓性脑膜炎	升高	浑浊	＋＋～＋＋＋	数百至数万多核为主	明显增加	减低	正常或减低	涂片，培养可发现致病菌

续表

	压力 kPa	外观	潘氏试验	白细胞数 (×10⁶/L)	蛋白质 (g/L)	糖 (mmol/L)	氯化物 (mmol/L)	其他
结核性脑膜炎	升高阻塞时低	不太清毛玻璃样	+～+++	数十至数百淋巴为主	增高,阻塞时明显增高	降低	降低	涂片或培养可见抗酸杆菌
病毒性脑膜炎	正常后升高	多数清	±～++	正常至数百淋巴为主	正常或稍增高	正常	正常	病毒分离有时阳性
真菌性脑膜炎	高	不太清	+～+++	数十至数百单核为主	增高	降低	降低	墨汁染色查病原
脑脓肿	常升高	清或不太清	-～++	正常至数百	正常或稍高	正常	正常	
中毒性脑病	升高	清	-～+	正常	正常或稍高	正常	正常	

(一)病毒性脑膜炎

一般全身感染中毒症状较轻,脑脊液外观清亮,细胞数零至数百个,以淋巴细胞为主,蛋白质轻度升高或正常,糖含量正常,细菌学检查阴性。有时在疾病的早期,细胞数可以较高,甚至以中性粒细胞为主,此时应结合糖含量和细菌学检查及临床表现等综合分析。

(二)结核性脑膜炎

该病与经过不规则治疗的化脓性脑膜炎有时容易混淆,但结核性脑膜炎多数起病较缓(婴幼儿可以急性起病),常有结核接触史和肺部等处的结核病灶。脑脊液外观呈毛玻璃状,细胞数多小于 500×10⁶/L,以淋巴细胞为主,蛋白质较高,糖和氯化物含量降低;涂片无化脓菌可见;静置12～24 小时可见网状薄膜形成,薄膜涂片检菌可提高阳性率。PCR 技术、结核菌培养等均有利于诊断。另外 PPD 试验和血沉检查有重要参考价值。

(三)新型隐球菌性脑膜炎

起病较慢,以进行性颅内压增高而致剧烈头痛为主要表现,脑脊液改变与结核性脑膜炎相似,脑脊液墨汁染色见到厚荚膜的发亮圆形菌体,培养或乳胶凝集阳性可以确诊。

(四)Mollaret 脑膜炎

病因不明,反复出现类似化脓性脑膜炎的临床表现和脑脊液改变,但脑脊液病原学检查均为阴性,可找到 Mollaret 细胞,用肾上腺皮质激素治疗有效,应注意与复发性化脓性脑膜炎鉴别。

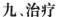

九、治疗

(一)抗生素治疗

1.用药原则

对于化脓性脑膜炎患儿应尽早使用抗生素治疗;以静脉用药为主;力争选药准确,而且所选药物应对血-脑屏障有良好的通透性,联合用药时还应注意药物之间的相互作用;用药量要足,疗程要适当;注意药物不良反应。

2.药物选择

(1)病原菌未明时:以往多选用氨苄西林或氯霉素,或氨苄西林与青霉素合用。氨苄西林每天 300 mg/kg,分次静脉注射;氯霉素每天 60～100 mg/kg,分次静脉滴注。有的病原菌对青霉素类耐药,氯霉素不良反应较大,而第三代头孢菌素抗菌谱广,疗效好,因此目前主张选用对血-脑屏障通透性较好的第三代头孢菌素,如头孢曲松钠或头孢噻肟钠。头孢噻肟钠每天 200 mg/kg,分次静脉滴注;头孢曲松钠半衰期较长,每天 100 mg/kg。近年来肺炎链球菌、大肠埃希菌引起的脑膜炎,耐药病例逐渐增多,应予注意。

(2)病原菌明确后:应参照细菌药物敏感试验结果选用抗生素。①流感嗜血杆菌脑膜炎:如对氨苄西林敏感可继续应用,如不敏感或有并发症可改用第二、三代头孢菌素。②肺炎链球菌脑膜炎:对青霉素敏感者可继续应用大剂量青霉素,青霉素耐药者可选用头孢曲松钠、头孢噻肟钠、氯霉素、万古霉素等。③脑膜炎双球菌脑膜炎:首选青霉素,耐药者可给予第三代头孢菌素治疗。④大肠埃希菌脑膜炎:对氨苄西林敏感者可继续应用,耐药者可换用头孢呋辛、头孢曲松或加用氨基糖苷类抗生素。必要时可给予美罗培南等药物治疗。

其他病原菌引起的化脓性脑膜炎,抗生素的选用可参考表 8-4。但各类抗生素,特别是氨基糖苷类抗生素应根据国家有关规定选用。

表 8-4 治疗化脓性脑膜炎的抗生素选择

致病菌	抗生素选择
流感嗜血杆菌	氨苄西林、头孢呋辛、头孢曲松、氯霉素
肺炎链球菌	苄星青霉素、头孢噻肟、头孢曲松、美罗培南、万古霉素
脑膜炎双球菌	苄星青霉素、磺胺嘧啶、氯霉素、头孢呋辛、头孢曲松
大肠埃希菌	头孢呋辛、头孢曲松、阿米卡星、美罗培南
金黄色葡萄球菌	萘夫西林、氨基糖苷类、头孢噻肟头孢呋辛、万古霉素、利福平

3.疗程

与病原种类、治疗早晚、是否有并发症及机体的抵抗力等因素有关。一般认为流感嗜血杆菌脑膜炎和肺炎链球菌脑膜炎治疗不少于 2 周,脑膜炎双球菌脑膜炎疗程 7～10 天,而大肠埃希菌和金黄色葡萄球菌脑膜炎疗程应达 3 周以上。因为化脓性脑膜炎是一种严重的中枢神经系统感染,其预后与治疗密切相关,尽管国外有人主张治疗顺利的化脓性脑膜炎疗程 10～12 天,但国内仍要求严格掌握停药指征,即症状消失、热退 1 周以上,脑脊液完全恢复正常后方可停药。对于无并发症的流感嗜血杆菌、肺炎链球菌和脑膜炎双球菌引起的脑膜炎,一般不需反复复查脑脊液,仅需在临床症状消失、接近完成疗程时复查一次,若已正常即可在疗程结束后停药;否则需继续治疗。若治疗不顺利,特别是新生儿革兰阴性杆菌脑膜炎,遇有治疗后症状无好转,或好转后又恶化者,应及时复查脑脊液,并进行必要的影像学检查,以指导下一步的治疗。近年来,鞘内注射抗生素的疗法在临床上应用得越来越少,只有遇难治性病例时方可考虑,但一定要注意药物剂量和操作方法。

(二)肾上腺皮质激素

可以降低多种炎症递质如 PGE_2、TNF、IL-1 的浓度,减少因抗生素快速杀菌所产生的内毒素;降低血管通透性,减轻脑水肿,降低颅内压;减轻颅内炎症粘连,减少脑积水和颅神经麻痹等后遗症;减轻中毒症状,有利于退热。因此对于化脓性脑膜炎患儿常给予激素治疗。通常用地塞米松每天 0.2~0.6 mg/kg,分次静脉注射,连用 3~5 天。

(三)对症和支持疗法

(1)对急性期患儿应严密观察病情变化,如各项生命体征及意识、瞳孔的改变等,以便及时给予相应的处理。

(2)及时处理颅内高压、高热、惊厥和感染性休克有颅内高压者,应及时给予脱水药物,一般用20%甘露醇每次 0.5~1.0 g/kg,4~6 小时 1 次。对于颅内压增高严重者,可加大剂量(每次不超过 2 g/kg)或加用利尿药物,以防脑疝的发生。高热时给予物理降温或药物降温。有惊厥者及时给予抗惊药物如地西泮、苯巴比妥等。流行性脑脊髓膜炎较易发生感染性休克,一旦出现,应积极给予扩容、纠酸、血管活性药物等治疗。

(3)支持疗法要注意热量和液体的供应,维持水电解质平衡。对于新生儿或免疫功能低下的患儿,可少量输注新鲜血液或静脉输注丙种球蛋白等。

(四)并发症的治疗

1.硬膜下积液

少量液体不需要处理,积液较多时特别是已引起颅内压增高或局部刺激症状时,应进行穿刺放液。开始每天或隔天 1 次,每次一侧不超过 30 mL,两侧不超过 60 mL。放液时应任其自然流出,不能抽吸。1~2 周后酌情延长穿刺间隔时间。若穿刺达 10 次左右积液仍不见减少,可暂停穿刺并继续观察,一旦出现症状再行穿刺,这些患儿有时需数个月方可治愈。有硬膜下积脓时可予局部冲洗并注入适当抗生素。

2.脑室管膜炎

除全身抗生素治疗外,可做侧脑室穿刺引流,减低脑室内压,并注入抗生素。注入抗生素时一定要严格掌握剂量,如庆大霉素每次 1 000~3 000 U,阿米卡星每次 5~20 mg,青霉素每次 5 000~10 000 U,氨苄西林每次 50~100 mg 等。

3.脑性低钠血症

应适当限制液体入量,酌情补充钠盐。

4.脑积水

一旦发生应密切观察,随时准备手术治疗。

十、预防

应以普及卫生知识,改善人类生活环境,提高人体免疫力为主。①要重视呼吸道感染的预防,因为化脓性脑膜炎多数由上呼吸道感染发展而来,因此对婴幼儿的上呼吸道感染必须予以重视。平时让小儿多做户外锻炼,增强体质;在上呼吸道感染和化脓性脑膜炎的好发季节,注意易感小儿的保护,如衣着适宜,避免相互接触传染等。②预防注射:国内已有流脑菌苗用于易感人群。③药物预防:对于流脑密切接触者,可给予适当的药物预防。

(孙利芬)

第八节　病毒性脑炎、脑膜炎

病毒性脑炎是指各种病毒感染引起的脑实质的炎症,如果仅仅脑膜受累称为病毒性脑膜炎,如果脑实质与脑膜同时受累则称为病毒性脑膜脑炎。该病是小儿最常见的神经系统感染性疾病之一,2岁以内小儿脑炎的发病率最高,每年约为16.7/10万,主要发生于夏秋季,约70%的病毒性脑炎和脑膜炎发生于6～11月。病毒性脑炎的病情轻重差异很大,轻者预后良好,重者可留有后遗症甚至导致死亡。

一、病因

目前国内外报道有100多种病毒可引起脑炎病变,但引起急性脑炎较常见的病毒是肠道病毒、单纯疱疹病毒、虫媒病毒、腺病毒、巨细胞病毒及某些传染病病毒等。由于计划免疫的不断广泛和深入,使得脊髓灰质炎病毒、麻疹病毒等引起的脑炎已经少见,腮腺炎病毒、风疹病毒及流行性乙型脑炎病毒等引起的脑炎也大幅度地减少。近年来肠道病毒71型引起的脑炎在亚洲流行,已造成极大危害。

不同病毒引起的脑炎,具有不同的流行特点。如流行性乙型脑炎,由蚊虫传播,因而主要发生在夏秋季节(7～9月)。人对乙脑病毒普遍易感,但感染后发病者少,多呈隐性感染,感染后可获得较持久的免疫力,故患病者大多为儿童,占患者总数的60%～70%,2～6岁发病率最高。在我国肠道病毒脑炎最常见,也主要发生在夏秋季,且大多数患者为小儿;肠道病毒71型引起的脑炎患儿多在5岁以下,重症致死者多在3岁以下。单纯疱疹病毒脑炎则高度散发,一年四季均可发生,且可感染所有年龄人群。

二、发病机制

(一)病毒性脑炎的感染途径

1.病毒入侵途径

病毒进入机体的主要途径有皮肤、结膜、呼吸道、肠道和泌尿生殖系统。

(1)完好的皮肤可以防止病毒的进入,当皮肤损伤或被虫媒咬伤时,病毒即可进入机体,如日本乙型脑炎、森林脑炎病毒等。

(2)结膜感染,嗜神经病毒、肠道病毒和腺病毒可由结膜感染而进入中枢神经系统。

(3)呼吸道是病毒进入中枢神经系统的主要途径,这些病毒包括带状疱疹病毒、EB病毒、巨细胞病毒、淋巴脉络膜炎病毒、狂犬病毒、Lassa病毒、麻疹病毒、风疹和流感A病毒等。这些病毒可通过上呼吸道黏膜感染进入人体,亦可直接通过肺泡进入人体,当病毒颗粒$\leqslant 5~\mu m$时,可直接进入肺泡,诱导巨噬细胞破坏组织上皮,进入局部淋巴组织,经胸导管或局部淋巴结而扩散到全身,然后经血-脑屏障而进入中枢神经系统。

（4）消化道，如 EB 病毒、肠道病毒 71 型等，均可由消化道进入。

2.病毒到中枢神经系统的扩散途径

病毒感染机体后是否进入中枢神经系统取决于病毒的性质、病毒寄生部位及机体对病毒的免疫反应。其主要扩散途径有以下几种。

（1）随血液进入：病毒进入人体后在局部复制，经淋巴结-淋巴管-胸导管进入血液产生初级的病毒血症，然后病毒随血流扩散到全身器官，并再次复制，导致次级病毒血症。病毒在血流中可以病毒颗粒的方式游离于血浆中（如肠道病毒）或与白细胞、血小板和红细胞并存（如麻疹病毒在淋巴细胞内，HIV 在 $CD4^+T$ 细胞内）。游离病毒颗粒经血液多次循环以后，可引起免疫反应或被抗体中和而排除。淋巴细胞内病毒有抗免疫能力，当达到一定浓度后可通过血-脑屏障而侵入中枢神经系统。有些病毒可以损伤血-脑屏障，如 HIV-1 感染血-脑屏障的内皮细胞，以非细胞溶解机制进入中枢神经系统，亦可经内皮细胞直接感染脑实质或进入脑脊液后再移行至脑实质而产生脑和脊髓实质的病毒感染。

（2）沿神经进入：病毒进入体内后，经过初级复制侵入局部周围神经，然后沿周围神经轴索向中枢侵入。如狂犬病毒、假狂犬病毒、脊髓灰质炎病毒、带状疱疹病毒和单纯疱疹病毒，这些病毒均可经局部神经沿轴索侵入。病毒颗粒在轴索内的移行速度很慢，狂犬病毒的移行速度为 3 mm/d，单纯疱疹病毒的移行速度为 16 mm/d。

（二）病毒性脑炎的免疫机制

病毒具有较强的免疫原性，能诱导机体产生免疫应答。其后果既可表现为抗病毒的保护作用，也可导致对脑组织的免疫损伤。

病毒感染后，首先激发中枢神经系统的胶质细胞表达大量的主要组织相容性复合体（MHC）Ⅰ类和Ⅱ类分子，这样胶质细胞就可作为抗原提呈细胞将病毒抗原处理成免疫原性多肽，以 MHC 分子-抗原肽复合物的形式表达于细胞表面。T 细胞特异性的识别抗原提呈细胞所提呈的 MHC 分子-抗原肽复合物，然后被激活和增生，进而分化成效应细胞。活化的 T 细胞产生穿孔素和颗粒酶，穿孔素可与双层脂质膜结合，插入靶细胞膜，形成异常通道，使 Na^+、水分进入靶细胞内，K^+ 及大分子物质（如蛋白质）则从胞内逸出，从而改变细胞渗透压，最终导致细胞溶解。颗粒酶与穿孔素有协同作用，还有内源性核苷酸酶效应，在 T 细胞致靶细胞发生凋亡的过程中发挥重要作用。T 细胞被激活后还可产生多种细胞因子，如 TNF-α、IL-1β、IL-2、IL-4、IL-6 和 IFN-γ 等，这些细胞因子中，TNF-α 和 IL-6 参与了脑组织的破坏和死亡，而 IFN-γ 则能减少神经节内潜伏的病毒量，限制活化的病毒扩散从而降低感染的严重程度。因此病毒性脑炎引起的神经系统损伤，主要由于：①病毒对神经组织的直接侵袭。病毒大量增殖，引起神经细胞变性、坏死和胶质细胞增生与炎症细胞浸润。②机体对病毒抗原的免疫反应。剧烈的炎症反应可导致脱髓鞘病变及血管和血管周围的损伤，而血管病变又影响脑循环加重脑组织损伤。

三、病理

受累脑组织及脑膜充血水肿，有单核细胞、浆细胞、淋巴细胞浸润，常环绕血管形成血管套。可有血管内皮及周围组织的坏死，胶质细胞增生可形成胶质结节。神经细胞呈现不同程度的变性、肿胀和坏死，可见噬神经细胞现象。神经细胞核内可形成包涵体，神经髓鞘变性、断裂。如果脱髓鞘病变严重，常提示是感染后或变态反应性脑炎。大多脑炎病变呈弥漫分布，但也有不少病毒具特异的嗜好性，如单纯疱疹病毒脑炎易侵犯颞叶，虫媒病毒脑炎往往累及全脑，但以大脑皮质、间脑和中脑最为严重。肠道病毒 71 型嗜好脑干神经核和脊髓前角细胞,易导致严重的脑干脑炎或脑干脊髓炎。

四、临床表现

由于病毒性脑炎的病变部位和轻重程度差别很大,因此临床表现多种多样,且轻重不一。轻者 1~2 周恢复,重者可持续数周或数月,甚至致死或致残。即使是同一病原引起者,也有很大差别。有的起病时症状较轻,但可迅速加重;有的起病突然,频繁惊厥;但大多患儿先有全身感染症状,而后出现神经系统的症状体征。

(一)前驱症状

可有发热、头痛、上呼吸道感染症状、精神萎靡、恶心、呕吐、腹痛、肌痛等。

(二)神经系统症状体征

(1)颅内压增高:主要表现为头痛、呕吐、血压升高、心动过缓、婴儿前囟饱满等,严重时可呈现去脑强直状态,甚至出现脑疝危及生命。

(2)意识障碍:轻者无意识障碍,重者可出现不同程度的意识障碍、精神症状和异常行为。少数患儿精神症状非常突出。

(3)惊厥:常出现全身性或局灶性抽搐。

(4)病理征和脑膜刺激征均可阳性。

(5)局灶性症状体征:如肢体瘫痪、失语、颅神经障碍等。一侧大脑血管病变为主者可出现小儿急性偏瘫;小脑受累明显时可出现共济失调;脑干受累明显时可出现交叉性偏瘫和中枢性呼吸衰竭;后组颅神经受累明显则出现吞咽困难,声音低微;基底神经节受累明显则出现手足徐动、舞蹈动作和扭转痉挛;肠道病毒 71 型易侵犯脑干背部,故常出现抖动、肌阵挛、共济失调、心率加快、血压改变、脑神经功能障碍等,重者由于迷走神经核严重受累可引起神经源性肺水肿、心功能障碍和休克。

(三)其他系统症状

如单纯疱疹病毒脑炎可伴有口唇或角膜疱疹,柯萨奇病毒脑炎可伴有心肌炎和各种不同类型的皮疹,腮腺炎脑炎常伴有腮腺肿大。肠道病毒 71 型脑炎可伴随手足口病或疱疹性咽峡炎。

五、辅助检查

(一)脑脊液检查

脑脊液压力增高,外观多清亮,白细胞总数增加,多在 $300 \times 10^6/L$ 以下,以淋巴细胞为主。少数患儿脑脊液白细胞总数可正常。单纯疱疹病毒脑炎脑脊液中常可见到红细胞。病毒性脑炎患儿脑脊液蛋白质大多轻度增高或正常,糖和氯化物无明显改变。涂片或培养均无细菌发现。

(二)病毒学检查

(1)病毒分离与鉴定:从脑脊液、脑组织中分离出病毒,具有确诊价值,但需时间较长。

(2)血清学检查:双份血清法,或早期 IgM 测定。

(3)分子生物学技术:PCR 技术可从患儿呼吸道分泌物、血液、脑脊液中检测病毒 DNA 序列,从而确定病原。

(三)脑电图

主要表现为高幅慢波,多呈弥漫性分布,可有痫样放电波,对诊断有参考价值。需要强调的是脑炎的脑电图变化是非特异性的,亦可见于其他原因引起的脑部疾病,必须结合病史及其他检查分析判断。

(四)影像学检查

严重病例 CT 和 MRI 均可显示炎性病灶形成的大小不等、界限不清、不规则低密度或高密度影灶,但轻症病脑患儿和病毒性脑炎的早期多不能发现明显异常改变。

六、诊断和鉴别诊断

病毒性脑炎的诊断主要靠病史、临床表现、脑脊液检查和病原学鉴定。在临床上应注意和下列疾病进行鉴别。

(一)化脓性脑膜炎

经过不规则治疗的化脓性脑膜炎,其脑脊液改变可以与病毒性脑炎相似,应结合病史、治疗经过、特别是病原学检查进行鉴别。

(二)结核性脑膜炎

婴幼儿结核性脑膜炎可以急性起病,而且脑脊液细胞总数及分类与病毒性脑炎相似,有时容易混淆。但结核性脑膜炎脑脊液糖和氯化物均低,常可问到结核接触史,身体其他部位常有结核灶,再结合 PPD 试验和血沉等,可以鉴别。

(三)真菌性脑膜炎

起病较慢,病程长,颅内压增高明显,头痛剧烈,脑脊液墨汁染色可确立诊断。

(四)其他

如 Reye 综合征、中毒性脑病等亦需鉴别。

七、治疗

病毒性脑炎至今尚无特效治疗,仍以对症处理和支持疗法为主。

(一)一般治疗

应密切观察病情变化,加强护理,保证营养供给,维持水电解质平衡,重症患儿有条件时应在 PICU 监护治疗。

(二)对症治疗

(1)控制高热可给予物理降温或化学药物降温。

(2)及时处理颅内压增高和呼吸、循环功能障碍。对于颅内压明显增高的重患儿,迅速稳妥地降低颅内压非常重要。一般选用 20%甘露醇,0.5～1.5 g/kg,每 4～8 小时 1 次,必要时再联合应用呋塞米、清蛋白、激素等。

(3)控制惊厥可适当应用止惊剂如地西泮、苯巴比妥等。

(三)病因治疗

(1)对于疱疹病毒脑炎可给予阿昔洛韦治疗,每次 10 mg/kg,于 1 小时内静脉注射,每 8 小时用 1 次,疗程1～2 周。

(2)甲流感病毒可试用奥司他韦。

(3)对其他病毒感染可酌情选用干扰素、更昔洛韦、利巴韦林、静脉注射免疫球蛋白、中药等。

(四)肾上腺皮质激素的应用

急性期应用可控制炎症反应,减轻脑水肿、降低颅内压,有一定疗效,但意见尚不一致。

（五）抗生素的应用

对于重症婴幼儿或继发细菌感染者,应适当给予抗生素。

（六）康复治疗

对于重症恢复期患儿或留有后遗症者,应进行康复治疗。可给予功能训练、针灸、按摩、高压氧等康复措施,以促进各种功能的恢复。

八、预后

大部分病毒性脑炎患儿在 1~2 周康复,部分患儿病程较长。重症患儿可留下不同程度后遗症,如肢体瘫痪、癫痫、智力低下、失语、失明等。除肠道病毒 71 型引起者外,其他肠道病毒脑炎死亡率很低,后遗症也不多。但单纯疱疹病毒脑炎和乙型脑炎死亡率仍在 10% 以上,且存活者后遗症发生率也高。

九、预防

由于风疹、麻疹、脊髓灰质炎、流行性乙型脑炎、流行性腮腺炎等减毒疫苗的广泛应用,使得这些病毒引起的脑炎已明显减少,但有些病毒(如埃可病毒、柯萨奇病毒、肠道病毒 71 型)尚不能用疫苗预防,因此教育儿童加强体育锻炼,增强体质;开展爱国卫生运动,积极消灭蚊虫,保证饮食洁净等,对预防病毒性脑炎的发生有重要作用。

（孙利芬）

第九章　儿童泌尿系统疾病

第一节　急性肾小球肾炎

急性肾小球肾炎（acute glomerulo nephritis，AGN）简称急性肾炎，是指一组病因不一，临床表现为急性起病，多有前期感染，以血尿为主，伴不同程度蛋白尿，可有水肿、高血压或肾功能不全等特点的肾小球疾病。可分为急性链球菌感染后肾小球肾炎（acute poststreptococcal glomerulonephritis，APSGN）和非链球菌感染后肾小球肾炎。本节急性肾炎主要是指 APSGN。

APSGN 可以散发或流行的形式出现，发展中国家儿童 APSGN 年发病率为 2.43/10 万，发达国家为 0.6/10 万。本病多见于儿童和青少年，以 5～14 岁多见，小于 2 岁少见，男女之比为 2∶1。

一、病因

尽管本病有多种病因，但绝大多数的病例属急性链球菌感染后引起的免疫复合物性肾小球肾炎。溶血性链球菌感染后，肾炎的发病率一般低于 20%。急性咽炎感染后肾炎发生率为 10%～15%，脓皮病与猩红热后发生肾炎者占 1%～2%。

呼吸道及皮肤感染为主要前期感染。国内 105 所医院资料表明，各地区均以上呼吸道感染或扁桃体炎感染最常见，占 51%，脓皮病或皮肤感染次之，占 25.8%。

除乙型溶血性链球菌之外，其他细菌如绿色链球菌、肺炎链球菌、金黄色葡萄球菌、伤寒杆菌、流感杆菌等，病毒如柯萨基病毒 B_4 型、ECHO 病毒 9 型、麻疹病毒、腮腺炎病毒、乙型肝炎病毒、巨细胞病毒、EB 病毒、流感病毒等，还有疟原虫、肺炎支原体、白色念珠菌、丝虫、钩虫、血吸虫、弓形虫、梅毒螺旋体、钩端螺旋体等也可导致急性肾炎。

二、发病机制

目前认为急性肾炎主要与可溶血性链球菌 A 组中的致肾炎菌株感染有关，是通过抗原抗体免疫复合物所引起的一种肾小球毛细血管炎症病变，包括循环免疫复合物和原位免疫复合物形成致病学说。此外，某些链球菌株可通过神经氨酸苷酶的作用或其产物如某些菌株产生的唾液酸酶，与机体的 IgG 结合，脱出免疫球蛋白上的涎酸，从而改变了 IgG 的化学组成或其免疫原性，经过自家源性免疫复合物而致病。

所有致肾炎菌株均有共同的致肾炎抗原性,过去认为菌体细胞壁上的 M 蛋白是引起肾炎的主要抗原。1976 年后相继提出由内链球菌素和肾炎菌株协同蛋白(nephritis strain associated protein,NSAP)引起。

另外在抗原抗体复合物导致组织损伤中,局部炎症介质也起了重要作用。补体具有白细胞趋化作用,通过使肥大细胞释放血管活性胺改变毛细血管通透性,还具有细胞毒直接作用。血管活性物质包括色胺、5-羟色胺、血管紧张素Ⅱ和多种花生四烯酸的前列腺素样代谢产物均可因其血管运动效应,在局部炎症中起重要作用。

三、病理

在疾病早期,肾脏病变典型,呈毛细血管内增生性肾小球肾炎改变。在疾病恢复期可见系膜增生性肾炎表现。

四、临床表现

急性肾炎临床表现轻重悬殊,轻者全无临床症状而检查时发现无症状镜下血尿,重者可呈急进性过程,短期内出现肾功能不全。

(一)前期感染

90％病例有链球菌的前期感染,以呼吸道及皮肤感染为主。在前期感染后经 1～3 周无症状的间歇期而急性起病。咽炎引起者6～12 天,平均 10 天,多表现有发热、颈淋巴结大及咽部渗出。皮肤感染引起者 14～28 天,平均 20 天。

(二)典型表现

急性期常有全身不适、乏力、食欲缺乏、发热、头痛、头晕、咳嗽、气急、恶心、呕吐、腹痛及鼻出血等。约 70％的病例有水肿,一般仅累及眼睑及颜面部,严重的 2～3 天遍及全身,呈非凹陷性。50％～70％患者有肉眼血尿,持续 1～2 周即转镜下血尿。蛋白尿程度不等,约 20％的病例可达肾病水平蛋白尿。部分病例有血压增高。尿量减少,肉眼血尿严重者可伴有排尿困难。

(三)严重表现

少数患儿在疾病早期(指 2 周之内)可出现下列严重症状。

1.严重循环充血

常发生在起病后第一周内,由于水、钠潴留,血浆容量增加而出现循环充血。当肾炎患儿出现呼吸急促和肺部出现湿啰音时,应警惕循环充血的可能性,严重者可出现呼吸困难,端坐呼吸、颈静脉怒张、频咳、吐粉红色泡沫痰、两肺布满湿啰音、心脏扩大等症状,甚至出现奔马律、肝大而硬、水肿加剧。少数可突然发生,病情急剧恶化。

2.高血压脑病

由于脑血管痉挛,导致缺血、缺氧、血管渗透性增高而发生脑水肿。近年来也有人认为是脑血管扩张所致。常发生在疾病早期,血压突然上升之后,血压往往＞21.3/14.7 kPa(160/110 mmHg),年长儿会主诉剧烈头痛、呕吐、复视或一过性失明,严重者突然出现惊厥、昏迷。

3.急性肾功能不全

常发生于疾病初期,出现尿少、尿闭等症状,引起暂时性氮质血症、电解质紊乱和代谢性酸中毒,一般持续 3～5 天,不超过 10 天。

(四)非典型表现

1.无症状性急性肾炎

患儿仅有镜下血尿而无其他临床表现。

2.肾外症状性急性肾炎

有的患儿水肿、高血压明显,甚至有严重循环充血及高血压脑病,此时尿改变轻微或尿常规检查正常,但有链球菌前期感染和血 C3 水平明显降低。

3.以肾病综合征表现的急性肾炎

少数患儿以急性肾炎起病,但水肿和蛋白尿突出,伴轻度高胆固醇血症和低清蛋白血症,临床表现似肾病综合征。

五、辅助检查

尿蛋白可在+~+++,且与血尿的程度相平行,尿镜检除多少不等的红细胞外,可有透明、颗粒或红细胞管型,疾病早期可见较多的白细胞和上皮细胞,并非感染。血白细胞计数一般轻度升高或正常,血沉加快。咽炎的病例抗链球菌溶血素 O(ASO)往往增加,10~14 天开始升高,3~5 周达高峰,3~6 个月恢复正常。另外咽炎后 APSGN 者抗双磷酸吡啶核苷酸酶滴度升高。皮肤感染的患者 ASO 升高不明显,抗脱氧核糖核酸酶的阳性率高于 ASO,可达 92%。另外脱皮后 APSGN 者抗透明质酸酶滴度升高。80%~90%的患者血清 C3 下降,至第 8 周,94%的病例血 C3 已恢复正常。明显少尿时血尿素氮和肌酐可升高。肾小管功能正常。持续少尿无尿者,血肌酐升高,内生肌酐清除率降低,尿浓缩功能也受损。

肾穿刺活检指征:①需与急进性肾炎鉴别时;②临床、化验不典型者;③病情迁延者进行肾穿刺活检,以确定诊断。

六、诊断

临床上在前期感染后急性起病,尿检有红细胞、蛋白和管型,或有水肿、尿少、高血压者,均可诊断急性肾炎。

APSGN 诊断依据:①血尿伴(或不伴)蛋白尿伴(或不伴)管型尿;②水肿,一般先累及眼睑及颜面部,继而下行性累及躯干和双下肢,呈非凹陷性;③高血压;④血清 C3 短暂性降低,到病程第 8 周 94%的患者恢复正常;⑤3 个月内链球菌感染证据(感染部位细菌培养)或链球菌感染后的血清学证据;⑥临床考虑不典型的急性肾炎,或临床表现或检验不典型,或病情迁延者应考虑肾组织病理检查,典型病理表现为毛细血管内增生性肾小球肾炎。

APSGN 满足上文第①、④、⑤三条即可诊断,如伴有②、③、⑥的任一条或多条则诊断依据更加充分。

七、鉴别诊断

根据有 1~3 周的前驱感染史,且有血尿、蛋白尿、水肿、少尿、高血压等临床表现,ASO 效价增高,C3 浓度降低,B 超双肾体积增大,可做出诊断。急性肾炎主要与下列疾病相鉴别。

(一)急进性肾小球肾炎

与急性肾小球肾炎起病过程相似,但多病情发展快,早期迅速出现少尿、无尿、进行性肾功能恶化、贫血等,血清 C3 正常,血清抗基膜性肾小球肾炎抗体或抗中性粒细胞胞浆抗体阳性。肾脏体积正常或增大,肾活检证实肾小球有大量新月体形成,可明确诊断。按免疫病理学分类可分为3型。①Ⅰ型为抗肾小球基膜抗体型,肾小球基膜可见IgG呈线状均匀沉积,新月体形成数量多,血清中可检测到抗基膜性肾小球肾炎抗体,预后很差。②Ⅱ型为免疫复合物型,IgG及C3呈颗粒状沉积在肾小球基膜和系膜区,血清免疫复合物阳性,预后较Ⅰ型为好。③Ⅲ型为血管炎型,血清抗中性粒细胞胞质抗体阳性,肾小球有局灶性节段性纤维素样坏死,是急进性肾小球肾炎中最多见的类型,预后较Ⅰ型为好。

治疗上主张积极行糖皮质激素和CTX冲击治疗,应用抗凝、抗血小板解聚药,有条件可行血浆置换疗法,应早期进行血液透析治疗,为免疫抑制剂的使用创造条件。

(二)慢性肾小球肾炎

发作时症状同本病,但有慢性肾炎史,诱发因素较多,如感染诱发者临床症状(多在1周内,缺乏间歇期)迅速出现,常有明显贫血、低蛋白血症、肾功能损害等,B超检查有的显示双肾缩小,急性症状控制后,贫血仍存在,肾功能不能恢复正常,对鉴别有困难的除了肾穿刺进行病理分析之外,还可根据病程和症状、体征及化验结果的动态变化来加以判断。

(三)IgA肾病

好发于青少年,男性多见。典型患者常在呼吸道、消化道或泌尿系统感染后24~72小时出现肉眼血尿,持续数小时至数天。肉眼血尿有反复发作的特点。还有一部分患者起病隐匿,主要表现为无症状镜下血尿,可伴或不伴有轻度蛋白尿。免疫病理学检查:肾小球系膜区或伴毛细血管壁以IgA为主的免疫球蛋白呈颗粒样或团块状沉积。临床表现多样化,治疗方案各不一样。

八、治疗

本病无特异治疗。

(一)休息

急性期需卧床2~3周,直到肉眼血尿消失,水肿减退,血压正常,即可下床做轻微活动。血沉正常可上学,但仅限于完成课堂学业。3个月内应避免重体力活动。尿沉渣细胞绝对计数正常后方可恢复体力活动。

(二)饮食

对有水肿高血压者应限盐及水。食盐以60 mg/(kg·d)为宜。水分一般以不显性失水加尿量计算。有氮质血症者应限蛋白,可给优质动物蛋白0.5 g/(kg·d)。尿量增多、氮质血症消除后应尽早恢复蛋白质供应,以保证小儿生长发育的需要。

(三)抗感染治疗

有感染灶时应给予青霉素类或其他敏感抗生素治疗10~14天。经常反复发生的慢性感染灶如扁桃体炎、龋齿等应予以清除,但须在肾炎基本恢复后进行。本症不同于风湿热,不需要长期使用药物预防链球菌感染。

(四)对症治疗

1.利尿

经控制水盐入量仍水肿少尿者可用氢氯噻嗪1~2 mg/(kg·d)分2~3次口服。尿量增多时可加用螺内酯2 mg/(kg·d)口服。无效时需用呋塞米,注射剂量每次1~2 mg/kg,每天1~2次,静脉注射剂量过大时可有一过性耳聋。

2.降压

凡经休息,控制水盐、利尿而血压仍高者均应给予降压药。可根据病情选择钙通道阻滞剂(硝苯地平)和血管紧张素转换酶抑制剂等。

3.激素治疗

APSGN 表现为肾病综合征或肾病水平的蛋白尿时,给予糖皮质激素治疗有效。

(五)严重循环充血治疗

(1)矫正水钠潴留,恢复正常血容量,可使用呋塞米注射。

(2)表现有肺水肿者除一般对症治疗外可加用硝普钠,5～20 mg 加入 5％葡萄糖液 100 mL 中,以 1 μg/(kg·min)速度静脉滴注,用药时严密监测血压,随时调节药液滴速,每分钟不宜超过 8 μg/kg,以防发生低血压。滴注时针筒、输液管等须用黑纸覆盖,以免药物遇光分解。

(3)对难治病例可采用腹膜透析或血液滤过治疗。

(六)高血压脑病的治疗原则

高血压脑病的治疗原则为选用降压效力强而迅速的药物。

(1)首选硝普钠,通常用药后 1～5 分钟内可使血压明显下降,抽搐立即停止,并同时每次静脉推注呋塞米 2 mg/kg。

(2)有惊厥者应及时止痉。持续抽搐者首选地西泮,按每次0.3 mg/kg,总量不大于 10 mg,缓慢静脉注射。

九、预防

防治感染是预防急性肾炎的根本。减少呼吸道及皮肤感染,对急性扁桃体炎、猩红热及脓疱患儿应尽早地、彻底地用青霉素类或其他敏感抗生素治疗。另外,感染后 1～3 周内应随访尿常规,及时发现和治疗本病。

十、预后

急性肾炎急性期预后好。95％的 APSGN 病例能完全恢复,小于 5％的病例可有持续尿异常,死亡病例在 1％以下。目前主要死因是急性肾衰竭。远期预后小儿比成人好,一般认为 80％～95％终将痊愈。转入慢性者多呈自身免疫反应参与的进行性肾损害。

影响预后的因素可能有:①与病因有关的一般病毒所致者预后较好;②散发者较流行性者差;③成人比儿童差,老年人更差;④急性期伴有重度蛋白尿且持续时间久,肾功能受累者预后差;⑤组织形态学上呈系膜显著增生者,40％以上肾小球有新月体形成者,"驼峰"不典型(如过大或融合)者预后差。

(李　东)

第二节　急进性肾小球肾炎

急进性肾小球肾炎(RPGN)简称急进性肾炎,是一种综合征,临床呈急性起病,以大量血尿和蛋白尿等肾炎综合征或肾病综合征为临床表现,病情迅速发展到少尿及肾衰竭,可在几个月内

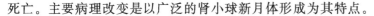

死亡。主要病理改变是以广泛的肾小球新月体形成为其特点。

急进性肾炎可见于多种疾病：①继发于全身性疾病，如系统性红斑狼疮、肺出血肾炎综合征、结节性多动脉炎、过敏性紫癜、溶血尿毒综合征等；②严重链球菌感染后肾炎或其他细菌感染所致者；③原发性急进性肾炎，只限于排除链球菌后肾炎及全身性疾病后才能诊断。发病机制尚不清楚，目前认为主要是免疫性损害和凝血障碍两方面引起，免疫损害是关键，凝血障碍是病变持续发展和肾功能进行性减退的重要原因。

一、临床表现及诊断

(一)临床表现

(1)本患儿科常见于较大儿童及青春期，年龄最小者5岁，男多于女。

(2)病前2～3周可有疲乏、无力、发热、关节痛等症状。约一半患者有上呼吸道前驱感染。

(3)起病多与急性肾小球肾炎相似，一般多在起病后数天至3个月发生进行性肾功能不全。

(4)全身水肿，可出现各种水、电解质紊乱。

(5)少数病例也可具有肾病综合征特征。

(二)实验室检查

(1)尿比重低且恒定，大量蛋白尿，血尿、管型尿。血尿持续是本病重要特点。血红蛋白和红细胞数呈进行性下降，血小板计数可减少。

(2)肾功能检查有尿素氮上升，肌酐清除率明显降低，血肌酐明显升高。

(3)部分患者约5％血抗基膜抗体可阳性。血清免疫复合物可阳性。补体C3多正常，但由于链球菌感染所致者可有一过性补体降低。冷球蛋白可阳性。血纤维蛋白原增高，凝血时间延长，血纤维蛋白裂解产物(FDP)增高。并可出现低钠血症、高钾血症、高镁血症、低氯血症、低钙血症、高磷血症及代谢性酸中毒。血沉增快。

(4)约30％患者抗中性粒细胞胞浆抗体(ANCA)阳性。

(5)除血纤维蛋白原增高外，尿FDP可持续阳性。

(三)诊断与鉴别诊断

目前较公认的急进性肾炎诊断标准：①发病3个月内肾功能急剧恶化；②少尿或无尿；③肾实质受累表现为大量蛋白尿和血尿；④既往无肾脏病史；⑤肾脏大小正常或轻度大；⑥病理改变为50％以上肾小球呈新月体病变。对诊断有困难者，应做肾活组织检查。

本病主要需与急性链球菌后肾炎及溶血尿毒综合征鉴别。

二、治疗

急进性肾炎治疗原则是保护残余肾功能，针对急性肾功能不全的病理生理改变及其并发症及时采取对症治疗的综合治疗。并根据急进性肾炎的发病的可能机制采取免疫抑制和抗凝治疗。

(一)肾上腺皮质激素冲击疗法

甲泼尼龙15～30 mg/kg，溶于5％葡萄糖溶液150～250 mL中，在1～2小时内静脉滴入，每天1次，连续三天为1个疗程。继以泼尼松2 mg/(kg·d)，隔天顿服，减量同肾病综合征。

(二)抗凝疗法

1.肝素

1 mg/(kg・d),静脉点滴,具体剂量可根据凝血时间或部分凝血活酶时间加以调整,使凝血时间保持在正常值的 2～3 倍或介于 20～30 分钟,部分凝血活酶时间比正常对照组高 1.5～3 倍。疗程5～10 天。如病情好转可改用口服华法林1～2 mg/d,持续 6 个月。肝素一般在无尿前应用效果较好。

2.双嘧达莫

5～10 mg/(kg・d),分 3 次饭后服,6 个月为 1 个疗程。

(三)血浆置换疗法

可降低血浆中免疫活性物质,清除损害之递质,即抗原抗体复合物,抗肾抗体、补体、纤维蛋白原及其他凝血因子等,因此阻止和减少免疫反应,中断或减轻病理变化。

(四)透析疗法

本病临床突出症状为进行性肾衰竭,故主张早期进行透析治疗。一般可先做腹膜透析。不满意时可考虑做血透析。

(五)四联疗法

采用泼尼松 2 mg/(kg・d),环磷酰胺 1.5～2.5 mg/(kg・d)或硫唑嘌呤 2 mg/(kg・d),肝素或华法林及双嘧达莫等联合治疗可取得一定疗效。

(六)肾移植

肾移植须等待至血中抗肾抗体阴转后才能进行,否则效果不好。一般需经透析治疗维持半年后再行肾移植。

(李　东)

第三节　慢性肾小球肾炎

慢性肾小球肾炎是指各种原发性或继发性肾炎病程超过 1 年,伴有不同程度的肾功能不全和/或持续性高血压、预后较差的肾小球肾炎。其病理类型复杂,常见有膜性增殖性肾炎、局灶节段性肾小球硬化、膜性肾病等。此病在儿科少见,为慢性肾功能不全最常见的原因。

一、临床表现

慢性肾小球肾炎起病缓慢,病情轻重不一,临床一般可分为普通型、肾病型、高血压型、急性发作型。

(一)共同表现

1.水肿

均有不同程度的水肿。轻者仅见于颜面部、眼睑及组织松弛部位,重者则全身普遍水肿。

2.高血压

部分患者有不同程度的高血压。血压升高为持续性或间歇性,以舒张压中度以上升高为特点。

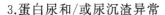

3.蛋白尿和/或尿沉渣异常

持续性中等量的蛋白尿和/或尿沉渣异常,尿量改变,夜尿增多,尿比重偏低或固定在1.010左右。

4.贫血

中-重度贫血,乏力,生长发育迟缓,易合并感染、低蛋白血症或心功能不全。

5.其他

不同程度的肾功能不全、电解质紊乱。

(二)分型

凡具备上述各临床表现均可诊断为慢性肾小球肾炎。

1.普通型

无突出特点者。

2.高血压型

高血压明显且持续升高者。

3.肾病型

突出具备肾病综合征特点者。

4.急性发作型

感染劳累后短期急性尿改变加重和急剧肾功能恶化,经过一段时期后,恢复至原来的状态者。

二、实验室检查

(一)尿常规

尿蛋白可从＋～＋＋＋＋,镜检有红细胞及各类管型,尿比重低且固定。

(二)血常规

呈正色素、正细胞性贫血。

(三)肾功能检查

肾小球滤过率下降,内生肌酐清除率、酚红排泄试验均降低;尿素氮及肌酐升高,尿浓缩功能减退。

(四)其他

部分患者尿 FDP 升高,血清补体下降,红细胞沉降率增快,肾病型可示低蛋白血症、高胆固醇血症。

三、诊断

肾小球肾炎病程超过 1 年,尿变化包括不同程度的蛋白尿、血尿和管型尿,伴有不同程度的肾功能不全和/或高血压者,临床诊断为慢性肾炎。尚需排除引起小儿慢性肾功能不全的其他疾病,如泌尿系统先天发育异常或畸形、慢性肾盂肾炎、溶血尿毒综合征、肾结核、遗传性肾病等。

四、治疗

目前尚无特异治疗,治疗原则为去除已知病因,预防诱发因素,对症治疗和中西医结合的综合治疗。有条件的最好根据肾组织病理检查结果制订其具体治疗方案。

（一）一般措施

加强护理，根据病情合理安排生活制度。

（二）调整饮食

适当限制蛋白的摄入，以减轻氮质血症。蛋白质以每天 1 g/kg 为宜，供给优质的动物蛋白如牛奶、鸡蛋、鸡、鱼等。根据水肿及高血压的程度，调整水和盐的摄入。

（三）防治感染

清除体内慢性病灶。

（四）慎重用药

必须严格掌握各种用药的剂量及间隔时间，勿用肾毒性药物。

（五）激素及免疫抑制剂

尚无肯定疗效。常规剂量的激素和免疫抑制剂治疗无效。但大剂量的激素可加重高血压和肾功能不全，应慎用。

有报道用：①甲泼尼龙冲击疗法。②长程大剂量泼尼松治疗，每天 1.5～2 mg/kg，每天晨服，持续 5～23 个月以后减量至 0.4～1 mg/kg，隔天顿服，间断加用免疫抑制剂或双嘧达莫，抗凝治疗，经 3～9 年的长程持续治疗，使部分患儿症状减轻、病情进展缓慢，以延长生命。

（六）透析治疗

病情发展至尿毒症时，可以进行透析治疗，等待肾移植。

（李　东）

第四节　肾病综合征

肾病综合征（nephrotic syndrome，NS）是一组由多种原因引起的肾小球基膜通透性增加，导致血浆内大量蛋白质从尿中丢失的临床综合征。临床有以下四大特点：①大量蛋白尿；②低清蛋白血症；③高脂血症；④明显水肿。以上第①、②两项为必备条件。

NS 在小儿肾脏疾病中发病率仅次于急性肾炎。NS 按病因可分为原发性、继发性和先天遗传性 3 种类型。

本节主要叙述原发性肾病综合征（primary nephritic syndrome，PNS）。PNS 约占小儿时期 NS 总数的 90%，是儿童常见的肾小球疾病。国外报道儿童 NS 年发病率为（2～4）/10 万，患病率为 16/10 万，我国部分省、市医院住院患儿统计资料显示，PNS 占儿科住院泌尿系统疾病患儿的 21%～31%。男女比例约为 3.7∶1。发病年龄多为学龄前儿童，3～5 岁为发病高峰。

一、病因及发病机制

PNS 肾脏损害使肾小球通透性增加导致蛋白尿，而低蛋白血症、水肿和高胆固醇血症是继发的病理生理改变。PNS 的病因及发病机制目前尚不明确。但近年来的研究已证实下列事实。

（1）肾小球毛细血管壁结构或电化学的改变可导致蛋白尿。试验动物模型及人类肾病的研究看到微小病变时肾小球滤过膜多阴离子的丢失，致静电屏障破坏，使大量带阴电荷的中分子血清蛋白滤出，形成高选择性蛋白尿。分子滤过屏障的损伤，则尿中丢失大中分子量的多种蛋白，而形成低选择性蛋白尿。

（2）非微小病变型肾内常见免疫球蛋白和/或补体成分沉积，局部免疫病理过程可损伤滤过膜的正常屏障作用而发生蛋白尿。

（3）微小病变型肾小球未见以上沉积，其滤过膜静电屏障损伤原因可能与细胞免疫失调有关。肾病患者外周血淋巴细胞培养上清液经尾静脉注射可致小鼠发生大量蛋白尿和肾病综合征的病理改变，表明 T 细胞异常参与本病的发病。

二、病理

PNS 可见于各种病理类型。最主要的病理变化是微小病变型占大多数。少数为非微小病变型，包括系膜增生性肾小球肾炎、局灶性节段性肾小球硬化、膜增生性肾小球肾炎、膜性肾病等。

疾病发展过程中微小病变型可进展为系膜增生性肾小球肾炎和局灶性节段性肾小球硬化。

三、临床表现

水肿最常见，开始见于眼睑，以后逐渐遍及全身。未治疗或时间长的病例可有腹水或胸腔积液。一般起病隐匿，常无明显诱因。大约 30％有病毒感染或细菌感染发病史，上呼吸道感染也可导致微小病变型 NS 复发。70％肾病复发与病毒感染有关。尿量减少，颜色变深，无并发症的患者无肉眼血尿，而短暂的镜下血尿可见于大约 15％的患者。大多数血压正常，但轻度高血压也见于约 15％的患者，严重的高血压通常不支持微小病变型 NS 的诊断。由于血容量减少而出现短暂的肌酐清除率下降约占 30％，一般肾功能正常，急性肾衰竭少见。部分病例晚期可有肾小管功能障碍，出现低血磷性佝偻病、肾性糖尿、氨基酸尿和酸中毒等。

四、并发症

（一）感染

肾病患儿极易罹患各种感染。常见的感染有呼吸道、皮肤、泌尿道等处的感染和原发性腹膜炎等，其中尤以上呼吸道感染最多见，占 50％以上。呼吸道感染中病毒感染常见。结核杆菌感染亦应引起重视。另外肾病患儿的医院感染不容忽视，以呼吸道感染和泌尿系统感染最多见，致病菌以条件致病菌为主。

（二）电解质紊乱和低血容量

常见的电解质紊乱有低钠血症、低钾血症、低钙血症。患儿可因不恰当长期禁盐或长期食用不含钠的食盐代用品，过多使用利尿剂，以及感染、呕吐、腹泻等因素均可致低钠血症。在上述诱因下可出现厌食、乏力、懒言、嗜睡、血压下降甚至出现休克、抽搐等。另外由于低蛋白血症，血浆胶体渗透压下降、显著水肿而常有血容量不足，尤在各种诱因引起低钠血症时易出现低血容量性休克。

（三）血栓形成和栓塞

NS 高凝状态易致各种动、静脉血栓形成。①肾静脉血栓形成常见，表现为突发腰痛、出现血尿或血尿加重，少尿甚至发生肾衰竭。②下肢深静脉血栓形成，两侧肢体水肿程度差别固定，不随体位改变而变化。③皮肤血管血栓形成，表现为皮肤突发紫斑并迅速扩大。④阴囊水肿呈紫色。⑤顽固性腹水。⑥下肢动脉血栓形成，出现下肢疼痛伴足背动脉搏动消失等症状体征。

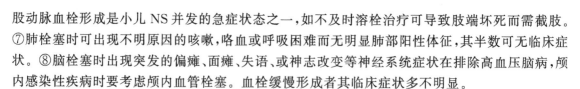

股动脉血栓形成是小儿NS并发的急症状态之一,如不及时溶栓治疗可导致肢端坏死而需截肢。⑦肺栓塞时可出现不明原因的咳嗽,咯血或呼吸困难而无明显肺部阳性体征,其半数可无临床症状。⑧脑栓塞时出现突发的偏瘫、面瘫、失语、或神志改变等神经系统症状在排除高血压脑病,颅内感染性疾病时要考虑颅内血管栓塞。血栓缓慢形成者其临床症状多不明显。

(四)急性肾衰竭

5%微小病变型肾病可并发急性肾衰竭。当NS临床上出现急性肾衰竭时,要考虑以下原因:①急性间质性肾炎,可由使用合成青霉素、呋塞米、非甾体抗炎药引起;②严重肾间质水肿或大量蛋白管型致肾内梗阻;③在原病理基础上并发大量新月体形成;④血容量减少致肾前性氮质血症或合并肾静脉血栓形成。

(五)肾小管功能障碍

NS时除了原有肾小球的基础病可引起肾小管功能损害外,由于大量尿蛋白的重吸收,可导致肾小管,主要是近曲小管功能损害。临床上可见肾性糖尿或氨基酸尿,严重者可出现Fanconi综合征。

(六)生长延迟

肾病患儿的生长延迟多见于频繁复发和接受长期大剂量糖皮质激素治疗的病例。

五、辅助检查

(一)尿液分析

(1)尿常规检查尿蛋白定性多在+++以上,大约有15%有短暂的镜下血尿,大多数可见到透明管型、颗粒管型和卵圆脂肪小体。

(2)尿蛋白定量:24小时尿蛋白定量检查>50 mg/(kg·d)为肾病范围的蛋白尿。尿蛋白/尿肌酐,正常儿童上限为0.2,肾病范围的蛋白尿>3.5。

(二)血清蛋白、胆固醇和肾功能测定

血清蛋白浓度为25 g/L(或更少)可诊断为NS的低清蛋白血症。由于肝脏合成增加,α_2、β-球蛋白浓度增高,IgG减低,IgM、IgE增加。胆固醇>5.7 mmol/L和三酰甘油升高,LDL和VLDL增高,HDL多正常。BUN、Cr可升高,晚期患儿可有肾小管功能损害。

(三)血清补体测定

微小病变型NS血清补体水平正常,降低可见于其他病理类型及继发性NS,及部分脂肪代谢障碍的患者。

(四)感染依据的检查

对新诊断病例应进行血清学检查寻找链球菌感染的证据,及其他病原学的检查,如乙肝病毒感染等。

(五)系统性疾病的血清学检查

对新诊断的肾病患者需检测抗核抗体、抗-dsDNA抗体、Smith抗体等。对具有血尿、补体减少并有临床表现的患者尤其重要。

(六)高凝状态和血栓形成的检查

大多数原发性肾病患儿都存在不同程度的高凝状态,血小板增多,血小板聚集率增加,血浆纤维蛋白原增加,D-二聚体增加,尿纤维蛋白裂解产物增高。对疑及血栓形成者可行彩色多普勒B超检查以明确诊断,有条件者可行数字减影血管造影。

(七)经皮肾穿刺组织病理学检查

大多数儿童 NS 不需要进行诊断性肾活检。NS 肾活检指征：①对糖皮质激素治疗耐药、频繁复发者；②对临床或实验室证据支持肾炎性肾病，慢性肾小球肾炎者。

六、诊断与鉴别诊断

临床上根据血尿、高血压、氮质血症、低补体血症的有无将原发性肾病综合征分为单纯性和肾炎性。PNS 还需与继发于全身性疾病的肾病综合征鉴别。儿科临床上部分非典型的链球菌感染后肾炎、系统性红斑狼疮性肾炎、紫癜性肾炎、乙型肝炎病毒相关性肾炎及药源性肾炎等均可有 NS 样表现。临床上须排除继发性 NS 后方可诊断 PNS。

有条件的医疗单位应开展肾活体组织检查以确定病理诊断。

七、治疗

(一)一般治疗

1.休息

水肿显著或大量蛋白尿，或严重高血压者均需卧床休息。病情缓解后逐渐增加活动量。在校儿童肾病活动期应休学。

2.饮食

显著水肿和严重高血压时应短期限制水钠摄入，病情缓解后不必继续限盐。活动期病例供盐 1~2 g/d。蛋白质摄入 1.5~2 g/(kg·d)，以高生物价的动物蛋白(乳、鱼、蛋、禽、牛肉等)为宜。在应用激素过程中食欲增加者应控制食量，足量激素时每天应给予维生素 D 400 U 及钙 800~1 200 mg。

3.防治感染

及时控制感染：小儿原发性肾病综合征患儿在起病前常有上呼吸道感染史，比如感冒、扁桃体炎、急性咽炎等，如果不及时治疗，1~4 周易患肾病综合征，所以及时控制感染很重要。

4.利尿

对激素耐药或使用激素之前，水肿较重伴尿少者可配合使用利尿剂，但需密切观察出入水量、体重变化及电解质紊乱。

5.对家属的教育

应使父母及患儿很好地了解肾病的有关知识，并且应该教给用试纸检验尿蛋白的方法。

6.心理治疗

肾病患儿多具有内向、情绪不稳定性或神经质个性倾向，出现明显的焦急、抑郁、恐惧等心理障碍，应配合相应心理治疗。

(二)激素敏感型 NS 的治疗

根据中华医学会儿科学分会肾脏病学组制定的激素敏感、复发/依赖肾病综合征诊治循证指南(试行)。

1.初发 NS 的激素治疗分两个阶段

(1)诱导缓解阶段：足量泼尼松(或泼尼松龙)60 mg/(m²·d)或 2 mg/(kg·d)(按身高的标准体重计算)，最大剂量 80 mg/d，先分次口服，尿蛋白转阴后改为每晨顿服，疗程 6 周。

(2)巩固维持阶段：隔天晨顿服 1.5 mg 或 40 mg/m²(最大剂量 60 mg/d)，共 6 周，然后逐渐减量。这里进入巩固维持阶段是隔天晨顿服 1.5 mg,一下子就把泼尼松剂量每 2 天总量减少了 5/8,是否对维持缓解有力,尚缺乏临床证据。

2.激素治疗的不良反应

长期超生理剂量使用糖皮质激素可见以下不良反应。

(1)代谢紊乱,可出现明显库欣综合征貌、肌肉萎缩无力、伤口愈合不良、蛋白质营养不良、高血糖、尿糖、水钠潴留、高血压、尿中失钾、高尿钙、骨质疏松。

(2)消化性溃疡和精神欣快感、兴奋、失眠甚至呈精神病、癫痫发作等;还可发生白内障、无菌性股骨头坏死、高凝状态、生长停滞等。

(3)易发生感染或诱发结核灶的活动。

(4)急性肾上腺皮质功能不全,戒断综合征。

(三)非频复发 NS 的治疗

1.寻找诱因

积极寻找复发诱因,积极控制感染,少数患儿控制感染后可自发缓解。

2.激素治疗

(1)重新诱导缓解:足量泼尼松(或泼尼松龙)每天分次或晨顿服,直至尿蛋白连续转阴 3 天后改 40 mg/m² 或 1.5 mg/(kg·d)隔天晨顿服 4 周,然后用 4 周以上的时间逐渐减量。

(2)在感染时增加激素维持量:患儿在巩固维持阶段患上呼吸道感染时改隔天口服激素治疗为同剂量每天口服,可降低复发率。

(四)FRNS/SDNS 的治疗

1.激素的使用

(1)拖尾疗法:同上诱导缓解后泼尼松每 4 周减量 0.25 mg/kg,给予能维持缓解的最小有效激素量(0.5~0.25 mg/kg),隔天口服,连用 9~18 个月。

(2)在感染时增加激素维持量:患儿在隔天口服泼尼松 0.5 mg/kg 时出现上呼吸道感染时改隔天口服激素治疗为同剂量每天口服,连用 7 天,可降低 2 年后的复发率。

(3)改善肾上腺皮质功能:因肾上腺皮质功能减退患儿复发率显著增高,对这部分患儿可用促肾上腺皮质激素静脉滴注来预防复发。对 SDNS 患儿可予 ACTH 0.4 U/(kg·d)(总量不超过 25 U)静脉滴注 3~5 天,然后激素减量。每次激素减量均按上述处理,直至停激素。

(4)更换激素种类:对泼尼松疗效较差的病例,可换用其他糖皮质激素制剂。

2.免疫抑制剂治疗

(1)环磷酰胺剂量:2~3 mg/(kg·d)分次口服 8 周,或 8~12 mg/(kg·d)静脉冲击疗法,每 2 周连用 2 天,总剂量≤200 mg/kg,或每月 1 次静脉推注,每次 500 mg/m²,共 6 次。不良反应有白细胞计数减少、秃发,肝功能损害,出血性膀胱炎等,少数可发生肺纤维化。最令人瞩目的是其远期性腺损害。病情需要者可小剂量、短疗程,间断用药,避免青春期前和青春期用药。

(2)其他免疫抑制剂。可根据相关指南分别选用:①环孢素 A;②他克莫司;③利妥昔布;④长春新碱。

3.免疫调节剂

左旋咪唑:一般作为激素辅助治疗。剂量:2.5 mg/kg,隔天服用 12~24 个月。左旋咪唑在治疗期间和治疗后均可降低复发率,减少激素用量,在某些患儿可诱导长期缓解。不良反应可有胃肠不适、流感样症状、皮疹、中性粒细胞下降,停药即可恢复。

(五)SRNS 的治疗

1.缺乏肾脏病理诊断的治疗

在缺乏肾脏病理检查的情况下,国内外学者将环磷酰胺作为 SRNS 的首选治疗药物。中华医学会儿科学分会肾脏病学组制定的《激素耐药肾病综合征诊治循证指南》推荐采用激素序贯疗法:泼尼松 2 mg/(kg·d)治疗 4 周后尿蛋白仍阳性时,可考虑以大剂量甲泼尼龙 15～30 mg/(kg·d),每天 1 次,连用 3 天为 1 个疗程,最大剂量不超过 1 g。冲击治疗 1 个疗程后如果尿蛋白转阴,泼尼松按激素敏感方案减量;如尿蛋白仍阳性者,应加用免疫抑制剂,同时隔天晨顿服泼尼松 2 mg/kg,随后每 2～4 周减 5～10 mg,随后以一较小剂量长期隔天顿服维持,少数可停用。

注意事项:建议甲泼尼龙治疗时进行心电监护。下列情况慎用甲泼尼龙治疗:①伴活动性感染;②高血压;③有胃肠道溃疡或活动性出血者;④原有心律失常者。

2.重视辅助治疗

ACEI 和/或 ARB 是重要的辅助治疗药物,不仅可以控制高血压,而且可以降低蛋白尿和维持肾功能;有高凝状态或静脉血栓形成的患者应尽早使用抗凝药物如普通肝素或低分子肝素;有高脂血症者重在调整饮食,10 岁以上儿童可考虑使用降脂药物如他汀类药物;有肾小管与间质病变的患儿可加用冬虫夏草制剂,其作用能改善肾功能,减轻毒性物质对肾脏的损害,同时可以降低血液中的胆固醇和甘油三酯,减轻动脉粥样硬化;伴有肾功能不全可应用大黄制剂。

(六)抗凝及纤溶药物疗法

由于肾病往往存在高凝状态和纤溶障碍,易并发血栓形成,需加用抗凝和溶栓治疗。

1.肝素

1 mg/(kg·d),加入 10% 葡萄糖液 50～100 mL 中静脉点滴,每天 1 次,2～4 周为 1 个疗程。亦可选用低分子肝素。病情好转后改口服抗凝药维持治疗。

2.尿激酶

有直接激活纤溶酶溶解血栓的作用。一般剂量 3 万～6 万单位/天,加入 10% 葡萄糖液 100～200 mL 中,静脉滴注,1～2 周为 1 个疗程。症状严重者可使用尿激酶冲击治疗。

3.口服抗凝药

双嘧达莫,5～10 mg/(kg·d),分 3 次饭后服,6 个月为 1 个疗程。

(七)血管紧张素转换酶抑制剂治疗

对改善肾小球局部血流动力学,减少尿蛋白,延缓肾小球硬化有良好作用。尤其适用于伴有高血压的 NS。常用制剂有卡托普利、依那普利、福辛普利等。

(八)中医药治疗

NS 属中医"水肿""阴水""虚劳"的范畴。可根据辨证施治原则立方治疗。

八、预后

肾病综合征的预后转归与其病理变化关系密切。微小病变型预后最好,灶性肾小球硬化和系膜毛细血管性肾小球肾炎预后最差。微小病变型 90%～95% 的患儿对首次应用糖皮质激素有效。其中 85% 可有复发,复发在第一年比以后更常见。如果一个小儿 3～4 年还没有复发,其后有 95% 的机会不复发。微小病变型发展成尿毒症者极少,绝大多数死于感染或激素严重不良反应等。对于 SRNS 经久不愈者应尽可能检查有否相关基因突变,以避免长期无效的药物治疗。

(李　东)

第五节　IgA 肾病

IgA 肾病是由 Berger 首先描述的,以系膜增生及系膜区显著弥漫的 IgA 沉积为特征的一组肾小球疾病。其临床表现多种多样,以血尿最为常见。IgA 肾病可分为原发性和继发性两种类型,后者常继发于肝硬化、肠道疾病、关节炎及疱疹性皮炎等疾病,也以肾小球系膜区显著的 IgA 沉积为特点。原发性 IgA 肾病在世界许多地方被认为是一种最常见的肾小球肾炎,而且是导致终末期肾衰竭的常见原因之一。本节主要介绍原发性 IgA 肾病。

一、流行病学

本病依赖病理诊断,因此其在普通人群中的发病率并不清晰。现有的流行病学资料均是以同期肾活体组织检查乃至肾脏病住院人数作为参照对象统计得来的。中华儿科学会肾脏病学组统计了全国 20 个单位,共 2 315 例肾活检标本中,IgA 肾病 168 例,占 7.3%。该病在年长儿及成人中更多见,在原发性肾小球疾病肾活体组织检查中,IgA 肾病在北美占 10% 左右,欧洲 10%～30%,亚太地区最高,我国为 30%,日本甚至高达 50%。

二、病因及发病机制

病因还不十分清楚,与多种因素有关。由于肾组织内有 IgA、C_3 或/和 IgA、IgG 的沉积,因此 IgA 肾病是一种免疫复合物性肾炎,其发病与 IgA 免疫异常密切相关,目前有关研究已深入到 IgA 分子结构水平。

(一)免疫球蛋白 A 的结构与特征

IgA 是一种重要的免疫球蛋白,约占血清总免疫球蛋白的 15.2%,80% 的血清 IgA 是以单体四条链的形式出现,单体间的连接靠二硫键和 J 链稳定。依 α 重链抗原性不同,将 IgA 分为 2 个血清型,即 IgA1 和 IgA2。

IgA1 是血清中的主要亚型,占 80%～90%,IgA2 仅占 10%～20%。IgA1 铰链区比 IgA2 长 1 倍,IgA2 又可分为 IgA2m(1)和 IgA2m(2),尽管血清 IgA2 浓度仅及 IgA1 的 1/4,但分泌液中 IgA2 浓度与 IgA1 相等。在 IgA2m(1)结构中,α 链与轻链间无二硫键,靠非共价键连接,但轻链间及 α 链间则由二硫链相连接。

另一种形式的 IgA 称为分泌型 IgA(SIgA),存在于人的外分泌物中,如唾液、眼泪、肠内分泌物以及初乳中。分泌型 IgA 与血清型不同,它是一个二聚体分子,带一个 J 链和另一个外分泌成分(SC)组成(IgA)2-J-SC 复合物。而血清型则是(IgA)2-J 组成。

J 链由 137 个氨基酸构成,分子量 1 500,是一种酸性糖蛋白,含 8 个胱氨酸残基,6 个与链内二硫链形成有关,而 2 个与 α 链的连接有关。已知 α 链的 C 末端有 18 个额外的氨基酸残基,J 链是通过与 α 链的 C 端的第 2 个半胱氨酸残基与 α 链相连的。两者都是由浆细胞产生,并且在分泌时就连接在一起了。

SC 是由黏膜组织或分泌腺体中的上皮细胞合成的,通过二硫键同人 SIgA 的两个单体 IgA 中的一个相连接,SC 是由 549～558 个氨基酸组成的多肽链,分子量约 7 万,糖基含量高达

20％。其多肽链上有5个同源区,每个同源区由104～114个氨基酸组成,这些同源区在立体结构上与 Ig 相似。现已知连接到 α 链是在 Fc 区,但精确定位尚不清楚。SIgA 的可能构型:①一种堆加起来的 Y 型排列;②末端对末端的排列,两个 IgA 通过 Fcα 区相连接,组成双 Y 字形结构。

局部组织浆细胞产生的(IgA)2-J 通过:①与上皮细胞基底侧表面的 SC 结合后,形成 IgA-J-SC,转送到一个囊泡中的顶端表面而分泌出去;②(IgA)2-J 经淋巴管进入血液循环,同肝细胞表面的 SC 结合而清除,再经肝细胞的囊泡机制而转送入胆道,并最终进入肠道。

血清 IgA 末端相互连接可形成末端开放的多聚体,而且一个明显的特征是多聚体大小的异质性,血清中 IgA 有 20％是以多聚体形或存在的,且沉降系数为 10S、13S 及 15S 不等,此外 IgA 有易于同其他蛋白质形成复合物的倾向,这都是由于 α 链的氨基酸残基极易于形成分子间的二硫键。IgA 分子结构的这些特性在 IgA 肾病的发生上有重要意义。

(二)IgA 在肾小球系膜区的沉积

在 IgA 肾病中,IgA 沉积的方式与肾小球的病理变化是相平行的。系膜区的 IgA 沉积伴随系膜增生,毛细血管上的沉积则伴随血管内皮的改变。

引起 IgA 沉积的病理因素:①抗原从黏膜处进入体内并刺激 IgA 免疫系统,抗原成分范围很广,包括微生物及食物(卵清蛋白、牛血清蛋白、酪蛋白和胶)等;②IgA 免疫反应异常导致高分子量的多聚 IgA 形成;③结合抗原的多聚 IgA 通过静电(λ 链)、受体(FcαR)或与纤维连接蛋白结合而沉积于肾脏,已发现血清中 IgA-纤维连接蛋白复合物是 IgA 肾病的特征;④其他 IgA 清除机制(如肝脏)的受损或饱和。

现有的研究表明,IgA 肾病中在肾小球内沉积的 IgA 主要是多聚的 λ-IgA1,IgA 肾病患者的血清 IgA1、多聚 IgA 和 λ-IgA1 水平均可见增高。患者 B 细胞存在 β-1,3-半乳糖基转移酶(β-1,3GT)的缺陷,导致 IgA1 铰链区 O 型糖基化时,末端链接的半乳糖减少,这一改变可能影响 IgA1 与肝细胞上的寡涎酸蛋白受体(ASGPR)结合而影响 IgA 的清除,而且能增加其与肾脏组织的结合而沉积。

Harper 等采用原位杂交技术研究发现 IgA 肾病肠道黏膜表达合成多聚 IgA 的必需成分 J 链mRNA 水平降低,而骨髓则升高。此外,扁桃体 PIgA1 产生也增多。由于扁桃体 PIgA 产量远低于黏膜及骨髓,因此,沉积在肾组织中的 PIgA1 可能主要来源于骨髓而非扁桃体及黏膜。

(三)IgA 肾病的免疫异常

对 IgA 肾病体液及细胞免疫的广泛研究,表明 IgA 肾病患者存在免疫异常,包括以下几种情况。

1.自身抗体

Fornesier 等已在肾病患者血清中发现有针对肾脏系膜细胞胞质大分子成分的抗体。此外还有针对基底膜Ⅰ、Ⅱ、Ⅲ型胶原纤维、层黏蛋白及 G liadin 等成分的抗体。在部分患者血液中还发现 IgA 型抗中性粒细胞胞质抗体(IgA-ANCA)。IgA 肾病接受同种肾移植后,在移植肾中重新出现 IgA 肾病病理改变者高达 40％～50％,这些资料均说明自身抗体在 IgA 肾病的发病中起重要作用。

2.细胞免疫

研究表明,细胞免疫功能的紊乱也在 IgA 肾病发病中起重要作用。IgA 特异性抑制 T 细胞活性的下降导致 B 细胞合成 IgA 的增加。T 辅助细胞(Th)数在 IgA 肾病活动期也增高,因此活动期时 Th/Ts 增高。具有 IgA 特异性受体的 T 细胞称为 Tα 细胞,Tα 细胞具有增加 IgA 产生的作用。有人发现 IgA 肾病尤其是表现为肉眼血尿的患者 Tα 明显增多,Tα 辅助细胞明显增多导致了 IgA 合成的增多。

3.细胞因子与炎症介质

许多细胞因子参与了免疫系统的调节,包括淋巴因子、白介素(interleukin,IL)、肿瘤坏死因子以及多肽生长因子,这些细胞因子对于行使正常的免疫功能起重要作用,在异常情况下也会导致细胞因子网络的失调,从而产生免疫损伤。在肾小球系膜细胞增生的过程中,细胞因子与炎症介质(补体成分 MAC、IL1、MCP-1 及活性氧等)发挥着重要作用。

4.免疫遗传

已有家族成员先后患 IgA 肾病的报道,提示遗传因素在 IgA 肾病中有重要作用。IgA 肾病相关的 HLA 抗原位点也报道不一,欧美以 $Bw35$,日本和我国以 $DR4$ 多见,也有报道我国北方汉族以 $DRW12$ 最多见,此外还有与 $B12$、$DR1$、$ACE\ D/D$ 基因型相关的报道。

三、病理

光镜表现为肾小球系膜增生,程度从局灶、节段性增生到弥漫性系膜增生不等。部分系膜增生较重者可见系膜插入,形成节段性双轨。有时还见节段性肾小球硬化、毛细血管塌陷及球囊粘连。个别病变严重者可出现透明样变和全球硬化,个别有毛细血管管袢坏死及新月体形成。Masson 染色可见系膜区大量嗜复红沉积物,这些沉积物具有诊断价值。Ⅰ、Ⅲ、Ⅳ 型胶原及层黏蛋白、纤维结合蛋白在 IgA 肾病肾小球毛细血管袢的表达明显增加,Ⅰ、Ⅲ 型胶原在系膜区表达也明显增加,多数患者肾小管基底膜 Ⅳ 型胶原表达也增加。

电镜下主要为不同程度的系膜细胞和基质增生,在系膜区有较多的电子致密物沉积,有些致密物也可沉积于内皮下。近年报道,肾小球基底膜超微结构也有变化,10% 左右的 IgA 肾病有基底膜变薄,究竟是合并薄基底膜病还是属于 IgA 肾病的继发改变尚不清楚。

四、临床表现

本病多见于年长儿童及青年,男女比为 2:1,起病前多常有上呼吸道感染的诱因,也有由腹泻及泌尿系统感染等诱发的报道。临床表现多样化,从仅有镜下血尿到肾病综合征,均可为起病时的表现,各临床表现型间也可在病程中相互转变,但在病程中其临床表现可相互转变。

80% 的儿童 IgA 肾病以肉眼血尿为首发症状,北美及欧洲的发生率高于亚洲,常和上呼吸道感染有关(Berger 病);与上呼吸道感染间隔很短时间(24～72 小时),偶可数小时后即出现血尿。且多存在扁桃体肿大,扁桃体切除后多数患者肉眼血尿停止发作。

也有些患儿表现为血尿和蛋白尿,此时血尿既可为发作性肉眼血尿,也可为镜下血尿,蛋白尿多为轻-中度。

以肾病综合征为表现的 IgA 肾病占 15%～30%,三高一低表现突出,起病前也往往很少合并呼吸道感染。

亦有部分病例表现为肾炎综合征,除血尿外,还有高血压及肾功能不全。高血压好发于年龄偏大者,成人占 20%,儿童仅 5%。高血压是 IgA 肾病病情恶化的重要标志,多数伴有肾功能的迅速恶化。不足 5% 的 IgA 肾病患者表现为急进性肾炎。

五、实验室检查

(一)免疫学检查

1/4～1/2 的患者血 IgA 增高,主要是多聚体 IgA 的增多;1/5～2/3 的患儿血中可检出 IgA 循环免疫复合物和/或 IgG 循环免疫复合物;少数患者有抗"O"滴度升高;补体 C3、C4 多正常。IgA 型类风湿因子及 IgA 型 ANCA 也时常为阳性,有人认为血中升高的 IgA-纤维结合蛋白复合物是 IgA 肾病的特征性改变,有较高诊断价值。

(二)免疫病理

肾脏免疫病理是确诊 IgA 肾病唯一关键的依据。有人进行皮肤免疫病理检查发现,20％～50％的患者皮肤毛细血管壁上有 IgA、C3 及备解素的沉积,Bene 等报道皮肤活体组织检查的特异性和敏感性分别为 88％和 75％。

六、诊断

(一)诊断

年长儿童反复发作性肉眼血尿并多有上呼吸道或肠道感染的诱因,应考虑本病;表现为单纯镜下血尿或肉眼血尿或伴中等度蛋白尿时,也应怀疑 IgA 肾病,争取尽早肾活体组织检查。以肾病综合征、急进性肾炎综合征和高血压伴肾功能不全为表现者也应考虑本病,确诊有赖肾活体组织检查。

(二)WHO 对本病的病理分级

1. Ⅰ级

光镜大多数肾小球正常,少数部位有轻度系膜增生伴/不伴细胞增生。称微小改变,无小管和间质损害。

2. Ⅱ级

少于 50％的肾小球有系膜增生,罕有硬化、粘连和小新月体,称轻微病变,无小管和间质损害。

3. Ⅲ级

局灶节段乃至弥漫性肾小球系膜增宽伴细胞增生,偶有粘连和小新月体,称局灶节段性肾小球肾炎。偶有局灶性间质水肿和轻度炎症细胞浸润。

4. Ⅳ级

全部肾小球示明显的弥漫性系膜增生和硬化,伴不规则分布的、不同程度的细胞增生,经常可见到荒废的肾小球。少于 50％的肾小球有粘连和新月体,称弥漫性系膜增生性肾小球肾炎。有明显的小管萎缩和间质炎症。

5. Ⅴ级

与Ⅳ级相似但更严重,节段和/或球性硬化、玻璃样变及球囊粘连,50％以上的肾小球有新月体,称为弥漫硬化性肾小球肾炎。小管和间质的损害较Ⅳ级更严重。

七、治疗

既往认为对本病尚无特异疗法,而且预后相对较好,因此治疗措施不是很积极。但近年来随着对本病的认识深入,有许多研究证明积极治疗可以明显改善预后。IgA 肾病从病理变化到临

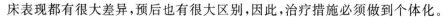

床表现都有很大差异,预后也有很大区别,因此,治疗措施必须做到个体化。

(一)一般治疗

儿童最多见的临床类型是反复发作性的肉眼血尿,且大多有诱因如急性上呼吸道感染等,因此要积极控制感染,清除病灶,注意休息。短期抗生素治疗对于控制急性期症状也有一定作用。对于合并水肿、高血压的患儿,应相应给予利尿消肿,降压药物治疗,并采用低盐、低蛋白饮食。

(二)肾上腺皮质激素及免疫抑制剂

对于以肾病综合征或急进性肾炎综合征起病的患儿,应予以皮质激素及免疫抑制剂治疗。日本曾做全国范围多中心对照研究,采用泼尼松及免疫抑制治疗 IgA 肾病的患儿,其远期肾功能不全的比例要明显低于使用一般性治疗的患儿。

Kabayashi 曾回顾性研究二组患者,一组为 29 例,蛋白尿＞2 g/d,泼尼松治疗 1～3 年,随访 2～4 年,结果表明早期的激素治疗(Ccr 在 70 mL/min 以上时)对于稳定肾功能及延缓疾病进展有益。对另一组 18 例蛋白尿 1～2 g/d 的 IgA 肾病也采用皮质激素治疗,同时以 42 例使用双嘧达莫及吲哚美辛的 IgA 患者做对照,治疗组在稳定肾功能及降压蛋白尿方面明显优于对照组。

Lai 等报道了一个前瞻性随机对照试验结果,17 例患者每天服用泼尼松 4 个月,与 17 例对照组相比,平均观察 38 个月,两组内生肌酐清除率无显著差异,泼尼松治疗对轻微病变的肾病综合征患者,可明显提高缓解率,但有一定不良反应。这一研究提示泼尼松治疗对于 IgA 肾病是有益的。

有人报道一组对成人 IgA 肾病的对照研究以考察硫唑嘌呤和泼尼松的疗效。66 例患者使用硫唑嘌呤和泼尼松,结果表明其在减慢 IgA 肾病进展方面,与 48 例未接受该治疗的对照组比较是有益的。

Nagaoka 等报道一种新型免疫抑制剂——咪唑立宾,用于儿童 IgA 肾病治疗,该药安全、易耐受,可长期服用,并能显著减少蛋白尿和血尿程度,重复肾活体组织检查证实肾组织病变程度减轻。

有关应用环孢霉素的报道较少,Lai 等曾应用环孢素 A 进行了一个随机、单盲对照试验,治疗组及对照组各 12 例,患者蛋白尿＞1.5 g/d,并有肌酐清除率减退[Ccr(77±6)mL/min],予环孢素 A 治疗 12 周,使血浆浓度水平控制在 50～100 ng/mL。结果显示蛋白排泄显著减少,同时伴随着血浆肌酐清除率提高,但这些变化在终止治疗后则消失。

总之,免疫抑制剂在治疗 IgA 肾病方面的功效仍有待评价。Woo 和 Wallker 分别观察了环磷酰胺、华法林、双嘧达莫及激素的联合治疗效果,结果与对照组相比,在治疗期间可以降低蛋白尿并稳定肾功能,但随访 2～5 年后,肾功能保护方面与对照组相比较无明显差异。

(三)免疫球蛋白

在一组开放的前瞻性的研究中,Rostoker 等人采用大剂量免疫球蛋白静脉注射,每天 1 次,每次 2 g/kg,连用 3 个月,然后改为 16.5% 免疫球蛋白肌内注射,每次 0.35 mL/kg,每半月 1 次,连用 6 个月,结果发现,治疗后尿蛋白排泄由 5.2 g/d 降至 2.2 g/d,血尿及白细胞尿消失,肾小球滤过率每月递减速率由－3.78 mL/min 减慢至 0。

(四)鱼油

IgA 肾病患者缺乏必需脂肪酸,而鱼油可补充必需脂肪酸,从而防止早期的肾小球损害。鱼油富含长链 ω-3-多聚不饱和脂肪酸、EPA 及 DHA,这些物质可代替花生四烯酸,作为脂氧化酶和环氧化酶的底物而发挥作用,改变膜流动性,降低血小板聚集。早在 1984 年 Hamazaki 收集

20 例 IgA 肾病患者做了初步研究,治疗组接受鱼油治疗 1 年,肾功能维持稳定,而未接受鱼油的对照组,则显示血浆肌酐清除率的降低。

Donadio 进行了多中心的双盲随机对照试验。共收集 55 例患者,每天口服 12 g 鱼油为治疗组,51 例患者服橄榄油为对照组,所选病例中 68% 的基础血肌酐值增高,初始观察终点是血肌酐上升 $>50\%$,结果为在治疗期间(2 年),鱼油组仅 6% 的患者进展到观察终点,而对照组达 33%,每年血肌酐的增高速率在治疗组为 0.03 mg/dL,对照组为 0.14 mg/dL。4 年后的终末期肾病发生率,对照组为 40%,治疗组则为 10%,结果有统计学显著意义,没有患者因不良反应而停止治疗。表明鱼油可减慢 GFR 的下降率。该学者后来又报道了上述病例远期随访结果,表明早期并持续使用鱼油可明显延缓高危 IgA 肾病患者的肾衰竭出现时间。

(五)其他

Copp 最近组织了一个为期 6 年的前瞻多中心双盲随机对照研究,以探讨长效服用贝那普利,0.2 mg/(kg·d),对中等程度蛋白尿、肾功能较好的儿童和青年 IgA 肾病患者的治疗功效,试验于 2004 年已完成。

以往有人采用苯妥英钠 5 mg/(kg·d)治疗 IgA 肾病,发现可降低血清中 IgA 及多聚 IgA 水平,且血尿发作次数减少,但循环免疫复合物未减低,且远期疗效不肯定,近年已很少使用。

中医中药治疗 IgA 肾病也有一定疗效,对于中等程度的蛋白尿,使用雷公藤多苷片 1 mg/(kg·d)治疗 3 个月,可获明显疗效。

(六)透析及肾移植

对终末期肾衰竭患者可行透析及移植治疗。

八、预后

成人 IgA 肾病 10 年后约 15% 进展到终末肾衰竭,20 年后升至 25%~30%。儿童 IgA 肾病预后好于成人,Yoshikawa 报道 20 年后 10% 进展到终末肾衰竭。影响预后的因素很多,重度蛋白尿、高血压、肾小球硬化及间质小管病变严重均是预后不良的指标;男性也易于进展;肉眼血尿与预后的关系尚存争议。据报道,IgA 肾病患者从肾功能正常起每年 GFR 的减低速度为 1~3 mL/min,而表现为肾病综合征的 IgA 肾病患者 GFR 递减率为 9 mL/min。合并高血压时,GFR 减低速度更是高达每年 12 mL/min,因此,控制血压和蛋白尿在 IgA 肾病治疗中至关重要。

（李　东）

第十章 儿童营养性疾病

第一节 蛋白质-能量营养不良

长久以来将儿童营养不良和超重/肥胖分别作为独立的疾病诊治,儿童营养不良亦为蛋白质-能量营养不良(PEM)的代名词。美国学者则称营养缺乏为营养失衡。发展中国家蛋白质-能量营养不良发生率较高,发达国家则表现为过多的不健康食物摄入,如脂肪和精制碳水化合物,使超重/肥胖儿童增加。蛋白质-能量营养不良和超重/肥胖的儿童均不能维持正常组织、器官的生理功能。因此,近年来认为儿童营养不良不是单一疾病,而是一种异常的状态,包括营养低下和营养过度。营养低下是营养素不足的结果,而营养过度是摄入营养素失衡或过量的结果。但多数国家学者描述儿童营养不良时仍是食物不足或食物质量差发生儿童能量-蛋白质营养低下(proteinenergy malnutrition,PEM)的表现。因此,营养不良是医学和社会性疾病,根源是贫困。

一、流行情况与高危因素

(一)流行病学资料

蛋白质-能量营养不良多见于 3 岁以下婴幼儿。WHO 的资料显示儿童营养不良患其他疾病和早期死亡的危险增加,是全球 5 岁以下儿童死亡的最重要原因。营养不良影响不同年龄的人群,特别是低收入的、受教育的贫困人;70%的蛋白质-能量营养不良儿童在亚洲,26%在非洲,4%在拉丁美洲和加勒比海地区。每年约有 600 万饥饿儿童,100 万儿童维生素 A、锌缺乏,低出生体重、宫内生长迟缓致 220 万儿童死亡。2 岁内的营养不良多不可逆,包括铁缺乏,损伤儿童认知能力,影响健康与教育,加重疾病。碘缺乏是损害儿童智力发育的最常见的、可预防原因。有中度碘缺乏的母亲与婴儿 IQ 降低 10～15,是国家发展的潜在影响因素。

母亲儿童营养不良工作组(the Maternal and Child Malnutrition Study Group,MCUSG)以WHO 儿童体格生长标准分析 139 个低收入国家的 388 个资料的 5.56 亿<5 岁儿童,其中 20%(1.12 亿)儿童发生低体重,32%(1.78 亿)生长迟缓,10%(5 500 万)消瘦;资料亦显示每年 1 000 万<5 岁儿童死亡中有 19%低体重,15%生长迟缓,15%消瘦(严重消瘦 4.4%),3.3%IUGR/IBW,即儿童死亡中>50%的儿童存在营养不良。全世界低体重儿童有 1.78 亿,其中 36 个发展中国家 90%的<2 岁儿童矮小与营养不良有关;全世界有 390 万<5 岁儿童的死亡与营养不良有关(占总死亡的 1/3),每年有 2 000 万儿童因严重、急性营养不良死亡。因此,世界各国都将 5 岁以

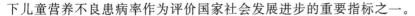

下儿童营养不良患病率作为评价国家社会发展进步的重要指标之一。

（二）高危因素

营养不良的高危因素（nutrition risk factors，NRFs）有各种情况，如长期食物摄入量低于推荐量，喂养方法不当，食物单调；或继发疾病。

1.食物供给不足（原发性营养不良）

因战争、贫穷、饥荒儿童食物匮乏和急性疾病如腹泻致儿童发生营养不良。随我国经济、文化的发展，因食物匮乏所致营养不良的儿童已显著减少。目前儿童营养不良主要原因是因家长知识缺乏使儿童能量、蛋白质及与能量、蛋白质有关的微量营养素摄入不足。原发性营养不良多见婴幼儿，如长期婴儿乳类不足（质或量），幼儿食用低能量食物（米粉、稀粥、面汤）、不良饮食习惯（零食多、饮水或果汁过多）。

2.疾病因素（继发性营养不良）

因胎儿期生长迟缓致低出生体重或小于胎龄儿、早产；慢性感染性疾病如结核、迁延性腹泻、艾滋病、肿瘤、慢性肾衰、炎症性肠病等致营养素吸收不良或消耗增加；先天性畸形，如先天性食道狭窄、先天性气管软骨食管异位症儿童进食乳类时生长尚可，4～6月龄引入半固体、固体食物后出现严重呕吐、吞咽困难、反复肺炎致营养不良、生长发育迟缓。

因咀嚼、吞咽和消化食物困难、疼痛、恶心、食欲缺乏使住院儿童摄入食物不足，疾病也使加速营养素丢失，如创伤、烧伤和药物。

二、儿童营养不良的研究状况

营养是儿童健康的基本保障，儿童体格发育状况可间接反映儿童营养状况，如间接反映身体成分（瘦组织、脂肪）变化。体重反映能量贮存在脂肪组织增加或减少状况；身长的增长（或线性生长）直接反映身体非脂肪组织的增长。良好营养条件下的儿童线性生长代表非脂肪组织的生长潜能水平，即身长（线性生长）反映生长潜力。儿童营养不良的研究经历采用单一体重指标至体重与身高结合评估，分度标准从采用体格指标下降的百分数（%）至采用Zscore与标准差方法的过程。

（一）按体格发育指标分类（<5岁儿童）

Gómez和Galvan研究墨西哥的墨西哥城住院的营养不良儿童死亡的影响因素，依体重低于同年龄儿童平均体重百分比的程度将营养不良分类为三度。儿童死亡的危险因素与营养不良的程度有关。Gómez的儿童营养不良分类方法至今尚在应用，可在儿童人群内和不同的儿童人群间比较。但Gómez的儿童营养不良分类方法不涉及身高，评估生长迟缓与超重/肥胖时受限。

英国生理学家John Conrad Waterlow发表新的儿童营养不良的分类方法，优点是补充身高/年龄、体重/身高评估儿童营养不良。Waterlow认为身高/年龄用于评估儿童因慢性营养不良出现身材矮小情况；体重/身高则用于评估急性营养不良，评估时可不考虑儿童年龄。

WHO在Waterlow的儿童营养不良分类方法基础上修改，儿童营养不良调查中可以体重（W）、身（长）高（L，H）、体重/身（长）高［W/L（H）］确定群体儿童营养不良流行率与个体儿童营养不良类型与程度。WHO的资料已作为国际参数，采用基于Zscores的数据评估儿童营养不良状况，即低体重、消瘦与生长迟三种情况。三者可不一致，只要有其中一项达到标准则提示儿童存在营养不良状况，但不能确定病因。低体重的定义是体重小于参照人群的体重中位数减2 SD或Z值<−2，生长迟缓则是身长（高）小于参照人群的身高中位数减2 SD或Z值<−2，消瘦是

体重/身高＜参照人群的体重/身高中位数减 2 SD 或 Z 值＜－2。儿童营养不良状况的严重程度则以中位数-nSD 表示，如"中度"为≤－2 SD～－3 SD，"重度"为＜－3 SD。低体重儿童多同时存在生长迟缓，即 W/L(H)可能近于正常范围，无消瘦，即相对身长而言低体重的儿童可有生长迟缓、正常，甚至超重几种情况。发展中国家＜5 岁儿童营养不良的主要问题是生长迟缓。因此，近年 WHO 建议再改进营养评估和营养不良分类方法，主要以 W/H 判断儿童营养不良状况和评估干预情况。消瘦为儿童因各种因素致短期内Ⅱ型营养素(生长营养素)中能量不足发生体重明显丢失，身长(高)尚未改变，为"急性营养不良状态"。过去称生长迟缓为"慢性营养不良"。但儿童生长迟缓是一动态、累积、进行的状态，生长迟缓需经历一较长时间达到矮小，是生长迟缓的最终结果，即过程已有较长时间。生长迟缓为Ⅱ型营养素(生长营养素)中蛋白质及相关营养素较长时间缺乏所致。因此，近年已将儿童生长迟缓视为"持续营养不良状态"。

(二)群体儿童营养不良调查

群体儿童营养不良调查是儿童(＜5 岁)营养现况调查，通过体格生长水平检测获得儿童人群中营养不良的流行特征，或为趋势、状况的描述。根据儿童人群数量的不同，可以采用全面的普查方法，也可用随机抽样的调查方法，或者是两者结合的随机整群抽样的方法。可进行不同地区或同一地区几年内儿童营养状况资料比较。群体儿童营养不良的结果用流行率(患病率)表示，如中(重)度低体重患病率＝调查儿童的中(重)度低体重人数/调查儿童总数(%)。近年 WHO 以儿童人群 W/H 的状况作为儿童人群营养不良流行强度判断标准。调查结果与该地区或国家的经济、文化状况有关，不涉及任何病因。分析营养不良患病率较高的原因，可帮助政府制定相应干预措施时提供数据。

(三)个体儿童营养不良的判断

需仔细询问儿童喂养史、生长发育史和疾病史(高危因素)，体格生长评价、膳食调查、体格检查与相应的实验室检查等结果综合分析，以判断儿童是否存在营养不良；如存在营养不良需要确定是原发的还是继发的，以及营养不良缺乏的发展阶段等问题，以采取相应的干预措施。

三、营养不良临床表现与实验室检查

儿童营养不良的临床表现与实验室结果与发生的程度有关。

(一)临床表现

1.中度营养不良

中度营养不良分为群体儿童中度营养不良和个体儿童中度营养不良。

(1)群体儿童中度营养不良：W/H＜2 SD 为急性营养不良；当人群中有 5%～10%的儿童 W/H＜2 SD，则该儿童人群存在中度急性营养不良。

(2)个体儿童中度营养不良：体格生长指标判断是 W/H≤2 SD，体重不增是中度营养不良(Moderate Malnutrition，MM)的早期临床表现。

2.重度营养不良

重度营养不良分群体儿童重度营养不良和个体儿童重度营养不良。

(1)群体儿童重度营养不良：当人群中有＞10%儿童 W/H＜2 SD，则该儿童人群存在严重营养不良。

(2)个体儿童重度营养不良：体格生长指标判断是 W/H＜3 SD，临床上蛋白质-能量重度营养不良可分为能量缺乏为主型和蛋白质缺乏为主型。①消瘦衰弱型营养不良：长期Ⅱ型营养素

(生长营养素)能量摄入不足致慢性的体内脂肪、肌肉和其他组织的严重消耗、生长迟缓,多发生于 6～12 月龄的断离人乳的婴儿,或发生慢性腹泻的儿童。②恶性营养不良:以蛋白质缺乏为主的营养不良。临床特征是全身水肿、虚弱、表情淡漠、生长迟缓头发变色、变脆、易脱落、易感染等,即恶性营养不良病(kwashiorkor)。"kwashiorkor"是非洲加纳语译音,译意为"红小孩",因恶性营养不良时儿童除水肿外,毛发和皮肤常发红。③消瘦-水肿型营养不良:即同时存在蛋白质-能量不足的混合型营养不良。

(二)实验室检查

尽管实验室结果可用于个体儿童营养不良状况的评价,但近年的研究提示实验室方法不是营养不良的准确指标或对儿童营养不良的诊断无特异性。营养不良儿童可被训练有素的医师结合体格生长资料在没有实验室结果前即可诊断。因此,营养不良的实验室检查尚需进行成本-效益评估。但重度营养不良儿童的生化指标改变可帮助医师了解全身各器官系统的功能状态,监测治疗反应,或评估住院儿童出院前的营养状况。

营养不良儿童的一般筛查实验包括血液学检查及蛋白质营养状况、器官功能测试。

1.中度营养不良

缺乏早期特异性或敏感诊断指标,体重不增是营养不良的早期征兆。

2.重度营养不良

严重蛋白质营养不良时多有多种营养素缺乏,如锌、磷、氮等。重度营养不良可有重要脏器功能损害,以及血红蛋白、清蛋白、血清前清蛋白、甲状腺素、转铁蛋白水平、胰岛素样生长因子Ⅰ(IGF-Ⅰ)和免疫功能等不同程度下降。

(1)血清蛋白、血清蛋白浓度:血清蛋白正常值 35～55 g/L。轻度及中度营养不良变化不大,严重营养不良血清蛋白显著降低(10～25 g/L)。但血清蛋白半衰期较长(19～21 天)故灵敏度较低。血清前清蛋白是较为敏感的指标,变化早于血清蛋白,于营养不良的早期即下降,能显示出轻微的蛋白质营养缺乏,但特异性差,因为急性炎症、恶性肿瘤、肝硬化前清蛋白也可降低。虽然维生素 A 结合蛋白(半衰期 10 小时)、前清蛋白(半衰期 1.9 天),甲状腺结合前清蛋白(半衰期 2 天)和转铁蛋白(半衰期 3 天)等代谢周期较短的血浆蛋白质具有早期诊断价值,但亦有特异性不足的问题。胰岛素样生长因子-1(IGF-1)反应较灵敏,是诊断蛋白质营养不良的较好指标,但生长激素缺乏、肝功能异常时 IGF-1 也会降低。

(2)尿羟脯氨酸指数:羟脯氨酸(简称 Hp)是一种非必需氨基酸,是身体内结缔组织中胶原纤维的主要成分之一。胶原纤维广泛分布于全身各器官中,所以胶原蛋白是身体内含量最多的蛋白质,人体蛋白质总量的 1/3 是胶原蛋白。利用羟脯氨酸在胶原蛋白中含量最高的特点测定尿液羟脯氨酸排出量以判断人体或其他有身体胶原组织代谢。羟脯氨酸排出量受到甲状腺激素,生长激素,肾上腺皮质激素,性激素等诸多的激素的影响。羟脯氨酸的排出量与生长速度有关,营养不良儿童尿中排出减少。此前曾用羟脯氨酸指数[羟脯氨酸(μmol/mL)/肌酐 μmol/(mL·kg)]检测营养不良儿童蛋白质营养状况。3 岁内儿童羟脯氨酸指数比较恒定,学龄前儿童为 2.0～5.0,<2 表示生长缓慢。

(3)微量营养素:严重营养不良儿童因食物摄入不足除Ⅱ类生长营养素缺乏外,尚伴Ⅰ类功能性营养素缺乏,如铁、维生素 A、B 族维生素、维生素 B$_{12}$缺乏。医师宜根据临床表现进行特殊维生素和微量元素检测。

(4)瘦素:瘦素作为脂肪细胞分泌的一种蛋白质激素,是肥胖基因编码的产物,主要作用于下丘脑。营养不良儿童可脂肪含量下降使血清瘦素水平明显降低,神经肽(NPY)分泌减少,抑制食欲,增强物质与能量代谢。同时瘦素通过与其他内分泌激素(如胰岛素、胰岛素样生长因子-1、胰岛素样生长因子结合蛋白)相互作用,参与连接能量代谢、营养平衡和内分泌反应的重要环节。因此,有学者把瘦素作为一个营养指标,但瘦素检测尚没有广泛应用。

(5)其他:严重营养不良儿童存在电解质紊乱及血生化异常,如低钾、低钙、低镁、低血糖等。

四、营养不良处理(治疗)

中、重度营养不良儿童的处理均包括治疗原发病、控制感染与其他并发症等对症治疗措施,以及补充富含营养素的食物,恢复儿童体内丢失的营养素。但严重营养不良的儿童需要逐渐补充使身体能适应增加的营养,维持高于正常水平的摄入量至体重恢复正常。同时,需监测恢复情况,避免营养不良再发生。但因营养缺乏程度不同,身体受损不同,处理中、重度营养不良儿童营养紊乱有所不同。

(一)中度营养不良营养处理

1.营养补充方案

治疗严重营养不良已有较成熟的一致意见,但在治疗谷类食物不足为主的中度营养不良婴幼儿的成本-效益方面尚未统一。目前尚无为中度营养不良儿童制定的 RNIs。中度营养不良儿童营养素需要量的推荐意见多数介于正常儿童 RNIs 和严重营养不良儿童治疗之间,WHO 建议补充特殊配制的食物,如 F75,F100 配方,同时采用当地食物,以保证患儿食物摄入 I 型(功能性、预防性营养素)和 II 型(生长营养素)等 30 余种营养素使儿童加速生长至正常水平。

2.效果监测

治疗恰当的表现为体重增加率约为 5.5 g/(kg·d),但体重的增加不代表身体生理、生化、免疫功能和解剖结构恢复正常;身高的增长比体重的增加能更好地反映营养不良儿童是否获得适当的营养。消瘦和矮小的儿童的营养需要不同,康复时间亦不同。中度消瘦儿童治疗需 2~4 周恢复,而矮小儿童恢复到正常儿童水平则需数月或数年。因此,生长迟缓的儿童应尽早治疗,2 岁内是治疗的"窗口关键期"。

(二)重度营养不良处理

1.营养补充方案

采用营养素/能量密度比指导高蛋白、高能量的食物治疗,其中 1/2 的蛋白质宜从奶制品中获得。F75 和 F100 亦用于治疗严重营养不良儿童。但治疗的最初阶段饮食营养素含量较低,主要以 F75(75 kcal/100 mL,蛋白质 0.9 g/100 mL)供给能量;2~7 天儿童耐受后,采用 F100(100 kcal,或 420 kJ/100 mL;蛋白质 2.9 g/100 mL),有益于儿童恢复追赶生长。F75、F100 可自己配制,亦可选用商品配方。为避免肠道负荷过重,宜由少量逐渐增加致耐受;无法耐受者需采用肠内营养方法。

WHO 建议<5 岁严重营养不良儿童能量补充计算可分三步进行,即第一步(早期治疗)需维持儿童现有体重,即获得的食物能量至少应达现有体重的能量需要量;第二步(治疗中期或稳定期)逐渐增加能量使体重达实际体重/身高的 $P50_{th}$ 或均值,又因营养不良儿童多有感染,能量需要较正常儿童增加 8 kcal/kg;第三步(恢复期)儿童的能量摄入按实际年龄的体重($P50_{th}$ 或均值)计算。

2.效果监测

24～36 月龄严重营养不良儿童经补充高蛋白、高能量仍难以纠正生长迟缓,可出现补充过度情况,即体重增长过多。近年报道的给低体重儿童增加食物能量研究结果显示有增加超重/肥胖的儿童的危险。因此,宜以体重/身高(W/L)为标准评估,决定是否需继续补充营养,避免发生超重/肥胖。

五、儿童营养不良的预后与预防

(一)儿童期营养不良的预后

儿童长期营养不良的后果尚不确定,部分儿童完全康复,部分则遗留程度不同的损害,如肠道吸收不良、神经心理行为。预后与营养不良发生的年龄、持续时间和严重程度有关。一般丢失10%的体重时身体尚可代偿,无明显临床表现,但如体重丢失>40%则可出现半昏迷状态、持续腹泻、黄疸、低血钠,严重者可因心脏衰竭、电解质紊乱、低体温致命。消瘦型营养不良的恢复晚于水肿型。全世界5%～15%的消瘦多发生在6～24 月龄儿童,致 20%～40%儿童 2 岁时矮小。营养不良与贫困导致发育不良-疾病负担-工作能力下降的恶性循环。母亲妊娠期营养不良致胎儿宫生长迟缓、低出生体重,同样产生婴儿-儿童-青少年-成年-老年的发育不良疾病负担-工作能力下降的恶性循环。

(二)儿童期营养不良的预防

儿童营养不良是可预防的疾病,包括科学喂养(提倡人乳喂养、其他食物引入)、合理安排生活制度、定期生长监测、预防各种传染病和矫正先天畸形等。

1.预防重点人群

5 岁内是发生营养不良的高发年龄,而干预、预防中度营养不良是提高全球儿童健康水平的关键。

2.预防措施

直接干预行为包括改善母亲营养状况(补充叶酸、铁、多种微量营养素,补充钙、平衡蛋白质和能量的食物),促进人乳喂养、补充强化维生素 A 和锌;改善 6～24 月龄儿童的食物。人乳喂养至少至 6 月龄可最有效预防儿童早期营养不良。发生灾害时及时提供食物可短期的帮助,但需要长期的措施,如发展农业、开展公共卫生项目(儿童生长和发育监测、营养知识、营养补充)及改善食物供给系统。特别是儿童生长和发育监测可早期发现生长偏离的儿童早期干预,可降低中度营养不良发生,避免重度营养不良。婴幼儿喂养是儿童生长的基础保健,大约30%<5 岁儿童矮小与喂养差和反复感染有关。即使在很差的情况下,改善家长的喂养方法或行为可明显改善儿童能量和营养素的摄入,减少儿童营养不良发生。

易被忽略的是住院儿童的营养不良发生情况,需要筛查导致营养不良的疾病,反复评估高危儿童的营养状况,降低疾病儿童的营养不良发生率。

3.效果评估

降低儿童群体营养不良发生率的直接效果应是降低 IUGR、儿童生长迟缓和婴幼儿死亡率。

(孙利芬)

第二节　维生素缺乏症

一、维生素 A 缺乏症

维生素 A 又称为视黄醇,主要存在于各种动物的肝脏中,乳类及蛋类中含量也较多。胡萝卜素在人体内可转化为维生素 A,故含胡萝卜素丰富的食物如胡萝卜、番茄、红薯、南瓜、豆类及深绿色蔬菜也是重要的维生素 A 的来源。如果小儿摄入上述食物较少或者由于消化吸收等障碍而引起维生素 A 缺乏则称为维生素 A 缺乏症。

(一)诊断

1.病史

婴幼儿多见,男孩多于女孩。长期食用脱脂牛奶、豆浆、大米粥等喂养而未能及时增加辅食,膳食中脂肪含量过低;小儿长期患消化不良、肠结核等慢性疾病引起低蛋白血症。较大儿童可述眼干不适,结膜、角膜干燥。

2.体格检查

当维生素 A 缺乏数周或数月后,可出现以下症状及体征。

(1)眼部表现:夜间视物不清(夜盲症),眼泪减少,自觉眼干不适,眼部检查可见角膜边缘处干燥起皱褶,角化上皮堆积形成泡沫状白斑,称之为结膜干燥斑。继而角膜发生干燥、浑浊、软化、溃疡、坏死,眼部疼痛,畏光,经常眨眼或用手揉搓导致感染。严重者出现角膜穿孔、虹膜脱出乃至失明。

(2)皮肤表现:全身皮肤干燥,鳞状脱屑,角化增生,常发生丘疹样角质损害,触之有粗沙砾样感觉,以四肢伸面、两肩及臀区为著。毛囊角化引起毛发干燥,失去光泽,易脱落。指甲多纹,失去光泽,易折裂。

(3)生长发育障碍:严重者身高落后,牙质发育不良,易发生龋齿。

3.辅助检查

(1)小儿血清维生素 A 浓度降至 $200\ \mu g/L$ 即可诊断。

(2)血清视黄醇结合蛋白水平低于正常范围则有维生素 A 缺乏的可能。

(3)取 10 mL 新鲜中段尿,加 1% 甲紫溶液数滴,摇匀后在显微镜下做上皮细胞计数。除泌尿系统感染外,若每立方毫米中上皮细胞超过 3 个,提示维生素 A 缺乏;高倍镜检查尿沉淀,如有角化上皮细胞更有助于诊断。

(4)用暗适应对视网膜电流变化进行检查,如发现暗光视觉异常则有助于诊断。

4.诊断要点

有维生素 A 摄入不足史或慢性消化吸收障碍史,加上眼部和皮肤症状体征可以做出诊断。

(二)治疗

1.改善饮食

增加富含维生素 A 及类胡萝卜素的食物,积极治疗原发病如消化道疾病。

2.维生素 A 治疗

早期可口服维生素 A 制剂,每天总量 10 000～25 000 U,分 2～3 次服。一般数天后眼部症状改善,逐渐减量至完全治愈。对重症或消化吸收障碍者,可肌内注射维生素 A,每次25 000 U/d,一般 2～3 次见效,眼部症状消失后改预防剂量,不宜长期大量服用以防中毒。

3.眼病局部疗法

早期局部用硼酸溶液洗眼,涂抗生素眼膏或眼水防治感染。对重症患儿用 1% 阿托品扩瞳,以防虹膜粘连。检查和治疗时切勿压迫眼球,防止角膜溃疡穿孔。

治疗后夜盲改善最快,数小时即可见效。注意防止维生素 A 中毒。

(三)预防

注意平衡膳食,经常食用富含维生素 A 的食物。孕妇、乳母应食富含维生素 A 及类胡萝卜素的食物,婴儿时期最好以母乳喂养。人工喂养儿应给维生素 A 较多的食物,推荐每天维生素 A 摄入量 1 500～2 000 U。如有消化道功能紊乱或慢性疾病者,应及早补充维生素 A,必要时肌内注射。

二、B 族维生素缺乏症

B 族维生素包括维生素 B_1、维生素 B_2、维生素 B_6、维生素 B_{12}、烟酸(维生素 PP)及叶酸。它们不是组成机体结构的物质,也不是供能物质,但参与体内辅酶的组成,调节物质代谢。有溶于水的特性,不能在体内合成,必须由食物提供,过剩则由尿排泄,不存储体内,故须每天供给,过量无毒性,若缺乏迅速出现临床症状。

(一)维生素 B_1 缺乏病

维生素 B_1 是嘧啶噻唑化合物,其中含硫及氨基,故又称硫胺素。体内以焦磷酸硫胺素的形式存在,作为辅酶参与糖代谢及 α-酮酸的氧化脱羧反应,维持神经、心肌的活动功能,调节胃肠蠕动,促进生长发育。若饮食中缺乏维生素 B_1 3 个月以上,即会出现临床症状。

1.病因与病理生理

(1)病因:乳母缺乏维生素 B_1,婴儿未加辅食,可发生缺乏维生素 B_1。在以精白米为主食地区,习惯淘洗米过多或弃去米汤或加碱煮粥等,使维生素 B_1 损失多而致摄入不足。儿童生长发育迅速时期,维生素 B_1 要量增加而不补充,也易引起缺乏。长期腹泻或肝病是导致维生素 B_1 吸收利用的障碍,临床可出现缺乏症状。

(2)维生素 B_1 缺乏的病理生理:维生素 B_1 在小肠内吸收后,在肝、肾等组织中磷酸化,转为焦磷酸硫胺素,是丙酮酸脱氢酶的辅酶,参与 α-酮酸的氧化脱羧作用;又是转酮酶的辅酶,参与磷酸戊糖旁路代谢,在三羧酸循环中使糖代谢得以正常进行,也可促进脂肪和氨基酸代谢。缺乏时引起糖代谢障碍,使血和组织中丙酮酸和乳酸堆积,损害神经组织、心肌和骨骼肌。维生素 B_1 又能抑制胆碱酯酶对乙酰胆碱的水解作用,缺乏时使乙酰胆碱的量降低,从而影响神经传导,引起脑功能障碍。

2.临床表现

维生素 B_1 缺乏症又称脚气病,早期只出现踝部水肿。婴儿脚气病常发病突然,以神经症状为主者称脑型,以突发心力衰竭为主者称心型。年长儿常以周围神经炎和水肿为主要表现。一般症状常有乏力无神、食欲缺乏、腹泻、呕吐、生长滞缓等。脑型脚气病常表现有烦躁、反应迟钝、嗜睡,甚至昏迷、惊厥、肌张力低下、深浅反射消失,但脑脊液检查正常。年长儿的周围神经炎,先

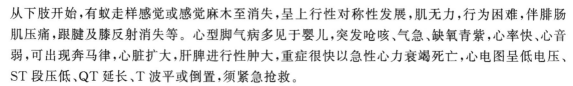
从下肢开始,有蚁走样感觉或感觉麻木至消失,呈上行性对称性发展,肌无力,行为困难,伴腓肠肌压痛,跟腱及膝反射消失等。心型脚气病多见于婴儿,突发呛咳、气急、缺氧青紫、心率快、心音弱,可出现奔马律,心脏扩大,肝脾进行性肿大,重症很快以急性心力衰竭死亡,心电图呈低电压、ST 段压低、QT 延长、T 波平或倒置,须紧急抢救。

3.诊断及辅助检查

当有维生素 B_1 摄入缺乏的饮食史及典型临床表现时,诊断不难,但早期和不典型患儿常易漏诊或误诊,尤其暴发脑型或心型,因病情发展迅速,危及生命,必须警惕此症,对可疑患儿可用大剂量维生素 B_1(50~100 毫克/次)行试验性治疗诊断,效果显著,常于 1~2 天内迅速好转。

常用实验室检查:①血液维生素 B_1 量的测定,正常小儿血中维生素 B_1 浓度为 7~8 μg/dL。②尿液维生素 B_1 量测定,成人尿中维生素 B_1<100 μg/24 h 尿,儿童<30 μg/d,即可确定为维生素 B_1 缺乏病。③维生素 B_1 负荷试验,口服维生素 B_1 5 mg 后,4 小时尿中排出>200 μg 为正常。④血中丙酮酸、乳酸浓度增高。⑤红细胞转酮酶活性降低。

4.防治原则

(1)预防:加强孕母、乳母营养,应摄食含维生素 B_1 丰富的食物,如糙米粗粮、豆制品、肉、肝类等。婴儿应及时添加辅食,儿童必须食物多样化,不偏食,乳母每天需维生素 B_1 3~4 mg,婴儿 0.5 mg,儿童每天 1~2 mg。

(2)治疗:一般患儿口服维生素 B_1 即可,每天 15~30 mg。哺乳婴儿患脚气病时,乳母应同时治疗,每天 50~60 mg。重者或消化吸收障碍者可肌内注射维生素 B_1 10 毫克/次,每天 1~2 次,或静脉注射 50~100 mg/d,但避免用葡萄糖溶液冲配。当出现脑型或心型症状时,应同时对症治疗,但不宜用高渗葡萄糖液、肾上腺皮质激素、洋地黄制剂等。

(二)维生素 B_2 缺乏病

维生素 B_2 是核醇与黄素的结合物,故又称核黄素,它具有可逆的氧化还原特性,在组织中参与构成各种黄酶的辅酶,发挥其生物氧化过程中的递氢作用,维持皮肤、口腔和眼的健康。维生素 B_2 不易在体内储存,故易发生缺乏,常与烟酸或其他维生素 B 缺乏同时存在。

1.病因

维生素 B_2 溶于水,呈黄绿色荧光,虽对热和酸稳定,但易被光及碱破坏。当饮食中缺乏维生素 B_2,或烹调不当,即易发病。胆管闭锁、肝炎等可影响维生素 B_2 的吸收,光疗时可被破坏而出现缺乏症状。

2.临床表现及诊断

(1)临床表现:主要为口腔病变,表现有唇炎、口角炎和舌炎。眼部症状有畏光、流泪、角膜炎、结膜炎、眼睑炎等。皮肤可有脂溢性皮炎,好发于鼻唇沟、眉间、耳后等处。

(2)诊断:一般根据临床表现,结合饮食史,诊断不难,有条件时可以进行实验室检查:①尿中维生素 B_2 的排出量,正常 24 小时尿维生素 B_2 的排出量为 150~200 μg,若<30 μg/d 即可确诊。②红细胞中谷胱甘肽还原酶活力测定,当维生素 B_2 缺乏时,该酶活力下降。

3.防治原则

(1)预防:多进食富含维生素 B_2 的食物,如乳类、肉、蛋和蔬菜等。婴儿需要维生素 B_2 每天 0.6 mg,儿童及成人为 1~2 mg/d。

(2)治疗:口服维生素 B_2 5~10 mg/d 即可,若疗效不显,可每次肌内注射 2 mg,每天 2~3 次。同时应给复合维生素 B 口服,并改善饮食。

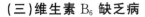

(三)维生素 B_6 缺乏病

维生素 B_6 有三种形式:吡多醇、吡多醛及吡多胺,易互相转换,食物中以吡多醇为主。维生素 B_6 是氨基酸转氨酶、脱羧酶及脱硫酶的组成成分,参与蛋白质和脂肪代谢。动物性食物及谷类、蔬菜、种子外皮等均含维生素 B_6,也能由肠道细菌合成,故很少发生维生素 B_6 缺乏症。维生素 B_6 易溶于水和乙醇,稍溶于脂溶剂,对光和碱敏感,高温下易被破坏。

1.病因及病理生理

(1)病因:易发生于消化吸收不良的婴儿,或食物烹调加热时间过多致维生素 B_6 被破坏,或长期服抗生素引起肠道菌群失调使维生素 B_6 合成障碍等而引起维生素 B_6 缺乏。当应用异烟肼、青霉胺等维生素 B_6 拮抗剂时,维生素 B_6 被破坏而引起缺乏。

(2)病理生理:维生素 B_6 在体内经磷酸化后转变为 5-磷酸吡多醛或 5-磷酸吡多胺,作为氨基酸代谢中各种酶的辅酶而起生理作用,也在糖原及脂肪酸代谢中起调节作用,例如,可使 5-羟色氨酸脱羧为 5-羟色胺;可促进谷氨酸脱羧,有利于 γ-氨基丁酸形成等。γ-氨基丁酸为脑细胞代谢所需,与中枢神经系统的抑制过程有关,若维生素 B_6 缺乏,即易出现惊厥及周围神经病变。也有少数是由于某些氨基酸酶结构异常,维生素 B_6 与其结合力低,临床可出现症状,例如,维生素 B_6 依赖性惊厥,因谷氨酸脱羧酶异常,维生素 B_6 难以有活性,引起婴儿期维生素 B_6 依赖性贫血,因 δ-氨基乙酸、丙酸合成酶的异常,不能与维生素 B_6 结合发挥作用,引起临床小细胞低色素性贫血,必须给予大剂量维生素 B_6,才能缓解。

2.临床表现及诊断

(1)临床表现:维生素 B_6 缺乏症较少见,主要为脑神经系统症状。婴儿缺乏时出现躁动不安或惊厥,周围神经炎等。其他症状有唇炎、舌炎、脂溢性皮炎等,常与其他 B 族维生素缺乏合并存在。当有顽固性贫血时,免疫抗体下降,易反复合并感染。少数维生素 B_6 缺乏性惊厥的小儿,脑电图有改变。

(2)诊断:临床常可用维生素 B_6 试验性治疗来辅助诊断,尤其婴儿惊厥在排除常见原因后,可立刻肌内注射维生素 $B_6$100 mg,以观疗效而确诊。实验室检查:①色氨酸负荷试验,给维生素 B_6 缺乏者口服色氨酸 100 mg/kg,尿中排出大量黄尿酸,可助诊断(正常小儿为阴性)。②红细胞内谷胱甘肽还原酶减少,反映体内维生素 B_6 缺乏。

3.防治原则

(1)预防:一般饮食中含有足够的维生素 B_6,提倡平衡饮食、合理喂养。维生素 B_6 的需要量:婴儿 0.3～0.5 mg/d,儿童 0.5～1.5 mg/d,成人 1.5～2.0 mg/d。当小儿在用拮抗剂(如异烟肼)治疗时,应每天给予维生素 B_6 2 mg,以预防缺乏。

(2)治疗:一般患儿每天口服 10 mg 维生素 B_6 即可,重者可肌内注射维生素 B_6 10 毫克/次,每天 2～3 次。维生素 B_6 缺乏的惊厥患儿,可即肌内注射 100 毫克/次。维生素 B_6 依赖患儿可每天口服维生素 B_6 10～100 mg 或肌内注射 2～10 mg/d。

(四)其他 B 族维生素的缺乏

1.烟酸

烟酸(或称维生素 PP)是体内脱氢酶的辅酶Ⅰ、Ⅱ的重要组成部分,是氧化过程所必需的;其生理功能为维持皮肤、黏膜和神经的健康,促进消化功能。缺乏时可发生糙皮病,故又称其为抗糙皮病因子。因奶中富含烟酸,故婴幼儿少见缺乏者,但以粮食(尤为粗粮)为单一饮食者易发生缺乏,因谷类可影响烟酸的吸收。临床症状多见为皮炎、腹泻,也可有神经炎的表现。烟酸在乳类、肉类、肝脏、花生和酵母中较多,只要进食多样化的平衡膳食,很少缺乏。需要量为每天 15～30 mg。

2.维生素 B_{12}

维生素 B_{12} 是一种含钴的衍生物,故又称钴胺素,作为辅酶参与核酸蛋白质等的合成过程,促进叶酸的利用和四氢叶酸的形成,促进红细胞发育成熟,对生血和神经组织的代谢有重要作用。维生素 B_{12} 水溶液较稳定,但易受日光、氧化剂、还原剂、强碱等作用而破坏。维生素 B_{12} 须在胃内与内因子结合后才能被吸收,若胃内因子缺乏,可使其吸收障碍。维生素 B_{12} 缺乏时会发生巨幼红细胞贫血,青年可发生恶性贫血。动物性食物中均富含维生素 B_{12}。

3.叶酸

叶酸以其存在于草及蔬菜叶子中而得名。体内以活动形式四氢叶酸作为碳基团转移的辅酶,参与核苷酸及氨基酸代谢,特别是胸腺嘧啶核苷酸的合成,促进骨髓造血功能。缺乏时,DNA 合成受抑制,临床发生巨幼红细胞贫血;孕早期缺乏叶酸可引起胎儿神经管畸形。绿色蔬菜中含量多,动物性食物中也含有,但各种乳类少有叶酸。每天叶酸需要量为 400 μg。

三、维生素 C 缺乏症

维生素 C 是水溶性维生素,由于人体缺乏合成维生素 C 所必需的古罗糖酸内酯氧化酶,故不能自身合成,必须由食物供给。维生素 C 遇热、碱或金属后,极易被破坏,在胃酸帮助下,维生素 C 迅速被胃肠道吸收,储存于各类组织细胞中。若长期摄入不足,即出现临床维生素 C 缺乏症,又名坏血病。

(一)病因及病理生理

1.病因

维生素 C 摄入不足是主要原因,若缺乏 3～6 个月即出现症状。当需要量增加,如小儿生长发育快速期或患感染性疾病时,维生素 C 需要量大而供给不足即可患病。当长期消化功能紊乱影响维生素 C 的吸收时也导致缺乏。

2.病理生理

维生素 C 是一种较强的氧化还原剂,参与和调节体内大量氧化还原过程及羟化反应;如在肠道内将三价铁(Fe^{3+})还原为二价铁(Fe^{2+}),促进铁的吸收;体内将叶酸转变为四氢叶酸,促进红细胞核成熟;调节脯氨酸、赖氨酸的羟化,有利于胶原蛋白的合成等。缺乏时导致毛细血管通透性增加,引起皮肤、黏膜、骨膜下、肌肉及关节腔内出血,并阻碍骨化过程,造成典型的维生素 C 缺乏的骨骼病变。维生素 C 在体内还参与肾上腺皮质激素、免疫抗体和神经递质(如去甲肾上腺素)的合成,缺乏时免疫力低下、应激反应差,易受感染,伤口愈合慢等。维生素 C 还有抗细胞恶变、解毒和降低胆固醇的作用,长期维生素 C 不足对身体健康不利。

(二)临床表现

维生素 C 缺乏症多见于 6 个月至 2 岁的婴幼儿,3 岁后随年龄增大而发病减少,近年已比较少见。

1.一般症状

起病缓慢,表现为食欲差,面色苍白,烦躁或疲乏,生长发育迟缓,常伴腹泻、呕吐、反复感染等,往往易忽略有维生素 C 缺乏的存在。

2.出血

出血表现开始常见皮肤小出血点或瘀斑,牙龈肿胀或出血,严重者可有鼻出血、血尿、关节腔出血等。

3.骨骼病变

骨骼病变典型病变为骨膜下出血、骨干骺端分离,表现为下肢疼痛、大多在膝关节附近,局部肿胀有压痛,不愿被挪动,呈假性瘫痪。肋骨、软骨交界处有尖锐状突起,移动胸廓时疼痛,使呼吸浅速。骨骼 X 线检查有典型坏血病的特点:①骨干骺端临时钙化带增厚致密,骨干骺分离脱位。②骨质疏松,密度减低呈毛玻璃状,骨小梁不清。③骨膜下血肿等。

(三)诊断及辅助检查

根据维生素 C 摄入不足史和临床表现及骨骼 X 线特征,诊断不难。对可疑患者,可作临床治疗试验,给予大剂量维生素 C 治疗后,症状 1 周内消失而确诊。必要时也可做以下辅助检查:①毛细血管脆性试验阳性。②测血清维生素 C 含量降低(正常为 5~14 mg/L 或 28.4~79.5 mol/L),当<2 mg/L 时即可出现症状。③测维生素 C 24 小时尿排出量,正常 24 小时尿中维生素 C 排出量为 20~40 mg,若排出量<20 mg/d 即提示有维生素 C 缺乏。④维生素 C 负荷试验,若尿维生素 C 排出量小于正常的 50%,即表示缺乏,也有人用 4 小时尿维生素 C 排出的负荷试验来诊断其缺乏。

(四)防治原则

1.预防

维生素 C 每天需要量为 50~60 mg。只要膳食中有富含维生素 C 的食物,乳母的乳汁所含维生素 C 已足够,故鼓励母乳喂养,以后添加绿叶蔬菜和水果,当患病时增补维生素 C 100 mg,即可预防维生素 C 缺乏症。

2.治疗

口服维生素 C 300~500 mg/d 即可,重症可采用静脉滴注 500~1 000 mg/d。并对症治疗出血和骨骼病变,一般治疗 1 周后症状逐渐消失,预后良好。

四、维生素 D 缺乏症

(一)维生素 D 缺乏症佝偻症

维生素 D 缺乏性佝偻病是由于维生素 D 缺乏,致使体内钙、磷代谢失常,从而引起以骨骼生长障碍为主的全身性疾病,是我国重点防治的四病之一。该病多见于婴幼儿,可致生长发育障碍,免疫功能降低,易并发肺炎及腹泻等。近年来的调查表明,佝偻病的患病率逐渐下降,重症佝偻病已明显减少。但在某些偏远地区,佝偻病的患病率仍较高。我国北方地区佝偻病患病率高于南方,可能与日照时间短,寒冷季节户外活动少有关。

1.维生素 D 的来源和代谢

维生素 D 是一种脂溶性维生素。人体维生素 D 主要来源于皮肤中的 7-脱氢胆固醇,经日光中的紫外线照射转化为胆骨化醇,也就是内源性维生素 D_3。外源性维生素 D 由食物中获得,动物肝脏、蛋黄、乳类都含有维生素 D_3,植物(绿叶蔬菜等)含有麦角固醇,经紫外线照射后能转化为可被人体利用的维生素 D_2。内源性和外源性维生素 D 均无生物活性,需经人体进一步羧化后方有抗佝偻病活性。

维生素 D_3 经肝脏羟化为 25-羟基胆骨化醇[25-$(OH)D_3$],然后在肾脏近曲小管上皮细胞内经1-羟化酶系统作用进一步羟化为1,25二羟胆骨化醇[1,25-$(OH)_2D_3$],其生物活性大大增强,可通过血液循环作用于靶器官而发挥生理作用。

2.钙磷代谢的调节

(1)维生素D的作用。①促进肠道钙磷的吸收:促进小肠黏膜对钙、磷的吸收,使血钙血磷升高,有利于骨的钙化。②对骨骼的作用:促进旧骨脱钙以维持血钙浓度,在新骨形成处促进钙向骨内转移,促进新骨形成。③促进肾小管对钙磷的重吸收:促进肾近曲小管对钙磷的重吸收,尤其是促进磷的重吸收,减少尿钙磷的排出,提高血钙磷的浓度。

(2)甲状旁腺素(PTH)的作用:甲状旁腺素促进小肠对钙磷的吸收,促进破骨细胞形成,使骨盐溶解,血钙、磷浓度增加,促进肾近曲小管对钙的重吸收,使尿钙降低,血钙上升,同时抑制对磷的重吸收,使尿磷增加。

(3)降钙素(CT)的作用:降钙素可抑制肠道及肾小管对钙、磷的重吸收,抑制破骨细胞形成,阻止骨盐溶解。促进破骨细胞转化为成骨细胞,使血钙降低。

3.病因

(1)日光照射不足:维生素D_3由皮肤7-脱氢胆固醇经紫外线照射而产生,小儿户外活动减少,则易患佝偻病,另外城市高层建筑增多,空气中烟雾、粉尘增多,均可阻挡紫外线的通过,使小儿易患佝偻病,冬季日照时间短,紫外线弱,户外活动少,故本病冬春季节多见。

(2)维生素D摄入不足:人乳及其他乳类中维生素D的含量很少,不能满足小儿生长发育的需要,因此如果不补充维生素D或晒太阳不足,则易患佝偻病。另外牛乳中钙磷比例不当,不利于钙磷的吸收,所以牛乳喂养儿更易患佝偻病。

(3)维生素D的需要量增加:骨骼生长越快,需维生素D越多。婴儿生长速度快,维生素D的需要量大,佝偻病的发病率也高。2岁后生长速度减慢,户外活动逐渐增多,佝偻病的发病率减低。早产儿因体内钙和维生素D含量不足,生长速度较足月儿快,易患佝偻病。

(4)疾病的影响:肠道及胆管慢性疾病可影响维生素D及钙磷的吸收和利用。肝肾疾病时会影响维生素D_3的羟化过程,1,25-$(OH)_2D_3$不足而引起佝偻病。长期服用抗癫痫药物可干扰维生素D的代谢而导致佝偻病。

4.发病机制与病理变化

维生素D缺乏时,肠道钙磷吸收减少,血钙浓度降低,低血钙可刺激甲状旁腺激素分泌增多,促进骨盐溶解,增加肠道及肾小管对钙的吸收,维持血钙在正常或接近正常水平。同时甲状旁腺激素抑制肾小管对磷的重吸收,尿磷排出增加,血磷降低,钙磷乘积下降(正常值大于40),造成骨样组织钙化障碍,成骨细胞代偿性增生,骨样组织堆积在骨骺端,碱性磷酸酶分泌增多,产生一系列症状体征及生化改变。

佝偻病时血钙磷乘积下降,成熟软骨细胞和成骨细胞不能钙化而继续增殖,形成骨样组织堆积于干骺端,使临时钙化带增宽而不规则,骨骺膨大,形成手镯、脚镯、肋串珠等临床体征,骨的生长停滞不前。骨干、骨膜下的成骨活动同样发生障碍,骨皮质逐渐为不坚硬的骨样组织代替,使颅骨软化,骨质稀疏,使骨干在负重及肌肉韧带牵拉下发生畸形,甚至导致病理性骨折。

5.临床表现

佝偻病主要表现是生长中的骨骼改变、肌肉松弛和非特异性神经、精神症状,多见于3个月至2岁小儿。临床上可分为初期、激期、恢复期和后遗症期四期,初期和激期统称为活动期。

(1)初期:多数于3个月左右发病,主要表现为神经精神症状。患儿易激惹、烦躁、睡眠不安、夜间啼哭、多汗常与季节无关,由于多汗刺激头部皮肤发痒,摇头刺激枕部,致使枕部有秃发区,称为枕秃。此期骨骼常无明显改变,骨骼 X 线检查可无异常或仅见长骨钙化带稍模糊、血生化改变轻微,血钙正常或稍低,血磷正常或稍低,钙磷乘积稍低(30～40),血碱性磷酸酶多稍增高。

(2)激期:除原有初期症状外,主要表现为骨骼改变和运动功能发育迟缓。

骨骼系统的改变:骨骼的改变在生长快的部位最明显。因小儿身体各部位骨骼的生长速度在各个年龄阶段不相同,故不同年龄有不同的骨骼改变。

头颅:①颅骨软化:最常见于 3～6 月婴儿,是活动期佝偻病的表现。最常见部位是顶骨或枕骨的中央部位,用手指轻压该部位颅骨时可感觉到颅骨内陷,放松后弹回,犹如按压乒乓球的感觉。②方颅:多见于 8 个月以上的患儿,因两侧额顶骨骨膜下骨样组织堆积过多而形成,表现为前额角突出,形成方颅。严重者呈马鞍状或十字状头。③前囟过大或闭合延迟,严重者 2～3 岁前囟尚未闭合。④出牙延迟:可迟至 10 个月或 1 岁方萌牙,萌出牙齿顺序颠倒,缺乏釉质,易患龋齿。

胸廓:胸廓畸形多见于 1 岁左右小儿。①肋骨串珠:因肋骨和肋软骨交界处有骨样组织堆积而膨出,可触到或看到明显的半球状隆起,以两侧 7～10 肋最明显。由于肋串珠向内压迫肺组织,患儿易患肺炎。②肋膈沟(赫氏沟):膈肌附着处的肋骨因被牵拉而内陷,同时下部肋骨则常因腹大而外翻,形成一条横沟样的肋膈沟。③鸡胸或漏斗胸:肋骨骺部内陷,胸骨向外突出,形成鸡胸。胸骨剑突部向内凹陷,则形成漏斗胸。鸡胸或漏斗胸均影响小儿呼吸功能。该类畸形多见于 1 岁左右小儿。

四肢:①腕踝畸形多见于 6 个月以上佝偻病患儿。腕和踝部骨骺处骨样组织增生使局部形成钝圆形环状隆起,称为佝偻病手镯或脚镯。②下肢畸形。由于长骨钙化不足,下肢常因负重而弯曲,形成"O"形或"X"形腿,见于 1 岁以后开始行走的患儿。"O"形腿检查时,患儿立位,两足跟靠拢,两膝关节相距<3 cm 为轻度,3～6 cm 为中度,>6 cm 为重度。"X"形腿检查时,两膝关节靠拢,两踝关节相距<3 cm 为轻度,3～6 cm 为中度,>6 cm 为重度。

脊柱及骨盆:佝偻病小儿会坐后可致脊柱后突或侧弯,重症者骨盆前后径变短形成扁平骨盆,女婴成年后可致难产。

肌肉松弛:血磷降低妨碍肌肉中糖的代谢,患儿肌发育不良,全身肌张力低下,关节韧带松弛,腹部膨隆如蛙腹状,坐、立、行等运动发育落后。肝脾韧带松弛常致肝脾下垂。

其他:因免疫功能低下,易发生反复呼吸道感染;条件反射及发育缓慢,语言发育迟缓。

血液生化改变:血钙稍降低,血磷明显降低,钙磷乘积常小于 30,血碱性磷酸酶明显升高。

骨骼 X 线改变:干骺端临时钙化带模糊或消失,呈毛刷状,并有杯口状改变,骨干骨质疏松,密度降低,可发生弯曲和骨折。

(3)恢复期:经合理治疗后上述症状和体征逐渐好转或消失,血清钙、磷恢复正常,钙磷乘积逐渐恢复正常,血碱性磷酸酶 4～8 周可恢复至正常。骨骼 X 线改变 2～3 周后有所改善,临时钙化带重新出现,骨密度增浓,逐步恢复正常。

(4)后遗症期:多见于 3 岁以后小儿临床症状消失,血液生化及 X 线检查均恢复正常。仅遗留不同程度和部位的骨骼畸形,如"O"形或"X"形腿、鸡胸或漏斗胸等。

(5)先天性佝偻病:除上述典型佝偻病外,尚应注意先天性佝偻病。因母亲患严重的软骨病或孕妇食物中维生素 D 严重缺乏,新生儿期即可有典型症状和体征,前囟大,前囟与后囟相通,

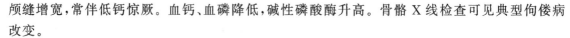

颅缝增宽,常伴低钙惊厥。血钙、血磷降低,碱性磷酸酶升高。骨骼 X 线检查可见典型佝偻病改变。

6.诊断与鉴别诊断

(1)诊断:根据病史、体征,临床表现,结合血液生化改变及骨骼 X 线变化,佝偻病的诊断并不困难。碱性磷酸酶多在骨骼体征和 X 线改变之前已增高,有助于早期诊断。血清25-$(OH)D_3$(正常值 $10\sim80$ $\mu g/L$)和 $1,25-(OH)_2D_3$,(正常值 $0.03\sim0.06$ $\mu g/L$)水平在佝偻病初期已明显降低,是本病诊断的早期指标。

根据卫生部颁发的"婴幼儿佝偻病防治方案",佝偻病可分为 3 度。①轻度:可见颅骨软化、囟门增大、轻度方颅、肋骨串珠、肋软骨沟等改变。②中度:可见典型肋串珠、手镯、肋软骨沟,轻度或中度鸡胸、漏斗胸、"O"形或"X"形腿,也可有囟门晚闭、出牙迟缓等改变。③重度:严重骨骼畸形,可见明显的肋软骨沟、鸡胸、漏斗胸、"O"形或"X"形腿,脊柱畸形或病理性骨折。

(2)鉴别诊断,具体如下。

先天性甲状腺功能减退症:因先天性甲状腺发育不全,多在生后 $2\sim3$ 个月出现症状。表现为生长发育迟缓,前囟大且闭合晚、身材矮小而与佝偻病相似。本病患儿智力明显低下,有特殊面容。血清 TSH 测定有助于鉴别诊断。

软骨营养不良:临床表现为头大、前额突出、长骨骺端膨出、肋串珠和腹胀。上述症状与佝偻病相似。但患儿四肢及手指粗短,五指齐平,腰椎前凸,臀部后凸。血清钙磷正常。X 线可见长骨粗短和弯曲,干骺端变宽,部分骨骺可埋入扩大的干骺端中。

抗维生素 D 佝偻病。①低血磷性抗维生素 D 佝偻病:该病为遗传性疾病,常有家族史。由于肾小管及肠道吸收磷有缺陷而致病。本病多在 1 岁以后发病,$2\sim3$ 岁后仍有活动性佝偻病的表现。骨骼变形较严重,血生化检查血钙正常而血磷低,尿磷排出增加。对一般剂量的维生素 D 治疗无效,需服用大剂量维生素 D 制剂并同时服用磷才起作用。②远端肾小管性酸中毒:远端肾小管排泌氢离子功能缺陷,从尿中丢失大量钠、钾、钙,继发甲状旁腺功能亢进,骨质脱钙,出现佝偻病症状。临床表现为多尿、碱性尿、代谢性酸中毒、低血钙、低血磷、低血钾和高氯血症。维生素 D 治疗无效。③维生素 D 依赖性佝偻病:该病为常染色体隐性遗传性疾病,由于肾脏缺乏 1-羟化酶使 25-$(OH)D_3$ 不能转化为 $1,25-(OH)_2D_3$,或靶器官对 $1,25-(OH)_2D_3$ 无反应而发病。发病多较早,有严重的佝偻病症状,可出现低钙血症引起惊厥或手足搐搦。一般维生素 D 治疗量无效,$1,25-(OH)_2D_3$ 治疗有效。④肾性佝偻病:各种原因所致的慢性肾功能障碍,影响维生素 D 和钙磷的代谢,血钙低,血磷高,导致继发性甲状旁腺功能亢进,骨质脱钙而发生佝偻病改变,治疗重点在于改善肾功能,并用大剂量维生素 D_3 或 $1,25-(OH)_2D_3$ 治疗。⑤肝性佝偻病:肝功能障碍使 25-$(OH)D_3$ 的生成障碍。伴有胆管阻塞时还可影响维生素 D 的吸收,出现佝偻病症状。治疗用 25-$(OH)D_3$ 较为理想。

7.治疗

(1)一般治疗:加强护理,尽量母乳喂养,及时添加富含维生素 D 的辅食,增加户外活动,但不要久坐、久站以防骨骼畸形。

(2)维生素 D 疗法。①口服法:活动早期给予维生素 D 每天 0.5 万~1 万单位,连服 1 个月后改为预防量。激期给予维生素 D 每天 1 万~2 万单位口服,持续 1 个月后改为预防量。恢复期可用预防量维生素 D 口服维持。如需长期大量应用,宜用纯维生素 D 制剂,不宜用鱼肝油,以免发生维生素 A 中毒。②突击疗法:重症佝偻病伴有急慢性疾病,不宜口服患儿可采用突击疗法。初期或轻度佝偻病患儿可肌内注射维生素 D_3 30 万单位,或维生素 D_2 40 万单位,一般肌内注射一次即可。激期给予维生素 D_3 60 万单位或维生素 D_2 80 万单位分两次注射,间隔 2~4 周。第 2 次肌内注射 1 个月后改用预防量。重度佝偻病给予维生素 D_3 90 万单位或维生素 D_2 120 万单位,分 3 次肌内注射,间隔 2~4 周,末次肌内注射后 1 个月改用预防量口服,直至 2 岁。

(3)钙剂:应用维生素 D 治疗的同时给予适量钙剂,可用 10% 氯化钙或葡萄糖酸钙口服,每天 1~3 g 或元素钙 200~300 mg,有手足搐搦症病史的患儿,可在肌内注射维生素 D 制剂前口服钙剂 2~3 天。

(4)手术矫形:轻度骨骼畸形多能自行矫正,严重畸形需外科手术矫正。

8.预防

佝偻病的预防重点在于多晒太阳及补充维生素 D 制剂。小儿应增加户外活动,不宜久居室内,应多晒太阳。母乳中维生素 D 含量低,生后 1 个月左右应给予维生素 D 预防。预防剂量为每天 400 U,早产儿应在出生后 2 周左右补充维生素 D,前 3 个月每天给予 800 U,以后改用 400 U,2 岁以后户外活动增多,生长速度减慢,一般不易发生佝偻病,可不用维生素 D 预防。长期服用苯妥英钠及苯巴比妥治疗的患儿,每天应给 500~1 000 U 的维生素 D。

(二)维生素 D 缺乏症手足搐搦症

维生素 D 缺乏性手足搐搦症又称为佝偻病性低钙惊厥,或婴儿手足搐搦症,多见于 2 岁以下小儿。因维生素 D 缺乏,同时甲状旁腺代偿不足,导致血清钙离子浓度降低,神经肌肉兴奋性增高。临床表现为手足搐搦、喉痉挛甚至全身惊厥。

1.病因和发病机制

本病的发生与血清钙离子浓度降低有直接关系。正常小儿血清总钙浓度稳定在 2.25~2.75 mmol/L,血清游离钙为 1.25 mmol/L。当血清总钙降至 1.75~1.88 mmol/L 或游离钙低于 1.0 mmol/L 时即可引起惊厥。

引起血钙降低的主要原因:①春、夏季阳光照射增多,或在维生素 D 治疗的初期,血清钙大量沉积于骨骼,旧骨脱钙减少,经肠道吸收钙相对不足而致血钙下降。②患儿在感染,发热或饥饿时,组织分解使血磷升高而引起血钙降低。③长期腹泻或慢性肝胆疾病使维生素 D 和钙的吸收减少。

2.临床表现

(1)典型发作。①惊厥:一般为无热惊厥,常突然发作,轻者双眼上翻,面肌痉挛,意识清楚。重者表现为肢体抽动,口吐白沫,意识丧失。每天发作数次到数十次,持续时间数秒到数分钟。发作停止后多入睡,醒后活泼如常,多见于婴儿期。②手足搐搦:见于较大婴幼儿。发作时两手腕屈曲,手指伸直,拇指内收贴紧掌心。双下肢伸直内收,足趾向下弯曲,足底呈弓状。③喉痉挛:多见于婴儿。喉部肌肉及声门突发痉挛,引起吸气性呼吸困难和喉鸣,严重者可突然发生窒息、缺氧而死亡。

(2)隐性体征。没有典型的发作,但局部给予刺激可引出的体征称隐性体征。①面神经征(Chvostek 征):用指尖或叩诊锤轻叩颧弓与口角间的面颊部,出现口角或眼睑抽动为阳性。正常新生儿可呈假阳性。②腓反射:用叩诊锤上部击膝下外侧腓神经处可引起足向外侧收缩为阳性。③陶瑟征(Trousseau 征):血压计袖带绑在上臂,充气使其压力维持在收缩压与舒张压之间,5 分钟内出现手痉挛者为阳性。

305

3.诊断与鉴别诊断

婴幼儿突发无热惊厥,反复发作,发作后神志清楚,无神经系统阳性体征者应首先考虑本病。血清钙低于 1.75～1.88 mmol/L 或离子钙低于 1.0 mmol/L 则可确诊。应与下列疾病鉴别。

(1)低血糖症:常发生于清晨空腹时,常有进食不足或感冒、腹泻病史,可出现惊厥、昏迷,血糖常低于 2.2 mmol/L,口服糖水或静脉注射葡萄糖后立即好转或恢复。

(2)婴儿痉挛:1 岁以内发病,突然发作,头及躯干、上肢均屈曲,手握拳。下肢屈曲至腹部,常伴意识障碍,每次发作数秒至数十秒,反复发作,常伴智力异常。血钙正常,脑电图有高幅异常节律。

(3)低镁血症:多见于新生儿及幼小婴儿,多为人工喂养,血清镁低于 0.58 mmol/L,表现为知觉过敏,触觉和听觉的刺激可引起肌肉颤动,甚至惊厥及手足搐搦。用硫酸镁深部肌内注射有效。

(4)原发性甲状旁腺功能减退症:多见于较大儿童。表现为间歇性惊厥及手足搐搦,间歇数天或数周发作 1 次;血钙降低,血磷升高,碱性磷酸酶正常或降低。

(5)急性喉炎:多有上呼吸道感染症状,声音嘶哑,呈犬吠样咳嗽,常夜间发作,无低钙症状和体征,钙剂治疗无效。

4.治疗

(1)急救处理:惊厥发生时应用镇静止痉剂治疗,地西泮 0.1～0.3 mg/kg 肌内注射或静脉注射。也可选用苯巴比妥,同时保持呼吸道通畅,给予氧气吸入;喉痉挛者应立即将舌头拉出口外,行人工呼吸或加压给氧,必要时行气管插管术。

(2)钙剂治疗:可用 10%葡萄糖酸钙溶液 5～10 mL 加入 10%葡萄糖液 10～20 mL 中缓慢静脉注射(10 分钟以上)。注射过快可引起血钙骤升,发生呕吐甚至心搏骤停。惊厥反复发作者,可每天应用钙剂 2 次治疗,直至惊厥停止后改为口服。轻症手足搐搦患儿可口服 10%氯化钙,每天 3 次,每次 5～10 mL 稀释后口服。

(3)维生素 D 治疗:应用钙剂治疗后同时给予维生素 D 治疗,用法同维生素 D 缺乏性佝偻病。

五、维生素 D 过多症

维生素 D 作为机体很重要的维生素,在维持体内钙、磷水平,促进骨骼正常发育方面,有着重要的作用。但机体对维生素 D 的需要是有限的,如果一次性摄入超大剂量的维生素 D 或者持续性的摄入过量的维生素 D,将导致维生素 D 中毒症状。对于具体的剂量,由于个体对中毒剂量不同,差异很大。但一般每天 2 万～5 万,持续数周或数月,将导致中毒。

(一)病因

其主要是一次摄入超大剂量的维生素 D 或者持续服用过量的维生素 D 所致。有时候用维生素 D 用来治疗某些疾病时,易导致中毒症状。

(二)病理

其主要是由于维生素 D 增多后导致机体对钙、磷的吸收增多,出现高血钙和高尿钙,从而使机体内血钙、磷的乘积增大,达到饱和状态后出现异常钙化,由于肾脏排泄钙较多,肾脏钙化最为明显,其次有心脏、血管、甲状腺、胰腺等。对骨骼系统影响主要是长骨干骺端临时钙化带致密、增厚、增宽,部分骨皮质增厚、骨硬化。

(三)临床表现

根据中毒症状出现的快慢,可分为急性中毒和慢性中毒。急性中毒症状主要是高血钙引起,恶心、呕吐、烦躁不安、低热、继而出现腹泻、酸中毒等;严重者有惊厥、昏迷,甚至急性死亡。慢性中毒症状,有全身乏力、厌食、多尿、便秘等。局部由于异常钙化,可有不同的器官损伤表现。如肾脏钙化出现肾小管坏死和蛋白尿、血尿,长时间出现慢性肾功能不全,甚至肾衰竭。肺钙化出现局部上皮细胞坏死,容易导致反复感染等。在脑、心、血管钙化中,也有相应的器官损伤表现。

(四)实验室检查

血钙明显升高。血磷可正常或升高,AKP 多降低,氮质血症,电解质紊乱酸中毒,Sulkowitch 尿钙实验阳性。

(五)影像学检查

其主要是骨骼系统的改变,同时可有器官的异常钙化点表现。骨骼系统可见长骨的干骺端临时钙化带致密、增深,骨皮质增厚,部分可有骨质疏松和骨硬化等改变。扁骨如颅骨出现边缘增厚的环状密度增深带,少数可有前囟和骨缝的早闭。

(六)诊断与鉴别诊断

如果有长期服用过量维生素 D 的病史或者一次性超大量的摄入,结合临床症状和血钙、尿钙及影像学检查,可确诊。临床上极少误诊。

(七)治疗及预后

一旦诊断明确,首先要停止一切维生素 D 的摄入。如果机体有高血钙症状,还要控制钙盐的摄入,同时采用利尿剂等方法促进钙的排泄,每天口服泼尼松 2 mg/kg,可抑制肠道对钙的吸收。

也有文献记载应用皮质酮可治疗维生素 D 中毒,具体机制不明确,在上述排钙、激素应用同时,注意机体水电解质平衡。早期发现、早期治疗,可使异常的钙化灶逐渐减少或吸收,一旦形成陈旧性的钙化点,可能导致不同脏器永久性损害。

(孙利芬)

第十一章　儿童疾病的中医治疗

第一节　感　冒

一、概述

(一)定义

感冒是小儿常见肺系疾病之一。临床上以感受外邪所引起的发热、鼻塞流涕、喷嚏、咳嗽等表证为主要特征。小儿感冒有四时感冒与时疫感冒之分,四时感冒由感受四时不正之气发生,而时疫感冒由感受时行疫毒所致。

任何年龄小儿皆可发病,婴幼儿更为多见。因小儿肺脏娇嫩,脾常不足,神气怯弱,感邪之后,易出现夹痰、夹滞、夹惊的兼夹证。如《婴童类粹·伤寒论》所说:"夫小儿伤寒于大人无异,所兼者惊、积而已。"

(二)命名

根据本病的发病病因与临床表现,有不同的命名。

"伤风"见《小儿药证直诀·伤风》,在《素问·太阴阳明论》"伤于风者,上先受之"的基础上引申而称为伤风。又如《景岳全书·伤风论证》所说"伤风之病,本由外感……邪轻而浅者,止犯皮毛,即为伤风"。

"感冒"见杨仁斋《仁斋直指小儿附遗方论》:"感冒风邪,发热头痛,咳嗽声重,涕唾黏稠。"概括了感冒的原因和症状。《幼科释迷·感冒》解释"感冒"为"感者触也,冒其罩乎",是指感受外邪,触罩肌表全身,概括了病名及其含义。

"小儿伤寒"见《婴童百问·第五十二问》:"小儿伤寒,得之与大人无异,所异治者,兼惊而已,又有因夹惊食而得。"描述了小儿感冒容易夹惊、夹滞的特点。

(三)范围

本病相当于西医学所称的急性上呼吸道感染,简称上感。上感的病变部位主要在鼻、鼻咽和咽部。

西医学的急性上呼吸道感染又分为普通感冒与流行性感冒两大类。普通感冒相当于中医学的四时感冒,而流行性感冒则属于中医学的时疫感冒。

(四)发病情况

感冒是儿科时期最常见的肺系疾病之一,病位在表,病情多轻,但也常因感冒失于表散,致病

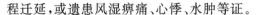

程迁延,或遗患风湿痹痛、心悸、水肿等证。

1.发病季节

本病发作无明显的季节性,一年四季均可发生,以冬春二季及气候骤变时易发病。

2.好发年龄

任何年龄都可发生本病,但年龄越小发病率越高,年幼体弱的小儿更易罹患。

3.发病特点

本病发病率占儿科疾病首位。本病大多由于小儿寒暖不能自调,加之护理不当,感受外邪而发。由于小儿肺常不足、脾常不足、心神怯弱,在患感冒之后易出现夹痰、夹滞、夹惊等兼夹证。

(五)治疗转归

小儿感冒大多经合理治疗而痊愈,痊愈后经适当调理,多可较快恢复健康,故一般预后良好。但少数患儿可因正气虚弱,无力抗邪于外,风邪化热入里,进一步发展成肺炎喘嗽;部分患儿在患病期间因发汗或攻伐太过,耗损气阴,肺脾受伤,形成日后的反复呼吸道感染;还有少数患儿因感邪后正气不支,致风邪化热,侵入心经,形成心悸怔忡之证。

二、学术源流

关于伤风、感冒,在宋代以前已有认识。钱乙对伤风的论述,着重阐述了其症状、治法、方药及兼夹症状,如《小儿药证直诀·伤风》说:"伤风昏睡,口中气热,呵欠闷顿,当发散,大青膏解。"大青膏以青黛为君,由天麻、白附子、青黛、蝎尾、乌梢蛇肉、朱砂、天竺黄组成。此方主要作用为解热定惊、熄风化痰,可见钱乙当时就认识到青黛是治疗小儿感冒的要药,本病还有易于夹惊的特点。钱乙还分述了"伤风发惊""伤风吐泻""伤风嗽"等证治,提示本病还有易于夹滞、夹痰等特点。

元代朱震亨《幼科全书·发热》说:"凡伤风发热,其证汗出身热,呵欠面赤,目涩多肿,恶风喘气。此因解脱受风所致,宜疏风解肌退热,先服柴葛解肌汤,发去风邪,俟热之时,再服凉惊丸以防内热。"详述了感冒的症状,并指出了疏风解肌退热的基本治法。明代鲁伯嗣著《婴童百问·第五十二问》也支持小儿患热性病容易夹食、夹惊的观点。

清代《医宗金鉴·幼科杂病心法要诀》说:"小儿伤暑,谓受暑复感风寒也。其证发热无汗,口渴饮水,面色红赤,干呕恶心,或腹中绞痛,嗜卧懒食。以二香饮治之……若伤暑夹食,大吐泻者,以加味香薷饮治之。"明确了本病的伤暑证候及治法。沈金鳌《幼科释迷·感冒》云:"感者触也,冒其罩乎,触则必犯,犯则内趋,罩则必蒙,蒙则裹瘀。当其感冒,浅在肌肤,表之则散,发之则祛。"指出感冒是由于感受外邪引起,病情较轻浅,通过发散祛邪,可以痊愈。

三、病因病机

(一)病因

小儿感冒的发病内因责之于正气不足,外因责之于感受风邪。

1.内因

小儿肺常不足,卫外不固,腠理疏薄,抗病力弱,遇到四时气候的变化,寒暖失调,容易感受外邪而发病。

2.外因

感冒的主要致病原因是感受风邪。风为百病之长,风邪又常兼夹寒、热、暑、湿等外邪同时侵袭机体而发病。故临床上常有风寒、风热、暑湿等不同的病因。

(1)感受风寒：风寒之邪，由口鼻或皮毛而入，束于肌表，郁于腠理，寒主收引，致使肌肤闭郁，卫阳不得宣发，导致发热、恶寒、无汗；寒邪束肺，肺气失宣，气道不利，则致鼻塞、流涕、咳嗽；寒邪郁于太阳经脉，经脉拘急收引，气血凝滞不通，则致头痛、身痛、肢节酸痛等症。

(2)感受风热：风热之邪，侵犯肺咽。邪在卫表，卫气不畅，则致发热较重、恶风、微有汗出；风热之邪上扰，则头痛；热邪客于肺卫，肺气失宣，则致鼻塞、流涕、喷嚏、咳嗽；咽喉为肺胃之门户，风热上乘咽喉，则致咽喉肿痛等证候。

小儿发病之后易于传变，即使是外感风寒，正邪相争，寒易化热，或表寒未解，已入内化热，也可形成寒热夹杂之证。

(3)感受暑湿：夏令冒暑，长夏多湿，暑为阳邪，暑多夹湿，暑湿之邪束表困脾，而致暑邪感冒。暑邪外袭，卫表失宣，则致发热、无汗；暑邪郁遏，清阳不升，则致头晕或头痛；湿邪遏于肌表，则身重困倦；湿邪困于中焦，阻碍气机，脾胃升降失司，则致胸闷、泛恶、食欲缺乏，甚至呕吐、泄泻。

(4)感受时邪：外感时疫之邪，犯于肺胃二经。疫邪性烈，易于传变，故起病急骤；邪犯肺卫，郁于肌表，则初起发热、恶寒、肌肉酸痛；疫火上熏，则目赤咽红；邪毒犯胃，胃气上逆，则见恶心、呕吐等症。

(二)病机

本病的发病是外因作用于内因的结果，病变部位主要在肺。外邪经口鼻或皮毛侵犯肺卫。肺司呼吸，外合皮毛，主腠理开合，开窍于鼻，邪自口鼻吸入，皮毛开合失常，卫阳被遏，故恶寒发热、头痛、身痛；咽喉为肺之门户，外邪循经相犯，可见鼻塞流涕或咽喉红肿；肺失宣肃，产生咳嗽。这就是外邪侵袭产生诸症的机制。由于风邪夹邪的性质不同，病机变化亦有区别：夹热，因热为阳邪，表现为风热证；夹寒，因寒为阴邪，主收引，腠理闭塞，表现为风寒证；夹暑，因暑多兼湿，困阻中焦，常表现为脾胃升降失司而呕吐、泄泻。

(1)小儿肺常不足，肺失清肃，气机不利，津液凝聚为痰，以致痰阻气道，则为感冒夹痰。

(2)小儿脾常不足，饮食不节，感冒之后，往往影响运化功能，再加之乳食未节，以致乳食停滞不化，阻滞中焦，则为感冒夹滞。

(3)小儿神气怯弱，筋脉未盛，若见高热熏灼，容易扰动心肝，产生心神不宁、惊惕抽风，则为感冒夹惊。

四、临床诊断

(一)诊断要点

(1)气候骤变，冷暖失调，或与感冒患者接触，有感受外邪病史。

(2)有发热、恶风寒、鼻塞流涕、喷嚏、微咳等症状。

(3)感冒伴兼夹证者，可见咳嗽加剧，喉间痰鸣；或脘腹胀满，不思饮食，呕吐酸腐，大便失调；或睡卧不宁，惊惕抽风。

(4)特殊类型感冒：可见咽部充血，咽腭弓、悬雍垂、软腭等处有 2～4 mm 大小的疱疹，或滤泡性眼结合膜炎及颈部、耳后淋巴结肿大等体征。

(5)血常规检查：病毒感染者白细胞总数正常或偏低，继发细菌感染者白细胞总数及中性粒细胞均增高。

(6)病原学检查：鼻咽或气管分泌物病毒分离或桥联酶标法检测，可作病毒学诊断。咽拭子培养可有病原菌生长；链球菌感染者，血中抗链球菌溶血素"O"(ASO)滴度增高。

(二)病证鉴别

(1)急性传染病早期:多种急性传染病的早期都有类似感冒的症状,如麻疹、百日咳、水痘、幼儿急疹、传染性非典型肺炎、流行性脑脊髓膜炎等,应根据流行病学史、临床表现、实验室资料及其演变特点等加以鉴别。

(2)急性感染性喉炎(急喉喑):本病初起仅表现发热、微咳,当患儿哭叫时可闻及声音嘶哑,病情较重时可闻犬吠样咳嗽及吸气性喉鸣。

(3)麻疹早期:麻疹早期可因外邪侵犯肺卫,表现为发热、微恶风寒、鼻塞流涕、咳嗽等症状。但其有明显的麻疹特殊表现如目胞赤肿、泪水汪汪、畏光羞明、倦怠思睡、麻疹黏膜斑等。

(4)肺炎喘嗽:本病是以肺热炽盛为主要病机的肺系疾病,初期邪犯肺卫可有肺卫表证,但常同时具有发热、咳嗽、气喘、鼻扇等证候特点。

(5)如出现感冒夹惊抽搐者,应注意与中枢神经系统感染性疾病进行辨别。

五、辨证思路

(一)辨别四时感冒与时疫感冒

四时感冒一般肺系症状明显,全身症状较轻,无流行趋势;时疫感冒一般肺系局部症状不明显,而全身症状较重,有在同一地区流行传播的特点。

(二)辨别风寒风热

如具有肺卫表证伴唇舌咽红者为风热;具有肺卫表证而唇舌咽不红者为风寒。

(三)辨别兼夹证候

除有表证外,兼见咳嗽较剧,咳声重浊,喉中痰鸣,舌苔白腻,脉浮滑等表现者为夹痰;兼见脘腹胀满,不思乳食,呕吐酸腐,口气秽浊,大便酸臭等为夹滞;兼见惊惕啼叫,睡卧不宁,甚或惊风抽搐,舌尖红,脉弦数等为夹惊。

六、治疗原则

小儿感冒的治疗与成人相同,应以解表为主,根据寒热辨证,治法有辛温、辛凉之别。但小儿感冒治疗还应注意以下几点:①小儿感冒容易出现夹痰、夹滞、夹惊等兼夹证,因此应同时注意兼夹证的治疗。②小儿表虚卫外不固,治疗宜以轻清疏解为主,不宜过汗,以防耗伤气阴。③小儿感冒容易化热,若表证未解,兼里热内郁,或已有燥屎内结,需用清热解毒或下法时应慎重,须防苦寒伤伐脾胃。

治疗感冒,以疏风解表为基本原则。根据不同的证型分别治以辛温解表、辛凉解表、清暑解表、清热解毒。治疗兼证,在解表基础上,分别佐以化痰、消导、镇惊之法。小儿为稚阴稚阳之体,发汗不宜太过,防止津液耗损。小儿感冒易于寒从热化,或热为寒闭,形成寒热夹杂证,单用辛凉药汗出不透,单用辛温药助热化火,故常以辛凉、辛温药并用。体质虚弱者可采用扶正解表法。本病除内服汤药外,还常使用中成药等法治疗。

七、证治分类

(一)主证

1.风寒感冒

证候:发热,恶寒,无汗,头痛,鼻塞流清涕,喷嚏,咳嗽,咽喉痒、无红肿,舌淡红,苔薄白,脉浮紧或指纹浮红。

辨证:本证主要由于风寒束表,卫阳受遏,经气不得宣畅,邪正交争而出现一系列风寒表证。辨证要领为有外感表证与唇舌咽部不红。小儿感冒风寒,邪盛正实者,易于从阳化热,演变转化为热证。若患儿素蕴积热,复感风寒,也可见恶寒、头痛、身痛、流清涕、面赤唇红、口干渴、咽红、舌质红、苔薄黄等外寒里热之证。

发热,恶寒,头痛,无汗——风寒束表,卫阳受遏,经气不得宣畅,邪正交争。

鼻塞流清涕,喷嚏,咳嗽,咽喉痒——风寒犯肺,肺气失宣,外窍失利。

咽不红,舌淡红,苔薄白,脉浮紧或指纹浮红——均为风寒之象。

治法:辛温解表。

本证风寒束表,卫阳受遏,故治当辛温解表,重在祛邪。通过辛温发汗,使风寒之邪由表而散。

方药:荆防败毒散加减。

方解:方中荆芥、防风、羌活、苏叶解表散寒,前胡宣肺化痰,桔梗宣肺利咽,甘草调和诸药。全方共奏辛温散寒,发汗解表之功。

加减:头痛明显加葛根、白芷散寒止痛;恶寒重、无汗加桂枝、麻黄解表散寒;咳声重浊加白前、紫菀宣肺止咳;痰多加半夏、陈皮燥湿化痰;呕吐加半夏、生姜、竹茹降逆止呕;纳呆、舌苔白腻去甘草,加厚朴和胃消胀;外寒里热证加黄芩、石膏等清热泻火之药物。

2.风热感冒

证候:发热重,恶风,有汗或少汗,头痛,鼻塞,鼻流浊涕,喷嚏,咳嗽,痰稠色白或黄,咽红肿痛,口干渴,舌质红,苔薄黄,脉浮数或指纹浮紫。

辨证:本证为外感风热,或寒从热化。咽部是否红肿,为本证与风寒感冒的鉴别要点。小儿感冒风热,正邪交争激烈,易于从热化火,犯扰心肝而出现夹惊之证。

发热重,有汗或少汗——邪在卫表,寒从热化,腠理开泄,故发热重而有汗出。

鼻流浊涕,痰稠或黄——肺气不利,肺有郁热之象。

咽喉红肿疼痛——风热上乘,搏结咽喉。

口干渴,舌质红,苔薄黄,脉浮数或指纹浮紫——风热犯表之象。

治法:辛凉解表。

本证由于风热袭表,肺卫郁热,正邪交争,故治当以辛凉以解表热。通过辛凉发汗,使风热之邪由表而散。

方药:银翘散加减。

方解:方中金银花、连翘解表清热;薄荷、桔梗、牛蒡子疏风散热,宣肺利咽;荆芥、豆豉辛温透表,助辛凉药散表达邪外出;芦根、竹叶清热生津除烦。全方共奏辛凉发汗,解热散邪之功。

加减:高热加栀子、黄芩清热;咳嗽重,痰稠色黄加桑叶、瓜蒌皮、鱼腥草宣肺止咳祛痰;咽红肿痛加蝉蜕、蒲公英、玄参清热利咽;大便秘结加枳实、生大黄通腑泄热。

3.暑邪感冒

证候:高热持续,无汗或汗出热不解,头晕、头痛,鼻塞,身重困倦,胸闷,泛恶,口渴心烦,食欲缺乏,或有呕吐、泄泻,小便短黄,舌质红,苔黄腻,脉数或指纹紫滞。

辨证:《素问·热论》说"后夏至日者为病暑",本证以发于夏季,高热,汗出热不解,身重困倦,食欲缺乏,舌红,苔黄腻为特征。偏热重者高热,头晕、头痛,口渴心烦,小便短黄;偏湿重者发热,

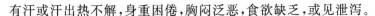

有汗或汗出热不解,身重困倦,胸闷泛恶,食欲缺乏,或见泄泻。

高热持续,心烦——暑为阳邪,内归于心,心火内炽。

无汗或汗出热不解——暑夹湿邪,其性黏腻,缠绵难去,故常微汗出而热不解。

身重困倦,胸闷,泛恶,食欲缺乏——暑邪夹湿,湿困中焦,脾胃升降失司。

头晕、头痛,鼻塞——暑湿犯表,清阳不升。

舌质红,苔黄腻,脉数或指纹紫滞——为暑热夹湿之征。

治法:清暑解表。

暑为阳邪,多夹湿邪,侵袭机体,清暑当从表散,清暑应兼除湿,使湿去热孤,方能解热。

方药:新加香薷饮加减。

方解:香薷发汗解表化湿;金银花、连翘清热解暑;厚朴行气和中,理气除痞;扁豆健脾和中,利湿消暑。

加减:偏热重者加黄连、栀子清热,偏湿重加佩兰、藿香、豆豉祛暑利湿,呕吐加竹茹降逆止呕,大便溏薄加葛根、黄芩、苍术清肠化湿。

4.时疫感冒

证候:起病急骤,全身症状重。高热,恶寒,无汗或汗出热不解,头痛,心烦,目赤咽红,肌肉酸痛,腹痛,或有恶心、呕吐,舌质红,舌苔黄,脉数。

辨证:本证以起病急骤,肺系症状轻、全身症状重,有传染性为特征。表证重者高热,无汗或汗出热不解,头痛,肌肉酸痛;里证重者目赤,腹痛,或恶心、呕吐。

起病急骤,全身症状重——时疫毒邪,犯及人体,正邪交争,故起病急而全身酸痛。

高热,恶寒,头痛——时疫邪毒犯表,正邪相恃,清阳受扰。

无汗或汗出热不解,肌肉酸痛,腹痛,或有恶心、呕吐——时疫邪毒夹湿,肌表不疏,脾胃困遏,升降失司。

心烦,目赤咽红——时疫化火,内扰心肝。

舌质红,舌苔黄,脉数——邪热内盛之象。

治法:清热解毒。

方药:银翘散合普济消毒饮加减。

方解:常用金银花、连翘清热解毒,荆芥、羌活解表祛邪,栀子、黄芩清肺泄热,大青叶、桔梗、牛蒡子宣肺利咽,薄荷辛凉发散。

加减:高热加柴胡、葛根解表清热;恶心、呕吐加竹茹、黄连降逆止呕。

(二)兼证

1.夹痰

证候:感冒兼见咳嗽较剧,痰多,喉间痰鸣。

辨证:风邪犯肺,肺失清宣,津液敷布失常,水液停聚为痰。此外,小儿脾常不足,肺病及脾,运化失职,水湿不化亦聚而为痰。本证以兼见咳嗽剧烈,痰多喉鸣为特征。

咳嗽较剧——痰贮于肺,气道不利。

痰多——肺失治节,水津失布,津液内停,聚而为痰。

喉间痰鸣——痰浊内盛,壅阻气道。

治法:风寒夹痰者,辛温解表,宣肺化痰;风热夹痰者,辛凉解表,清肺化痰。

方药:在疏风解表的基础上,风寒夹痰证加用三拗汤、二陈汤,常用麻黄、杏仁、半夏、陈皮等宣肺化痰。风热夹痰证加用桑菊饮加减,常用桑叶、菊花、瓜蒌皮、浙贝母等清肺化痰。

2.夹滞

证候:感冒兼见脘腹胀满,不思饮食,呕吐酸腐,口气秽浊,大便酸臭,或腹痛泄泻,或大便秘结,小便短黄,舌苔厚腻,脉滑。

辨证:本证可为先有食滞中焦,后感受风邪而发生感冒夹滞,也可在感受风邪之后,肺脏受邪,影响脾胃的升降,乳食内停,积而化热所致。

脘腹胀满,不思饮食,呕吐酸腐——食停中脘,脾气不升,胃失和降。

口气秽浊,大便酸臭——食积化腐,食滞中焦则浊气上逆。

大便不调,小便短黄——积滞内停,运化失职,蕴蒸生热。

舌苔厚腻,脉滑——为食积内滞之征。

治法:解表兼以消食导滞。

方药:在疏风解表的基础上,加用保和丸加减。常加用焦山楂、焦神曲、鸡内金消食化积;莱菔子、枳壳导滞消积。若大便秘结,小便短黄,壮热口渴,加大黄、枳实通腑泄热。

3.夹惊

证候:感冒兼见惊惕哭闹,睡卧不宁,甚至骤然抽风,舌质红,脉浮弦。

辨证:小儿心神怯弱,筋脉未盛,外感邪热化火内扰心肝,易于生惊动风,故在病理上表现肝常有余、心常有余的特点。

惊惕哭闹,睡卧不宁——热扰于心,神明失主。

骤然抽风——热扰于肝,风阳鼓动。

舌质红,脉浮弦——风热动风之征。

治法:解表兼以清热镇惊。

方药:在疏风解表的基础上,加用镇惊丸加减。常加用钩藤、僵蚕、蝉蜕。另服小儿回春丹或小儿金丹片。

八、其他疗法

(一)中药成药

1.午时茶

每服 1/2～1 包,1 天 2～3 次。用于风寒感冒夹滞。

2.健儿清解液

每服 5～10 mL,1 天 3 次。用于风热感冒夹滞。

3.小儿消炎栓

每次直肠给药 1 粒(1.5 g),1 天 2 次。用于风热感冒。

4.清开灵颗粒

每服 3～6 g,1 天 2～3 次。用于风热感冒、感冒夹惊。

5.抗病毒口服液

每服 10 mL,1 天 2～3 次。用于时疫感冒。

(二)药物外治

香薷 30 g,柴胡 30 g,扁豆花 30 g,防风 30 g,金银花 50 g,连翘 50 g,淡豆豉 50 g,鸡苏散 50 g,石膏 50 g,板蓝根 50 g。煎水 3 000 mL,候温沐浴。1 天 1～2 次。用于暑邪感冒。

（三）针灸疗法

1.针法

取大椎、曲池、外关、合谷。头痛加太阳,咽喉痛加少商。用泻法,每天1～2次。用于风热感冒。

2.灸法

取大椎、风门、肺俞。用艾炷1～2壮,依次灸治,每穴5～10分钟,以表面皮肤温热为宜,每天1～2次。用于风寒感冒。

九、预防与调护

（一）预防

(1)经常户外活动,呼吸新鲜空气,多晒太阳,加强体格锻炼。

(2)根据气候变化,及时增减衣服。

(3)避免与感冒患者接触,感冒流行期间尽量不去公共场所,不要用手揉搓鼻眼,到过公共场所后要勤洗手。

(4)必要时可接种流感疫苗。

(5)反复呼吸道感染儿童,可按"反复呼吸道感染"节在非急性感染期根据辨证予以辨证固本治疗,以减少复感。

（二）调护

(1)居住房屋应经常开窗,并保持室内空气流通、新鲜。每天用食醋50 mL,加水熏蒸20～30分钟,进行空气消毒。

(2)发热期间多饮热水,汤药应热服。饮食易消化、清淡,如米粥、新鲜蔬菜、水果等,忌食辛辣、冷饮、油腻食物。

(3)注意观察病情变化,及早发现感冒兼证。

（李　勇）

第二节　咳　　嗽

一、概述

（一）定义

咳嗽是指以咳嗽或伴咳痰为临床主证的疾病。

咳嗽为儿科临床最常见的症状之一,外感或内伤所致的多种急慢性疾病都可引起咳嗽。本节所论仅仅指咳嗽为主证的疾病,其他各种疾病引起的咳嗽症状只能参考本节进行辨证论治。

（二）命名

《素问》中即有"咳论"专篇论述其病机和症状。有关小儿咳嗽的记载,首见于《诸病源候论·小儿杂病诸候·嗽候》:"嗽者,由风寒伤于肺也。肺主气,候皮毛,而俞在于背。小儿解脱,风寒伤皮毛,故因从肺俞入伤肺,肺感微寒,即嗽也。"《幼幼集成·咳嗽证治》指出:"凡有声无痰

315

谓之咳,肺气伤也;有痰无声谓之嗽,脾湿动也;有声有痰谓之咳嗽,初伤于肺,继动脾湿也。"说明咳和嗽含义有所不同,而二者又多并见,故通称咳嗽。

(三)范围

在小儿时期,许多外感、内伤疾病及传染病都可兼见咳嗽症状。若不是以咳嗽为突出主证的病证,则不属于本病。中医学小儿咳嗽相当于西医学的急、慢性支气管炎。

(四)发病情况

1.发病季节

小儿咳嗽一年四季均可发生,而以冬春二季多见。

2.好发年龄

任何年龄小儿皆可发病,以婴幼儿为多见。

3.临床特点

小儿咳嗽有外感和内伤之分,临床上以外感咳嗽为多见,表现为起病急、病程较短、多伴表证、多为实证的特点。小儿咳嗽常有痰而不会自咯,故只能以咳嗽声的清浊判断有痰无痰及痰液的多少。

(五)治疗转归

本病一般预后良好,若能及时辨治,大多病情可愈。若治疗不及时或调护失宜,邪未去而病情加重,可发展为其他重病。小儿外感咳嗽如治不及时,可致邪毒深入,化热化火,以致痰火闭肺,形成肺炎喘嗽之证;若咳嗽表邪未尽,过早使用或误用酸涩收敛之药,也可致肺气郁闭,痰留胸膈,形成哮喘之宿根。

二、学术源流

关于咳嗽病名,始于《黄帝内经》。《素问·咳论》论咳精深,开宗明义阐发"五脏六腑皆令人咳,非独肺也"的理论。刘河间《素问病机气宜保命论·咳嗽论》将咳、嗽二字分别剖析,称:"咳谓无痰而有声,肺气伤而不清;嗽是无声而有痰,脾湿动而为痰也。咳嗽谓有痰而有声,盖因伤于肺气,动于脾湿,咳而为嗽也。"

有关小儿咳嗽的记载,首见于《诸病源候论·小儿杂病诸候·嗽候》,该篇论述了咳嗽的病因、病机、传变等,认为小儿咳嗽病因多由外感六淫之邪而来,而病位主要在于肺。《诸病源候论·小儿杂病诸候·病气候》曰:"肺主气,肺气有余,即喘咳上气。若又为风冷所加,即气聚于肺,令肺胀,即胸满气急也。"《活幼心书·咳嗽》指出:"咳嗽者,固有数类,但分寒热虚实,随证疏解,初中时未有不因感冒而伤于肺。"说明了咳嗽的病因多由外感引起。此外,肺脾虚弱则是本病的主要内因。

有关小儿咳嗽的治疗,古代儿科文献有较丰富的记载。如《小儿药证直诀·咳嗽》曰:"夫嗽者,肺感微寒。八九月间,肺气大旺,病嗽者,其病必实,非久病也。其证面赤、痰盛、身热,法当以葶苈丸下之。若久者,不可下也。十一月、十二月嗽者,乃伤风嗽也,风从背脊第三椎肺俞穴入也,当以麻黄汤汗之。有热证,面赤、饮水、涎热、咽喉不利者,宜兼甘桔汤治之。若五七日间,其证身热、痰盛、唾黏者,以褊银丸下之。有肺盛者,咳而后喘,面肿,欲饮水,有不饮水,其身即热,以泻白散泻之。若伤风咳嗽五七日,无热证而但嗽者,亦葶苈丸下之,后用化痰药。有肺虚者,咳而哽气,时时长出气,喉中有声,此久病也,以阿胶散补之。痰盛者,先实脾,后以褊银丸微下之,涎退即补肺。补肺如上法。有嗽而吐水,或青绿水者,以百祥丸下之。有嗽而吐痰涎、乳食者,以白饼子下之。有嗽而咳脓血者，乃肺热，食后服甘桔汤。久嗽者，肺亡津液，阿胶散补之。咳而痰实，不甚，喘而面赤，时饮水者，可褊银丸下之。治嗽大法：盛即下之，久即补之，更量虚实，以意增损。"详细阐述了各种咳嗽证候的治法及选方。

《丹溪心法·咳嗽》曰："上半日多嗽者，此属胃中有火，用贝母、石膏降胃火。午后嗽多者，属阴虚，必用四物汤加炒柏、知母降火。黄昏嗽者，是火气浮于肺，不宜用凉药，宜五味子、五倍子，敛而降之。五更嗽多者，此胃中有食积，至此时火气流入肺，以知母、地骨皮降肺火。"提出了清实火、降虚火的不同治法。《普济方·婴孩咳嗽喘门·总论》曰："治嗽之法，肺脉实为气壅内热，宜清利行之。肺脉濡散为肺虚，宜补肺以安之。其间久嗽曾经解利，以致脾胃虚寒，饮食不进，则用温中助胃，加以和平治嗽之剂调理。然诸气诸痰嗽喘之类，惟用枳壳为佳。此药不独宽中，且最能行气，气下则痰下，他证自平矣"。《婴童类萃·咳嗽论》曰："大凡热则泄之，寒则散之，有余者泻之，不足者补之。发散必以辛甘，涌泄系乎酸苦"。《医镜·小儿咳嗽》曰："小儿咳嗽，风热居多，而寒者间或有之。以其为纯阳之体，其气常热，而不甚惧寒也。凡肌肉肥白者，易于惹风。色赤而结实者，易于感热。惟虚弱瘦损，面青不实，乃易感寒焉……药剂以清为佳，而服药亦不宜太骤，逐匙进之，不尽剂。"《活幼精要·咳嗽》说："凡见咳嗽，须究表里。有热解表，温平顺气。和顺三焦，滋润肺经，化痰退热，避风慎冷。不可妄汗，不可妄下。鼻流清涕，面白痰薄，日轻夜重，微有邪热，冷嗽之因。鼻热面赤，痰稠脉数，日重夜轻，热嗽之源。治嗽之法，先实脾土，脾土得实，肺自和平。"提出了各种不同证型咳嗽的治法要领。

三、病因病机

(一)病因

"五脏所伤肺为咳""咳证虽多，无非肺病"。小儿肺常不足，肌肤柔嫩，藩篱疏薄，肺脏尤娇，卫外不固，易为外邪所侵；小儿脾常不足，易为饮食所伤，脾虚易生痰湿，上贮于肺，皆易发生咳嗽。故小儿咳嗽的病因，主要外因为感受风邪，主要内因为肺脾虚弱。

1.外因

主要为感受风邪。风邪致病，首犯肺卫，肺为邪侵，壅阻肺络，气机不宣，清肃失司，肺气上逆，则致咳嗽。风为百病之长，其他外邪多随风侵袭，犯肺作咳。

(1)感受风寒：若风夹寒邪，风寒束肺，肺气失宣，则见咳嗽频作，咽痒声重，痰白清稀。

(2)感受风热：若风夹热邪，风热犯肺，肺失清肃，则致咳嗽不爽，痰黄黏稠。

2.内因

小儿咳嗽的内因主要为肺脾虚弱，并由此而致生痰蕴热或痰湿蕴肺，又可因肺脾虚弱而久嗽难止。

(1)痰热蕴肺：小儿肺脾虚弱，气不化津，痰易滋生。若外感邪热稽留，炼液生痰，或素有食积内热，或心肝火盛，痰热相结，阻于气道，肺失清肃，则致咳嗽痰多，痰稠色黄，不易咯出。

(2)痰湿蕴肺：小儿脾常不足，易为乳食、生冷所伤，则使脾失健运，水谷不能生成精微，酿为痰浊，上贮于肺。肺脏娇嫩，不能敷布津液，化液生痰，痰阻气道，肺失宣降，气机不畅，则致咳嗽痰多，痰色白而稀。

(3)肺气亏虚：小儿禀赋不足素体虚弱者，或外感咳嗽经久不愈耗伤正气后，致使肺气亏虚，脾气虚弱，运化失司，气不布津，痰液内生，蕴于肺络，则致久咳不止，咳嗽无力，痰白清稀。

(4)肺阴亏虚：小儿肺脏嫩弱，若遇外感咳嗽日久不愈，正虚邪恋，热伤肺津，阴津受损，阴虚

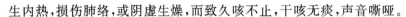

生内热,损伤肺络,或阴虚生燥,而致久咳不止,干咳无痰,声音嘶哑。

(二)病机

小儿咳嗽病因虽多,但其发病机制则一,皆为肺脏受累,宣肃失司而成。外感咳嗽病起于肺,内伤咳嗽可因肺病迁延,或他脏先病,累及于肺所致。

咳嗽病位主要在肺,由肺失宣肃所致,分外感、内伤两大类。《素问·咳论》指出:"五脏六腑皆令人咳,非独肺也。"《景岳全书·咳嗽》指出:"外感咳嗽,其来在肺,故必由肺及他脏……内伤之咳,先伤他脏,故必由他脏及肺。"叶天士《临证指南医案·咳嗽》明确提出:"咳为气逆,嗽为有痰,内伤外感之因甚多,确不离乎肺脏为患也。"故小儿咳嗽的病变部位主要在肺,病理机制以肺失宣肃为主。肺为娇脏,其性清宣肃降,上连咽喉,开窍于鼻,外合皮毛,主一身之气,司呼吸。外邪从口鼻或皮毛而入,邪侵入肺,肺气失宣,清肃失职,发生咳嗽。小儿咳嗽亦常与脾相关。小儿脾常不足,脾虚生痰,上贮于肺,或咳嗽日久不愈,耗伤正气,可转为内伤咳嗽。而内伤咳嗽正气不足,复感外邪,也可出现表里俱病,虚实夹杂之证。

外感咳嗽起病比较急,病程相对较短,以表证为主要表现,多属实证;内伤咳嗽起病相对缓慢,病程迁延,以里证为主要表现,先为实证,久则转为虚证或虚实夹杂证。

四、临床诊断

(一)诊断要点

(1)好发于冬春二季,常于气候变化时发病。

(2)病前多有感冒史。

(3)咳嗽为主要临床症状。

(4)肺部听诊:两肺呼吸音粗糙,可闻及干啰音、不固定的粗湿啰音。

(5)血常规检查:病毒感染者血白细胞总数正常或偏低,细菌感染者血白细胞总数及中性粒细胞增高。

(6)病原学检查:鼻咽或气管分泌物标本作病毒分离或桥联酶标法检测,可用作病毒学诊断。肺炎支原体抗体(IgG、IgM)检测,可用作肺炎支原体感染诊断。痰细菌培养,可用作细菌学诊断。

(7)X线检查:胸片显示肺纹理增粗模糊,肺门阴影增深。

(二)病证鉴别

咳嗽应与肺炎喘嗽、百日咳、原发型肺结核(肺痨)等鉴别。

1.肺炎喘嗽

(1)临床表现:起病较急,除咳嗽表现外,常伴有发热与呼吸急促,鼻翼翕动,严重者出现烦躁不安,面色苍白、青灰或唇甲青紫等症。

(2)肺部听诊:可闻及中细湿啰音。

(3)胸部X线检查:肺纹理增多、紊乱,可见小片状、斑片状阴影,或见不均匀的大片状阴影。

2.百日咳(顿嗽)

以阵发性痉挛性咳嗽为主证,咳后有鸡鸣样回声,并咯出痰涎,病程迁延日久,有传染性。

3.原发型肺结核(肺痨)

(1)临床表现:多有结核接触史,以低热、咳嗽、盗汗为主证。结核菌素试验的红斑硬结直径≥20 mm,气道排出物中可找到结核杆菌。

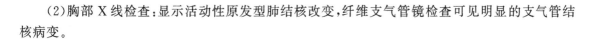

（2）胸部 X 线检查：显示活动性原发型肺结核改变,纤维支气管镜检查可见明显的支气管结核病变。

五、辨证思路

（一）辨外感内伤

小儿咳嗽起病急、病程短、兼有表证者多属外感咳嗽;如病势缓慢,病程较长,并伴不同程度脏腑虚证者多属内伤咳嗽。

（二）辨寒热虚实

通过小儿咳嗽的痰涎色量及伴随症状辨别。咳声频频,喉痒声重,伴鼻流清涕等肺卫表证、唇舌淡红、苔薄白、咽不红者,多属风寒咳嗽;咳声高亢气粗,或咳声嘶哑,伴鼻流浊涕等表证、唇舌咽红者,多属风热咳嗽;干咳阵阵,气涌作呛,舌红苔黄燥者,多为燥火伤肺;干咳或咳声短促而哑,舌红少苔或花剥者多属肺阴耗伤。咳声高亢,有力,为实;咳声低微,气短无力,为虚。痰稀色白易咯者多属寒;痰黄质黏咯之不爽者多属于热。

六、治疗原则

咳嗽治疗,应分清外感、内伤。外感咳嗽以疏散外邪,宣通肺气为基本法则,根据寒、热证候不同治以散寒宣肺、解热宣肺。外感咳嗽一般邪气盛而正气未虚,治疗时不宜过早使用滋腻、收涩、镇咳之药,以免留邪。误用滋腻之品则易生痰湿,过用镇咳之品不利观察病情;表邪未尽而过早使用收涩之品易致关门留寇之误。内伤咳嗽应辨别病位、病性,随证施治。痰盛者,按痰热、痰湿不同,分别治以清肺化痰、燥湿化痰。气阴虚者,按气虚、阴虚之不同,分别治以健脾补肺、益气化痰;养阴润肺、兼清余热之法。本病除内服药物外,还常使用中成药等方法治疗。

七、证治分类

（一）外感咳嗽

1.风寒咳嗽

证候:咳嗽频作、声重,咽痒,痰白清稀,恶寒无汗,发热头痛,全身酸痛,舌苔薄白,脉浮紧或指纹浮红。

辨证:本证多发生于冬春寒冷季节,起病急,咳嗽频作、声重,咽痒,痰白清稀为其特征。若风寒夹热,则见声音嘶哑、恶寒、鼻塞、咽红、口渴等症。

咳嗽频作——风寒犯肺,肺气失宣,肺窍失利。

声重咽痒——肺主声,诸痒皆属于风,风邪内郁于肺。

痰白清稀——风寒闭肺,水液输化无权,留滞肺络,凝而为痰。

恶寒无汗,发热头痛——风寒外束,腠理闭塞。

全身酸痛——风寒外袭,郁于肌腠,经络不舒。

舌苔薄白,脉象浮紧,指纹浮红——均主风寒束表。

治法:疏风散寒,宣肺止咳。

本证风寒犯肺,肺卫失宣,故治以疏散风寒为主,肺气宣发则咳嗽可平。外感咳嗽均以辛味宣发为主,所谓“治上焦如羽,非轻不举”。

方药:金沸草散加减。

方解：金沸草祛风化痰止咳，前胡、荆芥解散风寒，细辛温经发散，半夏、茯苓燥湿化逆，生姜散寒化痰，甘草、大枣调和诸药。邪散气顺则咳嗽自止。

加减：寒邪较重，咳痰不爽，气逆喘促者，加水炙麻黄辛温宣肺；咳甚者加杏仁、桔梗、枇杷叶宣肺止咳；痰多者加陈皮、浙贝母化痰理气；恶寒头痛甚者加防风、白芷、川芎温散寒邪。

若为风寒夹热证，方用杏苏散加大青叶、黄芩清肺热。

2.风热咳嗽

证候：咳嗽不爽，鼻流浊涕，痰黄黏稠，不易咯出，口渴咽痛，伴有发热恶风，头痛，微汗出，舌质红，苔薄黄，脉浮数或指纹浮紫。

辨证：本证可为感受风热而发，也可为风寒化热产生，以咳嗽不爽，痰黄黏稠为特征。风热咳嗽与燥热咳嗽在脉证上有很多相似之处，如咳嗽不爽，身热，舌红脉数等。但燥热咳嗽属于风燥伤肺，津液被烁，故多干咳无痰，鼻燥咽干，咳甚则胸痛等。

咳嗽不爽，鼻流浊涕——风热犯肺，肺失清肃，气道不宣，故咳嗽不爽。鼻通于肺，肺热熏灼，故鼻流浊涕。

痰黄黏稠，不易咯出——风热之邪灼津炼液成痰。

发热恶风，头痛，微汗出——肺主皮毛，风热束表，客于皮毛，疏泄失司。

咽痛——咽喉为肺气出入通道，肺热上熏于咽则痛。

口渴——热邪熏灼，津液耗伤。

舌苔薄黄，脉象浮数，指纹红紫——风热邪在肺卫。

治法：疏风解热，宣肺止咳。

方药：桑菊饮加减。

方解：桑叶、菊花疏散风热；薄荷、连翘、大青叶辛凉透邪，清热解表；杏仁、桔梗宣肺止咳；芦根清热生津；甘草调和诸药。

加减：肺热重加金银花、黄芩清宣肺热，咽红肿痛加土牛膝根、板蓝根、玄参利咽消肿，咳重加枇杷叶、前胡清肺止咳，痰多加浙贝母、瓜蒌皮止咳化痰。

若为风热夹湿证，方中加薏苡仁、半夏、橘皮宣肺燥湿。风燥犯肺证，用桑杏汤加减。

(二)内伤咳嗽

1.痰热咳嗽

证候：咳嗽痰多，色黄黏稠，难以咯出，甚则喉间痰鸣，发热口渴，烦躁不宁，尿少色黄，大便干结，舌质红，苔黄腻，脉滑数或指纹紫。

辨证：本证以咯痰多，色黄黏稠，难以咯出为特征。热重者发热口渴，烦躁不宁，尿少色黄，大便干结；痰重者喉间痰鸣，舌苔腻，脉滑数。

咳嗽痰多，色黄黏稠，难以咯出——肺热蒸灼，脾火素蕴，炼液成痰，阻于气道。

发热面红目赤——气火上升，里热熏蒸，肺气不宣。

发热口渴，烦躁不宁——肺热灼津，心火内盛。

尿少色黄，大便干结——火热内盛，肺气不降。

舌质红，苔黄腻，脉滑数或指纹紫——痰热内盛。

治法：清肺化痰止咳。

本证由于痰热壅阻肺络所致，故治当清肺化痰，痰盛者侧重化痰止咳，热重者侧重清肺降火。

方药：清金化痰汤加减。

方解:桑白皮、前胡、款冬花肃肺止咳,黄芩、栀子、鱼腥草清泄肺热,桔梗、浙贝母、橘红止咳化痰,麦冬、甘草润肺止咳。

加减:痰多色黄,黏稠难咯加瓜蒌皮、胆南星、葶苈子清肺化痰;咳重,胸胁疼痛加郁金、青皮理气通络;心烦口渴加生石膏、竹叶清心除烦;大便秘结加瓜蒌仁、制大黄涤痰通便。

2.痰湿咳嗽

证候:咳嗽重浊,痰多壅盛,色白而稀,喉间痰声辘辘,胸闷纳呆,神乏困倦,舌淡红,苔白腻,脉滑。

辨证:本证多见于素体脾虚患儿,以痰多壅盛,色白而稀为特征。

咳嗽重浊,痰多壅盛——痰湿从脾胃滋生,上渍于肺。

色白而稀,喉间痰声辘辘——痰湿内停,壅于气道。

胸闷纳呆,神乏困倦——痰湿内停,气失宣展,脾失运化,不思进食。

舌淡红,苔白腻,脉滑——痰湿内停。

治法:燥湿化痰止咳。

方药:三拗汤合二陈汤加减。

方解:炙麻黄、杏仁、白前宣肺止咳,陈皮、半夏、茯苓燥湿化痰,甘草和中。

加减:痰涎壅盛加苏子、莱菔子利气化痰;湿盛加苍术、厚朴燥湿健脾,宽胸行气;咳嗽重加款冬花、百部、枇杷叶宣肺化痰;纳呆者加焦神曲、炒麦芽、焦山楂醒脾消食。

3.气虚咳嗽

证候:咳而无力,痰白清稀,面色苍白,气短懒言,语声低微,自汗畏寒,舌淡嫩,边有齿痕,脉细无力。

辨证:本证常为久咳,尤多见于痰湿咳嗽转化而成,以咳嗽无力,痰白清稀为特征。偏肺气虚者气短懒言,语声低微,自汗畏寒,偏脾气虚者面色苍白,痰多清稀,食少纳呆,舌边齿痕。

咳而无力,气短懒言,语声低微——肺为气之主,肺虚则气无所主。

自汗畏寒,面色苍白——肺气虚弱,卫外不固。

痰白清稀——肺虚及脾,水湿不化,凝为痰饮。

舌淡嫩,边有齿痕,脉细无力——属肺脾气虚之象。

治法:健脾补肺,益气化痰。

本证因肺虚久咳,子病及母,培土可以生金,健脾即可补气、化痰、止咳。

方药:六君子汤加味。

方解:党参健脾益气,白术、茯苓健脾化湿,陈皮、半夏燥湿化痰,百部、炙紫菀宣肺止咳,甘草调和诸药。

加减:气虚重加黄芪、黄精补肺益气,咳重痰多加杏仁、川贝母、远志、炙枇杷叶化痰止咳,食少纳呆加焦山楂、焦神曲和胃消食。

4.阴虚咳嗽

证候:干咳无痰,喉痒,声音嘶哑,或痰少而黏,或痰中带血,不易咯出,口渴咽干,午后潮热或手足心热,舌红,少苔,脉细数。

辨证:本证多见于肺热久咳伤阴者,以干咳无痰,喉痒声嘶为特征。

干咳无痰,喉痒声嘶——温热久羁,津液被烁,阴虚生燥。

午后潮热,手足心热——阴虚内生虚热。

痰少而黏,咳痰带血——热炼肺津,损伤肺络。

口渴咽干——阴液受伤,无以上承。

舌红,少苔,脉细数——阴津亏虚之象。

治法:养阴润肺,兼清余热。

本证因阴虚生燥所致,故治当以养阴生津润燥为主,清热止咳为辅。

方药:沙参麦冬汤加减。

方解:南沙参清肺火,养肺阴;麦门冬、生地黄、玉竹清热润燥;天花粉、甘草生津保肺;桑白皮、炙冬花、炙枇杷叶宣肃肺气。

加减:阴虚重加地骨皮、石斛、阿胶养阴清热,咳嗽重加炙紫菀、川贝母、天门冬润肺止咳,咳重痰中带血加仙鹤草、黄芩、茅根清肺止血。

八、其他疗法

(一)中药成药

1.小儿宣肺止咳颗粒

1 岁以下每服 2.5 g、1~3 岁 5 g、4~7 岁 8 g、8~14 岁 12 g,1 天 3 次。用于风寒外束、痰热郁肺证。

2.急支糖浆

每服 5~10 mL,1 天 3 次。用于风热咳嗽。

3.蛇胆川贝液

每服 10 mL,1 天 2~3 次。用于风热咳嗽,痰热咳嗽。

4.羚羊清肺散

每服 1~2 g,1 天 3 次。用于痰热咳嗽。

5.半夏露

每服 5~10 mL,1 天 2~3 次。用于痰湿咳嗽。

6.罗汉果止咳糖浆

每服 5~10 mL,1 天 2~3 次。用于阴虚咳嗽。

(二)推拿疗法

运内八卦、清肺平肝各 300 次,清天河水 200 次,开天门、推坎宫、推揉太阳各 50 次。加减法:风寒咳嗽,鼻塞流清涕加揉一窝风 300 次,发热加推三关 200 次;风热咳嗽,发热流浊涕、苔薄黄或厚腻加推六腑 200 次。每天 1 次,5 次为 1 个疗程。

(三)拔罐疗法

先用三棱针扎大椎穴,并在其周围 6 cm 处上下左右各刺 2 针,共计 8 针,以微出血为佳,然后用中型火罐,拔于穴位上,以侧面横拔为宜,10~15 分钟起罐。适用于外感咳嗽。

九、预防与调护

(一)预防

(1)经常到户外活动,加强锻炼,增强小儿抗病能力。

(2)避免感受风邪,积极预防感冒。

(3)避免与煤气、烟尘等接触,减少不良刺激。

(4)对经常咳嗽的患儿,按反复呼吸道感染作恢复期固本治疗。

(二)调护

(1)保持室内空气新鲜、流通,室温以 18～20 ℃为宜,相对湿度 60%。

(2)注意休息,保持室内安静,咳嗽重的患儿可影响睡眠,应保证充足的睡眠。

(3)多喝水,经常变换体位及叩拍背部,使呼吸道分泌物易于咯出。

(4)饮食应给予易消化、富含营养之食品。婴幼儿尽量不改变原有的喂养方法,咳嗽时应停止喂哺或进食,以防食物呛入气管。年长儿饮食宜清淡,不给辛辣、炒香、油腻食物,少给生冷、过甜、过咸之品。

(5)注意观察病情变化。如注意观察患儿咳嗽发生的规律,咳痰的情况。特别要注意咳嗽与周围环境及饮食品种的相关影响因素;注意观察病程中有无体温的变化;注意用药后的病机转归变化,如痰量减少,干咳为主,及时随证更方。

十、现代研究

关于外感咳嗽的病因,李铁砚等认为风寒风热外侵,邪袭肌表,肺气不宣,清肃失职,痰液滋生;或感受燥气,气道干燥,咽喉不利,肺津受灼,痰涎黏结,均可引起外感咳嗽。

现代临床实践对于不同证型咳嗽的辨证论治,已经积累了许多经验。吕玉霞等认为小儿痰热壅肺证咳嗽多由外感之邪化热入里,内犯于肺,肺失宣降所致,热邪灼津炼液为痰,则咳嗽痰黄黏稠,咯吐不爽。痰热内盛则发热口渴,小便黄,大便干结。用清肺化痰散(杏仁、川贝母、前胡、款冬花、桑白皮、海浮石、瓜蒌、胆南星、青礞石、麦门冬、玄参等,共为细末)治疗痰热壅肺证咳嗽128 例,并设对照组选用小儿肺热咳喘口服液比较。结果:清肺化痰散组总有效率为 89%,对照组总有效率为 87.5%。清肺化痰散在咳嗽起效时间方面优于对照组,且清肺化痰散有良好的润肠通便作用,尤其用于伴有大便干结者效果好。本方药性偏寒,功用清肺化痰、止咳、通便,用于痰热壅肺证咳嗽疗效显著。

赖意芬用代蛤汤治疗小儿久咳 65 例,治愈 59 例,占 90.8%;好转 4 例,占 6.2%;未愈 2 例,占 3%。代蛤汤方药:海蛤壳、代赭石、桑白皮、北杏仁、桔梗、川贝母、紫菀、百部、神曲、沙参各 10 g,莱菔子、瓜蒌皮各 15 g。每剂煎 25 分钟,取汁 100 mL。2 岁以下每服 30 mL,3～5 岁每服 50 mL,6 岁以上每服 100 mL,1 天 2 次。连服 7～10 天。

宋国维认为小儿久咳的发生与肺脾气虚、风邪犯肺、痰湿阻肺等因素有关,故将本病分为 3 型:①喉痹久咳,多见于慢性咽喉炎或慢性扁桃体炎,治以清肺利咽、祛风止咳为主。方用黛蛤清咽汤加减。②肺燥久咳,多见于小儿过敏性咳嗽,治以清润兼顾、佐以祛风脱敏。方用桑杏汤加减。③痰湿久咳,多见于小儿支气管炎及肺炎后期咳嗽,治以燥湿化痰、理气止咳。药用二陈三子养亲汤加减。

江育仁认为久咳患儿的体质以肺胃阴虚或肺脾气虚或气阴两虚为多见,故治疗以润肺养阴为本,或补益肺脾之气阴,重在调整患儿体质。如阴虚为主者,沙参麦门冬汤主之;气虚多汗者,玉屏风散最宜;夜咳甚而胃阴不足者,麦门冬汤为主调之;兼脾虚泄泻者,治以参苓白术散。

陈祺认为小儿久咳不但与肺有关,而且与肝有密切关联,所以在治肺基础上,根据患儿具体情况,从肝论治。分为四型:①阴虚火旺型。用沙参麦冬汤合黛蛤散加减以清肝泻火、养阴润肺。②横逆犯脾型。清宁散合二陈汤加减以疏肝扶脾、清肺化痰。③正虚邪恋型。用小柴胡汤加减以扶正祛邪,清肺疏肝。④水不涵木型。用麦味地黄丸合泻白散加减滋肾平肝、敛肺止咳。

中药外治法、推拿法治疗小儿咳嗽也有不少研究报道。李占勋运用中药外敷、穴位吸收治疗小儿急性支气管炎 25 例,总有效率为 92%。方药用白芥子、细辛、白芷各 10 g,共为细末。用蜂蜜 20 g,拌匀呈膏状,装入大口瓶中。治疗时嘱患儿俯卧,在第二胸椎棘突下,旁开 1.5 寸风门穴处,用生姜擦至发热后,取适量药膏外敷于双侧风门穴上,外加宽胶布固定。每 48 小时换药 1 次,连用 3~5 天。公雄军等用推拿治疗小儿咳喘 87 例。治疗方法为补脾经、补肺经、捏脊、揉肺俞健脾养肺;揉中脘、按揉足三里健脾胃助消化;揉膻中、运内八卦、揉天突、揉乳根、揉乳旁、搓摩胁肋,宽胸理气、化痰止咳。此方兼可健脾养肺、宽胸降逆、平喘止咳。15 次为 1 个疗程。根据"冬病夏治"的理论,对体质虚弱患儿宜在非发病季节坚持治疗 1~2 个疗程。薛维华等用速刺拔罐治疗该病 300 例。针刺取穴:尺泽、丰隆、大椎。操作:让患者取端坐位,暴露前臂、膝关节以下及颈项部,将针具及穴位皮肤常规消毒后,用 30 号 0.5 寸毫针迅速刺入穴位 0.2~0.3 寸,针下有沉紧感即迅速出针。针后使患者取俯卧位或家长抱患儿俯于膝盖上,充分暴露背部,根据患儿年龄与胖瘦选用适当口径且罐口光滑的玻璃火罐,取定喘、肺俞、膈俞、肺底,用 95% 酒精闪火法闪罐至皮肤潮红,然后留罐 10 分钟起罐(年龄较小的小儿罐内负压要小,负压过大易伤患儿皮肤)。每天 1 次,7 次为 1 个疗程,中间休息 3 天,继续下 1 个疗程。两个疗程观察疗效。

(李　勇)

第三节　肺炎喘嗽

一、概述

肺炎喘嗽是小儿时期常见的肺系疾病,据统计,它是引致小儿死亡的最常见疾病之一。以婴幼儿发病率高。一年四季均可发生,但以冬春两季常见。一般起病较急,易传变。若能早期及时治疗,预后良好,素体虚弱小儿,患病后每致病程缠绵,迁延难愈。

本病病因为外感风邪,由皮毛口鼻侵袭肺系,致肺失宣肃,肺气闭郁,痰瘀困阻。肺气闭郁是其病机,痰湿为主要病理产物,而血瘀在本病之重症演变过程中起关键性作用。

本病临床可独立起病,常因感冒咳嗽等证下传而成,也可继发于麻疹、顿咳、丹痧等热性疾病之后。年幼体弱儿病情常较重。甚者可并发心阳虚衰或邪陷厥阴等危重证候,临床以并发心阳虚衰尤为常见。

现代医学认为本病病原体为病毒、细菌,近年亦发现有不少支原体、衣原体致病。现代医学之小儿肺炎属本病范畴。

二、学术源流

与肺炎喘嗽有关的文献记载,可以追溯到《素问·通评虚实论》"乳子中风热,喘鸣息肩者……"描述了婴儿外感风热后,以气急喘息、喉中痰鸣、张口抬肩为主证的疾病。《小儿药证直诀·脉证治法》说:"肺盛复有风冷;胸满短气、气急喘嗽上气。"肺盛即肺中痰热盛,又感受风冷,使肺之宣肃失常则发生咳、喘等症状。《备急千金要方·少小婴孺方·咳嗽》中也指出"小儿风冷入肺,上气气逆,面青喘迫咳嗽,昼夜不息,食则吐。"对肺炎喘嗽的病因病机及症状表现已有一定的认识。《小儿卫生总微论方·五脏主病论》说："肺主喘,肺病实则身温闷乱,气促喘急……肺气盛而热,又复有风冷者,则胸满短气、闷乱、喘嗽上气……小儿身热面赤,时久不退,睡觉气急发渴,胸高痰壅……"这些论述描述的症状符合小儿肺炎的表现,并提出了该病的病机。《诸病源候论·气病诸候·上气鸣息候》中指出:"肺主于气,邪乘于肺则肺胀,胀则肺管不利,不利则气道涩,故气上喘逆,鸣息不通。"进一步阐述了外邪犯肺,气道阻塞,肺闭咳喘的病机。《幼科金针·肺风痰嗽》指出:"小儿感冒风寒,入于肺经,遂发痰喘,咳嗽不得舒畅,喘急不止,面青潮热,啼哭惊乱。如不早治,则惊风立至矣。惟月内芽儿犯此即肺风痰嗽。"清代《许氏幼科七种》记载:"近古所谓结胸者,肺之痰热结聚,非胃腑之病也……其儿本有痰热,复感风寒,肺气外不得通,内何由化,故发热、咳嗽、痰鸣、喘促,甚至鼻扇口张,面青目直。"同时书中还提到治疗不当可引起"肝木无制而惊风"的表现,此则属于热盛动风或邪陷心肝所致,是小儿肺炎的变证。

关于肺炎喘嗽的病机,历代医家均认为病位主要在肺,有"肺盛""肺痹""肺热"等记载。如《素问·痹论》说:"淫气喘息,痹聚在肺。"《小儿药证直诀·脉证治法》说:"肺盛复有风冷。"秦景明《症因脉治·咳嗽总论》中"肺家伏热,外冒风邪,束于肌表,肺热不得发泄"等有关本病病位病机的论述。临床还常见到一种肺中热盛,又外感风寒的寒包热郁证,如《许氏幼科七种》说:"其儿本有痰热,复感风寒。"《幼科要略·风温》说:"肺乏津液上供,头目清窍为热气熏蒸,鼻干如煤,目瞑或上窜无泪。"则记述了本病邪热灼伤津液的证候。

关于肺炎喘嗽的治法方药,后汉张仲景在《伤寒论》中拟定的麻杏石甘汤是治疗热喘的代表方,一直为儿科临床用于治疗本病,《伤寒论·辨太阳病脉证并治法》说:"发汗后,不可更行桂枝汤,汗出而喘,无大热者,可予麻黄杏仁甘草石膏汤主之。"《小儿药证直诀·脉证治法》提出:"壮热饮水喘闷,泻白散主之。"《幼科全书》已注意到用通下法治疗重症肺炎喘嗽,指出:"小儿肺胀喘满,胸膈气急,两肋煽动,陷下作坑,两鼻窍张,闷乱喘咳……此为脾风也,若不急治,或不识症,死在旦夕,宜先用牛黄夺命散治之,后用白虎汤调之。"其中所谓"陷下作坑",与西医学中所称"三凹症"相似,是重症肺炎呼吸困难的表现,用牛黄夺命散泻下涤痰通腑、清热解毒,确有较好的疗效。《万氏家藏育婴秘诀·喘》也说:"有小儿胸膈积热大喘者,此肺胀也,名马脾风,用牛黄夺命散主之"。《幼科证治准绳·喘》说:"无价散(辰砂、轻粉、甘遂)治风热喘促,闷乱不安,俗谓之马脾风。"《医宗金鉴·喘证门》说:"暴喘传名马脾风,胸高胀满胁作坑,鼻窍煽动神闷乱,五虎一捻(大黄、黑丑、白丑、人参、槟榔)服最灵。"都指出了暴喘之马脾风证的泻肺通腑平喘急救治法。谢玉琼的《麻科活人全书·气促发喘鼻扇胸高第五十一》中有"气促之症,多缘肺热不清所致……肺炎喘嗽,以加味泻白散去人参甘草主之"。

三、病因病机

(一)病因

小儿肺炎喘嗽的发病原因,有外因和内因两大类。外因责之于感受风邪,小儿寒温失调,风邪外袭,夹热或夹寒而为病;或由其他疾病传变而来,如麻疹、水痘病程中的邪毒闭肺。内因责之于小儿形气未充,肺脏娇嫩,卫外不固,如先天禀赋不足,或后天喂养失宜,久病不愈,病后失调,则致正气虚弱,腠理不密,易为外邪所中。

西医学认为肺炎是由细菌或病毒等病原体感染所致,与小儿肺的解剖生理特点与机体抵抗力弱也有关。中医所说的外邪与现代医学的病原体相类,其包括细菌(如肺炎双球菌、金黄色葡萄球菌)、病毒(如呼吸道合胞病毒、腺病毒、流感病毒)、支原体(如肺炎支原体)、原虫(如卡氏肺

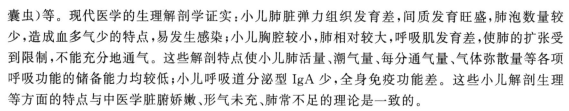

囊虫)等。现代医学的生理解剖学证实:小儿肺脏弹力组织发育差,间质发育旺盛,肺泡数量较少,造成血多气少的特点,易发生感染;小儿胸腔较小,肺相对较大,呼吸肌发育差,使肺的扩张受到限制,不能充分地通气。这些解剖特点使小儿肺活量、潮气量、每分通气量、气体弥散量等各项呼吸功能的储备能力均较低;小儿呼吸道分泌型 IgA 少,全身免疫功能差。这些小儿解剖生理等方面的特点与中医学脏腑娇嫩、形气未充、肺常不足的理论是一致的。

(二)病机

肺炎喘嗽的病机演变可分为三个阶段,一是初期感受外邪,风邪闭肺;二是极期邪热炽盛,痰热闭肺;三是正虚邪恋,气阴亏耗。在肺炎喘嗽的病程中也有病情发展恶化,出现心阳虚衰和邪陷厥阴的两种变证。痰热闭肺是肺炎喘嗽病机传变的中心环节,肺气闭郁是肺炎喘嗽的病机关键。其病位主要在肺,常累及心、肝、脾。

1.风邪闭肺

肺主皮毛,风寒之邪外侵,由皮毛而入,寒邪束肺,肺气郁闭,失于宣降,其气上逆,则致呛咳气急;卫阳为寒邪所遏,阳气不得敷布全身,则见恶寒发热而无汗;肺气郁闭,水液输化无权,凝而为痰,则见痰涎色白而清。风热之邪侵袭,由皮毛或口鼻而入,或外感风寒化热,热邪闭肺,肺气郁阻,失于宣肃,则致发热咳嗽;邪闭肺络,水道通调失职,水液输化无权,留滞肺络,凝聚为痰,或温热之邪灼伤肺津,炼液为痰,痰阻气道,壅盛于肺,则见咳嗽剧烈,喉间痰鸣,气促鼻扇。

2.痰热闭肺

外邪由表入里,内闭于肺,肺失宣肃,肺津失布,遇热熬炼,致痰热相结,壅阻气道,则致发热咳嗽,气促鼻扇,喉间痰鸣;若痰重于热,则伴胸闷胀满,泛吐痰涎;热毒壅盛,则见面赤口渴;气滞血瘀,血流不畅,则致口唇发绀;毒热闭肺,邪气炽盛,毒热内闭肺气,或痰热炽盛化火,熏灼肺金,则致高热持续,咳嗽剧烈,气促喘憋,烦躁口渴,面赤唇红,小便短黄,大便干结;毒热耗灼阴津,津不上承,清窍不利,则见涕泪俱无,鼻孔干燥如煤烟。

肺主气而朝百脉,若邪气壅盛或正气虚弱,病情进一步发展,可由肺而涉及其他脏腑。如肺失肃降,可影响脾胃升降失司,以致浊气停聚,大肠之气不得下行,出现腹胀、便秘等腑实证候。若热毒之邪炽盛,热炽化火,内陷厥阴,引动肝风,则又可致神昏、抽搐之变证。肺主气,心主血,肝藏血,气为血帅,气行则血行,气滞则血滞。肺气闭塞,气机不利,则血流不畅,脉道涩滞,故重症患儿常有颜面苍白、青紫,唇甲发紫,舌质紫暗等气滞血瘀的证象;若正不胜邪,可致心失所养,心气不足,甚而心阳虚衰,并使肝脏藏血失调,临床出现呼吸不利或喘促息微,颜面唇甲发绀,胁下痞块增大,肢端逆冷,皮肤紫纹等危重变证。

3.正虚邪恋

疾病过程中,邪正交争,因邪热炽盛,往往伤阴耗气,形成后期正虚邪恋之证。素体脾虚或病中伤脾者,常见肺脾气虚、痰湿不化证,咳嗽无力、痰湿不清。素体阴虚或邪热伤阴者,常见肺阴耗伤、余邪留恋证,干咳无痰、舌红乏津。由于小儿的体质特点,肺炎喘嗽后期需及早注意到疾病由实转虚或虚实夹杂的变化,随其病机演变而应变。

四、临床诊断

(一)临床表现

(1)主证:发热、气促、咳嗽、痰多为主要症状,甚者可出现鼻扇、发绀或抽搐、神昏等危重表现。新生儿仅见不食、神萎、口吐白沫等症。

(2)病史:起病急,常因外感引发。

(3)冬春两季多发,婴幼儿常见。大叶性肺炎多见于学龄期儿童。

(4)体征:呼吸增快,甚者可有鼻扇、点头样呼吸及三凹征,唇周青紫,肺底部可闻及细湿啰音,病毒性肺炎可伴哮鸣音;间质性肺炎及支原体肺炎肺部听诊,啰音多不明显。

(二)辅助检查

1.胸部 X 线检查

肺野可见点状或斑片状阴影或可见大片状阴影。

2.血常规

白细胞数升高,分类示中性球增高或有核左移,为细菌感染;白细胞总数下降,分类以淋巴球为主,则为病毒感染。

3.血气分析

气促明显,呼吸困难者需做此检查。一般可有代谢性酸中毒或混合性酸中毒。呼吸衰竭时出现$PaO_2 < 8$ kPa、$PaCO_2 > 6.7$ kPa。

五、鉴别诊断

(一)咳嗽(支气管炎)

临床中毒症状轻,以咳嗽为主症,可伴发热,但无气促、鼻扇、发绀等,双肺听诊呼吸音粗或可闻及干啰音,无细湿啰音。胸片提示肺纹理增粗,未见实变征。

(二)哮喘

以哮鸣气促,呼气延长为主症。双肺听诊以大量哮鸣音为主,可伴有大水泡音,胸片多无异常。

六、辨证施治

(一)辨证要点

1.辨风寒、风热

病之初为外感风邪,但需辨其风寒或风热。风寒者舌质淡红,苔薄白或白腻,脉紧或滑;风热者,舌质红,苔黄,脉多数或滑。

2.审痰、热偏重

痰与热为本病主症,临床常有偏重,当仔细辨别,以利于治。症见喉间痰鸣,呼吸喘促,甚则胸高闷胀,呼吸困难,舌苔厚腻者,为痰重,治当以祛痰为主;若高热难退,呼吸气粗,口渴烦躁,舌红,苔黄糙,或干糙无津属热重。治当以清热为先。

3.区别常证、变证

常证指病位在肺,证候有轻重之别;轻证为风寒闭肺,风热闭肺;若高热炽盛,喘憋严重,呼吸困难者,为毒热闭肺,痰热闭肺之重证;常证后期常因正虚但余邪未清而出现正虚邪恋的阴虚肺热或肺脾气虚的表现,当认真区分。若正虚而邪气炽盛,常可出现心阳虚衰,邪陷厥阴等危重证候。

(二)治疗法则

本病治疗原则当为宣肺开闭,清热化痰。痰多壅盛者,首先降气涤痰;喘憋严重者,治以平喘利气;气滞血瘀者,治以理气活血;病久气阴两伤者,治以补气养阴,扶正祛邪。出现变证者,随证施治。

(三)分型用药

1.常证

(1)风寒闭肺。

证候:恶寒身痛,发热无汗,呛咳不爽,呼吸气急,痰白而稀,口不渴,咽不红,舌质不红,舌苔薄白或白腻,脉浮紧,指纹浮红。

辨证:本证常在寒冷季节发生,由风寒之邪外袭于肺而致。辨证要领为有恶寒、发热、无汗之表寒证,年幼儿蜷缩母怀,年长儿可自述恶寒身痛,也常有痰涎色白清稀,咽红不著。小儿患病病情多变,正邪交争易于化热,此期一般都比较短暂,临证必须随时注意风寒化热之证候转化。

恶寒身痛,发热无汗——风寒束表,卫阳为寒邪所遏,阳气不能敷布周身。

呛咳不爽,呼吸气急——肺合皮毛,风寒之邪外袭,由皮毛而入,肺为邪侵,肃降无权,其气上逆。

痰涎色白,质地清稀——肺气郁闭,水液输化无权,凝而为痰。

苔白脉浮紧,指纹浮红——风寒犯肺,邪在卫表之象。

治法:辛温宣肺,化痰止咳。

此证是风寒犯肺,病位在表,故以辛温宣肺为主,化痰止咳为辅。处方不可多剂,应随时注意风寒化热之转化。

方药:华盖散加减。

方解:麻黄、杏仁散寒宣肺,荆芥、防风解表散寒,桔梗、白前宣肺止咳,苏子、陈皮化痰平喘。寒散则表解,肺开则喘平。

加减:恶寒身痛重者加桂枝、白芷温散表寒;痰多,苔白腻者加半夏、莱菔子化痰止咳。如寒邪外束,内有郁热,证见呛咳痰白,发热口渴,面赤心烦,苔白,脉数者,则宜用大青龙汤表里双解。

(2)风热闭肺。

证候:发热恶风,咳嗽气急,微有汗出,痰多,痰黏稠或黄,口渴咽红,舌红,苔薄白或黄,脉浮数。重证则见高热烦躁,咳嗽微喘,气促鼻扇,喉中痰鸣,面红,尿黄,大便干,舌质红,舌苔黄,脉滑数,指纹紫滞。

辨证:本证以风热表证加上肺气闭郁证候为特征。本证初起证候较轻,表邪未解,肺经郁热;重证则邪热入里,热重肺闭证候显现。

发热恶风,微汗口渴——风热犯肺或风寒化热,热蒸于内,肺受热迫。

咳嗽气促痰多——热灼肺津,炼液成痰,阻于气道。

咽红,苔薄微黄,脉浮数——为风热邪在卫表之象。

如温邪夹毒化火灼肺,则为重证,其临床表现如下。

高热不退,烦躁面红——邪热炽盛,肺热灼津。

气急鼻扇,喘咳痰鸣——肺气闭郁,宣肃失司,痰涎上涌。

大便干结——肺与大肠相表里,肺热郁闭,大肠传导失司。

尿黄,舌质红,舌苔黄,脉象滑数,指纹紫滞——肺热壅盛。

治法:辛凉宣肺,清热化痰。

此证邪多在肺卫,故治宜辛凉宣肺,化痰止咳。轻证以辛凉清解为主,重证则需辛寒或苦寒泄热解毒,佐以化痰定喘。

方药:轻证偏表用银翘散加减,重证偏里用麻杏石甘汤加减。

方解:金银花、连翘、薄荷解表清热,桑叶、桔梗、款冬花、前胡宣肺止咳,麻黄、杏仁、生石膏、甘草宣肺清热。

加减:咳剧痰多者加浙贝母、瓜蒌皮、天竺黄清化痰热;发热,咽痛,加蝉蜕、板蓝根清热利咽;热重者加黄芩、栀子、鱼腥草清肺泄热;夹有积滞者,加莱菔子、全瓜蒌化痰通腑。

(3)痰热闭肺。

证候:发热烦躁,咳嗽喘促,气急鼻扇,喉间痰鸣,口唇发绀,面赤口渴,胸闷胀满,泛吐痰涎,舌质红,舌苔黄,脉象弦滑。

辨证:此证痰热壅肺,肺气闭郁,出现本病典型的热、咳、痰、喘证候。严重者肺气闭塞,可致气滞血瘀,口唇青紫,胸高气急,甚而因邪盛正虚产生变证。

发热烦躁,咳嗽喘促——肺热壅盛,痰阻气道,宣肃失令。

气急鼻扇,喉间痰鸣——痰涎上涌,肺络阻塞,肺气闭郁,治节失职。

口唇发绀——肺气闭郁,血滞瘀阻。

面赤口渴——痰热闭肺,热毒壅盛。

胸闷胀满,泛吐痰涎——痰阻胸宇。

舌红苔黄,脉象弦滑——为痰热内羁之象。

治法:清热涤痰,开肺定喘。

方药:五虎汤合葶苈大枣泻肺汤。

方解:方中麻黄、杏仁、前胡宣肺止咳,生石膏、黄芩、鱼腥草、甘草清肺泄热,桑白皮、葶苈子、苏子泻肺涤痰,细茶肃肺化痰。

加减:痰盛者加浙贝母、天竺黄、鲜竹沥清化痰热;热甚者加栀子、虎杖清泄肺热;热盛便秘,痰壅喘急加生大黄,或用牛黄夺命散涤痰泻火;面唇青紫者加紫丹参、赤芍活血化瘀。

(4)毒热闭肺。

证候:高热持续,咳嗽剧烈,气促鼻扇,喘憋,涕泪俱无,鼻孔干燥,面赤唇红,烦躁口渴,小便短黄,大便秘结,舌红而干,舌苔黄糙,脉滑数。

辨证:本证邪毒炽盛,热势嚣张,毒热闭肺证情严重。易于转为心阳虚衰、邪陷厥阴之危重变证。

高热持续,咳嗽剧烈——肺热炽盛,宣肃失司。

气促鼻扇,喘憋——肺气闭塞,气道不利。

涕泪俱无,鼻孔干燥——毒热耗伤阴津。

面赤唇红,烦躁口渴,小便短黄,大便秘结——热炽于内,治节失主。

舌红而干,舌苔黄糙,脉滑数——肺热壅盛,烁灼阴津。

治法:清热解毒,泻肺开闭。

方药:黄连解毒汤合麻杏石甘汤加减。

方解:炙麻黄、杏仁、枳壳宣肺开闭,黄连、黄芩、栀子清热解毒,生石膏、知母、生甘草清解肺热。

加减:热重者加虎杖、蒲公英、败酱草清热解毒;腹胀大,便秘结者加生大黄、玄明粉通腑泄热;口干鼻燥,涕泪俱无者加生地黄、玄参、麦门冬润肺生津;咳嗽重者加前胡、款冬花宣肺止咳;烦躁不宁加白芍、钩藤清心宁神。

(5)阴虚肺热。

证候:病程较长,低热盗汗,干咳无痰,舌质红乏津,舌苔花剥、少苔或无苔,脉细数。

辨证:本证以病程较长,阴津耗伤证候为特征。

病程较长,低热——肺炎喘嗽后期,邪热未彻,余热留恋。

面色潮红,盗汗,干咳无痰——肺阴不足,虚火上炎,阴虚阳越,逼蒸汗泄。

舌质红而干,舌苔光剥,脉细数——阴虚肺热之象。

治法:养阴清肺,润肺止咳。

此证是久病阴液耗伤所致,故治当以养阴清热为主,润肺止咳为辅。

方药:沙参麦冬汤加减。

方解:沙参、麦门冬、玉竹、天花粉养阴清肺,桑白皮、炙款冬花肃肺润燥止咳,扁豆、甘草益气和胃。

加减:余邪留恋,低热起伏者加地骨皮、知母、黄芩、鳖甲、青蒿滋阴清热;久咳者加百部、枇杷叶、百合、诃子敛肺止咳;汗多者加煅龙骨、煅牡蛎、酸枣仁、五味子敛阴止汗。

(6)肺脾气虚。

证候:低热起伏不定,面白少华,动则汗出,咳嗽无力,喉中痰嘶,食欲缺乏,大便溏薄,舌质偏淡,舌苔薄白,脉细无力。

辨证:本证为肺炎喘嗽后期,耗损肺脾之气所致,多见于病程迁延、素体脾虚的患儿。因气为阳,气阳不足,也可以形成卫阳失守、营阴外泄的营卫不和证。

低热起伏——肺气虚弱,肺热不清。

面白少华,动则汗出——肺卫不固,腠理不密,营阴外泄。

咳嗽无力,喉中痰嘶——病情迁延不愈,肺虚气无所主,脾虚痰涎内生。

食欲缺乏,大便溏薄——脾气受损,纳运功能失常。

舌质偏淡,舌苔薄白,脉细无力——为肺脾气虚之象。

治法:补肺健脾,益气化痰。

此证为脾肺气虚,故治当益气健脾为主。出现营卫不和证时,可用调和营卫法治疗。

方药:人参五味子汤加减。

方解:人参、茯苓、炒白术、炙甘草益气健脾,培土生金,五味子敛肺止咳,百部、橘红止咳化痰。

加减:咳嗽痰多者去五味子,加半夏、陈皮、杏仁化痰止咳;咳嗽重者加紫菀、款冬花宣肺止咳;动则汗出重者加黄芪、煅龙骨、煅牡蛎固表止汗;食欲缺乏者加焦山楂、焦神曲、炒麦芽健胃助运。

若汗出多而肌肤不温,属营卫不和证,宜以桂枝龙骨牡蛎汤加减治疗。

2.变证

(1)心阳虚衰。

证候:突然面色苍白,口唇发绀,呼吸困难,或呼吸浅促,额汗不温,四肢厥冷,烦躁不安,或神萎淡漠,右胁下出现痞块并渐增大,舌质略紫,苔薄白,脉细弱而数,指纹青紫,可达命关。

辨证:本证以突然面色苍白,口唇发绀,四肢不温或厥冷,脉细弱而数为特征。常出现于婴幼儿或素体虚弱突患肺炎喘嗽者。

突然面色苍白——肺气闭阻,气机不利,心阳虚衰,不能温养分肉。

烦躁不安,或神萎淡漠——心失所养,心气不足。

口唇发绀,舌质略紫——气为血之帅,气郁则血滞,心主血,血流不畅瘀阻所致。

右胁下出现痞块并渐增大——肝为藏血之脏,胁肋为肝之分野,气滞血瘀,肝脏增大。

呼吸困难,或呼吸浅促——肺气垂绝,呼吸无力。

额汗不温,四肢厥冷——汗为心液,心阳不振欲脱之征。

苔薄白,脉微弱而数——脉通于心,心阳虚衰,不能尽其输血入脉功能。

指纹青紫,可达命关——心阳虚衰,血脉瘀滞,病情深重。

治法:温补心阳,救逆固脱。

此时治疗,不在邪之多少,要在挽救欲脱之阳气。

方药:参附龙牡救逆汤加减。

方解:人参大补元气,附子回阳救逆,龙骨、牡蛎潜阳敛阴,白芍、甘草和营护阴。

加减:气阳虚衰者亦可用独参汤,或参附汤少量频服以救急。气阴两竭者加麦冬,右胁下痞块等血瘀重者可酌加红花、丹参等活血化瘀之品。

(2)邪陷厥阴。

证候:壮热烦躁,神昏谵语,四肢抽搐,口噤项强,两目窜视,舌质红绛,指纹青紫,可达命关,或透关射甲。

辨证:本证邪热内迫肝经陷入心包,故昏迷、抽搐同时并见,病势危笃。

壮热烦躁,神昏谵语——邪热内陷心包,神明失主。

四肢抽搐,口噤项强,两目窜视——邪陷肝经,肝风妄动。

舌质红绛——温邪化火伤阴,病入营分血分。

指纹青紫,可达命关,或透关射甲——热盛络闭,病势危重。

治法:平肝熄风,清心开窍。

内陷厥阴有手足之分,治有侧重,邪陷手厥阴心包经以清心开窍为主,邪陷足厥阴肝经以平肝熄风为先。

方药:羚角钩藤汤合牛黄清心丸加减。

方解:羚羊角粉、钩藤平肝熄风,茯神安神定志,白芍、生地黄、甘草滋阴而缓急解痉,黄连、黄芩、栀子清热泻火解毒,郁金解郁开窍。另服牛黄清心丸清心开窍。

加减:昏迷痰多者加石菖蒲、胆南星、竹沥、猴枣散等豁痰开窍;高热神昏抽搐者,可选加紫雪丹、安宫牛黄丸、至宝丹等成药。

(四)其他疗法

1.辨证使用中成药

(1)小儿肺炎合剂:每次 5～15 mL,每天 3 次,疏风清肺止咳,用于风热、痰热、热毒炽盛各型。

(2)静脉滴注双黄连粉针剂及鱼腥草注射液:清肺止咳,用于本病各型。

(3)静脉滴注川芎嗪,每天 40～80 mL,以 5％～10％葡萄糖液稀释后滴注。改善肺脏循环,用于本病各型。

2.超声雾化吸药

(1)双黄连粉针剂 0.3＋生理盐水 20 mL 作雾化吸入。

(2)生理盐水 10 mg＋地塞米松 1 mg＋庆大霉素 1 万单位＋α-糜蛋白酶 1 mg 作雾化吸入。

3.胸部理疗

磁场效应或超短波理疗。

4.激光血疗仪治疗

每天 1 次,3 次为 1 个疗程,使用 1～2 疗程。

5.针灸疗法

穴选定喘、肺俞、丰隆等,平补手法,不留针,每天 1 次,连用 3 天,用于喘咳痰多者。

6.穴位注射

可选用维生素 B₁₂ 或维丁胶性钙穴注定喘及肺俞,每次 0.5 mL,每天 1 次,连用 3 天,有助于祛痰及肺部啰音吸收。

7.拔罐疗法

取穴肩胛双侧下部,拔火罐。每次 5～10 分钟,1 天 1 次,5 天为 1 个疗程。适用于肺炎后期湿性啰音久不消退者。

(五)辨证施食

总的饮食原则是宜清淡,易消化,多营养饮食,忌肥厚燥热,生冷之品。

(1)雪梨瘦肉汤:雪梨 1 个,洗净去皮切片,瘦肉 200 g,加水 4 碗,煲至滚后约 20 分钟后食用,用于风热、热毒、痰热各型。

(2)白萝卜川贝瘦肉汤:白萝卜 125 g,川贝母 6 g,瘦肉 200 g,加水 5 碗共煲约 1 小时即可食用。用于痰热闭肺型及风热闭肺型。

(3)莲子 15 g,百合 15 g,鹌鹑蛋 3 只,冰糖少许,加清水 4 碗共煲 1 小时后饮汤,用于肺脾气虚或阴虚肺燥型。

(4)沙参 20 g,玉竹 25 g,淮山 30 g,兔肉 200 g,加清水 5 碗同煲 1 小时后饮汤,用于阴虚肺燥型。

(李 勇)

第四节 哮 喘

一、概述

(一)定义

哮喘是一种反复发作的哮鸣气喘性肺系疾病。临床以发作时喘促气急,喉间痰吼哮鸣,呼气延长,严重者不能平卧,呼吸困难,张口抬肩,摇身撷肚,唇口青紫为特征。

哮与喘在概念上有所不同,《幼科折衷·喘症》说:"哮以声响名;喘以气息言;促以气短论也。夫喘促喉中如水鸡声者谓之哮;气促而连续不能以息者谓之喘。""哮"是呼吸时喉间的哮鸣之声,由痰吼而形成。"喘"指呼吸急促,张口抬肩,不能平卧。哮在发作时每兼气喘,而喘以呼吸气促困难为主,可见于多种急、慢性疾病之中,不一定兼哮。因哮必兼喘,故通称哮喘。

(二)命名

根据本病发病的病因、症状的不同,历代医家对本病有不同的命名。哮喘作为儿科病名,首

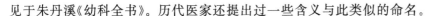

见于朱丹溪《幼科全书》。历代医家还提出过一些含义与此类似的命名。

"哮吼"见《幼科折衷·喘症》,指喉中痰鸣如吼的喘证证候。

"呷嗽"见《诸病源候论·咳嗽病诸候》:"呼呷有声,谓之呷嗽。"根据发病时的症状特点而命名。

"哮嗽"见《婴童百问·喘急第五十六问》:"哮嗽声如拽锯。"根据发病时症状的特点而命名。

除了上述这些病证名称之外,古代儿科医籍中还有一些从病因、病机、病程等不同角度提出的哮喘证候名称。如风痰哮(《幼科释谜·哮喘原由症治》)、水哮(《幼科释谜·哮喘原由症治》)、年久哮(《幼科释谜·哮喘原由症治》)等。

(三)范围

本病相当于西医学所称的儿童哮喘。

西医学目前认为支气管哮喘包括儿童哮喘和咳嗽变异型哮喘。咳嗽变异型哮喘的中医归类则有应归属于哮喘、咳嗽,或单列为风嗽、哮咳、哮嗽的不同看法。

(四)发病情况

哮喘是一种在世界范围内严重威胁人类健康的反复发作的慢性呼吸道变应性炎症疾病,其发病率和病死率有逐年增加的趋势。全球大约有 2 亿人患哮喘,近年来发病率又有增加趋势,特别是小儿哮喘有明显增多。我国小儿哮喘患病率为 2.0%～4.2%,有些地区甚至达到 10.1%～12.4%。哮喘全球防治创议指南(GINA)推广委员会 2004 年报告指出:中国每 10 万哮喘患者便有 36.7 人死亡,高居 49 个参加研究的国家地区哮喘患者死亡率之首。哮喘已成为一种严重的公共卫生问题而引起世界各国的高度重视。

1.发病时间

本病发作有明显的季节性,冬春二季及气候骤变时易发病,特别是在秋季入冬时节易于发作。因气候转冷,外寒引动伏痰而发病,如《景岳全书·喘促》说:"喘有夙根,遇寒即发。"

一天之中,本病又常在夜半后、凌晨发作或加剧。因入夜之后,人体处于阳消阴长的过程中,阳气相对不足,故发作较重。

2.好发人群

任何年龄都可发病。初发年龄以 1～6 岁多见,多在 3 岁以内起病,与婴幼儿肺脾肾不足的生理特点突出有关。儿童期男孩患病率两倍于女孩,至青春期则无性别差异。

3.发病特点

本病大多由于小儿感冒而诱发,也有因接触其他异物而诱发者。因本病具有反复发作的特点,故前人称为"宿疾",如《幼科发挥·肺所生病》说:"或有喘疾,遭寒冷而发,发则连绵不已,发过如常,有时复发,此为宿疾。"

(五)治疗转归

中医注重整体调节哮喘患儿特应性体质,在防治哮喘方面具有一定的优势和特色。历代医家均认为哮喘为顽疾、痼疾,在治疗上既重视哮喘发作期的治标,更重视缓解期的治本,除了内服药外,还主张多种疗法同时应用,如敷贴、推拿等。

哮喘患儿可经治疗缓解或自行缓解,在正确的治疗和调护下,随年龄的增长,大都可以治愈。到 14 岁前后,随着肾气充盛,肺脾气壮,部分患儿发作可逐渐减少,以至痊愈。但也有些患儿屡发难止,延及成年,甚至遗患终身。哮喘反复发作者,则正气耗伤,肺、脾、肾渐虚,影响生长发育,重者形成鸡胸、龟背、形体瘦弱、身材矮小。

二、学术源流

关于哮喘病因的认识，宋代张季明《医说·治齁喘》指出饮食因素与喘的关系，他说："因食盐虾过多，遂得齁喘之痰。"其后曾世荣《活幼心书·明本论中卷·咳嗽十一》指出："有风生痰，痰实不化，因循日久，结为顽块，圆如豆粒，遂称痰母……风痰潮紧，气促而喘，乃成痼疾。"至明代鲁伯嗣《婴童百问·第五十六问》云："小儿有因暴惊触心，肺气虚发喘者，有伤寒肺气壅盛发喘者，有感风咳嗽肺虚发喘者，有因食咸酸伤肺气发虚痰作喘者，有食热物毒物冒触三焦，肺肝气逆作喘者。"《万氏秘传片玉心书·哮喘门》说："哮喘之症有二，不离痰火。由卒感风寒而得者，有曾伤盐水而得者，有伤醋汤而得者，至天阴则发，连绵不已。"《医宗必读·喘》："良由痰火郁于内，风寒束其外，或因坐卧寒湿，或因酸咸过食，或因积火熏蒸，病根深久，难以卒除。"清代《幼科释谜·咳嗽哮喘》则对哮喘根据病因进行分类，提出因停食不运而致哮者为"食哮"，因胸有停水而成哮者为"水哮"，因风痰聚肺而成哮者为"风痰哮"，哮喘屡发，久而不愈者为"年久哮"。

关于哮喘的病位，历代医家认为与肺肾关系最为密切。《素问·阴阳别论》云："阴争于内，阳扰于外，魄汗未藏，四逆而起，起则熏肺，使人喘鸣。"《素问·逆调论》说："夫不得卧，卧则喘者，是水气之客也，夫水者循津液而流也，肾者水藏，主津液，主卧与喘也。"又云："不得卧而息有音者，是阳明之逆也。"《难经·第四十九难》说："形寒饮冷则伤肺。"而哮喘病机的描述，隋代巢元方《诸病源候论·咳嗽病诸候》说："呷嗽者，犹是咳嗽也，其胸膈痰饮多者，嗽则气动于痰，上搏咽喉之间，痰气相击，随嗽动息，呼呷有声，谓之呷嗽。"《证治汇补·哮病》云："哮即痰喘久而常发者，因内有壅塞之气，外有非时之感，膈有胶固之痰，三者相合，闭拒气道，搏击有声，发为哮病。"《幼幼集成·哮喘证治》说："夫喘者，恶候也。肺金清肃之令不能下行，故上逆而为喘……吼者，喉中如拽锯，若水鸡声者是也。喘者，气促而连属，不能以息肩者是也。故吼以声响言，喘以气息名。凡喉如水鸡声者为实，喉如鼾声者为虚。虽由于痰火内郁，风寒外束，而治之者不可不分虚实也。"

关于哮喘的治法方药，历代论述颇丰。在治疗上倡导哮喘既发以攻邪为急，未发以扶正为要。《金匮要略·肺痿肺痈咳嗽上气篇》云："咳而上气，喉中水鸡声，射干麻黄汤主之。"朱丹溪在继承前人学说的基础上不仅创立了"哮喘"病名，而且对哮喘反复发作的特点及其诱发因素、饮食护理、预防方法等均有比较深入的认识。其在《幼科全书·哮喘》中云："其证有二，不离痰火，有卒感风寒而得者，有曾伤盐酢汤水而得者，故天阴则病发，连绵不已。轻则以五虎汤，一服即止，重则葶苈丸治之，皆一时解急之法。若欲断根，当内服五圣丹、外用灸法……仍禁酸咸辛热之物。"这些论述对于目前临床仍具有重要的指导意义。嗣后，对于小儿哮喘病的认识和治疗，又有了进一步的发展。如明代万密斋《幼科发挥·肺所生病》中指出："小儿素有哮喘，遇天雨则发者，苏陈九宝汤主之。"

三、病因病机

(一)病因

本病的发病原因有外因和内因两方面，外因是诱发因素，内因是夙因。内因责之于肺脾肾不足而痰饮内伏，多种外因作用于内因而发为哮喘。《症因脉治·哮病》云："哮病之因，痰饮留伏，结成窠臼，潜伏于内，偶有七情之犯，饮食之伤，或外有时令之风寒束其肌表，则哮喘之症作矣。"

1.内因

(1)痰饮留伏：痰饮留伏的部位在肺，而痰饮的产生与肺、脾、肾三脏功能的失调密切相关。

肺主一身之气,为水之上源,有通调水道的功能。素体肺虚或反复感邪伤肺,治节无权,水津不能通调、输布,则停而为痰为饮。脾主运化水湿,素体脾虚或疾病、药物伤脾,水湿不运,蕴湿生痰,故脾为生痰之源,所生之痰上贮于肺。肾为水脏,主一身水液调节,先天不足或后天失调致肾气虚衰,蒸化失职,阳虚水泛为痰,上泛于肺。

(2)遗传因素:小儿哮喘常有家族史,即患儿亲属中常有哮喘患者,故认为本病具有一定的遗传因素。若一、二级亲属中有哮喘,或小儿先天不足,则发病的原因与先天禀赋有直接关系。素体肺、脾、肾不足,津液凝聚为痰,伏藏于肺,形成哮喘反复发作的夙根。

2.外因

哮喘发病,外因是重要的诱发因素,外因引动内因而发作。哮喘的诱因很多,根据儿科临床发病的特点,其诱发因素,归纳起来,大抵有以下几类。

(1)外感六淫:气候突然转变,感受外邪,首先犯肺,肺卫失宣,肺气上逆,触动伏痰,痰气交阻于气道,则发为哮喘。小儿时期的感冒常是引起哮喘发作的主要原因,并由此而使患儿病情加重。

(2)接触异物:如吸入花粉、居室的螨、灰尘、烟尘、煤气、油味异味及动物羽毛的皮屑,杀虫粉、棉花籽等。这些异物可由气道或肌肤而入,均犯于肺,触动伏痰,影响肺气的宣降,导致肺气上逆,发生哮喘。这些异物相当于现代医学所说的变应原。

(3)饮食不慎:如过食生冷酸咸常使肺脾受损,所谓"形寒饮冷则伤肺",如过食肥甘,也常积热蒸痰,使肺气壅塞不利,每能诱导哮喘的发生。

(4)劳倦所伤:哮喘每在过劳或游玩过度而发。劳倦过度伤人正气,或汗出当风,触冒外邪,引动伏痰,肺气不利而发为哮喘。

(5)情志过极:情志过极,常使气机逆乱,升降失常,肺气上逆,引动伏痰而喘。

上述诱因中以外感六淫引发哮喘最为多见,接触异物、饮食不慎次之。这些诱因中,有的既是形成伏痰的原发因素,又是引发哮喘的直接诱因。此外,各种诱因可以单独引发哮喘,亦可几种因素相合致病。

现代研究认为哮喘是由嗜酸性粒细胞(EOS)、肥大细胞和T淋巴细胞等多种炎症细胞参与的气道慢性变态反应性炎症。这种慢性气道炎症不仅发生于哮喘的发作期,在哮喘的缓解期也仍然存在,使易感者对各种激发因子具有气道高反应性。哮喘的发病机制至今仍未完全明了,目前认为哮喘是一种多基因遗传病,在环境因素和基因的共同作用下导致哮喘的发生。

(二)病机

哮喘发病,是外来因素作用于内在因素的结果,所以,本病的发病机制,主要在于痰饮久伏,触遇诱因而发。当发作时,则痰随气升,气因痰阻,相互搏结,阻塞气道,宣降失常,而出现呼吸困难,气息喘促,同时,气体的出入,又复引触停积之痰,是以产生哮鸣之声。

1.痰伏于肺是病机关键

伏痰的形成是肺、脾、肾等脏腑功能失调,津液停聚而成。痰之为病非常广泛,随其所停部位不同,发生的病证各异。哮喘的病机关键在痰伏于肺,形成夙根,遇触即发。夙痰久伏造成哮喘反复发作。哮喘发作的机制,在于外因引动伏痰,痰气相合。发作之时,痰随气升,气因痰阻,相互搏结,壅塞气道,气息不畅,因而产生呼吸喘促,呼气延长,痰随呼吸气息升降,发出哮鸣之声。

哮喘的病位以肺为主。脾、肾与肺在生理病理方面关系密切。肺司呼吸,肾主纳气;脾为生痰之源,肺为贮痰之器。

2.发作期以邪实为主,有寒、热之分

哮喘发作期以邪实为主,表现为痰邪壅肺,有形之痰阻于气道,形成喉中哮鸣,呼吸急促。由于病因不同,体质差异,病机演变有寒、热之分,所谓寒痰、热痰阻肺。外感风寒,内伤生冷者,则为寒痰伏肺;由于素体阳虚者,则气不化津,也致寒痰内伏,均表现为寒性哮喘。由于素体阴虚,痰热郁肺,或寒痰久伏化热而致者,则表现为热性哮喘;由于素体阳盛,复感风寒者,或外寒未解,里热已成者,则外寒内热,形成寒包火,是为寒热错杂证候;若哮喘持续发作,经日持久,或反复多次发作,正气亏虚者,痰壅气喘,动则尤甚,可出现痰浊壅盛于肺、肾之真阳亏虚的邪实正虚证,即虚实夹杂证候。随邪正消长,又有偏于邪实和偏于正虚的区别。

3.缓解期以正虚为主,有肺、脾、肾之别

哮喘反复发作,久病气阴阳日益耗伤,正气渐虚,因而在发作缓解之后,仍有肺、脾、肾亏虚之征。痰伏于内,正气亏虚,又造成风因久留,御邪力弱,反复发病,难以痊愈。

哮喘反复发作,肺气耗散,故在缓解期表现为肺气虚弱,久而不复。肺与脾肾关系密切。母病及子,子病又可及母,肺虚则脾气亦虚,脾虚不运,则停湿生痰,痰浊上贮,则呼吸不利,故本病往往表现为时发时止,反复不已。肺脾久虚,又可导致肾气虚弱,或者患儿先天肾气未充,均可表现为后天脾肾阳虚,阳气虚则摄纳失职,气逆于上,产生"喘气不足以息",故在缓解时,也可表现有轻度持续性哮喘征象。另有少数患儿素体阴虚,或者肺热伤阴、过食温热之品伤阴,则致肺肾阴虚,失于润养,肺主气,司呼吸功能失职,同样可以使哮喘反复发作。

4.哮喘反复发作,源于外邪、伏痰、体质

(1)外邪难防:临床上多数哮喘患儿因感冒而诱发哮喘,部分哮喘患儿同时又是复感儿,反复感受外邪是哮喘反复发作的重要原因,防治外邪是根治哮喘的重要措施。

(2)伏痰难除:伏痰是哮喘发作的风根,伏痰在哮喘发作时表现为有形之痰,不发之时为无形之痰,消除伏痰是根治哮喘的关键。

(3)素体难调:古今医家都十分重视哮喘患儿的体质,无论在发病学上还是在治疗学方面,哮喘发作的根本在素体肺、脾、肾不足,这也是伏痰产生的内在原因,调理体质成了防治哮喘的根本。

四、临床诊断

(一)诊断要点

(1)多有婴儿期湿疹史,家族哮喘史。

(2)有反复发作的病史。发作多与某些诱发因素有关,如气候骤变、受凉受热、进食或接触某些过敏物质等。

(3)常突然发作,发作之前,多有喷嚏、咳嗽等先兆症状。发作时喘促,气急,喉间痰鸣,咳嗽阵作,甚者不能平卧,烦躁不安,口唇青紫。

(4)肺部听诊:发作时两肺闻及哮鸣音,以呼气时明显,呼气延长。支气管哮喘如有继发感染,可闻及湿啰音。

(5)血常规检查:一般情况下,支气管哮喘的白细胞总数正常,嗜酸性粒细胞可增高;伴肺部细菌感染时,白细胞总数及中性粒细胞均可增高。

(二)病证鉴别

哮喘应与咳嗽、肺炎喘嗽鉴别。

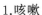

1.咳嗽

(1)临床表现:咳嗽最主要的临床表现是咳嗽,有的在喉间可闻及痰鸣音,但无典型的如水鸡声的哮鸣音,多数也不伴有喘促,与哮喘发作时以哮鸣、气喘为主要临床表现不同。

(2)肺部听诊:咳嗽患儿两肺呼吸音粗糙,或有少量散在干啰音、粗湿啰音。哮喘患儿发作时两肺满布哮鸣音。

(3)咳嗽反复发作,时间较久者,当与咳嗽变异型哮喘相鉴别。哮喘患儿多有特殊的家族史与过敏史,特别是抗生素治疗无效、解痉平喘药有效可帮助鉴别。

2.肺炎喘嗽

(1)临床表现:肺炎喘嗽咳喘并重,并伴发热气促、鼻扇等症,常继发于感冒或其他疾病之后,有感冒病史或其他热病史。以咳嗽、痰壅、气促、发热为主症。哮喘发作时以咳嗽、气喘、哮鸣、呼气延长为主症,多数不发热,常反复发作,常有过敏史、家族史。反复发作者胸部可以变形,甚则生长发育迟缓。

(2)肺部听诊:肺炎喘嗽患儿有弥漫性或局限性细湿啰音,常伴干啰音。哮喘发作时以两肺满布哮鸣音为主。

(3)屡发特征:肺炎喘嗽可偶发或屡发,屡发者每次发作之间无固定关系。哮喘患儿常屡次发作,每次发作的诱因、症状相似。

五、辨证思路

哮喘临床分发作期与缓解期,辨证主要从寒热虚实和肺脾肾三脏入手。发作期以邪实为主,重点辨寒热;缓解期以正虚为主,重点辨脏腑,再辨气阴阳。

(一)发作期

1.辨寒热虚实

哮喘时痰涎稀薄,色白起泡沫,且有畏寒肢冷,则为寒饮射肺。发作时气息短粗,痰黄而黏,渴欲冷饮,面色潮红,则为痰热壅肺。如果胸满苦闷不安,发出喘鸣,痰质浓稠,口干便秘,属于实证。如果声低息短,动则喘乏,身凉易汗,脉弱无力,多属虚证。

2.辨轻重险逆

发作时哮鸣呼吸困难,然后逐渐平复,其证多轻。哮喘久发不已,咳嗽喘鸣气促,不能平卧,则属重证。若哮发急剧,张口抬肩,面色青灰,面目浮肿,肢静身冷,则为险逆之候。

3.辨发作先兆

哮喘欲发之时,一般有先兆症状,如鼻喉作痒,或有眼痒、皮肤瘙痒,喷嚏、呼吸不畅、胸闷等。继则出现咳喘发作。辨识发作先兆,可以先证而治,减轻发作症状,缩短发作时间。

4.辨别诱因

哮喘反复发作,痰伏于肺是内因,而诱发因素则比较复杂,辨明诱因,对于减少发作次数,促使早日痊愈十分重要。常通过详细的病史询问或进行一些必要的检查,如变应原筛查试验来进行辨别。如外感后哮喘发作,其诱因与感邪有关;如进食或接触某种特定物质之后哮喘发作则与接触异物有关;如过劳或运动后发作,则与劳倦有关等。

(二)缓解期

缓解期以正虚为主,以肺脾肾脏腑辨证结合气阴阳辨证。以自汗,易感冒,食欲缺乏便溏等为主者,属肺脾气虚;以形寒肢冷,动则喘甚,便溏为主者,属脾肾阳虚;以盗汗潮热、干咳为主者,属肺肾阴虚。

六、治疗原则

本病的治疗,应按发作期和缓解期分别施治。《丹溪心法·喘论》主张,未发以扶正气为主,既发以攻邪气为急。哮喘发作期,多属邪实,应当攻邪以治其标,并需辨其寒热而施治。如寒邪应温,热邪应清,有痰宜涤,有表宜散,气壅宜降等。但也有属于虚实兼见,寒热并存者,治疗时又应兼顾,不宜攻伐太过。正如张景岳所云:"攻邪气者,须分微甚,或散其风,或温其寒,或清其痰火。然久发者,气无不虚……攻之太过,未有不致日甚而危者。"临证之时,必须遵循应用。缓解期当扶正以治其本,调其肺脾肾等脏腑功能,消除伏痰凤根。在缓解期以补肺固表、扶脾益肾、补土生金为主,调理脏腑功能,去除生痰之因,达到治本的目的。哮喘属于顽疾,宜采用多种疗法综合治疗,如三伏天敷贴疗法冬病夏治,哮喘重度、危重度发作西药吸入或静脉滴注疗法等控制发作均可供选择应用。

七、证治分类

(一)发作期

1.寒性哮喘

证候:咳嗽气喘,喉间哮鸣,痰液清稀或带沫,形寒肢冷,鼻流清涕,面色淡白,恶寒无汗,口中不渴,或渴喜热饮,舌淡红,苔薄白或白腻,脉浮滑,指纹红。

辨证:本证主要由于寒邪外受,宿有痰饮,辨证要领为哮喘发作时伴有表寒证象,表现在痰的色、质、全身伴随症状,无明显热象。本证与热性哮喘鉴别的要点主要是痰清不黄,形寒肢冷,口不渴,舌脉亦无热象。本证性虽属寒,但在病程中可以出现外寒未解,入里化热的转化;若咳喘持续日久,虽有咳喘痰壅的肺实之征,亦可出现动则喘甚,小便清长等肾不纳气的虚象。

形寒无汗,咳逆气促——风寒外袭,内束于肺,痰为之动,肃降失司。

呼吸急迫,喉中有哮鸣声——外邪引动体内伏痰,阻于肺络,气道受其阻遏,因而痰气相搏。

痰稀有沫,面色淡白——寒邪阻滞肺气,胸中阳气失宣。

四肢不温,口不渴——风寒之邪尚未化热之象。

口中不渴,或渴喜热饮——寒痰伏肺,胃津不足。

舌苔薄白,脉象浮滑,指纹红——皆为寒痰之象。

治法:温肺散寒,化痰定喘。

本证由于风寒束表,寒痰阻塞气道,肺气上逆,以致呀呷有声而哮,故治当温肺散寒。治疗重在平喘,通过温化寒痰,肃降肺气而平喘。

方药:小青龙汤合三子养亲汤加减。

方解:小青龙汤中,麻黄发汗解表,宣肺定喘;桂枝、芍药和卫解肌;干姜、细辛温肺化饮,辛散风寒;五味子温敛肺气以止咳,并防肺气之耗散;半夏化痰定喘;炙甘草和中。三子养亲汤中,白芥子利气豁痰,下气宽中;苏子润肺下气,定喘止嗽;莱菔子消食化痰,开痞降气。二方合用,散中兼收,燥中有润,对于寒饮射肺,气实痰盛者,颇为适宜。

加减:咳甚者加紫菀、款冬花以助止咳化痰;晨起喷嚏、流涕连作者加辛夷、蝉蜕祛风宣窍;哮喘甚者加半夏、葶苈子燥湿化痰,蠲饮降浊。如婴幼儿便干痰多,喉中痰声辘辘者,可配服南通保赤丸,以涤痰通下;发作以后,咳嗽痰沫甚多者,可用冷哮丸以温肺化痰,缓图根治。

本证如表寒较著,亦可用射干麻黄汤加减。经过治疗后,表解而喘渐平,可用苏子降气汤加减,以化痰顺气。

如寒喘反复发作,既有咳喘痰壅的肺实之象,又见汗多面白,四肢欠温,甚至口唇青紫、气急不能平卧、动则喘剧的阳虚之证,治疗则宜温肺平喘,补肾摄纳,可在小青龙汤基础上,配合黑锡丹摄纳肾气,并用附子壮火益元,虚实兼顾,也可佐以磁石、龙齿等潜阳之品,使其增强温肾之功。神萎,汗多,脉微细者,可加人参、龙骨、牡蛎以益气潜镇。

2.热性哮喘

证候:咳嗽喘息,声高息涌,惟以呼出为快,喉间痰吼哮鸣,咯痰黄稠,胸膈满闷,身热,面赤,口干,渴喜冷饮,咽红,尿黄,大便干燥或秘结,舌质红,舌苔黄或黄腻,脉滑数,指纹紫。

辨证:此证主要由于阳邪亢盛,痰因热动,火炎痰生,辨证要点以哮喘发作时痰黄息粗、身热面赤、口渴、舌红苔黄为主。与寒性哮喘的鉴别主要从痰色、质及全身热象区别。

咳逆作喘,哮鸣有声——素体阳盛,感受风热之邪火,或因肥甘积滞,热自内生,痰因热动,痰热交阻,上熏于肺,肺气壅盛,肃降失司。

胸闷膈满,声高息涌,惟以呼出为快——痰热互结,阻塞气道,气实有余而呼吸不利。

身热面赤,口干,渴喜冷饮,咽红——肺胃热甚之象。

大便秘结——肺气上逆,腑气不通。

小便黄赤——肺失通调,热蒸津液。

舌质红,舌苔黄或黄腻,脉象滑数,指纹紫——痰热内蕴之象。

治法:清肺涤痰,止咳平喘。

此证因痰火内扰,肺胃热盛,故治当清肺热,涤痰浊,则痰热交阻可解,哮喘自定。本证痰宜清化,通过泻肺而平喘。

方药:麻杏石甘汤合苏葶丸加减。

方解:麻杏石甘汤中,麻黄、生石膏开肺气,清邪热,积热清泄,则肺开喘平;杏仁苦降,助麻黄止咳平喘;甘草和中降逆。苏葶丸中,苏子降气化痰;葶苈子泻肺定喘。二方合用,清肺豁痰,降气定喘。

加减:痰多者可加瓜蒌仁、海浮石、瓜蒌仁润滑涤痰,海浮石味咸软坚,治稠腻黏痰。喘甚者可加白芥子,协助苏子、葶苈子降气豁痰;呕逆者可加半夏、生姜化痰降逆;便秘者可加大黄、风化硝以荡涤通腑,或加礞石滚痰丸。如肺阴已伤而痰热未清者,宜去麻黄,因其有致燥之虞,或用蜜炙麻黄,亦可加沙参、玉竹、麦门冬、川贝母之类润燥养阴以豁痰。

此证表证未解者,亦可用定喘汤加减。痰壅肺实者宜加用成药猴枣散,具有豁痰镇惊作用,尤以婴幼儿更为适宜。

3.外寒内热

证候:喘促气急,咳嗽哮鸣,鼻塞喷嚏,流清涕,或恶寒发热,咯痰黏稠色黄,口渴,大便干结,尿黄,舌质红,舌苔白,脉滑数或浮紧。

辨证:本证之外寒多是外感风寒,其内热常因表寒未解入里化热而成,亦有素体痰热内蕴,被外邪引动而诱发。临床辨证以外有风寒束表之表证,内有痰热蕴肺之里证为要点。此证常由寒性哮喘转化而来,其鉴别点主要是里热的有无,如痰黄、便干等。

喘促气急,咳嗽哮鸣,鼻塞流清涕——风寒袭表,内束肺气,引动体内伏痰,痰气搏结。

咯痰黏稠色黄,口渴,大便干结,尿黄——素体阳盛,痰饮化热。

舌质红,舌苔白,脉滑数或浮紧——寒热错杂之象。

治法:解表清里,定喘止咳。

此证外寒未解,内热已成,故治以解表清里,定喘止咳。治疗应寒热并用,根据临床表现,确定解表和清里的侧重。

方药:大青龙汤加减。

方解:炙麻黄、桂枝、白芍散寒解表和营,细辛、五味子、半夏、生姜蠲饮平喘,生石膏、黄芩清泄肺热,葶苈子、苏子、射干化痰平喘,生甘草和中。

加减:热重者加栀子、鱼腥草、虎杖清其肺热;咳嗽重者加桑白皮、前胡、紫菀肃肺止咳;喘促甚者加射干、桑白皮泻肺平喘;痰热重者,加地龙、黛蛤散、竹沥清化痰热。

风寒外束,痰热内壅,表现外寒内热而哮喘不已者,也可选用定喘汤加减治之。

4.肺实肾虚

证候:病程较长,哮喘持续不已,喘促胸满,动则喘甚,面色少华,畏寒肢冷,神疲纳呆,小便清长,常伴咳嗽痰多,喉中痰吼,舌质淡,苔薄腻,脉细弱。

辨证:本证常见于哮喘迁延不解,动则喘甚之患儿,表现为正虚邪恋,虚实夹杂,上盛下虚。辨证要点为虚实并见,哮喘持续日久,动则喘甚。此证可由寒哮或热哮日久而成,临床当辨别其寒热,即肺实可属寒亦可属热。

喘促胸满,持续不已——痰饮壅肺,肺失肃降,痰随气升。

病程较长,动则喘甚,畏寒肢冷,小便清长——肾阳已虚,失于摄纳、温煦。

面色少华,神疲纳呆,常伴咳嗽痰多,喉中痰吼——肾阳失煦,痰饮不化。

舌质淡,苔薄腻,脉细弱——寒饮蕴肺,肾阳亏虚。

治法:泻肺补肾,标本兼顾。

本证痰饮壅肺,肾气已虚,故治以泻肺补肾,标本兼顾。治疗当分清虚实多少。

方药:偏于上盛者用苏子降气汤加减。偏于下虚者用都气丸合射干麻黄汤加减。

方解:苏子降气汤中苏子、杏仁、前胡、半夏降气化痰;厚朴、陈皮理气燥湿化痰;肉桂温肾化气,以行水饮;配当归活血调营;紫菀、款冬花温润化痰平喘。亦可加人参、五味子益气敛肺。

都气丸合射干麻黄汤中山茱萸、熟地黄、补骨脂益肾培元,怀山药、茯苓健脾益气,款冬花、紫菀温润化痰,半夏、细辛化饮平喘,胡桃肉、五味子补肾纳气,麻黄、射干宣肺平喘。

加减:动则气短难续,加紫石英、诃子摄纳补肾;畏寒肢冷,加附片、淫羊藿温肾散寒;畏寒腹满者,加椒目、厚朴温中除满;痰多色白,屡吐不绝者,加白果、芡实补肾健脾化痰;发热咯痰黄稠,加黄芩、冬瓜子、金荞麦清泄肺热。

(二)缓解期

1.肺脾气虚

证候:面白少华,气短自汗,咳嗽无力,神疲懒言,形瘦食欲缺乏,大便溏薄,易于感冒,舌质淡,苔薄白,脉细软。

辨证:本证属于肺气虚而卫表不固,常在气候变化之时易为邪乘而发。脾气虚而运化失健,食欲缺乏便溏,痰饮易生。辨证要点为有肺虚的表现多汗易感冒,也有脾虚的表现食欲缺乏便溏。临床也可出现以肺虚为主或以脾虚为主者。

气短,咳嗽无力,声低懒言——肺主一身之气,肺虚则气弱。

自汗易感——肺虚卫表不固,腠理不密。

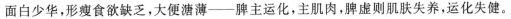

面白少华,形瘦食欲缺乏,大便溏薄——脾主运化,主肌肉,脾虚则肌肤失养,运化失健。

舌质淡,苔薄白,脉细软——肺脾气虚之象。

治法:健脾益气,补肺固表。

方药:人参五味子汤合玉屏风散加减。

方解:党参、五味子补气敛肺;茯苓、白术健脾补气,补土生金;黄芪、防风益气固表而不留邪,防风得黄芪,走表御邪而不伤气;半夏、橘红化痰止咳。

加减:气虚甚者加人参、黄精健脾益气以助气血生化之源,使气充血旺;汗出多者加煅牡蛎、糯稻根以潜阳生津敛汗;食纳减少者加砂仁、焦山楂运脾开胃;肢冷甚者加桂枝、附子以增强温阳化气散寒之功。

2.脾肾阳虚

证候:面色苍白,形寒肢冷,动则喘促咳嗽,气短心悸,脚软无力,腹胀食欲缺乏,大便溏泄,小便频多,舌质淡,苔薄白,脉细弱。

辨证:本证多见于素体阳虚或哮喘日久者,以阳虚为主,故寒象明显。偏肾阳虚者形寒肢冷,动则喘促;偏脾阳虚者腹胀食欲缺乏便溏。

腹胀食欲缺乏,大便溏泄——脾虚运化不健,升降失司。

面色苍白,形寒肢冷——肾阳虚弱,失于温煦。

动则喘促,气短心悸——肺主呼吸,肾主纳气,肺为气之主,肾为气之根,肾不纳气则喘促、气短。

脚软无力,小便频多——脾肾阳虚,气化失职。

舌质淡,苔薄白,脉细弱——脾肾阳虚之象。

治法:健脾温肾,固摄纳气。

此证由阳虚失于温煦,肾虚失于摄纳而致,治当温补固摄为主。

方药:金匮肾气丸加减。

方解:附子、肉桂、鹿角片温补肾阳,山茱萸、熟地黄、淫羊藿补益肝肾,怀山药、茯苓、白术健脾益气,胡桃肉、五味子、银杏敛气固摄。

加减:咳甚加款冬花、紫菀止咳化痰;夜尿多者,加益智仁、菟丝子、补骨脂补肾固摄;虚喘明显可加蛤蚧、冬虫夏草补肾纳气。

3.肺肾阴虚

证候:面色潮红,夜间盗汗,消瘦气短,手足心热,时作干咳,喘促乏力,舌质红,苔花剥,脉细数。

辨证:本证多见于素体阴虚或用药过于温燥者。偏肺阴虚者干咳少痰,偏肾阴虚者消瘦气短,夜尿频多。病久亦可出现阴阳俱虚。

干咳少痰,喘促乏力——肺阴亏虚。

消瘦气短,夜间盗汗——肾阴亏虚。

面色潮红,手足心热——阴虚内生虚热。

舌质红,苔花剥,脉细数——阴虚内亏之象。

治法:养阴清热,补益肺肾。

本证以阴虚为主,病变脏腑以肺肾为主,治当补益肺肾之阴,兼清虚热。应用滋补药时要注意不碍滞脾胃,影响运化。

方药:麦味地黄丸加减。

方解:麦门冬、北沙参、百合润养肺阴,五味子益肾敛肺,山茱萸、熟地黄、枸杞子、怀山药、紫河车补益肾阴,牡丹皮清热。

加减:盗汗甚加知母、黄柏育阴清热,呛咳不爽加百部、款冬花润肺止咳,潮热加鳖甲、地骨皮清其虚热。

八、其他疗法

(一)中药成药

1.小青龙口服液

每服 10 mL,1 天 2 次。用于寒性哮喘。

2.哮喘颗粒

每服 10 g,1 天 2 次,开水冲服。用于热性哮喘。

3.桂龙咳喘宁

每服 2 粒,1 天 3 次。用于寒热夹杂,肾气不足者。

4.玉屏风口服液

每服 10 mL,1 天 3 次。用于肺气不足,反复外感者。

(二)敷贴疗法

《张氏医通》方:白芥子 21 g,延胡索 21 g,甘遂 12 g,细辛 12 g。共研细末,分成 3 份,每隔 10 天使用1 份。用时取药末 1 份,加生姜汁调稠,如 1 分硬币大,分别贴在肺俞、心俞、膈俞、膻中穴,贴 2～4 小时揭去。若贴后皮肤发红,局部出现小疱疹,可提前揭去。贴药时间为每年夏天的初伏、中伏、末伏 3 次,连用 3 年。

(三)推拿疗法

先用推法,依次横推胸腹部(以华盖、膻中为重点)、腰背部(自上而下,以肺俞、膈俞、命门为重点)、脊柱及其两侧,接着按肺俞、膈俞。每 1～2 天 1 次,10 次为 1 个疗程。适用于缓解期。

(四)针灸疗法

1.体针

取定喘、解喘、天突、大杼等,每天 1 次。用于发作期。

2.耳针

选喘点、内分泌。用于发作期。

九、预防与调护

(一)预防

(1)避免受凉,防止感冒,在气候多变之时,注意冷暖,及时增减衣服,尤须注意头颈部如天突、百劳、肺俞穴等处的保暖。

(2)生活起居要有规律。饮食要均衡,不宜过饱,勿食过甜、过咸及生冷之品。避免过劳,保证睡眠。

(3)进行适合各年龄特点的体育锻炼,增强体质。多作户外活动,培养孩子对气候环境变化的适应能力。

(4)改善居处环境,避免吸入烟尘和刺激性气体,避免接触变应原。

(二)调护

(1)发作时应保持安静,尽量减轻患儿的紧张心情。病室环境安静、卫生,室内空气要新鲜。避免感寒着凉、感受外邪。避免接触特殊气味。

(2)饮食宜清淡易消化,忌进生冷及海鲜发物等。

(3)发作期间宜休息,气喘不能平卧者,采用高枕或半卧位,鼓励患儿排痰。

(4)发作期注意观察呼吸、心率、脉象等变化,监测大发作的产生。

(5)缓解期必须注意营养,多见阳光,适当活动,以增强体质。

十、现代研究

关于哮喘病因病机的认识,在传统认识的基础上,现代认为风邪、血瘀、痰食等亦为哮喘的主要病因病机。其中较为重视痰饮和血瘀,认为痰瘀互结是小儿哮喘反复发作的主要病理,可以从痰瘀同源,痰瘀互化;痰瘀互结,阻塞气道,气道狭窄、痉挛,气机升降不利发为哮喘来认识。

关于哮喘的辨证分型,中医历来将哮喘分为发作期和缓解期进行论治。五版《中医儿科学》教材将小儿哮喘发作期分寒性哮喘、热性哮喘,缓解期分肺气虚弱、脾虚气弱、肾虚不纳论治;六版《中医儿科学》教材分为发作期寒性哮喘、热性哮喘、寒热夹杂、虚实夹杂,缓解期肺气虚弱、脾气虚弱、肾气虚弱论治;新世纪、精编《中医儿科学》教材则分为发作期寒性哮喘、热性哮喘、外寒内热、肺实肾虚,缓解期肺脾气虚、脾肾阳虚、肺肾阴虚论治。可以看出,对于小儿哮喘的辨证分型在不断深化。

除了教材上具有代表性的分型外,各家方法亦较多。张必进将哮喘发作期分寒痰犯肺、热痰蕴肺和湿痰阻肺三型。陈立翠认为肾在小儿哮喘发病中占有重要地位,所以临床上从寒热二途将发作期病候分为肺热肾虚型和肺寒肾虚型进行治疗。王烈教授将哮喘分三期论治,认为由于年龄、病因、个体反应和病变程度等不同,临床起病及证候表现也各有别,辨证可分发作期、缓解期和稳定期。发作期属于邪气盛,证候又有寒、热、实、虚的不同;缓解期属于正气虚,余邪未尽,证候又有肺、脾、肾虚之偏;稳定期属于邪去正复阶段,但有前两期历史,故肾虚、邪伏是关键。

关于中医药治疗哮喘的临床研究,近年来用某方治疗哮喘某证进行临床观察的报道较多。如冯兆才等治疗小儿痰热证哮喘 200 例,随机分为试验组 150 例、对照组 50 例,两组均予氨茶碱口服,试验组另予小儿肺热咳喘合剂(麻黄、桃仁、杏仁、生石膏、紫苏子、葶苈子、地龙、黄芩、蝉蜕、远志等组成),疗程 7 天。结果试验组临床控制 78 例、显效 57 例、有效 10 例、无效 5 例,总有效率 96.67%,明显优于对照组,且在症状、体征、肺功能及 IgE 改善方面均优于对照组($P<0.05$)。殷文秀应用健脾活血化痰汤(茯苓、莱菔子、炒白术、当归、丹参各 10 g,生黄芪 20 g,陈皮 8 g,法半夏、生甘草各 5 g)随证加减,配合酮替酚治疗小儿哮喘缓解期 99 例,并与西药普米克喷剂加酮替酚治疗 78 例对照。结果试验组治愈 42 例、临床控制 35 例、有效 19 例、无效 3 例,总有效率 96.97%;对照组治愈 20 例、临床控制 25 例、有效 24 例、无效 9 例,总有效率 88.46%。取得较好的临床效果。

(李 勇)

第五节 口 疮

一、定义

口疮以口腔黏膜、舌、齿龈、口角、两颊及上颚等处出现大小不等的黄白色溃疡为特征,并疼痛流涎,或伴发热。本病可单独发生,也可伴发于其他疾病之中。

二、辨证

口腔黏膜、舌、齿龈、口角、两颊及上颚等处出现黄白色溃疡点,大小不等,甚则满口糜腐,疼痛流涎。

(一)风热乘脾

以口颊、上颚、齿龈、口角溃疡为主,甚则满口糜烂,周围焮红,疼痛拒食,烦躁哭闹,口臭、流涎,小便短赤,大便秘结,或伴发热,舌红,苔薄黄。

(二)心火上炎

舌面、舌边、舌尖溃烂,色赤疼痛,心烦不安,口干欲饮,小便短黄,舌尖红,苔薄黄。

(三)虚火上炎

口腔溃烂,周围色不红或微红,疼痛不甚,反复发作或迁延不愈,神疲颧红,口干不渴,舌红,苔少或花剥。

三、检查

口腔黏膜、舌、齿龈等可见黄白色溃疡,查血常规结果或正常。

四、治疗

(一)辨证用药

1.风热乘脾

治法:疏风清热解毒。

代表方剂:凉膈散。

2.心火上炎

治法:清心泻热。

代表方剂:泻心导赤汤。

3.虚火上炎

治法:滋阴降火,引火归元。

代表方剂:六味地黄丸加肉桂。

(二)其他疗法

1.中成药

(1)瓜霜退热灵:用于实火口疮。每次 1/2～1 片,口服,每天 3 次。

(2)知柏地黄丸:用于虚火口疮。每次 1/3～1 丸,口服,每天 3 次。

2.外治

(1)冰硼散:少许,涂敷患处,每天 2～3 次。用于心火上炎证。

(2)吴茱萸粉 2 g,陈醋 2 mL,蜂蜜 2 g,调成糊状,直接贴敷于两足涌泉穴,外用纱布、胶布固定,每天调换 1 次。3 次为 1 个疗程,用于虚火证。

（李　勇）

第六节　乳　蛾

乳蛾又名喉蛾、喉鹅、双蛾风,是因邪客咽喉,核内血肉腐败所致。临床以咽喉两侧喉核红肿疼痛、吞咽不利为特征。因其红肿,形状似乳头或蚕蛾,故名乳蛾。临床有急性和慢性之别,急性并有脓性分泌物者,称烂喉蛾,慢性者称木蛾或死蛾。

乳蛾的病名,初见于金·张从正《儒门事亲·喉舌缓急砭药不同解二十一》的"单乳蛾,双乳蛾……结薄于喉之两旁,近外肿作,因其形似,是为乳蛾"。在其他古籍中尚可见到肉蛾、连珠蛾、乳蛾、喉结、喉风、乳蛾核、蛾子等相关病名。

乳蛾相当于西医学中的扁桃体炎,4 岁以上的小儿发病率较高,一年四季均可发病。小儿症状比成人患者重,常伴有高热。本病如治疗得当,一般预后良好。若病程较长,可迁延不愈或反复发作,容易并发鼻窦炎、中耳炎、颈淋巴结炎等并发症,偶尔可伴发急性肾炎、风湿热或败血症等。

一、病因病机

本病的病因,急乳蛾者主要责之于风热侵袭与脾胃积热,慢乳蛾者主要责之于肺肾阴亏、虚火上炎。风热邪毒从口鼻而入,咽喉首当其冲,风热外侵,肺气不宣,肺经风热循经上犯,结聚于咽喉而发为乳蛾。又咽喉为胃之系,脾胃有热,胃火炽盛,上冲咽喉,搏结于喉核,致咽喉肿痛发为乳蛾。久病失治,或温热病后,阴液亏损,余邪未清,以及素有肺肾阴亏,虚火上炎,与余邪互结喉核,发为慢乳蛾。

总之,乳蛾因致病因素及病程长短的不同,其病情有虚实之分。急乳蛾多为风热侵袭,肺胃热盛,内外邪热相搏,一派热象,为实证。慢乳蛾多为久病失治或肺肾阴亏,虚火上扰,正虚邪恋,为虚证。

二、临床表现

(一)症状体征

1.发热

体温多在 38～39 ℃,一般持续 3～5 天。扁桃体炎化脓时,体温可高达 40 ℃,伴畏寒。

2.咽痛

初起时为一侧咽痛,可发展至对侧,吞咽或咳嗽时咽痛加重。慢性者,咽痛反复发作不已。

3.其他

常伴有头痛、四肢无力,易疲乏等全身症状。

4.体检

咽部黏膜弥漫性充血,以扁桃体及两腭弓最为显著。扁桃体肿大,在其表面可见黄白色点状脓疱,或隐窝口处有豆腐渣样物渗出。一侧或双侧下颌角淋巴结肿大。

(二)理化检测

细菌性扁桃体炎,外周血白细胞总数增高,中性粒细胞比例升高,甚至可出现核左移现象,咽拭子培养及涂片可获致病菌;病毒性扁桃体炎,白细胞总数偏低或正常。

三、诊断与鉴别诊断

(一)诊断

《中医病证诊断疗效标准》拟定乳蛾的诊断依据如下。

(1)以咽痛、吞咽困难为主要症状。急乳蛾有发热,慢乳蛾不发热或有低热。

(2)急乳蛾起病较急,病程较短;反复发作则转化为慢乳蛾,病程较长。

(3)咽部检查。①急乳蛾:扁桃体充血呈鲜红或深红色肿大,表面有脓点,严重者有小脓肿。②慢乳蛾:扁桃体肿大,充血呈暗红色,或不充血,表面有脓点,或挤压后有少许脓液溢出。

(4)急乳蛾及部分慢乳蛾患者白细胞总数及中性粒细胞增高。

(二)鉴别诊断

1.烂喉痧

烂喉痧即猩红热。起病较急,初期即发热,咽喉部红肿疼痛,甚则腐烂,引饮梗痛,发热1天后出现弥漫性猩红色皮疹。全身症状明显,病程中可出现杨梅舌及环口苍白圈。

2.喉关痈

发生在扁桃体周围及其附近部位的脓肿,包括西医学的扁桃体周围脓肿、咽后壁脓肿等疾病,病变范围较乳蛾大。临床以局部疼痛、肿胀、焮红、化脓,并伴有恶寒发热、言语不清、饮食呛逆等为特征。检查见扁桃体周围红肿隆起,触痛明显。病情发展迅速,往往导致吞咽、呼吸困难。

3.咽白喉

发病较缓,轻度咽痛,扁桃体及咽部见灰白色的假膜,不易擦去,强行擦去容易出血,并很快再生,颈淋巴结肿大明显,咽拭子培养或涂片可检出白喉杆菌。

4.溃疡膜性咽峡炎

多以局限性炎症反应和溃疡形成、轻度发热、全身不适及咽痛为主。溃疡多位于一侧扁桃体上面,覆盖污秽的灰白色假膜,周围黏膜充血肿胀,病变部位取活组织显微镜检查或微生物培养可发现梭形杆菌及攀尚螺旋体。

四、辨证论治

(一)辨证思路

(1)本病的辨证首先需辨急慢、虚实之不同。急乳蛾起病急,病程短,属实热证。慢乳蛾病程长,迁延不愈,有伤阴见证,属虚证。慢乳蛾复感外邪者,可出现虚中夹实证。

(2)次需辨病情轻重的不同。病情轻者,为风热上乘,邪热在表。病情重者,邪热由表入里,阳明积热,热毒内蕴在里。

（二）论治原则

本病的治疗关键为解毒利咽,若风热外侵者,伍以疏风清热;胃火炽盛者,伍以清胃泻火;内火炽盛,肠腑不通者,伍以通腑泻火;肺肾阴虚者,伍以滋阴降火。若乳蛾肉腐成脓,可用解毒消痈法治疗。此外,内服药物的同时,可在病灶局部外喷药粉。反复化脓者,可考虑手术摘除。

（三）治法应用

1.疏风清热,消肿利咽

(1)适应证及辨析:适用于风热外侵证。症见急乳蛾初起,咽痛,轻度吞咽困难,伴发热、恶寒、咳嗽、咯痰等症,咽黏膜充血,扁桃体红肿,舌苔薄白,脉浮数。

(2)方药:银翘散加减。金银花、连翘清热解毒;薄荷透表;桔梗、牛蒡子、甘草清热宣肺,利咽;木蝴蝶、山豆根解毒利咽、消肿。

(3)加减:热邪重者加黄芩、赤芍;表证重者加葛根、防风;红肿明显者加牡丹皮、黄菊花;大便干结者加瓜蒌仁、生大黄;扁桃体上出现不易擦去的白色脓性膜,为毒入血分,加生地、绿豆衣。

2.泻热解毒,利咽消肿

(1)适应证及辨析:适用于胃火炽盛证。症见咽痛较甚,吞咽困难,身热,口渴,大便秘结,咽部及扁桃体充血红肿,上有脓点或脓肿,舌红,苔黄,脉滑数。

(2)方药:清咽利膈汤加减。金银花、连翘、黄芩、栀子清热解毒,牛蒡子、薄荷辛凉解表,桔梗、生甘草利咽消肿,大黄、玄明粉通腑泄热。

(3)加减:表热未清者加荆芥、防风,颌下瘰核肿痛者加射干、瓜蒌、浙贝以清热化痰散结,高热者加生石膏、天竺黄、黄连以清热泻火。

3.滋阴降火,清利咽喉

(1)适应证及辨析:适用于肺肾阴虚证。症见咽部干燥、灼热,微痛不适,干咳少痰,手足心热,精神疲乏,或午后低热,颧赤,扁桃体暗红、肿大,或有少量脓液附于表面,舌红,苔薄,脉细数。

(2)方药:知柏地黄丸加减。知母、黄柏、丹皮清泻虚火;生地黄、玄参、麦冬、玉竹滋阴养液;马勃利咽消肿。

(3)加减:乳蛾红色转淡,但肿大不消,加浙贝母、夏枯草、赤芍、虎杖等活血化瘀消肿。

五、其他疗法

（一）中成药

1.银黄口服液

每次5～10 mL,每天3次。用于风热外侵证。

2.小儿热速清口服液

每次5～10 mL,每天3次。用于风热外侵证。

3.抗病毒口服液

每次5～10 mL,每天3次。用于乳蛾初起。

4.双黄连口服液

每次5～10 mL,每天3次。用于胃火炽盛证。

5.金果饮

每次5～10 mL,每天3次。用于肺肾阴伤证。

6.六神丸

口服:1岁1粒,2岁2粒,3岁3~4粒,4~8岁5~6粒,9~15岁8~9粒,每天3次。用于咽喉肿痛甚者。

7.双黄连注射液

60 mg/(kg·d),加入10%的葡萄糖溶液100~250 mL,静脉滴注。用于胃火炽盛者。

8.清开灵注射液

10~30 mL,加入10%的葡萄糖溶液250 mL,静脉滴注。用于风热外侵或胃火炽盛证。

(二)单方验方

(1)野菊花、白花蛇舌草、地胆草、积雪草、白茅根各15 g,水煎服,每天1次。用于风热外侵证。

(2)山豆根10 g,锦灯笼12 g,水煎服。用于胃火炽盛证。

(3)蒲公英、土牛膝根、板蓝根各15 g,七叶一枝花12 g,任选其中1~2味,水煎服,每天1剂。用于胃火炽盛证。

(4)牛蒡子、昆布各6 g,海藻9 g,水煎服。用于肺肾阴虚乳蛾。

(三)药物外治

1.冰硼散

外吹病灶。用于咽喉红肿,疼痛较轻者。

2.珠黄散

外吹病灶。用于咽喉红肿较甚,疼痛较剧,或喉核有脓点者。

3.锡类散

外吹病灶。用于乳蛾溃烂。

4.双黄连粉针剂

水溶后超声雾化吸入,每次1支,加水6 mL溶化,每天1次。用于各型乳蛾。

(四)针灸疗法

1.体针

(1)实热乳蛾:主穴选合谷、内庭、少商,配穴选天突、少泽、鱼际、少商,点刺出血。高热配合合谷、曲池。每次选其中2~3穴,中强刺激,每天1次。

(2)虚火乳蛾:主穴选风门、百劳、身柱、肝俞,配穴选合谷、曲池、足三里、颊车。每次选其中2~3穴中强刺激。

2.耳针

取穴:咽喉、扁桃体。先找到两穴的压痛点,毫针刺入,施捻转泻法,强刺激,不留针或留针20~30分钟,每天1次。

3.穴位注射

主穴:合谷、翳风、足三里。

配穴:曲池、行间、照海、大椎。

先取主穴,效不佳时酌选配穴,每次取2~3穴(头面部取患侧,四肢可取一侧或双侧),根据肌肉丰厚情况,每穴注射0.2~0.5 mL药液。药液为生理盐水、维生素B_1、鱼腥草注射液等,任选1种,每天1次。

(五)拔罐疗法

取穴:大椎。快速进针 2～3 mm,不留针,取不易传热之物如橘皮、土豆片置于大椎穴上,上面放一小酒精棉球,点燃后将火罐扣上即可,留罐 15～20 分钟,反复 2 次。

(六)推拿疗法

主穴:揉小天心 200 次,揉一窝风 200 次,推补肾水 300 次,推清板门 300 次,揉合谷穴 1 分钟。

配穴:推清肺金 300 次,退下六腑 300 次,揉二人上马 200 次,推清天河水 100 次,少商穴针刺放血。一般用主穴,重症患儿用配穴。

(七)烙灼疗法

阴虚火旺之乳蛾肥大者,可施行扁桃体烙灼术。局部麻醉后,用特制的烙铁烧红,待稍凉,灼烙肿大的扁桃体。

(八)饮食疗法

1.白菜根茶

白菜根 1 个,白萝卜 3 片,侧柏叶 1 块(带枝)。加水 750 mL,煎沸 20 分钟,取汁代茶饮用,每天 1 剂,3～10 天为 1 个疗程。用于急性扁桃体炎。

2.山豆根甘草茶

山豆根、甘草各 12 g,将其共研为末,放在茶杯内,用开水冲泡,加盖闷 20 分钟,代茶饮,每天 1 剂,频频冲泡。用于慢性扁桃体炎。

3.丝瓜冰糖饮

丝瓜 200 g,金银花 15 g,冰糖 30 g。将鲜嫩丝瓜洗净,切成小段,入金银花、冰糖,共放锅内蒸,滤汁饮用,每天 1 次。

(李 勇)

第七节 厌 食

一、概述

(一)定义

厌食是指小儿较长时期见食不贪,食欲缺乏,甚则拒食的一种病证。本病临床特征是以厌食为主证,对所有食物均不感兴趣、甚至厌恶,食量较正常同年龄儿童显著减少,以及必须有较长的病程(一般认为应当在两个月以上)。

(二)命名

古代医籍中无厌食病名,可能与以前本病发病极少有关。厌食为现代病名,中医药著作于《中医儿科学》五版教材开始应用。古代与此类似的病名记载如下。

"不思食",见《小儿药证直诀·胃气不和》。思即想念之意,不思食即不想进食。

"不嗜食"见《幼幼新书·乳食不下》。嗜即喜欢、爱好之意,不嗜食即不喜进食,食欲极差。

除了上述这些病证名称之外,古代儿科医籍中还有一些从病因、病机及治疗的角度描述与厌

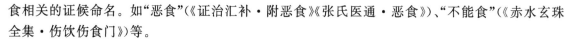

食相关的证候命名。如"恶食"(《证治汇补·附恶食》《张氏医通·恶食》)、"不能食"(《赤水玄珠全集·伤饮伤食门》)等。

(三)范围

本病为一独立病证,非指其他急、慢性疾病出现的食欲缺乏症状。

西医学曾经使用"神经性厌食"病名。但是,近年西医著作中也多数认同小儿厌食与饮食喂养关系密切,与以往国外报道的"神经性厌食"病因、发病年龄等均有所不同。

(四)发病情况

1.发病时间

本病起病多较缓慢,病程较长,其发生多无明显的季节差异,但夏季暑湿当令,易于困遏脾气使症状加重。

2.好发人群

各年龄皆可发病,尤多见于1~6岁儿童,学龄儿童患病者明显减少。城乡儿童均可发生,而城市发病率高于农村,与饮食喂养方法有关。

3.发病特点

本病起病缓慢,多因较长时间的饮食不节,以致脾胃受损而成。若长期不愈可使患儿体重减轻,精神疲惫,抗病力弱,为其他疾病的发生和发展提供了有利条件,可引致疳证,影响正常的生长发育及神经精神异常等。

(五)治疗转归

本病一般预后良好,长期不愈者亦可转为疳证。

二、病因病机

本病多由喂养不当、他病伤脾、先天不足、情志失调引起,其病变脏腑主要在脾胃。盖胃司受纳,脾主运化,脾胃调和,则口能知五谷饮食之味,正如《灵枢·脉度》所说:"脾气通于口,脾和,则口能知五谷矣。"若脾胃失健,纳化不和,则造成厌食。

(一)病因

1.饮食不节,喂养不当

小儿脏腑娇嫩,脾常不足,乳食不知自节。家长往往过分溺爱子女,恣意纵儿所好,片面追求高营养的食品、补品,过食甘、肥、黏、腻、香味食品,造成饮食质、量的过度,或贪吃零食,饮食偏嗜,进食不定时,生活无规律,饥饱无度,或是饮食不洁、感染诸虫,皆可致损脾伤胃。亦有因缺乏喂养知识,在婴儿期未及时添加辅食,至断乳之时,食品品种骤然增加,脾胃不能适应,皆可形成厌食。

2.先天不足,他病伤脾

小儿素禀不足、脾胃虚弱,或疾病迁延、损伤脾胃,使受纳运化机能低下,以致饮食减少,或厌于乳食,精神不振,疲倦少力。《赤水玄珠全集·伤饮伤食门》说:"不能食者,由脾胃馁弱,或病后而脾胃之气未复……以故不思食。"

3.情志失调,思虑伤脾

小儿神气怯弱,易为情志所伤。若失于调护,或思念压抑,或环境变更,或所欲不遂,或受到逼迫,或常被打骂等,均可致情志抑郁,肝失调达,气机不畅,乘脾犯胃,形成厌食。

西医认为厌食症的主要病因:不良习惯(如强迫进食、饮食习惯不良、环境影响等)、药物影响、疾病影响,以及其他原因,如劳累、恐惧、心情不愉快、紧张等精神因素和气候过热等也可使食欲减退。现代研究还表明,小儿厌食部分与微量元素缺乏有关,尤其是与锌元素缺乏有密切关系。

(二)病机

由于病因不一,素质有异,各个患者可以出现不同的病理演变,常见的有以下几种情况。

1.脾运失健

小儿脾常不足,运化力弱。嗜食肥甘厚味,或湿困脾土,或病后脾气未复,皆致运化失健,不能为其受纳、转输之功。这类患儿一般病程未久或病情未重,生化虽然不足,却未至全身虚羸,以脾阳失于舒展,运化功能失常为主。临床表现虚象不著,若迫食、多食之后,则易于出现脾胃升降乖常,泛恶、呕吐、脘胀等证。

2.脾胃气虚

厌食日久,或久病耗伤,或先天不足,脾胃之气受损,运纳失职,亦成厌食。脾胃气虚者虚象已显,腐熟转输无力,故见饮食不化,生化之源不足,又见全身体虚气弱证象。

3.胃阴不足

胃阴指胃之清津。脾喜刚燥,胃喜柔润。如素体阴分不足,或热病伤耗阴津,或过食香燥食物,胃津受灼,皆致胃阴不足,失于濡润,不能行其受纳腐熟之职,导致厌食。

小儿厌食,以运化功能失健者居多,只要注意饮食调养,配合药物治疗,多可逐渐好转。临床上一般不会发生变证。少数患儿迁延日久不愈,气血生化之源不敷,也可发展为疳证,但仍以轻症之疳气证为多。

三、临床诊断

(一)诊断要点

(1)有喂养不当、病后失调、先天不足或情志失调史。

(2)长期食欲缺乏,厌恶进食,食量明显少于同龄正常儿童。

(3)面色少华,形体偏瘦,但精神尚好,活动如常。

(4)除外其他外感、内伤慢性疾病。

(二)病证鉴别

厌食应与积滞、疳证、疰夏相鉴别。

1.积滞

积滞指乳食停聚中脘,积而不消,气滞不行,而有脘腹胀满疼痛,嗳气酸馊,大便腐臭,烦躁多啼等证。积滞所见之不思乳食系由乳食停积不行产生;厌食患儿不思进食,所进甚少,其腹坦然无苦,一般无食积证象。

2.疳证

疳证患儿在饮食方面的表现有食欲缺乏,亦有食欲亢进或嗜食异物者;形体明显消瘦;可病涉五脏,出现烦躁不宁或萎靡不振,以及舌疳、眼疳、疳肿胀等兼证。厌食者虽食欲颇差,进食甚少,但形体正常或略瘦,未至羸瘦程度,为脾之本脏轻症,一般不涉及他脏。

3.疰夏

疰夏亦有食欲缺乏,同时可见全身倦怠,大便不调,或有身热,其特点为发病有严格的季节性,"春夏剧,秋冬瘥",秋凉后会自行好转。厌食虽可起病于夏,但秋后不会恢复正常,而持久胃纳不开,且一般无便溏,身热等见证。

四、辨证论治

(一)辨证思路

厌食一般症状不多,辨证时首先要与其他疾病所出现的食欲缺乏症状相区别。在辨证分型时,本病应以脏腑辨证为纲,主要从脾胃辨证而区别是以运化功能失健为主,还是以脾胃气阴亏虚为主。凡病程短,仅表现纳呆食少,食而乏味,饮食稍多即感腹胀,形体尚可,舌质正常,舌苔薄腻者为脾失健运;病程长,食而不化,大便溏薄,并伴面色少华,乏力多汗,形体偏瘦,舌质淡,苔薄白者为脾胃气虚;若食少饮多,口舌干燥,大便秘结,舌红少津,苔少或花剥者为脾胃阴虚。

(二)治疗原则

厌食的治疗宗"脾健不在补贵在运"的原则,以运脾开胃为基本法则。宜以轻清之剂解脾胃之困,拨清灵脏气以恢复转运之机,脾胃调和,脾运复健,则胃纳自开。脾运失健者,当以运脾和胃为主;脾胃气虚者,治以健脾益气为先;若属脾胃阴虚,则施以养胃育阴之法。此外,理气宽中、消食开胃、化湿醒脾之品也可随证选用。需要注意的是消导不宜过峻、燥湿不宜过寒、补益不宜呆滞、养阴不宜滋腻,以防损脾碍胃,影响纳化。在药物治疗的同时,应注意饮食调养,纠正不良的饮食习惯,方能取效。

(三)证治分类

1.脾运失健

证候:面色少华,不思纳食,或食而无味,拒进饮食,或伴嗳气泛恶,大便不调,偶尔多食后则脘腹饱胀,形体尚可,精神正常,舌苔白或薄腻,脉尚有力。

辨证:不思纳食,或食而无味,拒进饮食——脾气通于口,脾不和则口不知味。运化失职,胃不能纳,以至拒食。

嗳气泛恶,大便不调,偶尔多食后则脘腹饱胀——脾失健运则运化乏力、多食则脘腹作胀。胃失和降则嗳气泛恶;脾胃不和则大便不调。

形体尚可,精神正常——疾病初期,虚象不著,全身症状表现轻微。

舌苔白或薄腻——为脾运失健,水湿、水谷难化之征。

治法:调和脾胃,运脾开胃。

此证脾气不和,运化失健,胃纳不开,故治以调和脾胃,扶助运化。脾运复健,则胃纳自开,食欲、食量可增。

方药:不换金正气散加减。

方解:"凡欲补脾,则用白术;凡欲运脾,则用苍术;欲补运相兼,则相兼而用。"(张隐庵《本草崇原·本经上品》)白术、苍术两者均有健脾之功,白术偏于补气渗湿,苍术偏于助运燥湿,可根据证情选用或合用。本证为厌食初期,不换金正气散选苍术燥湿运脾;陈皮、枳壳、藿香理气醒脾和中;焦神曲、炒麦芽、焦山楂消食开胃。

加减:脘腹胀满加木香、厚朴、莱菔子理气宽中,舌苔白腻加半夏、佩兰燥湿醒脾,暑湿困阻加荷叶、扁豆花消暑化湿,嗳气泛恶加半夏、竹茹和胃降逆,大便偏干加枳实、莱菔子导滞通便,大便偏稀加山药、薏苡仁健脾祛湿。

2.脾胃气虚

证候:不思进食,食而不化,大便偏稀、夹不消化食物,面色少华,形体偏瘦,肢倦乏力,舌质淡,苔薄白,脉缓无力。

辨证:不思进食,食而不化——脾胃虚弱,运化失司。

大便偏稀、夹不消化食物——脾虚失运,饮食不化。

面色少华,形体偏瘦,肢倦乏力,舌质淡,苔薄白,脉缓无力——脾胃气虚,气血生化乏源。

治法:健脾益气,佐以助运。

脾虚当补,脾健则运。然本已运化维艰,益气之中须佐以理气助运,勿施壅补,以免碍滞,补而不受。

方药:异功散加味。

方解:方中党参、茯苓、白术、甘草益气健脾,陈皮、砂仁理气助运,怀山药、薏苡仁、扁豆健脾利湿,炒谷芽、炒麦芽健脾开胃。

加减:舌苔腻者,白术易为苍术,运脾燥湿;饮食不化,加焦山楂、焦神曲和胃消食;大便稀溏,口泛清涎,加煨姜、益智仁、肉豆蔻以温运脾阳;汗多易感加黄芪、防风益气固表;情志抑郁加柴胡、佛手解郁疏肝。

3.脾胃阴虚

证候:不思进食,食少饮多,皮肤失润,大便偏干,小便短黄,甚或烦躁少寐,手足心热,舌红少津,苔少或花剥,脉细数。

辨证:不喜进食——胃失柔润,受纳失职。

口干多饮,舌红少津,苔少或光剥——胃阴不足,津不上承。

大便偏干,小便短黄——阴液不足,津伤燥结。

皮肤失润——胃不游溢精气,脾气无由散精。

手足心热,烦躁少寐,脉细数——阴虚内热。

"太阴湿土,得阳始运;阳明燥土,得阴自安。"(叶天士《临证指南医案》)胃阴不足、失于柔润,故见胃纳失职、体失濡润之象。

治法:滋脾养胃,佐以助运。

此证因脾胃阴虚,治宜润养,但不应过于滋腻,即养胃而不碍脾之意。宜取酸甘化阴法,清而不滋,养胃生津。

方药:养胃增液汤加减。

方解:养胃增液汤中乌梅、白芍、生甘草酸甘化阴,石斛、北沙参、玉竹养胃生津,香橼皮、麦芽开胃助运。

加减:饮食不化,加谷芽、神曲生发胃气;口渴引饮,加芦根、天花粉、梨汁生津止渴;大便秘结,加郁李仁、火麻仁润肠通便;夜寐不宁,口干舌红,加胡黄连、牡丹皮、酸枣仁清热养阴,宁心安神。

(四)其他疗法

1.中药成药

(1)小儿香橘丸:每服1丸,1天2~3次。用于脾失健运证。

(2)小儿健脾丸:每服1丸,1天2次。用于脾胃气虚证。

2.推拿疗法

(1)补脾土,运内八卦,清胃经,掐揉掌横纹,摩腹,揉足三里。用于脾失健运证。

(2)补脾土,运内八卦,揉足三里,摩腹,捏脊。用于脾胃气虚证。

（3）揉板门，补胃经，运八卦，分手阴阳，揉二马，揉中脘。用于脾胃阴虚证。

3.单方验方

脾运失健轻症患儿，可用山楂膏（片）每服1～3块；或鸡内金粉每服1～2 g，1天3次，有启脾开胃作用。

五、西医疗法

现代研究表明，部分厌食患儿与体内微量元素锌缺乏有关。常用的补锌制剂有葡萄糖酸锌口服液，一般每次服5～10 mL，1天服1～2次，周岁以内小儿酌减。

六、预防与调护

（一）预防

（1）要教育家长"爱子之意不可无，纵儿之心不可有"，令其掌握正确的喂养方法。要让孩子饮食起居按时、有度，勿多食甘肥黏腻食品，夏季勿贪凉饮冷。根据不同年龄给予富含营养、易于消化、品种多样的食品。母乳喂养的婴儿4个月后应逐步添加辅食。注意饮食卫生。

（2）出现食欲缺乏症状时，要及时查明原因，采取针对性治疗措施。对病后胃气刚刚恢复者，要逐渐增加饮食，切勿暴饮暴食而致脾胃复伤。

（3）注意精神调护，培养良好的性格，教育孩子要循循善诱，切勿训斥打骂，变换生活环境要逐步适应，防止惊恐恼怒损伤。

（二）调护

（1）纠正不良饮食习惯，做到"乳贵有时，食贵有节"，不偏食、挑食，不强迫进食，饮食定时适量，荤素搭配，少食肥甘厚味、生冷坚硬等不易消化食物，鼓励多食蔬菜及粗粮。

（2）遵照"胃以喜为补"的原则，先从小儿喜欢的食物着手，来诱导开胃，暂时不要考虑营养价值，待其食欲增进后，再按营养的需要供给食物。

（3）注意生活起居，加强精神调护，保持良好情绪，饭菜多样化，讲究色香味，以促进食欲。

七、结语

小儿厌食是小儿较长时期见食不贪，食欲缺乏，厌恶进食的病证。古代医学文献中无小儿厌食病名，其记载的"恶食""不能食""不嗜食"等病的主要临床表现与本病相同，国内有辨证治疗的报道，高等医学院校教材《中医儿科学》正式确立其病名。

厌食是目前儿科临床常见病之一，一般预后良好，但长期不愈者会气血不充，易于感受外邪，合并贫血，或缓慢消瘦，逐渐转为疳证。

小儿厌食病因复杂多样，但饮食不节、喂养不当是最常见原因，脾运胃纳功能失健是其基本病机。对于小儿厌食的发病机制和病理变化，目前尚缺乏深入、细致的研究。一般认为，该病的发生主要是局部或全身疾病影响消化系统的功能，使胃肠平滑肌张力低下，消化液的分泌减少，酶的活性减低和中枢神经系统受人体内外环境的影响，其免疫功能低于正常儿，同时有甲皱微循环不良、胰腺外分泌功能降低、非消化期胃电节律紊乱、餐后排空缓慢等表现。锌缺乏时，体内多种酶、蛋白质、核酸、激素等的合成代谢，唾液的分泌均受影响，且胸腺萎缩、免疫力下降、舌乳头萎缩、味觉减退，从而使胃肠消化力降低，食欲下降。关于小儿厌食的病理变化尚待进一步观察研究。

对于小儿厌食的治疗,现代医学目前除了补锌以外,尚缺乏有效的治疗药物。中医药辨证治疗厌食,较西医药有明显的优势。治疗原则以和为贵,以运为健,关键在运脾而不在补脾。宜以轻清之剂解脾气之困,拨清灵脏气以恢复转运之机,俾使脾胃调和,脾运复健,则胃纳自开。对于厌食症,除了用中医药治疗外,还强调调节饮食,方能收到良效。必须纠正不良的饮食习惯,采取正确的喂养方法,否则,单纯依赖药物,则不能收到好的效果。

(李　勇)

第八节　积　滞

积滞之名,首见于《婴童百问》,是因乳食内伤、脾胃受损而致食停中焦、积而不化、气滞不行所形成的一种脾胃疾病。临床以不思乳食,腹部胀满,食而不化,嗳腐呕吐,大便酸臭或便秘为特征。本病一年四季皆可发生,夏秋季节发病率略高。各年龄组小儿皆可发病,以婴幼儿较多见。一般预后良好,但少数患儿积久不化,迁延失治,脾胃功能严重受损,影响小儿营养及生长发育,形体日渐羸瘦,可转化为疳证。

本病相当于西医学的消化不良。

一、诊断

(1)婴幼儿多见,有乳食不节或恣食肥甘生冷等病史。

(2)临床表现为不思乳食,腹部胀满拒按,食而不化,嗳腐呕吐,腹泻或便秘,甚则困倦无力,面色无华,烦躁不安,夜间哭闹等。

(3)大便化验检查可有不消化食物残渣或脂肪球。

二、鉴别诊断

(一)厌食
以长期不思乳食为主,一般情况尚好,无腹部胀满、呕吐、腹泻等症状。

(二)疳证
可由厌食或积滞发展而成,以面黄肌瘦,毛发稀疏,肚腹膨胀,青筋暴露或腹凹如舟等为特征,病程较长,影响生长发育,且易并发其他疾病。

三、辨证要点

(一)辨乳滞、食滞
小儿乳滞,见于乳哺婴儿,呕吐乳片,腹部胀满,不思乳食,大便酸臭,并有乳食不节病史;小儿食滞,呕吐酸腐及不消化物,脘腹胀满,纳呆厌食,大便臭秽,并有伤食病史。

(二)辨虚实
如患儿肚腹胀满,拒按,按之疼痛,夜烦口渴,食入即吐,吐物酸腐,大便臭秽或秘结,便后胀减,舌质红苔黄厚腻,脉数有力,指纹紫滞者为积滞实证;腹胀而不痛,喜按,面色苍白或萎黄,神疲乏力,不思乳食,朝食暮吐,或暮食朝吐,呕吐物酸腥,大便溏薄或完谷不化,气味腥酸,小便清长,舌淡胖苔白腻,脉细弱或指纹淡,为积滞脾虚重而积轻证。

(三)辨轻重

轻证仅表现不思乳食,呕吐乳片或酸馊食物,大便中夹不消化乳块及食物残渣等。重证则多见有脘腹胀满,胸胁苦闷,面黄恶食,手足心及腹部有灼热感,或午后发热,或心烦易怒,夜寐不安,口干口苦,大便臭秽,时干时稀,或下利赤白等证。

四、治疗

(一)辨证治疗

1.乳食内积证

证候:伤乳者则呕吐乳片,口中有乳酸味,不欲吮乳,腹满胀痛,大便酸臭,或便秘;伤食者则呕吐酸馊食物残渣,腹部胀痛拒按,面黄肌瘦,烦躁多啼,夜卧不安,食欲缺乏,小便短黄或如米泔,或伴低热,舌质红苔腻,脉弦滑,指纹紫滞。

治法:消乳化食,导滞和中。

方药:乳积者宜用消乳丸。麦芽、神曲、香附各 10 g,陈皮、炙甘草各 6 g,砂仁(后下)2 g。

食积者宜用保和丸。山楂、神曲、莱菔子、茯苓、连翘各 10 g,陈皮、半夏各 6 g。

加减:乳积见腹痛夜啼者,加广木香 6 g;热盛泄泻,肛周红肿者,加黄连 2 g,蚕砂 3 g,薏苡仁 10 g;湿盛腹胀,苔腻者,加苍术、厚朴、藿香各 10 g;大便秘结者,加枳实、莱菔子、冬瓜子各 10 g;食积见腹痛甚者,加槟榔 10 g;广木香 6 g;腹胀满甚者,加厚朴、枳实各 6 g;大便溏薄加炒白术 10 g;积久化热加黄连 3 g;便秘者加玄明粉(兑入)、大黄(后下)各 10 g。

2.食积化热证

证候:脘腹胀痛,胸胁苦闷,面黄恶食,扪手足心及腹部有灼热感,或午后发热,或时寒时热,面部时而潮红,或心烦易怒,夜不安寐,自汗盗汗,口苦口干,大便臭秽,或时溏时结,或皮肤出现疮疹瘙痒,舌红苔黄腻,脉滑数,指纹紫滞。

治法:消积导滞,清热化湿。

方药:枳实导滞丸。枳实、大黄(后下)、神曲、茯苓、白术、泽泻各 10 g。

加减:热偏盛者,加黄芩 6 g,黄连 3 g;脾胃湿盛者,加苍术、槟榔各 10 g,厚朴、陈皮、炙甘草各 6 g;肝胆湿热者,龙胆泻肝汤加茵陈 15 g,麦芽 10 g;皮肤疮痒者,加苍术、黄柏、土茯苓、白鲜皮、地肤子各 10 g,第 1~2 煎内服,第 3 煎加冰片、雄黄各 1 g,搽患处;夜寐不安,头汗蒸蒸,加栀子 6 g,连翘、莲子心、夜交藤各 10 g,生石膏 20 g。

3.脾虚夹积证

证候:面色萎黄无华,形体瘦弱,困倦乏力,夜寐不安,不思乳食,食则饱胀,腹满喜按,呕吐酸馊乳食,大便溏薄酸臭,唇舌色淡,舌苔白腻,脉沉细而滑,指纹淡红。

治法:健脾助运,消补兼施。

方药:偏虚者用健脾丸。党参、炒白术、麦芽、山楂、神曲、茯苓、怀山药各 10 g,陈皮、枳实各 6 g。偏虚者用大安丸。神曲、茯苓、连翘、莱菔子、白术、麦芽各 10 g,半夏、陈皮各 6 g。

加减:兼见呕吐者,加半夏、丁香各 6 g,生姜 3 片;寒凝气滞腹痛者,加干姜 3 g,桂枝、木香各 6 g,白芍 10 g。

(二)其他疗法

1.中成药

(1)保和丸:每次 2~3 g,1 天 2~3 次。用于伤食所致积滞。

(2)枳实导滞丸:每次 3 g,1 天 2~3 次。用于积滞较重化热者。

(3)香砂六君子丸:每次 3 g,1 天 2~3 次。用于脾虚积滞。

(4)化积口服液:每次 5~10 mL,1 天 3 次。用于脾虚积滞。

(5)理中丸:每次 3 g,1 天 2~3 次。用于积滞兼虚寒证者。

2.简易方药

(1)鸡内金 30 g,放瓦片上焙黄研为细末,每天 1~2 g,开水冲服。用于乳食内积。

(2)炒麦芽 10 g,炒神曲、焦山楂各 6 g 或炒槟榔 9 g,水煎服。用于乳食内积。

(3)牵牛子、鸡内金(炒)各等份,共研细末,每次服 0.5~1 g,1 天 2 次。用于乳食内积之较重者。

(4)牵牛子、大黄各等份,共研细末。6 个月以内每次 0.3~0.4 g,1 岁以内每次 0.5~0.7 g,1~3 岁每次 1 g,4~7 岁每次 2 g,7~12 岁每次 3 g,1 天 3 次,糖开水送服。用于积滞化热者。中病即止。

(5)消食散:川厚朴、陈皮、广木香各 6 g,茯苓、槟榔、神曲、麦芽、谷芽、石斛各 10 g,灯心草 3 g。水煎服,1 天 1 剂。用于小儿乳食内积者。

(6)萝卜子、苏梗、葛根各 2 g,陈皮 1.5 g,白术、枳壳、甘草各 1.5 g,水煎服。用于小儿积滞腹胀。

(7)胡椒 30 g,蝎尾(去毒)15 g,上为细末,糊丸粟米大,每服 5~20 丸,陈米饮下。适用于伤冷寒积者。

(8)五珍丸:青皮、炮干姜、五灵脂、莪术各 30 g,巴豆霜 3 g,共为细末,捣米饭为丸如麻子大,每次服 3~5 丸,米汤送下。适用于小儿食积各证。

3.外治疗法

(1)桃仁、杏仁、栀子各等份,研末,加冰片、樟脑少许混匀。每次 15~20 g,以鸡蛋清调拌成糊状,干湿适宜,敷双侧内关穴,用纱布包扎,不宜太紧,24 小时解去。每 3 天可用 1 次。用于积滞较轻者。

(2)玄明粉 3 g,胡椒粉 0.5 g,研细末,放于脐中,外盖油布,胶布固定,每天换药 1 次,病愈大半则停用。用于积滞较重者。

(3)神曲、麦芽、山楂各 30 g,槟榔、生大黄各 10 g,芒硝 20 g。以麻油调上药敷于中脘、神阙,先热敷 5 分钟,后继续保持 24 小时,隔天 1 次,3 次为 1 个疗程。用于食积腹胀痛者。

(4)生姜、紫苏各适量,捣烂,炒热,布包熨胸腹部,如冷再炒再熨。适用于伤冷寒积者。

(5)生栀子 9 g,飞面、鸡蛋清各适量。将栀子研成粉,入飞面拌匀,加适量鸡蛋清和匀做成饼状 3 个,分别敷于患儿脐部及两足心,每天换药 1 次,连续敷 3~5 天。适用于小儿积滞化热证。

(6)良姜 3 g,槟榔 9 g,共捣烂,填于患儿脐上,每天换药 2 次,连续 3~5 天。适用于小儿食积不消。

(7)黄花蒿(鲜全草)适量,洗净捣烂,入食盐少许拌匀,炒热,取出乘热敷患儿脐部,每天换药 2~3 次。用于小儿积滞腹胀。

4.食疗方药

(1)鸡内金 30 g,白糖适量。研细粉,每服 1～2 g,1 天 2 次。

(2)粟米 60 g,红糖适量。将粟米饭焦巴焙干,研极细粉,用红糖水冲服,每次 2 g,1 天 2 次。

(3)莲子肉、怀山药、芡实、神曲、炒麦芽、扁豆、焦山楂各 15 g,粳米 200 g,白糖适量。前 7 味药煮 30 分钟,去渣,再放粳米熬煮成粥,服食时加白糖适量即可。

5.针灸治疗

(1)体针:中脘、足三里、脾俞、大肠俞、气海。每天针刺 1 次。积滞化热配内庭,呕吐者配内关、建里,大便秘结者配天枢、下巨虚,腹胀者配腹结。

(2)针刺四缝穴:在常规消毒下,用小三棱针或毫针在四缝穴处快速刺入 2～3 cm,出针后轻轻挤出黄色黏液或血液数滴。每天 1 次,5 次为 1 个疗程。适用于各证积滞。

(3)耳针:取脾、胃、小肠、下脚端。每次选 2～3 穴,局部消毒,用毫针刺入,中等强度,不留针。也可用王不留行籽贴压穴位,每穴每次按压 2 分钟左右,1 天 3～4 次,隔天治疗 1 次,双耳轮换,10 次为 1 个疗程,适用于各型积滞。

(4)皮肤针:取脾俞、胃俞、华佗夹脊穴(7～17 椎),足三里,轻刺激,隔天 1 次。适用于各证积滞。

(5)穴位注射:取胃俞、足三里,用维生素 B$_{12}$ 0.1 加注射用水 2 mL,将药液分别注入同侧胃俞、足三里穴,两侧交替使用,隔天 1 次,5 次为 1 个疗程。

(6)拔罐:取中脘、天枢、足三里,用闪火法在上述穴位拔 5 分钟。或用走罐法,让患儿俯卧,在其背部皮肤涂以润滑液,用中号或小号玻璃罐,罐口涂润滑液,用闪火法将罐扣在大椎穴处,握紧罐体向下轻拉,使其移动,行至尾骨处,再向上走行至大椎,往返 5～10 次。然后用罐吸拔在风门穴处,向下行走至肾俞穴附近,走罐时争取将一个侧膀胱经的两条经脉均能吸拔住。治毕一侧再治另一侧,每侧上下行走 5～10 次。操作完毕皮肤呈潮红。初治时应注意罐体吸拔力量要轻,以防力量过强,次日肌肉疼痛而拒绝治疗。每天或隔天 1 次。

6.推拿疗法

(1)乳食内积者,推板门、清大肠、揉板门、按揉中脘、揉脐、按揉足三里各 50 次,下推七节 50 次,配合捏脊。

(2)脾虚夹积者,补脾土、运水入土、下推七节、揉板门、揉中脘、揉外劳宫、揉足三里各 50 次,配合捏脊。

(李　勇)

参 考 文 献

[1] 汪受传,林丽丽.儿科肺病证治[M].北京:中国中医药出版社,2022.

[2] 赵静.现代儿科疾病治疗与预防[M].开封:河南大学出版社,2020.

[3] 朱鹏立.新生儿诊疗常规[M].福州:福建科学技术出版社,2020.

[4] 安文辉.小儿内科疾病临床诊疗思维[M].长春:吉林科学技术出版社,2019.

[5] 陈超,杜立中,封志纯.新生儿学[M].北京:人民卫生出版社,2020.

[6] 凌春雨.儿科疾病应用与进展[M].天津:天津科学技术出版社,2020.

[7] 邹国涛.儿科常见疾病临床诊疗实践[M].北京:中国纺织出版社,2022.

[8] 刘峰.现代儿科疾病诊疗学[M].长春:吉林科学技术出版社,2019.

[9] 王伟丽.儿科与新生儿疾病诊疗实践[M].北京:科学技术文献出版社,2021.

[10] 王永清.儿科基本诊疗备要[M].苏州:苏州大学出版社,2022.

[11] 惠晓霞.儿科疾病诊断与重症救治[M].长春:吉林科学技术出版社,2019.

[12] 赵小然,代冰,陈继昌.儿科常见疾病临床处置[M].北京:中国纺织出版社,2021.

[13] 吴玉芹.小儿临床呼吸病学[M].天津:天津科学技术出版社,2020.

[14] 闫军.实用儿科常见疾病诊疗实践[M].长春:吉林科学技术出版社,2019.

[15] 吕伟刚.现代儿科疾病临床诊治与进展[M].开封:河南大学出版社,2021.

[16] 李斌.儿科疾病临床诊疗实践[M].开封:河南大学出版社,2020.

[17] 谭国军.儿科常见疾病临床诊治要点[M].长春:吉林科学技术出版社,2019.

[18] 温杨.儿科常见感染性疾病循证释疑[M].成都:四川大学出版社,2021.

[19] 李倩.临床儿科常见病诊疗精要[M].北京:中国纺织出版社,2020.

[20] 梅梅.儿科学基础与诊疗要点[M].北京:中国纺织出版社,2021.

[21] 江载芳.实用小儿呼吸病学[M].北京:人民卫生出版社,2020.

[22] 魏淑英.儿科诊疗技术[M].长春:吉林科学技术出版社,2018.

[23] 张姣姣.实用儿科常见病临床诊疗[M].北京:科学技术文献出版社,2020.

[24] 孙勇.儿科疾病诊断与治疗[M].长春:吉林科学技术出版社,2019.

[25] 冯仕品.儿科常见病诊断与治疗[M].济南:山东大学出版社,2021.

[26] 张成红.实用临床儿科疾病诊疗常规[M].哈尔滨:黑龙江科学技术出版社,2020.

[27] 马德元.儿科疾病救治实践[M].长春:吉林科学技术出版社,2019.

[28] 王敏,杨丽霞,牛宛柯.儿科常见病诊断与治疗[M].北京/西安:世界图书出版公司,2021.

［29］李冬梅.儿科疾病临床诊断与治疗规范［M］.北京:科学技术文献出版社,2020.

［30］周春,杨玲,赵洪春.儿科疾病临床治疗［M］.南昌:江西科学技术出版社,2019.

［31］郝德华.儿科常见病诊疗［M］.长春:吉林科学技术出版社,2019.

［32］于欣.实用儿科疾病诊治基础与进展［M］.天津:天津科学技术出版社,2019.

［33］林晓燕.儿科诊疗技术［M］.长春:吉林科学技术出版社,2018.

［34］万忆春.实用儿科疾病诊疗精要［M］.长春:吉林科学技术出版社,2019.

［35］刘雅琳.新编儿科诊疗学［M］.长春:吉林科学技术出版社,2018.

［36］邱维,陈应富,卢思为,等.儿科危重症患者体外膜肺氧合支持治疗结局的影响因素研究［J］.陆军军医大学学报,2023,45((11):1204-1210.

［37］叶青,冯佳佳,孔维华,等.我国儿童抗菌药物使用管理相关策略及述评［J］.中国感染控制杂志,2023,22(10):1143-1147.

［38］张建昭,刘子奇,钟倬堂,等.Omicron 变异株感染导致儿童热性惊厥的临床特征分析［J］.中国当代儿科杂志,2023,25(6):595-599.

［39］刘得卫,华群,陈俊,等.二维灰阶血流成像技术在儿童左肾静脉检查中的价值［J］.实用医学杂志,2023,39(10):1285-1289.

［40］刘芳,曹冰燕,王诗琦,等.血清尿酸与儿童初发 1 型糖尿病酮症酸中毒相关性研究［J］.临床儿科杂志,2023,41(6):424-429.